AF472466

LES MANIFESTATIONS FONCTIONNELLES DES PSYCHONÉVROSES

LEUR TRAITEMENT PAR LA PSYCHOTHÉRAPIE

PAR

J. DEJERINE
Professeur de Clinique
des Maladies du système nerveux
à la Faculté de Médecine de Paris,
Médecin de la Salpêtrière,
Membre de l'Académie de Médecine.

ET

E. GAUCKLER
Docteur en Médecine,
Ancien Interne des Hôpitaux
de Paris.

MASSON · ET · Cie · ÉDITEURS
LIBRAIRES DE L'ACADÉMIE DE MÉDECINE
120, BOULEVARD SAINT-GERMAIN, PARIS
1911

LES MANIFESTATIONS FONCTIONNELLES DES PSYCHONÉVROSES

LEUR TRAITEMENT PAR LA PSYCHOTHERAPIE

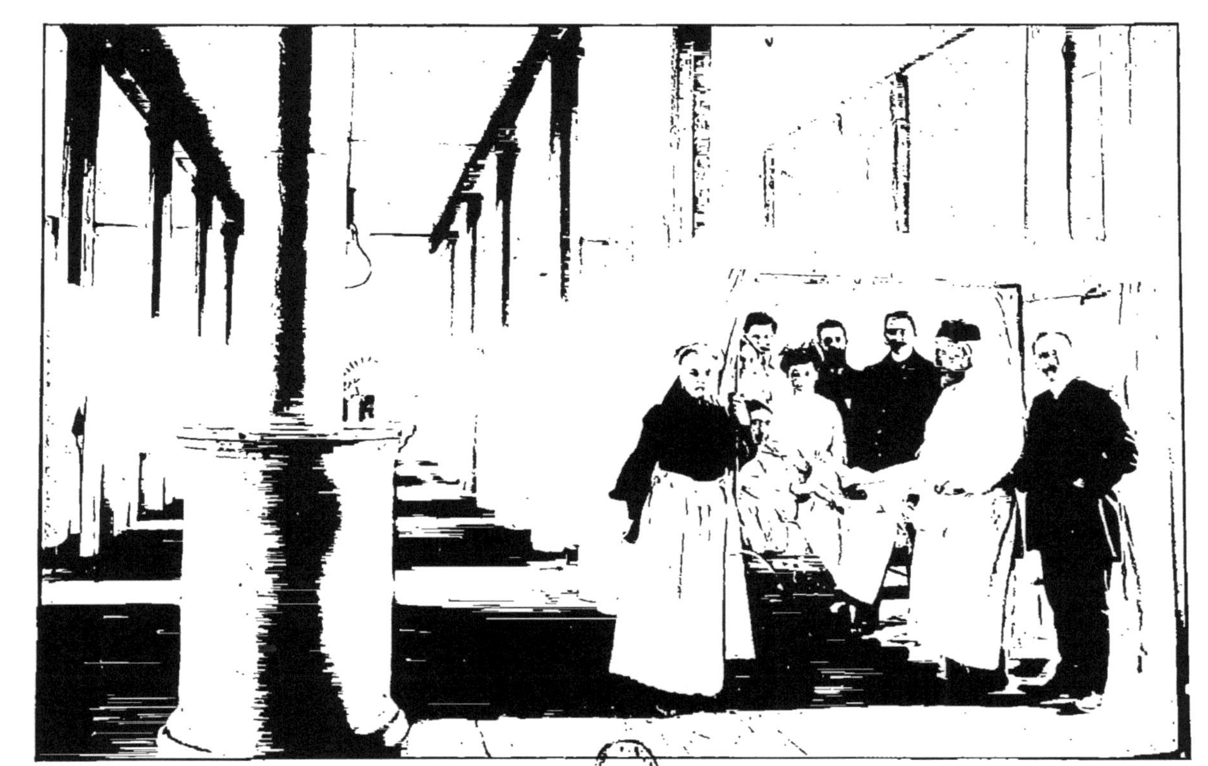

LA SALLE D'ISOLEMENT ET DE PSYCHOTHÉRAPIE DE LA SALPÊTRIÈRE. — SALLE PINEL.
SERVICE DU PROFESSEUR DEJERINE. — LA VISITE DU MATIN.

LES
MANIFESTATIONS FONCTIONNELLES
DES
PSYCHONÉVROSES

LEUR TRAITEMENT PAR LA PSYCHOTHÉRAPIE

PAR

J. DEJERINE
Professeur de Clinique
des Maladies du système nerveux
à la Faculté de Médecine de Paris,
Médecin de la Salpêtrière,
Membre de l'Académie de Médecine.

E. GAUCKLER
Docteur en Médecine,
Ancien Interne des Hôpitaux
de Paris.

MASSON ET CIE ÉDITEURS
LIBRAIRES DE L'ACADÉMIE DE MÉDECINE
120, BOULEVARD SAINT-GERMAIN, PARIS
1911

AVANT-PROPOS

Depuis plus de trente ans que je me suis adonné à l'étude des maladies du système nerveux, je fus frappé dès les premières années de ma pratique du peu de succès que donnaient chez les névropathes, les traitements médicamenteux alliés ou non aux moyens physiques et peu à peu je fus amené par mon expérience personnelle à me demander si chez tous ces sujets étiquetés sous le terme de neurasthéniques et d'hystériques, il ne fallait pas chercher la cause de la maladie et partant la méthode thérapeutique à lui appliquer, en dehors des symptômes objectifs qu'ils présentaient.

J'arrivai ainsi de plus en plus à me convaincre que c'était non le physique mais bien le moral qui était en cause dans toutes les manifestations dont se plaignaient ces malades et ce fut surtout après avoir pratiqué pendant quelques années la méthode de Weir Mitchell que ma conviction fut faite. Dans ce mode de traitement, en effet, basé sur l'isolement, le repos au lit, la suralimentation, les douches, le massage, l'électricité, c'est-à-dire sur des moyens d'ordre purement physique, je ne tardai pas à constater que l'état d'âme des malades restant le même, les résultats thérapeutiques étaient peu satisfaisants. C'est ainsi que j'arrivai bientôt à voir que, pour traiter et partant pour guérir les névropathes, il fallait avant tout et surtout s'occuper de leur moral c'est-à dire leur faire de la psychothérapie. Telle est la voie dans laquelle je me suis engagé voici plus de vingt-cinq ans.

L'influence du moral sur le physique a été connue de tout temps. C'est, en effet, un proverbe populaire que les chagrins, les ennuis, peuvent produire des altérations graves de la santé, mais les médecins en général ont été les derniers à reconnaître qu'il s'agissait là d'une catégorie très spéciale d'affections, nécessitant une thérapeutique particulière, non pas symptomatique mais bien causale. Et, sans vouloir nier — du moins dans beaucoup de cas — l'exactitude du vieil adage « Mens sana in corpore sano *» je crois que chez tous les névropathes, quelle que soit la symptomatologie qu'ils présentent, cet adage est inexact. Chez eux, en effet, si le corps n'est pas sain c'est parce que leur moral est malade, c'est parce qu'ils ont souffert ou qu'ils souffrent encore moralement.*

Envisagée comme méthode générale d'éducation ou de direction morale, la psychothérapie est aussi vieille que le monde. Toutes les philosophies, toutes les religions et surtout la religion catholique — le psychothérapeute n'étant en effet qu'un confesseur, un directeur de conscience laïque — l'ont appliquée ou l'appliquent encore. Peu nombreux cependant sont les médecins qui la comprennent et qui savent s'en servir en connaissance de cause.

Pour s'en convaincre il n'y a qu'à voir le nombre considérable de névropathes qui sont traités physiquement, c'est-à-dire comme atteints de lésions organiques effectives. Je fais allusion ici à ces malades dont le nombre est légion, que j'ai désignés sous le nom de faux gastropathes, faux entéropathes, faux cardiopathes, faux génitaux, faux médullaires, faux cérébraux, qui présentent des symptômes souvent fort graves, dont l'origine est toute entière psychique et qui, journellement encore, sont traités à l'aide d'une thérapeutique purement et uniquement symptomatique, dont le résultat est de fixer davantage dans leur esprit, *l'idée d'une affection localisée à l'organe dont ils se plaignent. De ces malades, j'en ai vu des milliers.*

Je dis que les médecins qui connaissent et savent pratiquer la psychothérapie sont encore peu nombreux. Je ne considère pas, en effet, comme des procédés psychothérapiques la suggestion directe plus ou moins impérative, à l'état de veille ou par l'in-

termédiaire de l'hypnose. Ce sont là des méthodes qui ont le grave défaut de n'agir que sur le subconscient, sur l'automatisme cérébral et qui ne s'adressent pas aux facultés supérieures de l'individu.

D'un usage beaucoup plus fréquent pour les accidents hystériques que pour les troubles d'origine neurasthénique, la suggestion à l'état de veille ou pendant le sommeil hypnotique s'adresse au symptôme et nullement à la cause, elle n'a d'action que sur la surface, elle n'en a aucune sur le fonds. Par ce procédé on peut arriver plus ou moins vite dans certains cas à faire disparaître chez un hystérique une paralysie, une contracture ou une anesthésie, mais sans compter les échecs — et ils sont nombreux — ce n'est là qu'un résultat fort précaire si, par le raisonnement appuyé sur la confiance, c'est-à-dire si, par la psychothérapie on n'arrive pas à expliquer au sujet, après lui avoir fait confesser sa vie, comment et pourquoi il est tombé malade, comment et pourquoi il arrivera à se guérir, c'est-à-dire à ne jamais retomber. Et, ces procédés s'adressant seulement à l'automatisme cérébral, s'ils arrivent parfois à faire cesser une manifestation objective de l'état hystérique, sont toujours sans efficacité aucune sur la symptomatologie souvent si complexe, si touffue du neurasthénique. Ici, en effet, l'état mental est tout autre et ce n'est pas avec une affirmation brutale que l'on arrivera à guérir un faux gastropathe ou un faux cardiopathe. Il y a là toute une œuvre de pédagogie mentale, parfois longue et difficile à effectuer.

On a dit et répété, à juste titre du reste, que l'isolement dans une maison de santé était à la base du traitement des psychonévroses. D'une manière générale la chose est vraie, mais elle n'a cependant rien d'absolu. Chez beaucoup de névropathes l'isolement n'est pas nécessaire et le psychothérapeute peut très bien s'en passer. L'isolement, en effet, n'est pas un but, c'est un moyen sans lequel dans beaucoup de cas on ne peut faire de la psychothérapie et qui comporte des indications spéciales.

Le séjour dans une maison de santé n'est possible que pour les gens riches ou aisés et n'est pas accessible aux classes pauvres de la société. Or les psychonévroses ne se rencontrent pas seulement chez les sujets fortunés ; la neurasthénie et l'hystérie sont en effet très communes dans la population ouvrière de Paris et s'y présentent souvent avec des formes graves. J'ai donc cherché à réaliser à l'hôpital les conditions de traitement que l'on trouve dans une maison de santé et, depuis quinze ans, j'ai installé dans mon service de la Salpêtrière une salle d'isolement et de psychothérapie où ont déjà passé plusieurs milliers de malades. Les résultats obtenus par ce procédé ont de beaucoup dépassé mes espérances du début, car ils sont tout aussi beaux et même plus rapides que ceux de la pratique privée. Je n'entrerai pas dans des détails sur ma manière de procéder à l'hôpital. Le lecteur que cette question intéresse trouvera tous les renseignements nécessaires dans l'ouvrage « Isolement et Psychothérapie » *publié en 1904 par mes élèves* Camus et Pagniez. *Je tiens seulement à faire remarquer que, à la Salpêtrière comme en ville, c'est le traitement moral qui est la cause des succès obtenus.*

Pour quelques auteurs, en particulier pour Dubois (de Berne), *la psychothérapie doit être* « rationnelle » *c'est-à-dire basée uniquement sur le raisonnement, sur la dialectique. J'ai toujours été d'un avis opposé et je me suis expliqué déjà maintes fois à cet égard, soit dans mes cours à la Faculté de Médecine, soit dans mes leçons cliniques à la Salpêtrière. Si le raisonnement, si la dialectique suffisaient pour « changer un état d'âme » les névropathes trouveraient dans les œuvres des moralistes, des philosophes, des directeurs de conscience, tous les éléments nécessaires pour se refaire un moral et par suite un physique en bon état ; partant ils n'auraient pas besoin d'un psychothérapeute.*

Un raisonnement est, par lui-même, indifférent. Il ne devient facteur d'énergie, créateur d'efforts, qu'autant qu'un élément émotif se superpose à lui et que la personnalité du sujet dont on cherche à modifier la mentalité, se trouve atteinte et touchée par lui. C'est selon moi une erreur que de considérer comme des actes psychologiques de même nature, et le jugement, phénomène primitif, et l'impression ou le sentiment qui le suivent. Cette impression, ce sentiment, ne sont que le résultat de l'adaptation plus ou moins facile de notre personnalité au jugement en cause et, quoique secondaires, n'en sont pas moins seuls susceptibles de provoquer des réactions.

Pour moi le fondement, la base « unique » *sur laquelle repose toute la psychothérapie, c'est l'influence bienfaisante d'un être sur un autre. On ne guérit pas un hystérique, on ne guérit pas un neurasthénique, on ne change pas leur état mental par des raisonnements, par des syllogismes. On ne les guérit que lorsqu'ils arrivent à croire en vous. C'est qu'en effet la psychothérapie ne peut avoir d'action que, lorsque celui sur lequel vous l'exercez vous a confessé sa vie entière, c'est-à-dire lorsqu'il a en vous une confiance absolue.*

Entre le raisonnement et l'acceptation de ce raisonnement par le sujet, il y a, je le répète, un élément sur l'importance duquel on ne saurait trop insister, c'est le sentiment. Et c'est le sentiment qui crée cette atmosphère de confiance sans laquelle selon moi il n'y a pas de psychothérapie possible, c'est-à-dire pas de raisonnement à action effective « pas de persuasion ». *Je suis en effet convaincu et depuis fort longtemps que, dans le domaine moral, aucune idée n'est admise à froid, c'est-à-dire sans un appoint émotif qui la fait accepter par la conscience et partant qui entraîne la conviction. Il y a là quelque chose d'analogue à la foi et qui caractérise le côté individuel qui fera que le psychothérapeute aura plus ou moins de succès selon sa personnalité.*

Et c'est ici ou jamais le cas de rappeler l'éternel adage : c'est la foi qui sauve... ou qui guérit.

Dans la rédaction de cet ouvrage je me suis adjoint la collaboration d'un de mes élèves le Dr Gauckler, avec lequel j'ai déjà publié plusieurs travaux sur la psychothérapie.

Décembre 1910.

J. DEJERINE.

INTRODUCTION

Cet ouvrage est consacré à l'étude des psychonévroses et de leur traitement. On y trouvera exposée la conception que quelques trente années de contact permanent avec les névropathes, ont permis à l'un de nous de se faire. A fréquenter ces malades, à voir la façon dont ils étaient traités, il nous a paru que nombre de médecins avaient encore sur la nature des psychonévroses, des données, non seulement incomplètes et inexactes à notre sens, mais encore thérapeutiquement dangereuses. Non pas que ce soit, chez eux, phénomène d'ignorance, mais bien plutôt parce que, instruits dans une doctrine et dans une méthode, excellentes par ailleurs, ils en ont étendu les applications jusque dans un domaine où, comme dans les psychonévroses, elles n'avaient rien à voir.

Tout l'essor de la médecine moderne résulte, en effet, directement, des progrès de l'anatomie pathologique et des travaux de laboratoire. Ils nous ont permis de prendre une notion plus précise de la mécanique humaine et des troubles divers qui pouvaient l'atteindre. Mais on a trop oublié que les modifications de l'énergie physique n'étaient pas les seules que les médecins dussent enregistrer.

Tous les médecins sont rebelles à la conception d'une dissociation qui isolerait un organisme physique d'une part, un organisme psychique et moral d'autre part. Mais, par éducation et instinctivement, la plupart d'entre eux ont tendance à établir la subordination des troubles de la vie psychique à ceux de la vie physique et à rechercher toujours une altération somatique initiale. Ils se refusent, du même coup, à concevoir l'existence des troubles qui ont pour origine une modification psychique ou morale antécédente. Or il existe, à notre sens, un groupement nosologique particulier et fort important, dont la symptomatologie est toute entière réalisée par une modification *primitive* de l'état moral ou mental et par toute une série de manifestations *secondaires*. Les affections qui rentrent dans ce cadre portent le nom de *psychonévroses*.

Ce livre ne sera que le développement de cette manière de voir. Il comprendra trois parties.

La première, *analytique*, sera consacrée à l'étude des manifestations fonctionnelles, c'est-à-dire à l'étude de tous les symptômes observés au cours des psychonévroses et dont nous chercherons à faire apparaître la nature précise.

Dans la deuxième, *synthétique*, nous nous efforcerons de faire saisir le mécanisme général de la production des psychonévroses et de leurs accidents et leur nature.

La troisième, *thérapeutique*, sera constituée par l'exposition des procédés psychothérapiques et adjuvants qui nous paraissent seuls devoir être mis en jeu, dans le traitement des psychonévroses.

PREMIÈRE PARTIE

ÉTUDE ANALYTIQUE DES MANIFESTATIONS FONCTIONNELLES

Nous étudierons sous le nom de manifestations fonctionnelles, l'*ensemble des troubles et des symptômes persistants accusés par les névropathes, et se créant chez ces malades en dehors de toute lésion somatique antécédente.*

Cette définition n'est que transitoire. Elle n'en délimite pas moins suffisamment, pour l'instant, l'objet de notre étude.

S'il n'est pas de fonction, d'appareil, d'organe, de région de l'économie qui ne puisse devenir le siège d'une manifestation fonctionnelle, il s'en faut que les diverses parties de l'organisme soient atteintes dans des proportions égales. Quand aux raisons de cette variabilité de fréquence elles sont multiples. Sans insister autrement pour le moment sur la part de l'éducation, soit médicale soit personnelle, dans les troubles présentés par ces malades, une remarque, grosse de conséquences théoriques, que plus tard nous aurons à faire valoir, s'impose. Des fonctions de l'organisme les unes sont complètement automatiques et ne nécessitent à aucun moment l'intervention des centres supérieurs. Telle la fonction de circulation. D'autres au contraire et essentiellement la fonction digestive et la fonction génitale, accessoirement la fonction urinaire, sont des fonctions qui, du moins dans leurs termes ultimes, demandent l'intervention de représentations mentales variées, et la mise en jeu de la volonté.

Il est des fonctions sur lesquelles l'action de la volonté est effective, mais purement contingente, telle la fonction respiratoire. Enfin, même parmi les fonctions qui échappent à l'action de la volonté, il n'en est point dont l'automatisme ne puisse être plus ou moins touché sous l'influence des émotions.

Or ce n'est pas un fait sans importance que de constater que précisément les fonctions les plus atteintes, sont celles où interviennent au maximum les phénomènes du psychisme.

La fonction digestive nous a toujours paru être celle sur laquelle se localisaient au maximum les manifestations fonctionnelles. C'est par elle que nous commencerons notre étude.

CHAPITRE PREMIER

LES MANIFESTATIONS FONCTIONNELLES DANS L'APPAREIL DIGESTIF

Tous les actes successifs de la digestion sont en quelque sorte déclenchés par un phénomène antécédent à point de départ vraisemblablement périphérique, mais s'accompagnant de représentations mentales plus ou moins vives, à savoir la faim ou l'appétit. Il serait peut-être utile, pour être précis, de faire une distinction entre ces deux mots faim et appétit. Ils ne sont pas absolument synonymes. Le mot faim exprime le besoin en quelque sorte organique d'alimentation. Le mot appétit exprime plutôt l'idée psychique de l'alimentation. On peut avoir de l'appétit sans avoir faim à proprement parler. L'appétit peut être éveillé par toutes sortes de sensations purement psychiques, odeur, saveur, etc..., associations d'idées portant sur l'heure, sur les lieux qui rappellent la notion d'alimentation et amènent l'appétit. Dans le fait et au point de vue qui nous intéresse, les deux termes peuvent être indifféremment employés et il ne nous reste à retenir que ceci, à savoir que ce phénomène initial de la digestion s'il peut être déclenché pour ainsi dire, par un appel périphérique, peut aussi dépendre, dans une large mesure, de l'intervention de la mécanique psychique.

Ce sont ces troubles de l'appétit que nous allons tout d'abord passer en revue. Nous étudierons ensuite toute la série des manifestations fonctionnelles qui peuvent se produire aux différentes étapes de la fonction digestive.

LES TROUBLES DE L'APPÉTIT

Ces troubles peuvent être quantitatifs ou qualitatifs. Nous envisagerons successivement :

A. — *L'anorexie mentale.* Trouble de l'appétit quantitatif et par défaut.

B. — *Les troubles quantitatifs de l'appétit par excès.*

C. — *Les anorexies électives* ou troubles *qualitatifs* de l'appétit.

A. — L'anorexie mentale.

Il arrive qu'il se présente au médecin des malades — ce sont le plus souvent des sujets du sexe féminin — dont l'aspect est véritablement impressionnant. Les yeux sont saillants, les pommettes semblent percer les joues. Celles-ci sont excavées. Sur la paroi thoracique pendent des seins flétris. Toutes les côtes font relief. Les omoplates paraissent se détacher du squelette. Chacune des apophyses épineuses se dessine sous la peau. La paroi abdominale, rentrée, accuse le relief des fausses côtes et dessine le contour du bassin. Les cuisses et les mollets sont réduits au squelette. On dirait le tableau d'une emmurée tel que nous l'ont transmis les maîtres de la peinture. Ces femmes paraissent avoir cinquante ou soixante ans. Tantôt elles semblent se soutenir on ne sait par quel miracle d'énergie ; leur voix est forte, leur démarche assurée. Tantôt au contraire elles semblent presque à l'agonie et prêtes à rendre leur dernier souffle.

Sont-ce des tuberculeuses, des néoplasiques, des atrophiques musculaires arrivées à la dernière période ? Sont-ce des femmes que la misère a couchées et que la faim a réduites à cette extrême maigreur ? Il n'en est rien. Leurs poumons sont sains, il n'y a aucun signe d'affection organique. Ces femmes qui paraissent si vieillies sont des jeunes filles, des adolescentes, parfois des enfants. Elles peuvent appartenir à de bonnes familles et avoir été entourées de tous les soins. Ces malades ce sont des *anorexiques mentales* qui, sans lésion, par l'association de troubles variés ayant tous une origine psychique, ont perdu le quart, le tiers, parfois jusqu'à la moitié de leur poids. L'affection qui les a menées là, dure depuis des mois, parfois depuis des années. Qu'elle se prolonge et la mort surviendra soit par inanition, soit par tuberculisation secondaire. Cependant il ne s'agit que d'une affection purement psychique, dont les mécanismes sont divers.

Parfois il s'agit d'individus atteints de psychoses caractérisées qui ne *veulent* pas manger. Ce sont des mélancoliques qui pensent trouver dans la suppression de l'alimentation une forme de suicide. Ce sont des persécutés que poursuit la peur d'être empoisonnés. D'autres sujets, grands délirants, ne mangent pas parce que leur délire est suffisamment intense pour inhiber — transitoirement — toutes les sensations périphériques. Tous ces malades, l'idée délirante disparue, sont susceptibles de se réalimenter immédiatement et d'une façon intensive. Ils ne rentrent pas dans le cadre de notre étude. La représentation mentale de l'appétit n'est ni actuellement ni virtuellement perdue chez eux.

Nous n'envisagerons pas non plus ces cas d'anorexie mentale purement apparente, que l'on trouve chez certaines hystériques qui font parade de leur anorexie mais qui s'alimentent en cachette.

L'anorexie mentale vraie consiste dans la perte progressive de la représentation mentale de l'appétit.

Dès que l'inhibition du phénomène psychique que constitue l'appétit s'accompagne de l'inhibition du phénomène physique qu'est la faim organique, l'anorexie mentale se trouve constituée.

Nous étudierons sous le nom *d'anorexie mentale secondaire* celle où la restriction alimentaire se fait en vue d'obvier à des troubles digestifs antécédents. Nous désignerons sous le nom *d'anorexie mentale primitive* celle où, primitivement et souvent volontairement, l'alimentation, pour des causes variées, se trouve être réduite. Le caractère commun à tous ces malades c'est qu'arrivés à un certain point de l'évolution de leur affection, *voudraient-ils manger, ils finissent par ne plus le pouvoir,* car ils n'ont plus faim.

Dans *l'anorexie mentale primitive* deux ordres de faits doivent être considérés. Tantôt l'inappétence est d'origine émotive. Tantôt la restriction alimentaire est, au début, purement volontaire.

Voici, par exemple, rentrant dans la première catégorie, le cas d'une femme de cinquante ans, veuve depuis quelques mois. Ses enfants habitent loin d'elle et ne lui donnent d'ailleurs que peu de satisfactions, alors qu'elle trouvait dans son intimité conjugale le fondement même de son existence.

Elle se présente à nous extrêmement maigre. Elle ne pèse que trente-six kilogrammes alors que son poids normal oscillait autour de cinquante kilogrammes. Cet amaigrissement a été rapide. Il s'est fait en trois mois. Actuellement elle se dit incapable de manger. Les aliments lui restent à la gorge, elle les mastique indéfiniment, et n'a point le courage de les avaler. Un œuf, deux ou trois tasses de lait, quelques bouchées de pain constituent toute son alimentation journalière. C'est le tableau typique de l'anorexie mentale. Comment s'est-elle installée ? Il s'agit ici d'une anorexie d'*origine purement émotive.* Et voilà ce qui s'est passé. Cette femme avait continué à habiter l'appartement où elle avait vécu avec son mari. Aux heures des repas, suivant un mécanisme d'association d'idées facile à concevoir, le souvenir de son époux apparaissait avec tout un cortège de sensations émotives... constriction à la gorge, estomac serré, suppression de l'appétit, etc. Elle se levait alors de table sans s'être sérieusement alimentée. Progressivement cette restriction alimentaire, d'origine émotive, avait fini par créer l'anorexie mentale.

Les cas de ce genre sont extrêmement nombreux. Et bien souvent des deuils, des chagrins d'amour, des mariages manqués sont l'origine purement émotive des anorexies mentales les plus caractérisées.

Dans d'autres cas, au début, la restriction alimentaire est voulue et raisonnée. Souvent c'est la *coquetterie* qui est en jeu.

Une jeune fille de dix-neuf ans pesant soixante-cinq kilogrammes se trouve un peu forte. Elle cherche à se faire maigrir. Elle y réussit et perd effectivement vingt livres en quatre mois. Sur ces entrefaites elle se fiance. Le futur la trouve trop maigre. Elle veut regagner tout ou partie du poids perdu. Ses efforts sont inutiles, elle ne peut plus s'alimenter et continue à maigrir. Pour avoir lutté contre son appétit elle est devenue anorexique.

Le *mysticisme* est responsable de bon nombre de cas d'anorexie mentale. C'est le jeûne régulier et non pas le jeûne intermittent qui les occasionne. Voici par exemple une demoiselle n'ayant présenté jusqu'à ce moment aucune tare psychopathique. Elle a un frère qui dans quelques mois doit subir le concours d'une grande école du Gouvernement. Elle fait vœu de ne plus manger que dans des proportions restreintes. Le scrupule s'en mêlant, cette restriction devient qualitativement et quantitativement progressive. Le frère est reçu à son école, et la jeune fille veut se remettre à manger comme autrefois. Mais l'appétit n'existe plus et elle est obligée de passer plusieurs mois dans une maison de santé, pour se guérir d'une anorexie mentale l'ayant amenée aux dernières limites de l'amaigrissement.

Dans le même ordre d'idées nous avons connu un jeune homme qui se destinait à la vie monastique. Craignant de ne pouvoir supporter les jeûnes que cette vie impose et poussé par sa vocation, il veut — à blanc en quelque sorte — se soumettre à des privations alimentaires. En quelques mois l'anorexie mentale était l'aboutissant de ses tentatives.

Ce cas est à rapprocher de ceux des grands jeûneurs qui, il y a un certain nombre d'années, faisaient du jeûne une véritable profession sportive et restaient vingt à trente jours sans manger.

Enfin il est des cas où l'anorexie mentale a des causes toutes différentes. C'est l'anorexie d'*origine sociale*. C'est l'anorexie des pauvres gens que les nécessités de la vie obligent à se priver dans des proportions telles que, le chômage ou la maladie, causes de ces privations, une fois disparus, l'alimentation en reste néanmoins impossible.

Les malades atteints d'anorexie mentale primitive offrent ceci de très particulier que, malgré leur amaigrissement énorme, ils conservent beaucoup de leurs forces. Nous avons vu, de la sorte, des jeunes filles qui, arrivées à ne plus peser que vingt-cinq à trente kilogrammes, continuaient à vivre comme leur entourage, supportaient des promenades, et jouaient au tennis.

Organiquement ces malades ne présentent guère qu'un seul symptôme important, à savoir la suppression des règles.

L'*anorexie mentale secondaire* diffère de l'anorexie primitive par un certain nombre de points. Tout d'abord dans cette forme les deux sexes peuvent être également frappés, tandis que, ainsi que nous l'avons déjà indiqué, l'anorexie mentale primitive s'observe surtout chez la femme. Dans l'anorexie mentale secondaire, si le tableau de l'amaigrissement reste le même, par contre, les forces des malades sont extrêmement diminuées. Couchés, ils sont à peine capables de se soulever. C'est qu'en effet, il s'agit d'affections qui se sont beaucoup plus lentement installées. La restriction alimentaire n'est que secondaire. Ce sont de faux ou de fausses gastropathes ou entéropathes qui soit spontanément, soit, hélas plus souvent, sous l'influence de prescriptions médicales, se sont soumises à des régimes de restriction qu'ils n'ont que trop bien suivis. S'observant, classant les aliments, rejetant tous ceux qu'ils croient ne pas pouvoir supporter, ils arrivent à s'alimenter de la plus incroyable et de la plus réduite des façons. Des phobies alimentaires s'installent et sans présenter d'autres troubles intellectuels, d'autres modifications du caractère, ces malades s'insurgent ou font de la grande émotion dès qu'on veut les faire manger. Il en est qui se nourrissent d'un quartier de pomme. Pour d'autres deux ou trois pruneaux constituent la ration journalière. Celle-ci prenait un ou deux œufs par jour. Nous en vîmes une qui était arrivée à vivre avec à ses côtés un bol d'eau sucrée. Elle y trempait un pinceau et de temps à autre humectait ses lèvres. C'était toute son alimentation.

Que les régimes, qu'une thérapeutique médicale malencontreuse, soient souvent à la base de tels états nous n'en avons que de trop nombreux exemples.

Souvent, en effet, ces malades vous disent : « ce n'est pas étonnant que je mange si peu, car on m'a diminué progressivement ma quantité d'aliments et d'un autre côté, par les régimes que l'on m'a imposés, on m'a empêché de manger *tout ce que j'aimais*. »

Une jeune fille de dix-huit ans, à la suite de chagrins, d'émotions, de préoccupations de tout ordre perd l'appétit. On consulte un médecin. Un régime est prescrit grâce auquel en six mois la malade arrive à ne plus peser que vingt-huit kilogrammes.

Une enfant de quatorze ans avait perdu son père depuis près d'un an. Sa mère était restée veuve avec quatre enfants. De la misère avait suivi dont notre jeune malade s'était affectée. Elle avait présenté quelques troubles digestifs dont un médecin consulté ne vit pas l'origine. Il réduisit l'alimentation à quelques purées, quelques laitages. L'enfant fondit à vue d'œil jusqu'à ne plus peser que vingt-deux kilogrammes.

D'autres fois l'anorexie mentale s'établit sans émotion antérieure aucune et du seul fait d'un traitement médical mal compris. Une jeune fille de dix-neuf ans, nous est envoyée de province pour un amaigrissement excessif. Elle ne pèse plus que vingt-huit kilogrammes et ne se nourrit que de quelques fruits et d'un œuf chaque jour. Il y a six mois, fort bien portante jusque-là, elle eut une angine. On lui prescrivit une nourriture liquide en très insuffisante quantité. Elle perdit peu à peu l'appétit et en trois mois maigrit de vingt kilogrammes.

La méconnaissance de l'anorexie mentale est d'autant plus grave, que les malades qui en sont atteints peuvent mourir d'inanition. Le pouls devient alors rapide, la respiration pénible, la bouche dégage une odeur fétide et des malades s'éteignent, qu'*à coup sûr*, un traitement mieux dirigé aurait certainement sauvés.

L'un de nous, tant dans sa pratique privée qu'hospitalière a pu voir quelques-uns de ces cas de mort. L'une de ces malades lorsqu'il la vit quarante-huit heures avant qu'elle mourut, sortait d'une maison de santé où on l'avait mise au régime!

L'anorexie mentale secondaire se trouve à tous les âges de la vie; l'anorexie mentale primitive se rencontre plus volontiers chez les jeunes filles de quinze à vingt ans, mais peut s'observer un peu plus tôt et beaucoup plus tard.

Nobécourt, tout d'abord, puis Aynaud ont étudié les modifications sanguines subies par les anorexiques au cours de leur affection et pendant la période de reprise alimentaire. Aynaud, à l'entrée d'une malade dans le service de l'un de nous, lui trouve 5000000 de globules rouges et un taux normal d'hémoglobine. Mais cette formule hématologique n'est normale qu'en apparence, en rapport qu'elle est avec la concentration des humeurs. La malade mise d'emblée au régime lacté à haute dose n'avait plus trois jours après son entrée, que 2800000 globules rouges et 60 pour 100 d'hémoglobine. La même malade qui à son entrée présentait un certain degré de leucopénie, avait un peu plus tard 12 à 15000 globules blancs et plus tardivement encore, au moment où les règles réapparaissaient, faisait une poussée d'éosinophilie.

Chez ces mêmes malades on a recherché quel était l'état du suc gastrique. Il a été trouvé tantôt normal, tantôt hypochlorhydrique, ce qu'explique du reste l'insuffisante sollicitation alimentaire.

L'anorexie mentale franchement constituée est aisée à reconnaître par n'importe quel médecin un peu averti. Ce n'est pas cependant que nous n'ayions rencontré de grands anorexiques, cultivés et entretenus dans leur anorexie, par des médecins exagérément soucieux de diététique et d'organicisme.

Par contre l'anorexie mentale *en train de se constituer* réalise au contraire quelque chose d'extrêmement mal connu et le nombre est incalculable des pseudo-dyspeptiques, des faux gastropathes qui, *par prescriptions médicales,* allaient tout doucement à l'anorexie mentale sans que — bien au contraire — on n'eût rien fait pour les arrêter dans une aussi fâcheuse voie. Nous retrouverons ces malades plus loin, en étudiant les différents troubles fonctionnels que l'on peut rencontrer au niveau du tube digestif.

Cependant l'anorexie mentale est peut-être de toutes les manifestations fonctionnelles la plus grave, parce qu'elle met directement la vie des malades en danger par deux mécanismes différents, soit qu'accidentellement sur ces sujets à résistance très diminuée une affection organique s'installe — et tout en particulier la tuberculose — soit que la mort devienne l'aboutissant de l'anorexie mentale elle-même. On se fait, en effet difficilement idée de l'état de cachexie auquel ces malades peuvent arriver. Le degré de leur amaigrissement est extrême. Nous avons vu couramment des amaigrissements de vingt à trente kilogrammes et des sujets arriver à ne peser que trente, que vingt-huit, vingt-cinq kilogrammes qui dans leur normale pesaient cinquante kilogrammes et plus. L'amaigrissement peut atteindre la moitié du poids du corps, nous en avons observé plusieurs exemples. Quand il dépasse cette limite, souvent et en dépit de tous les traitements l'évolution est fatale. La mort prochaine s'annonce généralement par l'odeur fétide dégagée par les malades, par la tachycardie, par la dyspnée. Mais d'une façon absolue, aucun signe net ne permet de reconnaître le malade qui ne peut plus guérir de celui qui relève encore de la thérapeutique. Nous connaissons des malades qui en étaient arrivés à borner leur alimentation à quelques cuillerées à café de lait, qui avaient perdu la moitié de leur poids et qui cependant ont pu guérir. L'anorexique guéri recouvre intégralement sa santé et chez les femmes la réapparition des règles constitue un signe important de guérison. Bien traité et suivant les conditions générales du traitement des névropathes que nous aurons à envisager plus tard, il n'a pas de rechutes à craindre.

Mal traité, il peut guérir provisoirement, mais la rechute est presque fatale. Lorsque cette rechute se produit rapidement, l'amaigrissement est beaucoup plus rapide qu'il ne l'a été au cours de la première atteinte et ceci s'explique aisément, les réserves du malade étant alors surtout constituées par de la graisse.

En somme, ébauchée ou constituée, l'anorexie mentale constitue quelque chose de tout à fait fréquent. C'est une affection que le médecin n'a pas le droit de méconnaître. — Qu'il prenne des anorexiques constitués pour des malades organiques et qu'il les traite par la thérapeutique médicamenteuse, ou qu'il laisse s'installer une anorexie non encore développée il est également fautif. Car le traitement des anorexiques donne les plus beaux succès thérapeutiques et la méconnaissance d'une telle affection mène plus ou moins directement, plus ou moins hâtivement, le malade à la mort.

Or le diagnostic de l'anorexie mentale est extrêmement simple, il suffit d'y songer. Il ne devient un peu compliqué que quand l'anorexie mentale s'est greffée sur un état organique vrai. Mais même dans ces cas l'anamnèse vous renseigne et chaque fois que chez un malade on pourra affirmer l'existence d'une restriction d'abord volontaire ou émotive de l'alimentation, suivie de la perte de la notion psychique de l'appétit, on pourra affirmer aussi l'existence à l'état pur ou associé de l'anorexie mentale.

B. — Les troubles quantitatifs de l'appétit par excès.

Ni la boulimie des aliénés, ni le véritable processus de défense que constitue la polyphagie des diabétiques ou des convalescents, ne rentrent dans le cadre de notre étude. C'est à des cas tout différents que nous voulons faire allusion. Ici la faim psychique ne répond plus comme dans le cas d'un diabétique, à la faim organique. L'appétit est purement psychique. Il est créé par une systématisation mentale telle, que constamment les images mentales se rapportant à l'alimentation sont éveillées et amènent pour ainsi dire une *fausse faim mentale*, tout à fait analogue en somme à la fausse faim décrite chez certains malades organiques, chez qui la sensation de faim est amenée par la répétition des excitations périphériques, comme elle l'est chez nos malades par la répétition des excitations psychiques. De tels cas sont évidemment beaucoup plus rares, beaucoup moins apparents et aussi beaucoup moins graves que les cas d'anorexie mentale.

Ils méritent néanmoins d'être signalés ne serait-ce qu'à cause de leur mécanisme. Le plus souvent l'orientation psychique du sujet est d'origine purement médicale. Ce sont des individus que l'on a convaincus de la nécessité pour eux de la poly ou de la pollakiphagie. Nous avons vu de la sorte des neurasthéniques persuadés qu'ils ne pouvaient se risquer à la moindre promenade, sans emporter avec eux l'aliment de réparation permettant de poursuivre l'effort. Par l'influence de cette orientation psychique ces malades, surtout s'ils sont démunis de leurs provisions alimentaires habituelles, sont pris parfois d'une véritable faim obsédante qui les force à revenir sur leurs pas pour chercher l'aliment oublié.

Dans d'autres cas il s'agit d'individus suralimentés autrefois pour une raison positive qui, lorsque la suralimentation ne leur est plus nécessaire, lorsque même elle leur est déconseillée, ne peuvent plus revenir à un régime normal et cela parfois pendant des mois, voire des années. Nous avons pu suivre de la sorte des malades continuant à éprouver d'une façon vive des sensations de faim excessives, quinze et vingt ans après une cure de suralimentation pour tuberculose pulmonaire par exemple.

Par ailleurs, chez certains individus la sensation de faim se produisant dans des conditions normales, revêt une intensité tout à fait inaccoutumée. Il nous souvient ainsi du cas d'un jeune homme qui pour entreprendre une carrière déterminée était obligé de renoncer à son premier déjeuner. Or chaque fois qu'il essayait de supprimer ce petit repas, il était pris de sensations de faim si vives qu'elles allaient jusqu'à s'accompagner de phénomènes vertigineux. A l'analyse, il s'agissait d'une exagération intensive de la sensation de faim sous l'influence de purs phénomènes psychiques. L'angoisse où se trouvait le malade d'être obligé de renoncer à sa carrière, par l'incapacité où il se trouvait de modifier son régime était seule en cause. C'était si bien cela que ce jeune homme rassuré guérit en quelques jours et put aisément supporter une si faible atteinte à ses habitudes alimentaires.

Ces cas sont souvent d'une analyse assez difficile et il ne faudrait pas confondre de telles manifestations, avec les phénomènes que présentent certains sujets, névropathes congénitaux, chez lesquels la peur de ne pas suivre d'une facon suffisamment complète et suffisamment consciencieuse, un traitement indiqué, devient le point de départ d'une obsession ou d'un scrupule. Ici rien de tel. Nos malades ressentaient une faim véritable à point de départ à vrai dire central, mais s'accompagnant de toute la série des impressions sapides et des phénomènes salivaires que l'on rencontre comme suites normales de la sensation de faim. La nature d'ailleurs purement psychique de ces phénomènes nous fut encore démontrée par leur disparition rapide sous l'action de la thérapeutique appropriée.

Quoi qu'il en soit, un fait reste patent, c'est que sous l'influence d'associations d'idées, de convictions psychiques, d'interprétations mentales, des sensations de faim intensives sont susceptibles de naître et de s'accompagner de toutes les réactions périphériques physiques, normales — et anormales — qu'une telle sensation est susceptible d'amener.

Signalons, d'autre part, l'existence de fringales véritables consécutives à des émotions plus ou moins vives et que ramène la répétition des émotions. Nous n'avons jamais vu de tels phénomènes créer des troubles persistants au point de vue particulier qui nous occupe pour l'instant. Aussi n'y insistons-nous pas, et passons-nous maintenant à l'étude d'une autre variété de troubles digestifs.

C. — Les anorexies électives.

Lorsque, tout à l'heure, nous avons étudié les anorexiques mentaux, nous nous sommes trouvés en présence de malades qui se refusaient indistinctement à quelque alimentation que ce fût. Ici il n'en est plus de même et l'affection est infiniment moins grave. En effet, les sujets que nous avons actuellement en vue, peuvent s'alimenter d'une façon très large, mais s'il n'y a plus restriction quantitative, il y a restriction qualitative de leur alimentation.

M. M..., cinquante ans, industriel, ayant eu de nombreuses préoccupations d'affaires, chargé de famille, ayant sa femme malade fut à un moment donné atteint de phénomènes goutteux. Son médecin eut l'idée de le mettre au régime lacté absolu. Ce régime fut extrêmement bien supporté. Mais lorsque les accidents disparus on voulut remettre le malade à un régime normal, l'impossibilité fut absolue. A l'égard de tous autres aliments que le lait, le malade se comporte comme un véritable anorexique mental. Les légumes, la viande, il les mâche indéfiniment et a la plus grande peine à les avaler. Et de fait, la tentative de reprise du régime alimentaire normal aboutit rapidement à un amaigrissement très considérable, faisant perdre vingt livres au malade et amenant en fin de compte le retour au régime lacté absolu.

A l'analyse psychologique du cas on constate que le sujet auquel le régime lacté a réussi — par relations de causalité ou par simple coïncidence — a peur que la reprise de l'alimentation normale amène aussi la reprise des phénomènes goutteux et par conséquent l'interruption de son activité commerciale. D'où les phénomènes observés. Ce malade ne fut suivi par l'un de nous que pendant un laps de temps fort limité, au cours duquel il fut impossible de l'astreindre à une alimentation solide quelconque. Aux dernières nouvelles, le malade restait au régime lacté absolu et, ne s'en trouvant d'ailleurs pas plus mal, se refusait à tout essai de reprise d'une alimentation plus normale.

Pour des raisons du même ordre, on voit des sujets écarter de leur alimentation habituelle des aliments qui, souvent par simple coïncidence, sont censés leur avoir mal réussi. Ainsi se créent de véritables *phobies alimentaires*. Nous en retrouverons maint exemple, en étudiant le groupe complexe et nombreux des *faux gastropathes*. Souvent on se trouve de la sorte, en présence de restrictions mono-alimentaires. Et tel sujet qui est susceptible de digérer des aliments réputés extrêmement lourds, rejette, d'une façon purement psychique tel ou tel aliment, pour lequel, au bout d'un certain temps il finit par ressentir un véritable dégoût capable d'amener par simple représentation mentale, les troubles les plus divers.

D'autres troubles de l'appétit sont aussi, fréquemment, dépendants de phénomènes purement psychiques. L'*appétit capricieux*, si fréquent chez certaines jeunes filles et chez certaines jeunes femmes ressort bien souvent à des manifestations d'ordre psychique ou d'ordre émotif. Nous pourrions en citer de nombreux exemples.

En somme et d'une façon extrêmement fréquente, la sensation d'appétit est susceptible d'être qualitativement ou quantitativement modifiée sous l'influence du psychisme du sujet. Une représentation mentale définie, une émotion sont capables d'inhiber un phénomène qui, dans la normale, est purement réflexe. C'est là la conclusion ultime à laquelle nous mène l'étude de cette première série de manifestations fonctionnelles.

Des troubles très voisins de tous ceux que nous venons d'envisager sont constitués par les modifications névropathiques de la *soif*. Pour éviter de nombreuses redites, nous étudierons ces troubles avec les modifications de la quotité urinaire au cours des psychonévroses.

LES MANIFESTATIONS FONCTIONNELLES DIGESTIVES PROPREMENT DITES

La physiologie normale étudie dans la digestion un certain nombre de temps qui sont les suivants :

Préhension des aliments ;

Digestion buccale : phénomènes mécaniques (mastication) et sécrétoires (salivation) ;

Traversée pharyngo-œsophagienne ; déglutition ;

Digestion stomacale ;

Traversée pylorique ;

Digestion intestinale ;

Traversée iléo-cæcale ;

Digestion cæco-colique ;

Défécation.

Il n'est aucun de ces temps qui d'une façon directe ou indirecte ne puisse être influencé par des phénomènes névropathiques. Pour la commodité de la description et parce qu'aussi une telle division répond mieux aux types cliniques, nous étudierons en quatre chapitres distincts :

A. — *Les troubles fonctionnels des trois premiers temps de la digestion.*

B. — *Les manifestations gastriques chez les nerveux,* étude que nous avons déjà faite dans des travaux antérieurs (Les faux gastropathes et les fausses gastropathies (1906).

C. — *Les modifications fonctionnelles dans l'élimination.* Diarrhée et constipation nerveuse et leurs conséquences.

D. — *Les manifestations intestinales proprement dites.*

A. — Les troubles fonctionnels des trois premiers temps de la digestion.

Un homme de trente-huit ans, instruit, averti des choses médicales, ancien syphilitique, a vu mourir autour de lui plusieurs personnes de paralysie générale progressive. Il sait que la difficulté de la parole, le tremblement de la langue, des difficultés de la déglutition entrent fréquemment dans le cortège symptomatique de l'affection dont progressivement il se croit de plus en plus menacé. Dès lors il examine sa bouche, sa langue un nombre considérable de fois dans la journée. Bientôt il lui semble éprouver une certaine raideur dans les muscles de la face et de la joue. Il mâchonne continuellement et il lui paraît — c'est son expression — qu'il a un *caoutchouc* dans la bouche Tous ces mouvements ne vont pas sans provoquer une exagération de la salivation qui lui rend la parole un peu difficile. Il a constamment « de la bouillie dans la bouche ». Du côté de la déglutition quelques troubles ne tardent pas à apparaître. Ils sont d'ailleurs d'ordre purement phobique. Le malade n'ose pas avaler, il mastique longuement ses aliments avant de les déglutir. Et de la sorte se crée par autosuggestion progressive un syndrome caractérisé par la gêne de la mastication, une salivation assez abondante, et un retard dans la déglutition syndrome auquel se joignent quelques troubles de la parole que nous retrouverons par ailleurs.

Des syndromes analogues se constituent sous l'influence d'incidents fixés dans l'esprit du malade. Un ouvrier graveur vint en mars 1909 consulter à la Salpêtrière l'un de nous. C'est un garçon de trente ans, à tempérament émotif, mais n'ayant eu au cours du développement des accidents qui l'amènent aucune cause émotive extrinsèque à son affection. Il se présente amaigri de quarante livres et déclarant ne pouvoir rien avaler que, très péniblement, un peu de lait et de pain longuement trempé dans le liquide. Il avait six mois auparavant, accidentellement, avalé de travers. Le fait était banal, mais le malade avait été si péniblement impressionné qu'à partir de ce moment là il n'avait plus osé avaler. Il croyait, chaque fois qu'il avait avalé une bouchée un peu forte, que les mêmes phénomènes allaient se reproduire, d'où son état d'appréhension progressive — augmentée d'ailleurs par un traitement local qu'un médecin avait cru bon de lui faire subir, causant une restriction progressive de l'alimentation et ayant amené le malade au point où il était quand il fut vu à la Salpêtrière. Là, en présence de l'un de nous on lui fit faire des petits repas. Au début il lui fallait des heures pour manger ce que d'autres auraient absorbé en quelques minutes. Avant de se décider à avaler il mastiquait pendant un temps fort long. Puis il se produisait un temps d'arrêt et on le voyait hésiter à avaler. Il s'y reprenait à deux ou trois fois avant de se décider. Dans ces conditions il se produisait un état de contraction *volontaire* au niveau de son pharynx qui rendait la déglutition pénible. D'où la durée de l'affection, entretenue du reste par des suggestions diverses d'ordre médical.

Dans le cas particulier le malade qui épuisait assez vite sa capacité salivaire par sa mastication prolongée, se plaignait de sécheresse de la bouche associée et était obligé de boire d'une façon extrêmement répétée et en assez grande quantité pour pouvoir arriver à la fin de son repas. Ce malade guérit en quelques jours.

Nous avons eu l'occasion de voir un syndrome strictement superposable chez un ouvrier d'usine. Chez lui la dénutrition était si avancée qu'à première vue on l'aurait pris pour un organique, il était arrivé à ne plus peser que quarante-neuf kilogrammes alors que dans son poids normal il en pesait soixante-quinze. Chez lui l'origine était légèrement différente. Il avait un jour avalé une bouchée un peu forte qui avait eu quelque peine à passer et n'avait pas été sans lui causer quelques tiraillements et un spasme passager de l'œsophage.

Voici d'autre part l'histoire d'une jeune femme de trente-sept ans restée veuve avec un enfant à vingt-un ans après un an de mariage, et qui avait promis à son mari sur son lit de mort de ne jamais se remarier. Les luttes qu'elle était obligée de soutenir avec elle-même pour tenir cette promesse l'avaient rendue exagérément émotive.

Un jour en mangeant du poisson elle avale une arête qui lui reste dans la gorge. On fait chercher un médecin qui ne trouve le corps du délit qu'après des recherches répétées. L'impression avait assez duré pour s'être fixée et la malade devenue dysphagique en était arrivée à mettre cinq à six heures par jour pour n'arriver qu'à avaler de minimes quantités de liquide. Cet état durait depuis sept ans et cette femme était arrivée à un véritable état cachectique. Ses accidents disparurent en quelques semaines.

Une malade du milieu hospitalier nous fournit un exemple de phénomènes analogues nés par un mécanisme assez différent. Étant à table elle se lève. Par manière de plaisanterie son frère, pour la faire se rasseoir la prend à la gorge. Elle avale de travers. Elle reste fixée sur ce trouble de déglutition pendant sept mois. Elle ne peut arriver — et avec quelle peine — qu'à déglutir des purées ou des liquides et ses repas se prolongent un temps infini. En six mois elle maigrit de vingt-quatre livres. Ajoutons que chez elle l'émotivité avait pour cause des soucis matériels et des rapports conjugaux incomplets, et que le substratum effectif de l'accident particulier était que dans le livre d'un de ses enfants, elle avait lu qu'on pouvait s'étouffer et partant mourir, lorsqu'on avalait « de travers ».

Dans d'autres cas ce sont des malades ayant avalé un liquide trop chaud qui les a plus ou moins légèrement brûlés et qui restent fixés pendant des mois sur cette idée, que rien ne peut plus passer dans leur œsophage que des liquides ou des bouillies..

C'est par un mécanisme tout à fait analogue que se constitue le spasme de l'œsophage. A l'état pur, isolé, il constitue à vrai dire quelque chose de très rare et les malades que nous avons pu voir réalisaient bien plutôt le syndrome que nous venons de décrire et constitué par :

Un phénomène accidentel du côté du pharynx ou de l'œsophage ;

Une fixation psychique secondaire ;

Des troubles consécutifs d'ordre phobique ou partiellement effectifs, résultant de l'intervention de l'attention dans des phénomènes habituellement automatiques.

Des troubles du même genre peuvent se réaliser par un mécanisme assez curieux. Il s'agit d'individus atteints de rhino-pharyngite légère, de granulations de la gorge et à qui l'on pratique des cautérisations ou des attouchements répétés et qui ont ainsi leur attention continuellement dirigée du côté de leur pharynx. Ils surveillent leur déglutition et finissent de la sorte par éprouver, à des degrés divers, toute la série des manifestations signalées tout à l'heure.

Il nous paraît que c'est à un mécanisme analogue que se rapporte dans un grand nombre de cas, un trouble très particulier et assez gros de conséquences de divers ordres. Nous voulons parler de l'*aérophagie*. Celle-ci en effet se développe au prorata du nombre de mouvements de déglutition, chacun de ces mouvements entraînant avec lui une certaine quantité d'air, surtout quand la déglutition se fait pour ainsi dire à vide, sur un bol alimentaire ou une masse de liquide trop peu volumineuse.

Il est des sujets qui ont une réflectivité pharyngienne un peu développée et non éduquée. C'est à cette catégorie d'individus en particulier, qu'appartiennent les malades qui ne peuvent absorber ni pilules ni cachets et qui sont bien connus de tous les médecins. Ceux-là avalent continuellement leur salive et se créent ainsi un type d'aérophagie *interprandiale*, c'est-à-dire se développant entre les repas. Mais il existe aussi chez certains individus des troubles très analogues relevant d'un mécanisme différent et identique à celui par lequel se créaient les troubles que nous avons signalés plus haut. A la suite d'un incident quelconque de la déglutition, ces sujets au lieu de ne plus oser avaler du tout, n'osent plus avaler des bouchées normales. Ils avalent par tout petits coups et ainsi se développe chez eux toute la série des phénomènes aérophagiques, l'aérophagie comme on le sait s'entretenant elle-même et l'expulsion des gaz amenant la déglutition d'une quantité d'air souvent plus considérable.

Nous retrouverons ces malades plus loin parmi les faux gastropathes dont il nous faut maintenant entreprendre l'étude.

B. — Les manifestations gastriques chez les nerveux.

Les troubles gastriques sont si fréquents chez les nerveux et tout en particulier au cours de la neurasthénie, qu'ils ont fait partie du schème initial de cette dernière affection et qu'on les a considérés comme partie intégrante et quasi nécessaire de sa symptomatologie. Dans la réalité, une généralisation aussi absolue peut paraître excessive et il existe nombre de neurasthéniques, à vrai dire le plus ordinairement fixés sur telle ou telle autre partie de leur organisme, dont le tube digestif fonctionne admirablement. Les troubles gastriques n'en sont pas moins des manifestations extrêmement fréquentes et qui méritent d'être étudiées avec détails, d'autant que leur mécanisme est extrêmement varié.

Objectivement ou subjectivement, dans la longue nomenclature de la sémiologie gastrique, il n'est pas un symptôme qui ne puisse être ressenti par le nerveux en dehors de toute affection organique effective.

On rencontre chez eux des symptômes d'une objectivité évidente comme la nausée ou même le vomissement, de même que ceux de la dilatation effective de l'estomac, répondant à une dilatation réelle, mais à une dilatation bien spéciale et d'origine purement névropathique.

Des signes mixtes semi-objectifs comme la douleur provoquée par la pression, et enfin toute la gamme des sensations subjectives, depuis la simple impression de pesanteur jusqu'aux brûlures les plus accusées, s'observent avec une extrême fréquence.

La pathogénie de tous ces troubles est variable. Les modifications effectives de la sécrétion gastrique, consécutives à l'anorexie qui supprime le suc psychique suivant le mécanisme démontré par Pawlow, jouent leur rôle. La diminution de tonicité du muscle gastrique qui existe chez les neurasthéniques épuisés et amaigris, pour leur estomac comme pour leurs muscles de la vie de relation, l'aérophagie enfin qui souvent intervient chez les névropathes, tels sont les facteurs — en quelque sorte organiques d'origine nerveuse — qui déterminent un certain nombre des troubles ressentis.

La part du psychisme n'en reste pas moins capitale. Elle résulte toute entière de l'orientation du sujet sur son estomac et sur ses fonctions digestives. Tantôt l'attention du malade est attirée sur son estomac par un trouble passager consécutif à un excès alimentaire ; tantôt ce sont des troubles gastriques tels que ceux qui surviennent au décours de la grossesse qui orientent le psychisme du malade ; parfois c'est un amaigrissement de quelques livres consécutif à du surmenage physique, à des veilles, etc., qui attire l'attention du malade sur ses fonctions de nutrition. Tantôt encore ce sont des lectures, des articles de journaux, des réclames de produits pharmaceutiques ; tantôt et *bien plus souvent*, c'est l'intervention médicale qui a enclenché une série de phénomènes qui, par un mécanisme d'auto ou d'hétéro-suggestion, iront en se développant. Un régime a été ordonné, des médicaments prescrits, des examens pratiqués qui fixent sur son tube digestif le malade, tenu, par prescription médicale, à une continuelle auto-observation. En somme, la fausse gastropathie est susceptible de s'installer chaque fois que l'attention du patient pour des raisons intrinsèques ou extrinsèques à lui, aura été tendue du côté de son estomac. Et alors on voit se développer ce singulier phénomène, que chaque examen, chaque intervention médicale, chaque prescription nouvelle, deviennent le point de départ d'une aggravation et d'une extension des troubles observés.

D'autres fois, et la chose est fréquente, c'est l'*émotion* et très particulièrement l'émotion répétée qui « prend à la gorge, serre l'estomac, coupe l'appétit » qui intervient comme point de départ et comme facteur d'entretien par les sensations cœnesthésiques qu'elle crée.

L'influence du moral sur les fonctions stomacales est d'une constatation banale, c'est un proverbe populaire que lorsque le moral est malade l'appétit est diminué et la digestion troublée. Et cependant c'est là un fait auquel les médecins n'ont jamais accordé l'importance qu'il mérite.

Enfin signalons qu'il existe des troubles gastriques réels cette fois, mais consécutifs à des troubles nerveux provenant des portions sous-jacentes du tube digestif, tels que la constipation tout en particulier.

Quant à la persistance et à l'entretien pour ainsi dire des manifestations digestives chez les nerveux, en dehors même de toute intervention étrangère, ils résultent d'un mécanisme psychologique qui nous paraît assez simple. En effet la fonction digestive tient dans la vie physique une place capitale, non seulement comme importance mais aussi comme *temps*. Elle s'associe psychiquement à toute une série d'idées ou de perceptions. La journée est jalonnée par les repas ; une pièce spéciale est destinée à l'alimentation. On est obligé de commander ses repas, de régler sa vie sur eux, de sorte que le nombre d'idées qui s'associent aux fonctions digestives est extrêmement considérable et qu'une systématisation digestive étant créée chez un sujet, les faits, les visions de la journée viendront constamment la recréer ou la renforcer.

Reprenant une classification que nous avons déjà adoptée, nous étudierons successivement :

1° *Les troubles dyspeptiques simples des neurasthéniques* ;

2° *Les phobies gastriques* ;

3° *Les pseudo-gastropathies caractérisées* ;

Enfin un chapitre sera réservé à l'étude de :

4° *La dilatation de l'estomac des nerveux* ;

5° *Le vomissement, manifestation névropathique.*

1° *Troubles dyspeptiques simples des neurasthéniques.*

L'appétit, si l'on en croit les expériences de la physiologie moderne, est le meilleur des excitants de la digestion. Le neurasthénique n'a pas faim. Partant il digère mal. Et, de fait, la sensation ressentie de digestions lentes et pénibles, de pesanteurs après le repas, est extrêmement fréquente chez les neurasthéniques. Les troubles digestifs ont leur objectivité dans des modifications effectives des fonctions gastriques, mais n'en sont pas moins pathogéniquement et thérapeutiquement, d'ordre purement psychopathique. Leur mécanisme réside dans l'espèce d'anorexie mentale au petit pied, dont la plupart des neurasthéniques sont tributaires.

Quant à cette anorexie elle-même, divers éléments contribuent à la créer. L'alimentation constitue en somme un effort et l'on sait combien le neurasthénique répugne à l'effort, qu'il soit de nature intellectuelle, physique ou alimentaire. L'ennui de s'alimenter crée l'anorexie et une anorexie spécialement élective pour tous les modes d'alimentation supposant un effort quelconque. Très fréquemment d'autre part, le neurasthénique est un obsédé, un préoccupé à l'état continu. Obsessions et préoccupations sont par elles-mêmes susceptibles de neutraliser en quelque sorte les sensations de la vie physique, parmi lesquelles la sensation d'appétit occupe une des premières places. Très fréquemment encore, obsessions et préoccupations agissent par l'intermédiaire de l'état d'émotivité subintrante qu'elles occasionnent, amenant de la sorte toute la série des impressions qui « coupent l'appétit ».

Cette première classe de faits ne tire guère son intérêt que du mécanisme même suivant lequel, dans ces cas-là, se crée la manifestation digestive. Cliniquement, la symptomatologie gastrique est habituellement noyée dans l'ensemble des phénomènes dont se plaignent ces malades. Pour la plupart, ils se rendent compte eux-mêmes de la nature contingente et accessoire de ces troubles. Si ce sont les plus communs, ce sont aussi les moins intéressants des gastropathes fonctionnels.

2° *Obsessions et phobies gastriques.*

Un neurasthénique est atteint de troubles dyspeptiques vagues. Il n'a aucune symptomatologie définie, ni vomissements, ni renvois, ni douleurs, ni brûlures. Parfois même il n'a aucune espèce de symptômes digestifs, pas même ceux que nous venons de noter dans notre première catégorie de malades. Il a un excellent appétit, il digère bien. Mais c'est un déprimé, un grand émotif, partant un obsédable. Parfois spontanément et parce qu'il a entendu dire que des états analogues au sien pouvaient provenir d'un mauvais état des voies digestives, mais le plus souvent parce que son attention aura été *médicalement* fixée sur son tube digestif, il va faire une véritable obsession gastrique, jointe à des phobies alimentaires. S'observant d'une façon rigoureuse, il classera les aliments. Celui-ci est presque indifférent, celui-là ne passe pas, cet autre au contraire est merveilleusement toléré. Absorbés isolément tels aliments se digèrent, ingérés simultanément ils ne sont pas supportés. Toute la vie du malade coule autour d'un nombre incalculable de prescriptions, ayant toutes trait aux fonctions digestives et qui au fur et à mesure que l'affection s'installe, se multiplient et se compliquent. Si vous les interrogez au début, vous serez étonné de la symptomatologie minime qu'accusent ces malades. Et encore faut-il noter que la plupart des troubles qu'ils ressentent et dont ils rendent l'alimentation responsable, n'ont que de bien lointains rapports avec le tube digestif. C'est dans cette classe de malades que vous trouverez les individus qui ne mangent pas pour pouvoir travailler ; dans cette classe aussi vous rangerez toute la catégorie des gens qui ayant lu des livres de diététique, se livrent sur eux-mêmes à de véritables expérimentations. C'est la forme de gastropathie fonctionnelle des gens du monde, pour laquelle, il faut bien l'ajouter, des questions de mode et de snobisme viennent jouer leur rôle. Les tables bien servies et bien fournies de nos pères ont en quelque sorte fait place à de véritables tables de régime. M. X... a son régime, Mme Y... a le sien... Hâtons-nous d'ajouter que bien souvent ces régimes sont assez conventionnels et qu'ils ne résistent pas à l'appât d'un plat bien présenté, ou que suivis avec rigueur au moment des repas, ils cessent de l'être chez le pâtissier ou au buffet des soirées mondaines. Ce serait en somme peu grave et simplement un petit ridicule sans autre importance, si chez des gens prédisposés, par l'obsession, la phobie et le scrupule, on n'allait parfois à de véritables désastres.

Nous avons vu de la sorte des malades arrivés par l'insuffisance de l'alimentation à une dénutrition intensive et devenir amaigris et affaiblis la proie d'affections organiques... Et si ces cas à conséquences physiques graves ne sont pas extrêmement nombreux, les conséquences morales et sociales sont autrement fréquentes, très en particulier dans la classe moyenne ou pauvre de la société. Si dans la majorité des cas en effet, la phobie stomacale s'est greffée sur un état neurasthénique plus ou moins accusé, bien souvent aussi c'est la psychose gastrique qui rend le malade neurasthénique par les préoccupations morales et matérielles qu'elle engendre. Ce sont des économies lentement amassées qui fondent chez le médecin ou le pharmacien. C'est l'observation attentive de l'état gastrique qui dérive l'individu de sa besogne journalière. La déchéance sociale est au bout et l'état neurasthénique suit, grave, durable, parce que les éléments mêmes de la reprise d'une vie normale font défaut.

Tout cela pourquoi? Parce que le malheureux, enclenché dans la voie de l'obsession gastrique, n'a point rencontré sur son chemin un médecin pour le fixer sur la nature exacte de son trouble et le mettre en garde contre toutes les conséquences qui peuvent en résulter, parce qu'au contraire, le plus souvent, le médecin qui l'a soigné, insuffisamment prévenu de l'extrême impressionnabilité de tels malades, a fait inconsciemment tout ce qu'il fallait pour l'orienter définitivement dans une mauvaise voie.

De tels malades sont de purs nerveux, de purs mentaux. La pathogénie de leur état est évidente, ne prête pas même à discussion. Il suffit d'un interrogatoire un peu poussé pour la mettre en relief.

En veut-on des exemples? En voici d'abord quelques-uns, côté gens du monde :

M. X..., âgé de cinquante-deux ans, haut fonctionnaire, grosse fortune, très répandu dans le monde parisien, se nourrit depuis vingt ans avec des œufs pochés, des pommes de terre bouillies, des viandes grillées et des fruits cuits. Son alimentation est exclusivement bornée à ces quatre aliments. M. X... dîne souvent en ville. Ces jours-là il jeûne car son régime est strict, absolu, et ne souffre aucune exception. Depuis vingt ans il n'a jamais un seul jour tenté de s'évader de ces obligations alimentaires.

L'origine de tout cela : quelques vagues troubles dyspeptiques sans consistance et sans durée survenus à la suite d'émotions causées par des chagrins de famille. Greffée sur ces troubles, une ordonnance médicale a orienté ce malade qui depuis vingt ans soigne un estomac, qui d'autre part supporte allègrement une bouteille de bon vin de bourgogne à chaque repas.

Le cas est simplement amusant, car par ailleurs notre malade se nourrit très largement, son activité est considérable et son moral excellent.

Citerons-nous le cas de tel malade qui pouvait tout supporter sauf le pain, de tel autre qui tolérait les œufs du jour et non ceux de la veille? Ce serait un chapitre singulièrement curieux et plein d'imprévu, que celui où l'on noterait toutes les sélections alimentaires pratiquées par de tels malades. Mais en somme tant que la restriction alimentaire reste simplement qualitative, tant que les modifications de régime ne constituent qu'une habitude et que le moral du sujet reste bon, de tels faits sont de peu de gravité. Il n'en va malheureusement pas toujours de même. Le cas suivant en est un exemple :

Il s'agit d'un homme de trente-six ans, officier d'infanterie dans une ville du Nord de la France. Il est malade depuis onze ans. Ayant échoué à Saint-Cyr il s'est engagé. Il a réussi à se faire admettre à Saint-Maixent. Là, il a énormément travaillé, s'est constamment surmené et est sorti de l'école absolument à bout. Il s'est trouvé alors aux prises avec toute une série de difficultés de carrière qui l'ont moralement anéanti. Maigrissant rapidement, trente livres en quelques mois, il commence à s'occuper de son estomac.

Il va alors voir une série de médecins. Les uns lui examinent son chimisme gastrique, les autres lui ordonnent des régimes ; il en est un qui lui fait subir des séances d'électricité statique. Dès lors, l'idée est fixée : le malheureux s'occupe exclusivement de son estomac et délaisse son métier. *Sans avoir jamais eu le moindre symptôme gastrique caractérisé,* il recherche quels sont les aliments qui passent aisément, quels sont ceux qui se digèrent moins bien. Faisant bloc de ses observations personnelles et des régimes divers qui lui ont été conseillés, il en arrive à restreindre progressivement son alimentation, comme quantité et comme qualité, dans une mesure considérable. Son état s'aggravant, il se fait mettre en non-activité. Aux préoccupations de carrière se joignent dès lors des soucis matériels. Considérablement amaigri, il menait une existence pitoyable et paraissant sans issue.

Actuellement, ce malade est complètement guéri, a repris son existence normale et ne s'inquiète plus de son estomac.

Des exemples de ce genre, nous pourrions en citer des milliers. Il n'est pas de semaines qu'à la consultation du mercredi à la Salpêtrière il ne s'en présente au moins une demi-douzaine. Et c'est toujours le même cliché, repris par les différents malades : « Je maigris, je ne mange plus. J'ai été obligé d'abandonner mon travail ou ma profession. Je dois avoir, on m'a dit que j'avais l'estomac malade. » Ce défilé est d'autant plus lamentable que ces malades n'ont rien, que ce sont de purs psychiques. Leur affection appartient par définition à la catégorie des maladies évitables. Toutes leurs déchéances physiques, matérielles ou morales, ne se seraient pas produites, s'ils avaient été au début soignés par un médecin quelque peu soucieux d'hygiène morale, de prophylaxie psychique, et sachant par quel mécanisme s'établit la restriction alimentaire chez de tels malades. C'est ce mécanisme que nous voudrions maintenant développer un peu.

Mécanisme psychique de la constitution des régimes chez les faux gastropathes. — Dans l'immense majorité des cas, les malades que nous avons eus à traiter n'avaient pas été des gastropathes d'emblée. Le plus souvent, ils étaient, au début de leur affection, des neurasthéniques, des déprimés éprouvant des troubles d'ordre général parmi lesquels l'inappétence ou, pour mieux dire, *la paresse* de s'alimenter, tenait une place importante. Toute l'affection qui va suivre naît, en réalité, à ce moment, d'une *erreur d'interprétation*. Les malades, soit spontanément, soit surtout par l'intervention thérapeutique, attribuent tout ce qu'ils ressentent à des troubles gastriques, alors que le plus souvent seul l'état de leur moral est en jeu et que l'intensité de leurs souffrances, est directement mesurée par le degré de leur dépression.

Dès ce moment, apparaissent les premières manifestations psycho-motrices ou psycho-sécrétoires et, avec elles, toute la série banale des sensations de pesanteur, de lourdeur, de gonflement après les repas, que vous énumèrent, dans la règle, presque tous ces malades. A ces troubles, ils essaieront, très naturellement, de remédier par une modification de leur diététique. De plain-pied, ils entrent, de la sorte, dans la voie des élections et des suppressions dans leur régime alimentaire.

Comment et suivant quelles lois ces suppressions et ces élections vont-elles s'établir ? Il est bien certain qu'elles seront d'ordre purement mental. Eu égard à l'inappétence générale du malade, leur caractère sera d'être, le plus souvent, d'ordre négatif. Le malade conservera dans son alimentation non les aliments qui lui plairont le plus, mais bien ceux qui lui répugneront le moins. Et le problème se pose dès lors de la façon suivante : Suivant quel mécanisme un aliment est-il mieux toléré qu'un autre par cette catégorie bien spéciale de malades ?

Ce mécanisme, pour pouvoir être mis nettement en lumière, doit surtout être recherché chez des malades de la classe pauvre ou tout au moins peu éduquée de la société. Chez ceux qui, plus instruits, ont des notions d'ailleurs souvent complètement inexactes sur le degré de digestibilité d'un aliment, les choses se compliquent. Et les idées plus ou moins préconçues qu'ils ont sur la valeur alimentaire, sur la durée du séjour gastrique de tel ou tel produit, les guident dans l'établissement de leur régime. Mais, même chez ceux-ci, le mécanisme, au fond, reste le même et apparaît à une étude un peu poussée :

L'aliment le mieux toléré sera celui qui nécessitera le moins d'efforts pour son absorption et qui, par ses qualités, réveillera au moindre degré l'idée psychique de l'alimentation.

Tel nous apparaîtra, à l'analyse, le principe qui sert inconsciemment de fil conducteur dans l'élaboration de leur régime, à la plupart de nos faux gastropathes.

C'est ainsi que, tout d'abord, ils élimineront de leur alimentation tous les aliments *difficiles à mastiquer, pénibles à déglutir*. Il est de constatation courante que, chez de tels malades, un aliment soit exclu du régime journalier parce que *il reste à la gorge*. Tel un malade que nous avons eu à soigner — qui n'était à aucun degré un rétréci de l'œsophage — et qui ne tolérait le pain qu'autant qu'il était préalablement trempé dans de l'eau ou dans du lait.

C'est pour des raisons analogues et parce que difficiles et longues à mastiquer que, si constamment, chez ces phobiques de l'estomac, les viandes sont progressivement retranchées de l'alimentation dans un ordre correspondant précisément au degré de difficulté de leur mastication : bœuf et mouton d'abord, poulet ensuite, poisson plus tardivement quand il n'est pas retranché d'emblée de l'alimentation pour l'une ou l'autre des raisons que nous aurons tout à l'heure à examiner.

C'est qu'en effet, si le malade se refuse à l'effort que suppose une alimentation rationnelle, tous les aliments qui, par leur sapidité, par leur odeur, lui rappellent qu'il va falloir se nourrir, sont de leur côté rapidement rejetés de l'alimentation. Ce sont ces aliments qui *écœurent* le malade, qui lui *coupent* le peu d'appétit qu'il lui paraissait avoir. Après en avoir pris une bouchée, le malade se croit, *se sent nourri*. Telles sont, du moins, les expressions que nous avons presque constamment entendu répéter par nos patients.

Un autre facteur intervient encore : c'est la notion de quantité.

Voici un malade dont le régime d'élection est établi. Présentez-lui par petites quantités à la fois un des aliments choisis par lui : il acceptera d'en prendre d'une façon, *au total*, suffisante. Essayez, au contraire, de lui faire absorber, *en une fois*, une quantité assez considérable de ce même aliment : « *Jamais, je ne pourrai manger tout cela* », dira-t-il. Il va, aussitôt, s'effrayer de l'effort à faire. Et cet aliment, dès lors, sera mal toléré. Mal toléré une fois, il sera retranché d'une façon définitive de l'alimentation quotidienne.

C'est dire, en somme, que, chaque fois que l'impression psychique de l'effort alimentaire à faire se sera produite, soit par difficulté de la mastication ou de la déglutition, soit à cause de la sapidité, de l'odeur, de la quantité de l'aliment présenté, le malade s'examinera, s'analysera, s'efforcera de constater — et, de ce chef, constatera toujours — un trouble produit. C'est là le fond même du mécanisme de la restriction alimentaire chez les faux gastropathes.

Chez ceux-là mêmes qui, plus cultivés, ont pu être en partie déterminés par des idées théoriques, chez ceux-là aussi qui, guidés par des médecins, se sont soumis à des régimes divers, l'aboutissant reste identique, vérifiant par là même le mécanisme que nous venons d'exposer d'un tel phénomène.

En fin de compte, ces malades arrivent à ne plus supporter *qu'une alimentation fade, semi-liquide ou liquide, et prise en minime quantité.*

De fait, chez la plupart de nos faux gastropathes atteints depuis un temps suffisamment long, le régime alimentaire était le plus souvent constitué par du lait (à la dose de rarement plus d'un litre par vingt-quatre heures), et un ou deux œufs. Parfois ils ajoutaient à ce régime quelques pâtes alimentaires, quelques légumes en purée. La très rare exception était qu'un peu de viande finement hachée et noyée dans une masse liquide fût encore, par surplus, tolérée.

Hâtons-nous d'ajouter cependant que toutes ces restrictions ne sont pas nécessairement *régulièrement* progressives. Suivant l'état moral du moment, nos faux gastropathes peuvent arriver, ou très rapidement, ou très lentement et progressivement, ou par à-coups successifs séparés parfois par des périodes de grande amélioration, au régime ultime que nous signalions tout à l'heure.

Cette étude qui nous montre jusqu'où ces sujets, simples phobiques de l'estomac, peuvent aller dans la voie de la restriction alimentaire, nous amène à la troisième catégorie de nos malades.

3° *Pseudo-gastropathies constituées.*

Des gastropathies nerveuses à manifestations complexes peuvent se constituer d'emblée. Plus souvent ces affections ne sont que l'aboutissant ultime des formes que nous venons de décrire. Ici, les malades en présence desquels nous allons nous trouver offrent des signes nets d'affections gastriques classées. Vomissements alimentaires, vomissements tardifs se produisant plusieurs heures après le repas ou même le matin à jeun : pyrosis, renvois fades, éructations abondantes, douleurs au creux de l'estomac survenant spontanément ou après les prises alimentaires, douleurs tardives avec pyrosis, douleurs vives à jeun calmées par les aliments ou par les boissons chaudes, douleur à la pression de la région stomacale tout s'y trouve diversement combiné. Ici vous prononcerez le mot de sténose pylorique avec stase, là vous direz hyperchlorhydrie, ici vous croirez à des fermentations gastriques. Quelquefois même, la pensée d'un ulcère ou d'un cancer en voie de développement vous arrivera, si précise est la symptomatologie, si altéré est parfois l'état général, tant semble s'imposer l'existence d'une affection organique de l'estomac.

Avant d'entrer dans la discussion même de ces cas nous voudrions tout d'abord en relater un certain nombre d'observations :

M. C..., quarante-deux ans, ingénieur, se soigne depuis dix ans pour une affection gastrique que caractérisent les symptômes suivants :

Lourdeur, gonflement et pesanteur après les repas. Trois ou quatre heures après ceux-ci sensations de brûlures, renvois acides, nombreuses éructations. Perte à peu près complète de l'appétit; assez fréquemment vomissements abondants survenant quelques heures après les repas et même le matin à jeun. Amaigrissement assez marqué. Insomnies.

L'affection a eu son point de départ très manifestement dans des excès éthylliques. Mais depuis dix ans le malade a complètement cessé de boire et les troubles originels ont néanmoins persisté. Notre malade, étranger, a parcouru toutes les maisons de santé mondiales. Il a été à Berlin, à Paris, en Suisse. Les résultats obtenus à l'aide de méthodes thérapeutiques basées exclusivement sur le régime et la médication pharmaceutique ont été absolument nuls. Tel était le malade il y a dix ans, tel il se présente à nous, à ceci près cependant que son état moral s'est progressivement aggravé. Il s'exaspère de ne pouvoir mener la vie de tout le monde, de se sentir limité dans son activité par son affection gastrique et cet état est poussé si loin que parfois il songe au suicide. Or en un mois de temps ce malade a été remis sur pied par les méthodes psychothérapiques et la disparition des troubles gastriques a été définitive.

Mme B..., quarante-huit ans, grande nerveuse habitant Paris et ayant mené une existence assez agitée, est soignée depuis deux ans par des spécialistes de l'estomac. On lui a dit qu'elle était atteinte de dyspepsie hyposthénique avec fermentations secondaires. De fait elle présente tous les signes classiques de cette affection, gonflements, douleurs, renvois, gaz, anorexie, état saburral, constipation. Elle a été mise par un de ses médecins au régime réduit. Elle s'est considérablement amaigrie et les phénomènes tant objectifs que subjectifs n'ont fait qu'empirer. Par ailleurs elle a été soumise au bismuthage de l'estomac. Résultat encore nul. Par ailleurs encore il lui a été ordonné des poudres saturantes associées à l'emploi de la noix vomique. Résultats complètement défavorables. C'est une pure nerveuse que les moyens appropriés guérissent en trois semaines.

Puis voici un certain nombre de cas empruntés à la clientèle hospitalière.

C'est d'abord une femme de cinquante-sept ans, soignée à la salle Pinel, lit n° 16, dans le service d'isolement organisé par l'un de nous à la Salpêtrière. Elle y a séjourné du 28 mars au 7 juin 1905. C'est elle-même qui, tout d'abord, va nous raconter son histoire.

« Souffrante de l'estomac depuis vingt-cinq ans, à la suite

d'une émotion, j'avais complètement perdu l'appétit. Je n'éprouvais jamais le besoin de manger et j'avais un dégoût de la nourriture, surtout de la viande. J'ai consulté plus de cinquante médecins. Tous ont prescrit le régime lacté. Je n'ai jamais pu prendre plus de deux litres de lait et un ou deux œufs par jour, plus souvent rien du tout.

« Dans tous les hôpitaux où j'allais aux consultations on regardait mon teint jaune, et partout même réflexion : « Oh! « celle-là, rien à faire. » On était convaincu ou d'un cancer ou de lésions pyloriques. Il y a deux ans, on voulut m'opérer. Le médecin qui me soignait en dernier lieu, découragé, m'adressa à un spécialiste qui me tint en observation pendant dix-huit mois.

« On me mit toujours au lait. Mais là, alors je ne prenais presque plus rien, souffrant trop de douleurs d'estomac et de l'intestin. Je maigrissais toujours et j'étais complètement découragée. On essaya le lavage de l'estomac, le plâtrage, le gavage ; rien ne me réussit. »

Cette auto-observation a besoin d'être complétée sur quelques points, et en particulier sur le mode de début de l'affection pour laquelle cette malade est venue nous trouver.

Elle avait, il y vingt-cinq ans, un mari, mort depuis paralytique général, qui la brutalisait et qui voulut, un jour, intervertissant l'ordre des facteurs, la faire interner. Elle eut une peur intense et *sentit son estomac se fermer*. Depuis, la même sensation s'est reproduite chaque fois que la malade a eu une émotion. Et ces émotions étaient quotidiennes, provenant d'un fils qu'elle avait et qui manquait de toute espèce d'égards pour elle. Elle attendait avec angoisse sa rentrée à la maison. Dès qu'elle le voyait arriver, elle éprouvait une sensation de constriction et ne pouvait plus rien manger. Ainsi se sont développées et entretenues les manifestations de cette gastropathie, dont la symptomatologie était à un moment si caractérisée, qu'on songea à intervenir chirurgicalement.

Sur le séjour même de la malade à l'hôpital nous n'avons rien à noter de bien particulier. Le premier jour elle a pris trois litres de lait. A la fin de la semaine elle en prenait cinq. Progressivement elle a été remise au régime ordinaire. Pesant quarante kilogrammes à son entrée, elle en pèse cinquante-deux à sa sortie. Elle a donc augmenté de vingt-quatre livres. Elle est partie complètement guérie. Revue depuis à plusieurs reprises et encore cette année-ci (1910), elle s'est maintenue en excellent état depuis cinq ans.

Voilà donc un cas où l'examen brutal, avec l'apparence cachectique de la malade, avec la symptomatologie gastrique, permettait de poser le diagnostic de néoplasme. Il ne s'agissait en réalité que d'une gastropathie dont la nature fonctionnelle apparaissait à l'interrogatoire étiologique un peu poussé.

Une autre malade, âgée de trente-six ans, entre salle Pinel, lit n° 11, le 22 mars, et sort complètement guérie, le 5 juin 1905, avec dix-huit livres d'augmentation de poids. Voici ce qu'elle nous a écrit avant de partir, sur notre demande de relater elle-même son histoire :

« Je suis enfant naturelle. Ma mère s'est mariée et a eu des enfants. J'ai toujours été traitée comme une étrangère. Comme j'étais d'un naturel très affectueux, j'en ai éprouvé un profond chagrin qui, à mesure que j'ai grandi, a grandi avec moi. Lorsque j'ai été en âge de travailler on ne me laissait aucun loisir. Il me fallait travailler sans relâche. J'ai été parfois jusqu'à six semaines sans descendre dans la rue. Je me suis anémiée. J'ai eu trois fluxions de poitrine. Ensuite ma mère a fait une longue maladie. J'ai alors dû travailler jour et nuit. Puis j'ai eu la fièvre muqueuse. Je suis devenue alors très nerveuse, je ne mangeais plus, je ne dormais plus. J'avais constamment envie de pleurer, et, au lieu d'être encouragée, j'étais toujours repoussée. J'ai mené cette triste existence jusqu'à vingt-neuf ans, âge auquel je me suis mariée. Ayant un bon mari, je me suis remise. Au bout d'un an j'ai eu un enfant. Il est mort en une journée. Mon état s'est alors de nouveau aggravé. Je suis restée plusieurs mois sans pouvoir manger. Je souffrais extrêmement de l'estomac. Il y a trois ans, j'ai eu un enfant qui a failli être tué. Mon état s'est alors aggravé au point que je ne prenais plus qu'un litre de lait par jour. J'ai consulté dix médecins qui m'ont soignée pour de la gastrite, de la dyspepsie, de la dilatation d'estomac. Aucun traitement ne m'a réussi. »

Si l'on interroge la malade sur la symptomatologie stomacale dont elle se plaignait à l'entrée dans le service, voici ce qu'on y trouve : pyrosis, douleurs extrêmement vives après les repas et en particulier quand elle a pris de la viande. Sensation de tension et de ballonnement après les repas avec lenteur extrême des digestions, douleur provoquée à la pression au niveau du creux de l'estomac. C'était plus qu'il n'en fallait pour que des médecins insuffisamment avertis fussent amenés à croire à l'existence effective d'une gastropathie.

Or, huit jours après son entrée, la malade prenait cinq litres de lait dans les vingt-quatre heures. Il a été en revanche assez malaisé de lui faire prendre de la viande. Au courant du mois d'avril, elle y a consenti une première fois, puis s'y est refusée à nouveau. A ce moment-là, il a fallu user d'énergie à son égard. Elle s'est décidée à réessayer l'alimentation carnée, et en une dizaine de jours elle est parvenue à prendre et à tolérer le bifsteak biquotidien, dont autrefois une seule bouchée lui causait des douleurs intolérables.

A sa sortie de l'hôpital, son psychisme stomacal est complètement mobilisé. « Elle digère sans s'en apercevoir. » De plus, il semble bien que, sous l'influence de son séjour à la Salpêtrière, elle ait réussi à brider un peu son émotivité et à prendre le dessus sur elle-même.

Voilà donc une seconde observation où, avec un symptomatologie stomacale suffisamment nette pour que plusieurs médecins s'y soient trompés, il ne s'agissait en somme que d'une fausse gastropathie. Le mécanisme de la localisation psychique progressive sur l'estomac s'y voit clairement. Émotive et ayant subi une série de chocs moraux, surmenée, c'est d'abord une neurasthénique. Puis, petit à petit, les diagnostics divers des médecins y contribuant pour une très large part, c'est l'estomac qui a envahi puis occupé toute la scène. Elle a ressenti tous les symptômes qu'on avait recherchés sur elle. Et la preuve en est dans la diversité même des diagnostics établis.

Une femme, âgée de quarante-huit ans, entre salle Pinel en juin 1905, chez laquelle plusieurs médecins auraient posé le diagnostic de sténose pylorique ou de maladie de Reichmann. A elle aussi nous laisserons tout d'abord la parole :

« Vous m'avez demandé quelques détails sur les causes de l'état dans lequel je suis arrivée ici. Très jeune j'ai été obligée de travailler énormément, mais comme j'étais d'une bonne constitution, quelques heures de repos réparaient mes forces.

« Pendant le siège de 1870, j'ai eu beaucoup de privations mais je ne m'en suis pas ressentie. Aussi il me semble que le travail et les privations ne m'auraient jamais abattue. Seules les peines morales sont arrivées à la longue à détruire en moi l'énergie et la volonté. J'aurais pu être heureuse mais j'ai eu la funeste idée de vouloir garder ma mère avec moi dans mon ménage et, malgré tous mes efforts, je ne suis jamais parvenue à accorder ma mère et mon mari. Je ne suis arrivée qu'à nous rendre tous trois atrocement malheureux et cela pendant dix ans. Après ces dix années de luttes et de larmes, je suis devenue très irritable et très nerveuse.

« Au mois de septembre 1896, sont apparus les vomissements avec un dégoût complet de toute nourriture. La nuit je rendais de l'eau et de la bile ; le jour je rendais à peu près tout ce que je prenais. Je suis arrivée à ne peser que quarante-deux kilogrammes. Cela a duré trois ans et demi.

« Au mois de mai 1902, j'ai perdu ma mère. Les vomissements, les douleurs que j'éprouvais sont réapparus. Comme cet état que j'étais impuissante à combattre, me faisait moralement beaucoup souffrir, je me suis décidée à entrer à l'hôpital. J'allai d'abord chez M. Barth, à Necker, qui m'adressa à M. Dejerine à la Salpêtrière en m'affirmant qu'on me guérirait. »

Au cinquième jour cette malade prend cinq litres de lait. Le poids augmente rapidement. Au bout de trois semaines, la malade est mise au régime ordinaire. Elle digère avec la plus grande facilité tous les aliments qu'on lui donne. *Elle ne sait plus qu'elle a un estomac.* Son poids est augmenté de vingt-deux livres quand, en fin juillet 1905, elle sort de l'hôpital.

Voici une observation qui concerne une jeune malade que nous avons eue à la salle Pinel pendant trois mois. Fort rétive au traitement pendant les premières semaines, elle a fini néanmoins par guérir.

Il s'agissait de phénomènes gastropathiques douloureux simulant ce que l'on est convenu de décrire sous le nom de crises d'hyperchlorhydrie.

Agée de vingt-sept ans, elle souffrait depuis l'âge de vingt et un ans. Lorsqu'elle était petite fille, elle n'était pas bien solide, mais très affective elle s'était, dans son intérieur, heurtée à des parents froids qui lui reprochaient les soucis et les frais occasionnés par sa santé. Comme elle aurait voulu travailler pour gagner sa vie, son état de santé était devenu chez elle la préoccupation obsédante. Souffrant d'abord de simples troubles digestifs, elle eut bientôt des phénomènes de gastropathie caractérisée. Pesanteurs, douleurs, pyrosis, vomissements après chaque prise alimentaire, impossibilité de supporter le lait « qui se caillait sur l'estomac », rien n'y manquait. La région épigastrique était même douloureuse à la pression à n'importe quel moment de la journée.

Cette malade est sortie de la salle Pinel le 12 janvier 1905. En septembre, nous avons reçu de ses nouvelles. Elle va à peu près bien. De temps à autre elle fait encore des accès de dépression *au cours desquels* elle souffre de l'estomac. Mais elle sait « qu'elle peut et qu'elle doit reprendre le dessus » et elle y arrive.

Voici l'histoire d'une jeune fille de dix-neuf ans, qui a passé trois mois en 1905 à la salle Pinel. Elle se plaignait de maux d'estomac extrêmement marqués survenant deux ou trois heures après les repas, avec aigreurs, sensation de brûlure, sensation de tension et de ballonnement abdominal, pesanteur, somnolence. Ici encore, la région épigastrique était douloureuse et la malade se défendait quand on s'efforçait de palper de ce côté-là. Ici encore, la thérapeutique s'était exercée et les mots, — les gros mots pour un organisme jeune et impressionnable, — de dilatation d'estomac, de dyspepsie hyperchlorhydrique, de fermentations gastriques, avaient été prononcés et « ordonnancés ».

Le mécanisme de cette gastropathie fut assez long à dépister. Mais au bout de quelques jours on parvint à gagner la confiance de la malade et à savoir de quoi il retournait. C'était une tentative de défloration qui était l'origine de toute sa maladie.

Entrée à l'hôpital pesant quarante-cinq kilogrammes, la malade en est sortie pesant cinquante-six kilogrammes et ne s'occupant plus de son estomac. Tout récemment nous avons eu de ses nouvelles et sa santé continue à être parfaite.

Voici encore l'histoire d'une femme de quarante-cinq ans, mère de famille, dont la vie a été fort dure. Elle a connu la misère après avoir eu de l'aisance. Elle a eu à sa charge pendant plusieurs années une sœur malade. Le mari est mort il y a six mois. Un de ses fils va se marier contre son gré.

Depuis des années elle se plaignait de ses digestions qui étaient lentes et pénibles. Mais, à la suite de la mort de son mari, ce fut une bien autre affaire.

Vomissements même le matin à jeun, crampes calmées par les aliments, anorexie élective pour la viande, réveil au milieu de la nuit avec une sensation de vide stomacal, tels étaient les symptômes dont elle se plaignait. Pas de renvois acides, pas d'éructations abondantes.

Cette malade est entrée salle Pinel le 1er novembre 1905. Au deuxième jour de son séjour, elle prenait 5 litres de lait. Le 15 novembre, elle avait augmenté de neuf livres.

Rapidement mise au régime ordinaire qui est parfaitement toléré, elle sort guérie de la Salpêtrière au bout de six semaines. Elle a pris douze livres. Revue depuis, son état est resté excellent.

Avant d'entrer à la Salpêtrière, elle avait vu neuf médecins qui tous l'avaient soignée pour une affection gastrique dont le nom d'ailleurs différait suivant le médecin consulté. Il semble même que chez elle toute la psychose stomacale soit d'origine médicale. Se plaignant vaguement de ses digestions, elle a eu son attention fixée sur son estomac par l'interrogatoire et l'examen médical qui ont précédé l'apparition effective des signes antérieurement cherchés.

Une observation tout à fait topique est celle d'une jeune femme de vingt-huit ans, ancienne rhumatisante ayant au cœur une lésion mitrale médiocrement compensée d'ailleurs, et amenant un essoufflement rapide dans l'effort.

Chez elle, les troubles gastriques sont marqués principalement après les repas et surtout lorsqu'elle se donne du mouvement. Ils consistent en renvois fades avec éructations abondantes, en une sensation de lourdeur, de pesanteur, en du ballonnement après les repas. Quand elle marche, de temps à autre, avec une exacerbation de ces premiers phénomènes, apparaissent des vomissements.

Cette malade, au bout de quinze jours, avait augmenté de quatre livres, elle ne souffrait plus, elle ne vomissait plus. Il a fallu deux mois pour accomplir sa guérison.

Quel est, chez elle, le mécanisme de la production de ces troubles gastriques ? Elle a eu une grossesse qui s'est terminée il y a six mois, au cours de laquelle elle a eu d'assez nombreux phénomènes gastriques et en particulier de très fréquents vomissements. C'est de la sorte que son attention a été pour la première fois attirée de ce côté-là. Mais sa grossesse n'a pas été sans influer sur son état cardiaque, et quand après elle a voulu marcher, de l'essoufflement s'est produit rapidement. Le tout a été mis par elle sur le compte de son estomac ; de là cette étrange gastropathie où les phénomènes s'exagèrent quand la malade marche, diminuent quand elle est au repos avec une régulière alternance.

Dans le cas particulier il y a bien une lésion somatique, mais elle est au cœur, non à l'estomac. Et c'est l'orientation psychique antérieure de la malade qui est cause de cette fausse gastropathie.

Voici enfin une dernière observation.

Mme M..., quarante-neuf ans, entre salle Pinel le 4 janvier 1906. Elle souffre d'une gastropathie qui remonte à 1870, gastropathie à reprises, qui s'exacerbant par intervalles ne s'est installée d'une façon définitive qu'en 1890. A ce moment, elle a eu une forte influenza. Elle est restée très fatiguée pendant un certain temps. Indispensable à son mari, qu'elle aide dans son petit commerce, l'inactivité à laquelle elle s'est trouvée vouée lui a été extrêmement pénible. Moralement affaissée elle a été prise de troubles gastriques extrêmement marqués, avec vomissements tantôt muqueux, tantôt bilieux, jamais alimentaires. Au contenu de ces vomissements, et sur le conseil de son médecin, elle attachait un intérêt extrême. Aussi bien se sont-ils prolongés jusqu'à son entrée à la Salpêtrière.

Elle en est sortie le 17 février complètement guérie, ayant repris dix livres de poids. Elle a été revue tout récemment. Les vomissements n'ont jamais repris et tout permet d'affirmer qu'ils ont définitivement disparu. Comme nous, la malade en est convaincue.

Lorsque chez cette malade on recherche le point de départ exact de l'affection, on arrive assez aisément à en fixer l'origine et à en déterminer le mécanisme.

C'est à l'occasion des privations du siège de Paris qu'elle a ressenti ses premiers troubles gastriques. Petite gamine de quatorze ans, fortement anémiée comme cela ne se conçoit que trop aisément, elle fut emmenée en consultation chez un médecin. *On lui soigna son estomac* et, avec les poudres et autres médicaments qui lui furent largement dispensés, elle entra de plain-pied dans la gastropathie fonctionnelle. Les quelques troubles digestifs qu'elle avait ressentis à la suite de l'étrange alimentation du siège étaient à l'origine de son état maladif, mais la thérapeutique a assis ces troubles sur des bases sérieuses et, orientant le psychisme de la malade, a rendu définitif ce qui ne devait dans son essence être que transitoire. Les gastropathies fonctionnelles sont, elles aussi, des enfants du siège... et des médecins.

Voilà quelques faits. Nous pourrions les multiplier d'une

façon presque indéfinie. Il reste à les interpréter. Et tout d'abord un certain nombre de notions positives découlent directement de nos observations.

La première c'est qu'il *existe des gastropathies ayant toutes les apparences cliniques des gastropathies dites organiques et qui sont susceptibles de guérir sans aucune espèce de thérapeutique spéciale, par les procédés généraux de traitement des psychonévroses.*

La seconde c'est que dans tous ces cas, *les facteurs psychiques qui paraissent être intervenus sont la prolongation psychiqne indéfinie d'états aigus, des phénomènes d'auto ou d'hétéro-suggestion et en particulier d'éducation médicale et enfin des manifestations émotives.*

La troisième c'est que la symptomatologie de nos malades était suffisamment accusée et les phénomènes objectifs suffisamment nombreux, pour que toute question d'erreur d'interprétation de la part des observateurs ou de simulation de la part des malades, puisse d'emblée être écartée.

Le problème se pose donc pour nous de la façon suivante : Jusqu'à quel point l'émotion, l'erreur d'interprétation mentale, l'éducation médicale, la suggestion, sont-elles capables de créer des symptômes gastriques ? Et d'autre part dans quelle mesure y a-t-il identité entre ces manifestations démontrées être de nature névropathique et les affections gastriques classées ?

Il est tout d'abord bien certain qu'un reproche peut nous être fait, c'est de ne pas avoir apporté à l'appui de nos observations des examens du chimisme gastrique. Pourquoi cet examen ne l'avons-nous pas fait ? C'est parce que nous le considérons tout d'abord comme de valeur très secondaire au point de vue du diagnostic et ensuite — nous dirions volontiers surtout — parce que nous le regardons comme inconciliable avec un traitement psychothérapique restant logique avec lui-même.

Ce que nous venons de dire au sujet de l'examen du suc gastrique, nous pourrions le répéter mot pour mot à propos de la radioscopie ou de la radiographie de l'estomac, méthode qui, elle aussi, a comme principal résultat d'orienter davantage le malade dans des voies contraires à celles où l'on veut et où l'on doit l'amener.

Mais si nous n'avons pas nous-même pratiqué l'examen du suc gastrique, il nous sera permis d'ajouter qu'un très grand nombre de nos malades, soit d'hôpital, soit de clientèle privée, nous ont donné les examens de leur chimisme antérieurement pratiqués par des médecins et des chimistes des plus compétents. Et la plupart de ces analyses, sinon toutes, décelaient des modifications notables du chimisme normal. Cet argument ne peut donc nous être opposé. Ce qu'il y a même d'intéressant et ce qui montre combien peu de valeur a cet examen du suc gastrique, au point de vue diagnostique, c'est que chez la plupart de ces malades, en particulier chez ceux de la pratique privée — qui faisaient fréquemment examiner l'état de leur chimisme gastrique — les résultats étaient des plus variables. Tantôt en effet il y avait de l'hyperchlorhydrie, tantôt de l'hypochlorhydrie, tantôt enfin, un chimisme normal. Et cela nous montre que des modifications même considérables du chimisme gastrique, ne permettent pas d'affirmer, qu'on se trouve en présence d'une affection non justiciable du traitement habituel des psychonévroses.

Et d'autre part qu'y a-t-il d'étonnant à ce que les diverses modifications psychiques énumérées par nous précédemment — chocs moraux, chagrins, préoccupations — et sur l'importance étiologique desquelles nous avons longuement insisté, soient susceptibles de déterminer un nombre assez considérable de manifestations gastriques.

Que l'émotion soit capable de produire des troubles gastriques, ce n'est douteux pour personne. Le vomissement est un phénomène que l'émotion peut créer très fréquemment. Des impressions psychiques comme le dégoût inspiré par un aliment, ou même simplement par le *souvenir* d'un aliment sont susceptibles d'interrompre la digestion, d'amener des nausées, voire des vomissements. L'anorexie créée par l'obsession gastrique, n'est-elle pas susceptible d'amener directement les modifications psycho-sécrétoires que l'on connaît? N'avons-nous pas vu plus haut l'anorexie mentale, phénomène psychique, amener dans le fonctionnement gastrique, des troubles secondaires tels, que la reprise de l'alimentation en est parfois rendue difficile?

Dans ces conditions, il nous paraît légitime de prétendre que dans bien des cas il y a lieu de substituer une pathogénie psychique aux pathogénies périphériques, sans pour cela nier l'existence réelle de modifications motrices ou sécrétoires, modifications effectives, mais que nous considérons comme étant créées directement par les facteurs émotion, éducation, erreur d'interprétation mentale, auto ou hétéro-suggestion.

Et si l'on veut bien admettre d'autre part, ce qui est trop évident, que tout trouble qui est susceptible de guérir par la persuasion, est un trouble névropathique, la démonstration de l'existence d'affections de l'estomac à allure organique et à causes psychiques, nous paraîtra surabondamment faite.

Reste à savoir dans quelles proportions il subsiste des cas pour lesquels une pathogénie périphérique s'impose. Il est bien certain que nous ne cherchons pas à nier l'existence de gastropathies éthyliques ou médicamenteuses. Nous sommes bien convaincus qu'il existe des dyspepsies hyperchlorhydriques dont l'ulcère peut être l'aboutissant et qui se développent en dehors de toute cause névropathique. Il y a des troubles gastriques en rapport avec les affections d'autres organes, foie, péritoine, intestin, néphrites, etc... Il n'en est pas moins vrai que si nous nous en rapportons à nos statistiques personnelles, parmi les malades que nous avons eu à soigner et qui se plaignaient de troubles dyspeptiques, plus des quatre cinquièmes étaient purement et simplement des nerveux. Presque tous ceux de cette dernière catégorie avaient été, nous devons l'ajouter, considérés par ailleurs comme des gastropathes proprement dits et longuement — souvent pendant des années — inutilement traités. Nous répétons encore — car c'est là qu'en somme gît le différend et le malentendu — que nous ne nions pas l'existence effective des symptômes constatés par les cliniciens de l'estomac. Seulement au lieu d'invoquer quelque trouble primitif du plexus solaire ou de l'innervation gastrique, nous disons qu'il faut remonter jusqu'à la cause psychique génératrice de tous les phénomènes observés.

L'évolution, la marche, l'étude diagnostique de ces gastropathies fonctionnelles, viennent d'ailleurs encore confirmer une telle interprétation des choses. Ne voit-on pas ces affections être variables, être mesurées en quelque sorte par l'état moral du sujet ou par son degré d'obsession? Ne voit-on pas des symptômes jusque-là inexistants, apparaître parce qu'ils ont été recherchés. Et la symptomatologie présentée par nos malades se parachevait toujours au prorata de leur éducation, médicale le plus souvent. Parfois certains de ces malades sous l'influence d'une émotion violente, d'un changement d'existence, oublient complètement, du jour au lendemain, leur affection gastrique. Quel est le médecin qui n'a pas vu disparaître brutalement à la suite d'un heureux mariage, les troubles dyspeptiques présentés par des jeunes filles nubiles. Les organicistes il est vrai invoqueront les modifications de la sécrétion ovarienne ! Mais qu'un chagrin vienne, qu'un enfant soit gravement malade, que le ménage ne soit pas heureux et tous les troubles dyspeptiques — oubliés, c'est le mot — réapparaîtront.

C'est donc la variabilité de l'affection dans son intensité, en rapport avec des causes morales, sa genèse à l'occasion des atteintes de la vie, comme aussi sa trop riche symptomatologie en relation avec les suggestions les plus diverses, qui pour nous caractérisent ces pseudo-gastropathies, et permettent d'en affirmer le diagnostic.

Nous en arrivons maintenant à l'étude de :

4° *La dilatation de l'estomac chez les nerveux.*

L'histoire de la dilatation d'estomac chez les neurasthéniques présente un gros intérêt. C'est qu'en effet la dilatation d'estomac, associée ou non à la ptose viscérale, a été pendant un certain temps considérée comme un facteur important des états neurasthéniques, par les fermentations qu'elle occasionnait, par les auto-intoxications dont elle devenait le point de départ.

De fait, la dilatation de l'estomac, avec tous ses caractères physiques de percussion et de succussion se constate objectivement d'une façon assez fréquente chez les névropathes. Dans quelles circonstances et par quel mécanisme ?

Elle se rencontre tout d'abord chez les grands neurasthéniques, épuisés et amaigris. Nous avons vu parfois chez de tels malades des dilatations énormes de l'estomac où ce viscère descendait jusqu'au pubis. Cette dilatation nous paraît résulter directement de l'atonie *générale* des malades. Il ne s'agit nullement dans ces cas de sténose pylorique ou d'une affection organique primitive du muscle gastrique. La preuve en résulte directement de ce que la dilatation de l'estomac disparaît assez rapidement, pour peu que se relève le poids des malades, et ceci en dépit d'une alimentation qui, dans les idées actuelles, paraîtrait absolument paradoxale : la masse énorme de liquide que représentent quatre litres et demi ou cinq litres de lait prise chaque jour. Il y a donc une dilatation de l'estomac chez les nerveux en relation avec leur état général et où l'atonie gastrique n'est que fonction de l'amaigrissement, de la perte de tonicité des muscles aussi bien de la vie organique que de la vie de relation.

C'est là la forme de beaucoup la plus fréquente. Ce n'est pas la seule. En effet, par des mécanismes déjà élucidés, le nerveux peut être un aérophage, d'où une dilatation purement passive de l'estomac se caractérisant par une extrême variabilité et par tous les signes objectifs de l'aérophagie.

Enfin, dans d'autres cas, il s'agit de mécanismes différents. Nous avons vu des malades atteints de constipation marquée et qui présentaient simultanément une dilatation assez considérable de l'estomac. C'était des amaigris à vrai dire, mais pas au même degré que les grands neurasthéniques que nous signalions tout à l'heure. Chez ceux-là il suffisait souvent d'une purgation légère et de la remise en route des fonctions stercorales, sous l'influence de l'éducation, pour que brusquement la dilatation gastrique disparût. Il nous a semblé que chez certains sujets relativement affaiblis on pourrait décrire, de la sorte, des *rétro-dilatations de l'estomac*.

Enfin il existe des dilatations de l'estomac à mécanisme complexe où l'atonie d'amaigrissement, la constipation, l'aérophagie, peuvent par des associations variées intervenir comme facteurs.

Il n'en reste pas moins vrai que chez de tels sujets, chercher à amender les phénomènes constatés par une restriction de l'alimentation comme cela ne se fait que trop souvent, cela serait aller directement à une aggravation des symptômes locaux, comme aussi des symptômes généraux.

Quant au rôle pathogénique joué par ces états de dilatation stomacale, dans la genèse de l'ensemble symptomatique, il nous paraît *absolument nul*. La preuve en est dans l'inconstance du phénomène, dans sa rapide disparition sous l'influence de la thérapeutique appropriée. Beaucoup de malades restent pendant de longues semaines encore des neurasthéniques chez lesquels la dilatation de l'estomac a depuis longtemps disparu et il serait d'autre part cruel d'insister sur ce fait, que beaucoup de neurasthéniques n'ont jamais présenté le moindre signe d'une telle affection.

En somme la dilatation de l'estomac ne constitue dans les états névropathiques qu'une manifestation secondaire. Au point de vue thérapeutique et en dehors des causes qui l'engendrent elle doit être complètement négligée.

5° *Le vomissement manifestation névropathique.*

Si le *vomissement* se trouve le plus souvent au cours des psychonévroses associé à toute une série d'autres troubles qui viennent compléter la symptomatologie, il peut aussi dans quelques circonstances constituer l'unique manifestation objective présentée par les malades. A ce titre il mérite une description particulière et aussi parce que les mécanismes divers qui peuvent le produire, sont fort intéressants et très suggestifs.

Le vomissement, en physiologie pathologique générale, est un phénomène réflexe produit par des excitations périphériques variables, dont le point de départ peut se trouver au pharynx, au larynx, à l'estomac, au péritoine, etc...

Chez les névropathes, on pourrait *a priori* au point de vue de la physiologie pathologique distinguer trois sortes de vomissements : à savoir, *le vomissement créé par l'émotion et les états émotifs, le vomissement créé par une exagération des sensibilités périphériques,* et enfin, en dehors de toute excitation périphérique, le *vomissement en rapport simplement avec des représentations mentales de tout ordre.*

Le *vomissement émotif* est un *fait* sur l'interprétation duquel nous ne sommes pas plus avancés que nous ne le sommes sur toutes les autres réactions émotives. C'est une manière particulière à certains sujets de traduire leur état émotif. L'émotion, comme on dit vulgairement, leur tombe sur l'estomac. Et le vomissement peut être la seule réaction émotive objective, comme aussi il peut s'accompagner de phénomènes de dépression cardiaque avec ou sans tendance syncopale, de vertiges, etc... Quoi qu'il en soit, le point curieux de la chose, c'est que ces sujets qui ont une fois réagi à l'émotion par le vomissement, réagissent consécutivement de la même façon à toutes les émotions qui peuvent leur survenir.

Mme X... est une dame âgée de soixante-dix ans, qui depuis un certain nombre d'années, se plaint de troubles gastriques constitués exclusivement par des vomissements survenant à l'occasion de toutes les émotions grandes ou petites. Très émotive et fortement sentimentale, elle n'a pas trouvé chez certains de ses enfants les sentiments affectifs qu'elle voudrait leur voir. Très souvent lorsqu'elle va prendre un repas chez l'un d'eux, elle se trouve froissée et émue des sentiments qu'elle leur voit témoigner. Cela suffit, elle est obligée de sortir de table et elle vomit.

Ces phénomènes remontent à cinq ou six ans. Ils se sont

produits pour la première fois à l'occasion d'une violente émotion. Ils n'avaient au début nullement impressionné la malade qui, fort intelligente, s'était rendu compte de leur cause émotive. Ce n'est que beaucoup plus tard qu'elle s'en affecta lorsque, le souvenir de la grosse émotion de sa vie ayant disparu, elle se vit malgré tout, réagir de la même et constante façon à toutes les petites émotions.

Qu'il y ait à l'heure actuelle chez cette dame, dans la reproduction trop fréquente de ces accidents une part de suggestion, c'est possible et même probable. Mais au début, toutes les circonstances de l'état psychologique de la malade permettent d'éloigner l'interprétation purement suggestive des phénomènes.

L'émotion nous paraît donc, dans l'apparition du vomissement voire dans sa persistance, pouvoir jouer un rôle pathogénique autonome.

Le *vomissement* créé, ou du moins rendu trop facile ou trop fréquent, *par l'exagération des sensibilités périphériques* répond à des faits cliniques classés.

Il y a d'abord toute la série des individus qui sont incapables d'avaler un cachet ou une pilule sans les rendre. Un peu de crème dans du lait suffit parfois chez eux à produire le même phénomène. Ici, il s'agit d'une irritabilité quasi-constitutionnelle, puisqu'on voit la chose se produire, même chez des petits enfants. Dans le même ordre d'idées, il existe des sujets qui réagissent par le vomissement à certains mouvements brusques, au balancement, à la trépidation, etc. (mal de mer (?)).

Il faut ajouter que, bien souvent, ces sujets s'éduquent progressivement et deviennent de plus en plus sensibles par une véritable éducation de leurs réflexes. Mais il semble cependant que dans tous ces cas, il y ait une part en quelque sorte constitutionnelle.

Il n'en est plus de même pour ces malades qui sont atteints de troubles névropathiques des voies digestives supérieures (dysphagies de tout ordre, spasme de l'œsophage) et qui présentent des vomissements assez fréquents, dès qu'ils ingurgitent un aliment un peu consistant ou insuffisamment mastiqué. Il est évident qu'ici, l'intervention de représentations mentales de tout ordre peut être rendue responsable du phénomène. Cependant il nous a paru qu'effectivement, chez certains malades, il y avait véritablement une réflectivité exagérée par l'attention et par l'éducation secondaire qui en résultait. Il leur arrivait en effet parfois d'être pris de vomissements au moment où ils y pensaient le moins.

Dans le fait, l'immense majorité des *vomissements* névropathiques sont *dus à des représentations mentales se produisant en dehors de toute excitation périphérique.* Ne suffit-il pas d'ailleurs, chez l'individu le plus sain, de notions précises et justifiées amenant le *dégoût* d'un aliment absorbé, pour que des vomissements ou tout au moins des nausées se produisent.

Et c'est, en effet, le plus souvent, par l'intermédiaire de représentations mentales de cet ordre exagérées et injustifiées, que se produisent les vomissements névropathiques chez des neurasthéniques sans appétit ou chez des anorexiques dégoûtés de toute alimentation.

Dans d'autres circonstances, par représentations mentales d'impuissance digestive, voire simplement d'une façon automatique et par habitude (mérycisme), les malades cherchent volontairement d'une façon plus ou moins consciente à se faire vomir. Ils y arrivent plus ou moins facilement au début. Mais le vomissement est susceptible d'éducation, et il est habituel qu'au bout d'un certain temps ces vomissements deviennent aussi aisés que fréquents.

Dégoût, représentations mentales d'incapacité digestive orientées ou non par des manifestations gastriques ou digestives de tout ordre, intervention d'habitudes qui, à des moments précis, fixent le psychisme du malade, ce sont là tous les mécanismes qui président à la constitution des vomissements au cours des anorexies mentales, des fausses gastropathies de tout ordre, du mérycisme ou rumination, et qui peuvent aussi compliquer la pathogénie des vomissements d'ordre émotif ou par exagération de la sensibilité périphérique.

En somme, si nous voulons résumer l'étude pathogénique que nous venons de faire, nous pourrons établir le tableau suivant :

I. *Vomissements émotifs.*

II. *Vomissements par exagération de la sensibilité périphérique*	*a)* constitutionnelle. *b)* acquise.
III. *Vomissements par représentations mentales*	*a)* par dégoût. *b)* par représentation d'incapacité digestive. *c)* par habitude.

On comprend dès lors l'intervention du vomissement comme symptôme dans une quantité d'états névropathiques. Par eux-mêmes ils peuvent d'autre part présider à la constitution de manifestations secondaires. Parfois, en effet, les vomissements peuvent être si répétés qu'ils empêchent toute absorption, en dehors même d'une insuffisance quelconque de l'alimentation.

Ainsi se trouve réalisé le tableau de ce qu'on a appelé les vomissements incoercibles. Il se peut que certains des *vomissements incoercibles de la grossesse* puissent être rangés dans cette classe de vomissements névropathiques. Nous n'avons pas à cet égard d'opinion arrêtée. Mais il existe des *vomissements incoercibles purement névropathiques* et en particulier chez des hystériques. Ils ne vont pas naturellement sans amener une dénutrition considérable pouvant être grave par elle-même. Ils peuvent aussi présider à la constitution des *anuries nerveuses*.

Par l'état lipothymique qu'ils peuvent amener, les vomissements peuvent entrer comme facteurs dans toute une série de troubles consécutifs : *fausses cardiopathies*, production de *vertiges*, etc. Nous retrouverons tous ces phénomènes plus loin, comme aussi nous serons amenés à développer par ailleurs certains des points descriptifs ou pathogéniques que, pour éviter des redites, nous avons écourtés ici.

Si maintenant nous résumons tout ce qui précède concernant les manifestations gastriques au cours des psychonévroses, nous dirons : Il existe chez les neurasthéniques un certain nombre de symptômes gastriques. Objectifs ou subjectifs, ils ont tous leur cause, soit dans l'état d'amaigrissement des sujets, soit dans leur état d'anorexie relative entraînant à la suite toute une série d'obsessions gastriques, de phobies alimentaires. Si les symptômes peuvent être localisés à l'estomac, la cause réelle est dans le psychisme du sujet. Ces malades sont, en un mot, de *faux gastropathes*.

C. — Les troubles fonctionnels de l'élimination des résidus de la digestion. Leurs conséquences.

M. X... est un ecclésiastique des plus distingués. Mme Z... est une femme du monde, mère de famille. Les observations de ces deux malades sont strictement superposables. Ni l'un ni l'autre n'ont jamais eu d'accidents névropathiques sérieux. Chez l'un comme chez l'autre, le même incident sans gravité fut le point de départ de troubles nombreux, ayant pendant un temps assez long complètement gâché leur existence.

Il s'agissait purement et simplement d'un « vent humide » qui avait souillé leurs linges et nécessité une brusque interruption des occupations pour rentrer rapidement à la maison réparer les troubles produits par le gaz malencontreux. Dès lors ces deux malades vécurent dans la crainte de la reproduction du même incident susceptible de les rendre ridicules. Ils n'osent plus sortir de chez eux sans avoir été préalablement à la selle. Progressivement sous l'empire de cette obsession, de cette phobie, ils en arrivent à diminuer leur activité sociale jusqu'à ne plus sortir de leur appartement sans des appréhensions terribles. Il est inutile d'ajouter que simultanément se développait chez eux un état de dépression marquée. De fait l'accident tant redouté ne s'était cependant jamais reproduit.

Tel encore le cas d'une jeune femme devenue neurasthénique après toute une série d'émotions subies au chevet d'un mari atteint de fièvre typhoïde.

En prenant un ascenseur pour faire une visite, elle est prise de diarrhée et souille son linge. Lorsqu'un de nous la vit il y avait dix-huit mois qu'elle menait une vie fort pénible et que, pour un accident qui, dans le fait, ne s'était jamais produit qu'une fois, elle avait complètement renoncé à faire des visites.

Il s'agit là d'une première forme de troubles où le psychisme seul est en cause : et, de même que nous avons pu décrire des phobiques de l'estomac, nous pourrions à propos de tels malades entreprendre l'étude des *phobiques de la diarrhée.*

Il existe aussi des *phobiques de la constipation.* Ce sont le plus souvent des individus auxquels à propos d'un trouble organique quelconque, on a conseillé de ne pas se laisser constiper. Ce sont des hémorroïdaires, des artério-scléreux, des individus ayant eu des menaces d'hémorragie cérébrale qui, livrés à eux-mêmes, exagèrent parfois dans des proportions fantastiques l'ordonnance qui leur a été faite. Nous avons connu de la sorte, un malade dont toute l'existence était orientée autour de cette fonction de son économie. Il passait environ quatre heures par jour à la selle. Il n'était constipé à aucun degré, mais avait toujours peur de vider incomplètement son intestin, d'où ses stations exagérément prolongées. Il est bien entendu que cette direction très spéciale de sa vie, ne fut pas sans amener toute une série de désastres. Ce malade fut, de la sorte, successivement atteint dans ses affections, dans ses affaires que nécessairement il négligeait et finit par tomber dans un état neurasthénique grave.

Il est à noter qu'antérieurement il n'avait présenté aucune espèce de préoccupation hypocondriaque.

Voici donc une première catégorie de malades ayant fait *à propos* de la diarrhée ou de la constipation des manifestations névropathiques. Mais à côté de ce premier groupe il existe des diarrhées effectives d'origine psychopathique.

Diarrhées nerveuses. — On sait que parmi les multiples phénomènes que peut engendrer l'émotion, la diarrhée n'en est pas le moins fréquent. L'exemple est classique d'hommes ayant été obligés de renoncer à la vie politique, l'émotion que leur procurait le contact avec les foules revêtant cette forme très spéciale. La diarrhée des armées est une manifestation émotive également bien connue. Nous avons vu souvent des sujets émotifs chez lesquels l'émotion fréquente, presque subcontinue, occasionnait constamment le même trouble. C'est là une première forme de diarrhée nerveuse, de *diarrhée émotive* se produisant au prorata des émotions, la phobie elle-même de la diarrhée pouvant jouer un rôle pathogénique en tant que facteur même d'émotion.

En voici un exemple :

Une jeune femme de vingt-huit ans mère de trois enfants, est traitée depuis quatre ans pour une affection intestinale. Elle a été mise à tous les régimes et tout en particulier à l'alimentation farineuse exclusive. On prétendait de la sorte arrêter une diarrhée persistante. La seul résultat obtenu fut de la faire maigrir de quatorze kilogrammes. Jamais personne ne s'était occupée de son état mental.

De quoi s'agissait-il dans le fait ? Elle était fille d'un homme politique occupant une situation prépondérante dans un pays étranger. Un jour qu'elle faisait avec lui une promenade en voiture découverte, elle eut à subir une attaque à main armée et à essuyer un certain nombre de coups de feu destinés à son père. Elle se précipita sur lui pour le protéger. Ni son père ni elle ne furent heureusement atteints. Mais elle fut prise à ce moment d'une diarrhée émotive dont la reproduction éventuelle devint pour elle une véritable obsession. De fait elle se trouva atteinte d'une diarrhée qui n'était cependant point si permanente, qu'elle ne cessât de se manifester quand son attention se trouvait attirée ailleurs, ce qui du reste ne lui arrivait que fort rarement. On avait diagnostiqué chez cette malade une entéro-colite pseudo-membraneuse et chaque jour elle examinait ses selles pour y chercher les fausses membranes. Elle était très affectée de son état et profondément neurasthénique.

Mise à l'isolement et psychothérapiquement traitée, cette malade vit tous ses troubles intestinaux disparaître en quelques jours. Soumise d'emblée au régime ordinaire, elle regagna en trois mois le poids perdu et put reprendre une vie entièrement normale.

En dehors de toute espèce d'émotion, la diarrhée peut aussi se produire chez les nerveux par un mécanisme tout différent. Le besoin d'aller à la selle n'est en somme que l'interprétation mentale d'une sensation à point de départ ano-rectal. Il y a là un phénomène qui nous paraît essentiellement susceptible d'éducation.

M. X..., âgé de quarante-neuf ans, industriel, a été atteint il y a deux ans d'une intoxication alimentaire grave ayant occasionné une diarrhée profuse l'obligeant à aller à la selle jusqu'à seize et dix-huit fois par jour. L'affection fut si pénible que depuis ce temps-là, l'attention du malade est, en quelque sorte, restée fixée sur l'extrémité inférieure de son tube digestif et lorsque nous le voyons, il continue à aller à la selle environ six fois par jour en moyenne. Il reste diarrhéique, n'a pas de selles moulées et tous les traitements diététiques qu'il a subis sont restés sans action. Seuls le bismuth à haute dose et l'opium sont susceptibles de faire disparaître momentanément ce phénomène. Or ce malade guérit rapidement par la simple prescription de s'efforcer volontairement à augmenter l'intervalle existant entre ses selles. Pour éviter tout phénomène d'obsession, on lui conseilla de rester chez lui, de s'étendre aux heures où habituellement il était obligé d'aller à la selle, et de chercher à se distraire par la lecture ou la conversation. Il arriva de la sorte à ne plus aller à la chaise que quatre fois, puis trois fois, puis deux fois par jour. Les selles redevinrent moulées et la guérison obtenue s'est maintenue depuis six mois sans autre incident.

Comment interpréter un tel cas? S'agissait-il d'une affection organique?

Le mécanisme même de la guérison rend cette hypothèse invraisemblable. Il nous paraît que c'était un malade qui s'était pour ainsi dire éduqué, chez lequel il s'était, consécutivement à son affection aiguë, créé en quelque sorte des « épreintes psychiques ». D'autre part il est certain que le fait d'aller fréquemment à la garde-robe, par les efforts faits à ce moment, par les contractions intestinales qu'on provoque, est susceptible de hâter le décours des matières, d'empêcher l'action d'exhaustion du gros intestin et de rendre permanente, une diarrhée qui n'a aucune raison organique de subsister. Ainsi se trouvent constituées ce qu'en quelque sorte on pourrait appeler des *diarrhées d'éducation*.

La constipation névropathique. — Presque toutes les constipations nerveuses répondent à un mécanisme analogue à celui que nous venons de tenter d'élucider. Ce sont des *constipations d'éducation*. Elles se produisent dans des circonstances bien différentes. Tantôt ce sont des individus ayant eu jusque-là un tube digestif fonctionnant merveilleusement qui se trouvent atteints d'affections anales, hémorroïdes ou fissures à l'anus par exemple. La défécation étant pour eux douloureuse, ils essaient le plus possible, volontairement, d'en retarder le moment. Ils arrivent ainsi progressivement à inhiber pour ainsi dire la sensation du besoin d'aller à la selle et, même la crise hémorroïdaire disparue, la fissure guérie, ils restent et resteront des constipés, jusqu'à ce qu'une éducation inverse leur ait fait retrouver l'intégrité de leurs fonctions.

D'autres individus et c'est le mécanisme habituel de la constipation chez les femmes, oublient en quelque sorte d'aller à la selle ou se refusent aux efforts normaux suffisants pour arriver à un résultat favorable. Ils arrivent ainsi à dérégler complètement leur tube digestif et nous avons vu en particulier des femmes, qui d'ailleurs, sans autre inconvénient apparent, étaient susceptibles de rester huit ou quinze jours sans aller à la selle.

D'autres personnes s'éduquent d'une façon différente et prennent l'habitude de n'aller à la selle que par des moyens artificiels, lavements, corps gras étrangers introduits dans le rectum, etc... Et chez eux la défécation artificielle est souvent pratiquée sans aucune tentative préalable d'issue normale des matières.

Certains individus arrivent de la sorte à ne plus éprouver à aucun degré le besoin de défécation. C'est une notion absente. Nous avons vu de la sorte un malade qui depuis l'âge de trois ou quatre ans, époque à laquelle sa mère, suivant en cela des prescriptions médicales, lui avait donné des lavements, ignorait complètement ce que c'était que d'aller spontanément à la selle. Jamais il ne l'avait essayé. A l'époque où nous l'avons vu il avait cinquante-deux ans et avait pris — nous nous sommes amusés à en faire le décompte — environ quinze mille lavements.

Enfin il existe toute une autre catégorie d'individus qui sont des *constipés par persuasion*, alors qu'en somme tous les malades que nous venons de voir sont des *constipés par paresse.* Ceux-là sont convaincus qu'ils sont affligés d'une constipation opiniâtre. Ils se présentent bien à la selle, mais entièrement persuadés de leur impuissance, ils se contentent d'y lire leur courrier ou leur journal.

Il en est d'autres chez lesquels un spasme est directement amené par la représentation mentale de la constipation. Combien de fois nous est-il arrivé d'entendre des malades nous raconter que lorsqu'ils vont à la selle, alors qu'il leur paraissait que le besoin en était urgent, brusquement ils se sentent « leur inspiration » coupée. Ils ont eu l'impression d'un spasme, effectif d'ailleurs, qui s'est produit directement — et ce n'est pas un fait de minime importance — sous une influence psychique. Si dix minutes ou un quart d'heure après, ces mêmes malades retournaient à la garde-robe et que *leur attention fût distraite*, l'effort était habituellement couronné de succès. Mais pour peu que des manifestations phobiques plus intensives s'installent, pour peu que le malade s'obsède, une constipation névropathique intense et durable est susceptible de s'instaurer.

Il va sans dire que bien souvent la constipation d'éducation devient au bout d'un certain temps une constipation effective, point de départ d'accidents nerveux d'un autre ordre et que nous envisagerons plus loin.

A côté de ces constipés d'éducation, il existe chez les neurasthéniques extrêmement amaigris une autre forme de constipation, due à l'atonie intestinale en rapport avec la dépréciation totale de l'organisme du sujet. C'est par un mécanisme analogue que nous avons vu se créer certaine forme de dilatation gastrique chez les neurasthéniques. Ici l'intervention du psychisme n'est plus directe, mais il n'en est pas moins vrai que la déchéance de l'organisme dont l'atonie gastro-intestinale n'est qu'une manifestation, est en rapport avec des troubles morbides d'ordre névropathique. Il n'en est pas moins vrai non plus que traiter ces malades comme si toute leur affection était orientée autour de leur constipation, serait tout à fait irrationnel et gros de dangers de toute sorte.

Constipations et diarrhées névropathiques. — Leurs conséquences proches et lointaines. — La constipation très en particulier, mais aussi la diarrhée, pour être d'origine névropathique, n'en sont pas moins capables d'amener toute la série des accidents qu'une constipation ou une diarrhée de cause organique sont susceptibles d'entraîner à leur suite. Si nous considérons en outre, que les malades nerveux sont ceux qui le plus volontiers emploient contre leur constipation la série des moyens artificiels, lavements, purgatifs, etc..., parce que plus facilement que d'autres, ils s'obsèdent sur leur constipation et cherchent tous les moyens de la combattre, nous sommes amenés à concevoir toute la quantité de troubles secondaires qui peuvent se surajouter à ces phénomènes névropathiques. Le spasme intestinal, la sécrétion par le gros intestin de mucosités abondantes, le catarrhe intestinal si l'on préfère, peuvent être les produits directs d'une constipation purement névropathique.

Quant à la diarrhée des névropathes elle est, elle aussi, susceptible d'agir, beaucoup moins à vrai dire sur l'état local que sur l'état général. Hâtant le cours des matières elle amène une insuffisante absorption et, même avec un régime quantitativement suffisant, l'amaigrissement peut suivre assez prononcé parfois pour impressionner aussi bien le malade que le médecin.

Nous n'insisterons pas. C'est à notre sens, par ce mécanisme que partiellement se constituent beaucoup des troubles intestinaux que l'on constate chez les névropathes. Ce sont ces troubles qu'il nous faut maintenant envisager.

D. — Les manifestations intestinales des névropathes.

Ici encore, comme dans nos études précédentes, nous aurons deux classes de malades à étudier. Les uns sont des phobiques, des obsédés de l'intestin, les autres présentent des manifestations intestinales effectives d'ordre purement névropathique ou en relation avec des troubles nerveux d'une autre localisation.

Pour ce qui est des premiers de ces malades disons de suite — c'est une question que nous retrouverons ailleurs — que ce ne sont pas des hypocondriaques. Le principal caractère des manifestations hypocondriaques réside dans leur diffusion et dans leur variabilité. Ici ce sont des individus qui sont systématisés et dont l'intestin devient la source de préoccupations obsédantes. Quant aux mécanismes mêmes qui président à la localisation intestinale ils sont multiples. Tantôt c'est à l'occasion d'une colique dont le malade conserve indéfiniment le souvenir, tantôt ce sont des lectures, des conversations qui orientent l'esprit vers l'intestin. Et n'est-ce pas une chose singulière que de voir dans quelle mesure se sont développées depuis vingt ans les manifestations intestinales. Nous savons trop que bon nombre des cas ainsi réalisés sont des cas de manifestations névropathiques pures. De multiples médicaments, des régimes variés à l'infini ont été indiqués pour le traitement des affections intestinales. Sans jamais avoir eu la moindre localisation de ce genre, ou pour un incident sans importance, les malades « essayent » le médicament, le régime vanté, sous le vain prétexte que « ça ne leur fera pas de mal ». Hélas si, et de par l'orientation de l'esprit du malade vers son organisme physique « cela leur fait du mal ». Et l'on voit progressivement les individus se palper l'abdomen, examiner l'état de leurs selles et finir enfin par ressentir des manifestations positives du côté d'un intestin qui ne demandait qu'à bien fonctionner. Ce sont là les *faux entérités*, les psychiques de l'intestin. Leur nombre est légion.

Il existe aussi de *faux appendiculaires*. Ce sont des malades qui ont eu une douleur incidente dans le flanc droit. Instruits que c'est de la sorte que se signale fréquemment l'appendicite ils vont trouver le médecin. Celui-ci naturellement ne leur trouve rien, mais s'étant insuffisamment rendu compte de l'état mental du sujet, il lui conseille de surveiller son intestin, de ne pas négliger de consulter un médecin à l'occasion de la première douleur du même genre qu'il ressentira. Votre vie, dit-il au malade, peut en dépendre. Et nous avons vu de la sorte des individus vivre pendant des années dans l'attente d'une crise d'appendicite qui ne venait jamais, qui n'avait jamais eu aucune raison de venir. En attendant, leur vie s'en trouvait gâchée. Quelquefois les choses vont plus loin, jusqu'à l'opération incluse, pour une appendicite qui n'existe point.

Une seconde catégorie de cas est constituée par des malades présentant des troubles effectifs du côté de l'intestin, troubles que toutes sortes de raisons nous paraissent devoir faire considérer comme étant de nature névropathique.

C'est toute l'histoire de l'*entéro-colite muco-membraneuse* qu'il nous faudrait entreprendre ici. Voilà une affection qui il y a trente ans était à peu près inconnue ou dont du moins on pouvait aisément dénombrer les cas. Or elle s'est dans ces dernières années si considérablement développée, que dans plusieurs stations thermales ainsi que dans un nombre considérable de maisons de régime, on traite à peu près exclusivement cette affection. Cette rapide efflorescence est pour le moins singulière. D'autre part les malades atteints de cette maladie sont pour la plupart des névropathes caractérisés et, même parmi les plus organicistes, il n'est pas de médecins qui ne reconnaissent, que l'entéro-colite muco-membraneuse se développe d'une façon à peu près régulière sur un terrain névropathique.

Caractérisée essentiellement par des selles glaireuses et muqueuses accompagnées parfois de fausses membranes, par des alternatives de diarrhée et de constipation, par des phénomènes douloureux du côté du gros intestin, jusqu'à quel point les symptômes qui la constituent sont-ils susceptibles d'être d'ordre névropathique ?

En ce qui concerne l'hypersécrétion muqueuse de l'intestin différents facteurs peuvent intervenir. La sécrétion intestinale peut être un véritable phénomène de défense contre la constipation, celle-ci se créant très fréquemment comme nous l'avons vu sur terrain névropathique. Par ailleurs, les différents procédés employés par les malades pour se libérer ne sont pas sans avoir une action irritative possible sur la muqueuse intestinale. Enfin ajoutons que glaires et fausses membranes sont extrêmement fréquentes chez des gens ne s'étant jamais plaint de leur intestin. Chez les femmes, et très en particulier au moment de leurs règles, c'est un phénomène tout à fait banal et qui ne devient important que quand l'attention du sujet a été fixée sur lui.

Mais dans quelle mesure, d'autre part, le système nerveux n'est-il pas susceptible d'engendrer directement des troubles fonctionnels du côté de l'intestin. Nous avons déjà vu l'émotion créer la diarrhée. Il est banal de constater que dans les psychoses proprement dites et en particulier dans la mélancolie, la constipation soit fréquente. Pour nous, l'attention du malade fixée sur une partie quelconque de son organisme, est susceptible de produire des troubles au niveau de cette partie, soit qu'on invoque directement l'erreur d'interprétation mentale comme cause des troubles fonctionnels, soit qu'on attribue à l'émotion dont la préoccupation du sujet est le point de départ, le rôle d'intermédiaire nécessaire. De toutes façons il n'y a aucune raison, pour que des manifestations psycho-sécrétoires qui ont été physiologiquement démontrées au niveau de l'estomac, n'existent pas aussi du côté de l'intestin.

L'ensemble des troubles douloureux qui entrent dans la symptomatologie de l'entéro-colite muco-membraneuse, sont d'ordre trop subjectif pour que le système nerveux ne soit pas susceptible d'intervenir. Mais d'ailleurs, nous ne croyons pas qu'une imagination trop vive soit seule en cause et pour ce qui concerne les phénomènes douloureux qu'accusent les malades, nous sommes d'avis qu'ils les ressentent réellement. C'est, qu'à notre sens, il peut se développer une exagération de la sensibilité viscérale, en quelque sorte éduquée par l'attention que le malade porte constamment sur un point déterminé de l'économie. Il ne faut pas oublier que par l'attente, par la peur, des impressions peuvent être ressenties comme très douloureuses qui, dans d'autres circonstances, passeraient complètement inaperçues. Nous avons vu des malades chez lesquels des phénomènes douloureux du genre entéritique, disparaissaient brusquement sous l'influence de la thérapeutique psychique. N'est-ce pas qu'en quelque sorte le fonctionnement normal de l'intestin était déjà douloureux ? Quant aux phénomènes de spasme qui s'associent souvent aux manifestations d'entéro-colite muco-membraneuse et qui peuvent en constituer l'élément douloureux, ils peuvent s'expliquer de bien des façons différentes. La constipation — c'est un fait banal — amène le spasme du gros intestin. C'est là une espèce de processus de défense mécanique. Mais d'autre part, l'état de spasme est l'état de tous les organes et de tous les muscles douloureux et, que la douleur soit d'origine périphérique ou d'origine centrale et partant psychique quant à son essence, le spasme n'en peut pas moins être un commun aboutissant.

Quoi qu'il en soit — et nous retrouverons toutes ces questions de théorie plus loin — nous avons vu de très nombreux malades atteints de phénomènes qualifiés — et non pas seulement par nous — d'entéro-colite muco-membraneuse, guérir rapidement sous l'influence du traitement commun des psychonévroses.

Il y a quelques années l'un de nous eut l'occasion de voir une jeune femme dont le mari exerçait une profession libérale et qui depuis dix ans était soignée pour des phénomènes d'entéro-colite. On l'avait naturellement mise à des régimes réduits dont la première action avait été de lui faire perdre trente-cinq livres de son poids. Son entéro-colite avait à vrai dire une origine émotive ; mais elle avait été aussi singulièrement entretenue et aggravée par de fâcheuses interventions thérapeutiques.

En trois mois de traitement cette femme recouvrait son poids normal et était rendue à la vie en état de guérison apparente. Mais, dans le fait, la guérison n'était pas réalisée, car, par les réticences de la malade on se rendait compte que ses convictions pathologiques n'avaient pas complètement disparu. En effet, cette malade revue un an plus tard était en pleine rechute et presque aussi souffrante que jamais. On obtint alors sa confession complète. Son médecin traitant habituel avait eu la maladresse de lui dire qu'elle ne serait pas soignée pour son intestin. « Il ne peut vous soigner pour votre entéro-colite, lui disait-il, il n'y croit pas ». La conviction où se trouvait cette femme que ce que l'on opposait à sa systématisation, était une autre systématisation purement théorique, l'avait empêchée de perdre la foi qu'elle avait en son affection.

Ainsi confessée, elle guérit rapidement et cette fois d'une manière définitive.

Voici un cas fort intéressant parce que la psychothérapie de l'accident s'y est faite toute seule. Il s'agit d'une femme de quarante ans, séparée de son mari depuis quelques années et qui entra salle Pinel dans le service de l'un de nous à la Salpêtrière, pour des manifestations fonctionnelles vésicales. Or l'interrogatoire de notre malade nous révéla ce fait vraiment topique, c'est que la douleur vésicale datait de onze mois, mais qu'auparavant et pendant deux ans la malade avait eu des phénomènes caractéristiques d'entéro-colite : Constipation, glaires et fausses membranes rendues par paquets, douleurs vives dans les fosses iliaques, matières rendues sous forme de petites billes, etc... Le diagnostic d'entéro-colite avait d'ailleurs été porté par plusieurs médecins. Nous devons ajouter que cette malade, grande nerveuse, ayant de grosses préoccupations matérielles et morales, ne tira aucun bénéfice des différentes prescriptions qui lui furent faites à ce moment. Mais brusquement, réalisant une véritable expérience, l'ensemble symptomatique entéro-colitique disparut dès que l'attention de la malade se fut localisée sur sa vessie.

Un autre exemple du même genre nous est fourni par une malade ayant souffert d'entéro-colite pendant trois ans. Cette malade va consulter un médecin qui attribue à son état gastrique la série des manifestations intestinales. En quelques semaines une fausse gastropathie se développe, mais l'entéro-colite disparaît.

Ce sont là des *métastases nerveuses,* et on peut ici appliquer le vieux proverbe : Un clou chasse l'autre. De tels cas, il en existe de nombreux exemples. Nous aurons occasion d'en signaler d'autres. Mieux que toute théorie, ils confirment la nature purement névropathique de manifestations que la distraction, au sens étymologique du mot, suffit à faire disparaître.

Nous venons d'exposer analytiquement toutes les manifestations névropathiques dont le tube digestif peut être le siège. Dans leur ensemble ce sont des manifestations revêtant le type de *phobies* ou *d'obsessions* à localisation viscérale et pouvant se compliquer de *phénomènes psycho-moteurs ou psycho-sécrétoires,* comme aussi de symptômes secondaires, résultant en quelque sorte *d'attitudes vicieuses* prises par les segments du système de l'économie que nous venons d'étudier.

Nous avons décrit isolément chacune des manifestations que notre pratique nous a permis de rencontrer. Mais il est bien évident que des associations morbides peuvent se créer, aboutissant à tous les syndromes névropathiques résultant de la réunion chez un même sujet, par diffusion pour ainsi dire, de plusieurs des phénomènes considérés.

CHAPITRE II

LES MANIFESTATIONS FONCTIONNELLES DANS L'APPAREIL URINAIRE

Pour être très fréquentes, de telles manifestations n'en viennent pas moins, dans l'ordre de l'importance, bien après les manifestations digestives, bien après les troubles génitaux. Mais, à ces derniers elles s'unissent souvent d'une façon si étroite, que leur étude trouve sa place marquée avant celle de ces dernières localisations.

Nous étudierons successivement :

A. — *Le rein mobile au cours des psychonévroses.*

B. — *Les modifications de la sécrétion urinaire.*

C. — *Les troubles de la miction.*

A. — Le rein mobile au cours des psychonévroses.

Le rein flottant s'observe à tous ses degrés d'une façon extrêmement fréquente chez les neurasthéniques. Nous ne songeons naturellement pas à prétendre que ce phénomène constitue une manifestation névropathique essentielle. Mais nous croyons que chez la plupart des nerveux, sinon chez tous, il se réalise par le simple mécanisme de l'amaigrissement qui faisant disparaître la capsule graisseuse du rein, devient le facteur de sa mobilité anormale. Le rein mobile des neurasthéniques n'est donc qu'une manifestation secondaire et, vouloir se servir de sa plus ou moins grande fréquence pour établir une théorie pathogénique de la neurasthénie, nous semble pour le moins hazardeux. Au reste — nous ne parlons pas bien entendu du rein flottant qui a perdu droit de domicile, manifestation indépendante de tout phénomène névropathique antécédent ou consécutif — le rein mobile des neurasthéniques ne mérite pas d'être soigné. Les malades revenus à leur poids primitif ne l'accusent pas objectivement. Subjectivement, au contraire ils continuent à s'en plaindre pour peu que leur mentalité ait été mal orientée. De fait, nous avons vu chez un certain nombre de malades des *faux reins flottants* consécutifs à un rein mobile réel, qui persistaient subjectivement alors que depuis longtemps le phénomène en lui-même avait disparu. Il se crée de la sorte des algies rénales ou lombaires, points de départ parfois d'erreurs de diagnostic. On prend ces malades *pour des appendiculaires, pour des lithiasiques,* surtout quand comme cela arrive fréquemment, la symptomatologie se complique de phénomènes urinaires. Le rein mobile, en effet, persistant ou guéri, peut être le point de départ de nombreuses manifestations névropathiques *par diffusion,* et cela surtout quand interviennent de malencontreuses interventions thérapeutiques.

A cet égard tout en particulier, les diverses catégories de ceintures, de corsets ou de pelote qui trouvent une indication précise dans des cas de vrai rein flottant, ne sont pas sans constituer pour le névropathe un véritable danger, par le rappel d'attention qu'ils amènent constamment et par les phénomènes d'obsession que, de la sorte, ils sont capables de commander.

B. — Les modifications de la sécrétion urinaire.

Nous n'étudierons sous cette rubrique que les modifications quantitatives de l'urine sécrétée. A vrai dire, ces modifications quantitatives peuvent être plus ou moins associées aux troubles de la miction que nous envisagerons dans le paragraphe suivant. Il n'en est pas moins vrai que la quantité d'urine sécrétée, phénomène rénal sans rapport immédiat avec des manifestations vésicales ou urétrales, peut se modifier sous des influences névropathiques nettes.

C'est tout d'abord la *Polyurie nerveuse* que nous décrirons. Celle-ci se manifeste dans des conditions bien différentes. Tantôt il ne s'agit que d'un phénomène purement passager, consistant en l'émission de grandes quantités d'urine claire, qualifiée urine nerveuse. C'est là un phénomène banal sans conséquences et sans portée habituelles, que l'on peut trouver consécutivement à toutes les émotions un peu vives. Tel quel il méritait néanmoins d'être signalé parce que, si son importance intrinsèque est minime, il peut néanmoins, dans quelques circonstances, devenir le point de départ de fixations psychiques et de phénomènes secondaires.

Dans la plupart des cas qui nous intéressent, c'est-à-dire dans ceux où la polyurie est *persistante,* il s'agit d'un mécanisme d'habitude, d'éducation pour ainsi dire de l'organisme, il s'agit de polyurie par *polydypsie.*

Mme B..., âgée de cinquante-neuf ans, est atteinte de polyurie dite essentielle depuis cinq ans. Elle urine par jour une moyenne de six à sept litres de liquide. Ses urines sont claires. L'analyse n'y révèle aucun élément pathologique et si l'on ne tient pas compte de la quantité du liquide, on y retrouve en proportions habituelles tous les éléments minéraux et organiques de l'urine normale. Malgré la quantité de boisson absorbée, sa tension artérielle est très voisine de la normale et ne dépasse pas dix-sept au sphygmo-manomètre de Potain. En dehors de la polyurie il n'existe aucun trouble objectif. Subjectivement, la malade accuse toute une série de troubles, sécheresse de la gorge, difficulté de la salivation, etc., se produisant dès qu'un intervalle un peu long la sépare d'une prise de boisson.

Que s'est-il donc passé dans le cas particulier. Les anamnèses de la malade expliquent clairement le mécanisme du phénomène. Il y a six ans elle fut garde-malade de jour et de nuit auprès d'un fils atteint de tuberculose pulmonaire. Très émotive, à chacune des crises de suffocation de son enfant, elle se sentait prise de *serrements à la gorge* et buvait abondamment pour se remettre. Elle prit ainsi l'habitude d'ingurgiter une grande quantité de liquides dans la journée et plus particulièrement dans la nuit. Son fils vint à mourir, elle en conçut un gros chagrin. Ses nuits restèrent sans sommeil, hantées par le souvenir du mort et par les mêmes phénomènes émotifs qui s'étaient produits de son vivant.

L'habitude de boire en grande quantité fut de la sorte maintenue. Depuis, les phénomènes émotifs ont disparu, mais la polydypsie et la polyurie ont persisté.

Ajoutons qu'à part son émotivité, la malade n'a jamais présenté le moindre trouble névropathique. Elle a une mentalité un peu atone, mais ne présente à aucun degré l'état d'âme d'une hystérique. Elle a fait pendant des mois des efforts pour diminuer le taux de l'ingestion des boissons, elle a tenté de tromper sa soif par tous les procédés habituels. Elle n'a pu y réussir. Il fallut procéder extrêmement lentement, par réductions insensibles, pour arriver à obtenir une amélioration notable.

Dans d'autres cas il s'agit de sujets qui, au cours de la convalescence d'une affection aiguë, la fièvre typhoïde par exemple, ont pris l'habitude de boire des liquides en grande quantité et qui continuent pendant des semaines et des mois, à conserver la même ration de liquide, moins par besoin organique que par véritable habitude faisant que, à des heures régulières et déterminées, ils se croient obligés d'ingurgiter une assez grande quantité de boisson. Cette dernière catégorie de malades guérit extrêmement vite. Il suffit le plus souvent de leur faire comprendre la nature de leur polyurie, pour qu'en quelques jours ils en soient débarrassés.

Dans d'autres cas encore, ce sont des patients que, pour une raison quelconque, on a mis au régime lacté à la dose de quatre litres de lait et plus par jour et qui, lorsqu'on veut les remettre au régime normal, continuent, s'ils sont insuffisamment surveillés, à boire en quantité excessive pendant des mois. Nous en avons vu chez qui le phénomène persistait depuis des années.

Autre mécanisme encore. Et c'est la *polyurie émotive entretenue* à laquelle nous faisons allusion. C'est un phénomène curieux et que nous retrouverons bien souvent, que de voir les mêmes individus traduire leur émotivité à peu près toujours de la même façon. Et alors il peut y avoir des polyuries émotives par répétition d'émotions extrinsèques, comme aussi la polyurie elle-même peut devenir, chez un malade impressionnable, le point de départ de préoccupations et de phénomènes émotifs qui l'entretiennent.

En somme, retenons de tout ceci *deux mécanismes*, à savoir le mécanisme émotif agissant soit directement, soit par l'intermédiaire de la polydypsie, et le mécanisme de l'éducation, et retenons aussi *un fait* à savoir l'action directe des phénomènes de l'émotion sur la sécrétion rénale.

Telles sont les polyuries nerveuses vraies, qu'il ne faut pas confondre avec la pollakiurie de même nature et que nous étudierons plus tard. Il va sans dire qu'elles se rencontrent plus volontiers chez les sujets hétéro ou auto-suggestibles, qui, par exemple, se convainquent plus facilement de la nécessité où ils sont de boire ou qui s'impressionnent et s'obsèdent d'une polyurie accidentelle. Il n'en est pas moins vrai qu'il ne s'agit là nullement de phénomènes de simulation, consciente ou demi-consciente. Dans ces troubles, la volonté n'est nullement en jeu. Ce n'est pas à dire qu'il ne puisse exister des polydypsies et des polyuries simulées. Mais elles n'ont rien à faire avec les polyuries nerveuses vraies.

Ce dernier mécanisme de simulation mitigée de suggestion, nous l'admettrions plus volontiers pour ce que l'on a pu appeler la grande *polyurie hystérique*. Ici la quantité de boisson absorbée et d'urine émise dépasse toute imagination. On a vu de la sorte des malades émettre dans les vingt-quatre heures, quinze, vingt et jusqu'à trente litres d'urine. Qu'un certain nombre de ces malades se fassent un jeu de tricher et partant d'user de supercherie pour remplir des bocaux d'urine, le fait n'est pas douteux et concorde assez avec la mentalité des sujets qui sont atteints d'une telle affection. Ce sont en effet, en général, des hommes dégénérés, alcooliques, piliers d'hôpital et volontiers simulateurs. Il n'en est pas moins vrai que très souvent, le mécanisme d'éducation par polydypsie antécédente peut être invoqué et qu'en effet on peut voir la polyurie s'installer après des libations alcooliques intenses et répétées. Mais, dans ces derniers cas, il s'agit plutôt d'un véritable état de dipsomanie, état mental qui sort du cadre de nos études. On a invoqué aussi pour ces polyuries intensives l'action de l'émotion et celle du traumatisme. Pour nous, il s'agit là d'états douteux, que nous hésiterions à considérer comme des manifestations fonctionnelles vraies, c'est-à-dire, suivant notre conception, comme des phénomènes où la volonté consciente du sujet n'entre pas en jeu et qui sont à distinguer d'autre part, des manifestations mentales par psychoses pures. De fait, aux consultations de nerveux de la Salpêtrière, ces malades sont infiniment rares. Et nous serions d'autant plus portés à croire que la simulation joue là un rôle capital, que ces malades fuient les services de spécialisation nerveuse où, à leur gré, on n'attache pas à leur maladie une importance suffisante, pour fréquenter plus volontiers les services de médecine générale.

Un phénomène inverse est constitué par l'ischurie, voire l'*anurie des nerveux*, c'est-à-dire par la sécrétion de l'urine en quantité anormalement réduite jusqu'à être nulle. Le plus ordinairement la raréfaction des urines est étroitement liée à la raréfaction des boissons. Celle-ci peut être une conséquence de l'anorexie mentale où, comme nous l'avons vu, liquides et aliments ne sont absorbés qu'en quantité des plus réduites. Souvent aussi il s'agit d'une anorexie élective pour les boissons, de véritables *sitiophobies nerveuses*. Comment celles-ci se constituent-elles ?

Très souvent la sitiophobie est d'origine médicale. Un dilaté de l'estomac, un obèse ont reçu d'un médecin le conseil de boire le moins possible. Persécutés par l'idée de leur dilatation, obsédés par leur obésité et désireux de guérir rapidement, ces malades restreignent leurs boissons dans d'incroyables proportions. Ils en arrivent à avoir *peur* de boire, à pousser cette peur jusqu'à rejeter les aliments riches en eaux, légumes, fruits, etc... Nous avons vu de la sorte une jeune fille, fausse gastropathe dilatée, cachectique, qui en était arrivée *pendant un mois* — et en été encore — à supprimer absolument toute espèce de boisson et chez laquelle, l'idée de boire causait un véritable état d'angoisse, tout à fait analogue à l'état d'angoisse que pouvait amener chez nos polyuriques l'idée de ne pas boire. Dans ces conditions de tels malades arrivent à n'émettre que des quantités insignifiantes d'urines, cent, cent cinquante grammes tout au plus dans les vingt-quatre heures, urines denses, extrêmement chargées chez certains obèses. Un tel trouble est très longtemps compatible avec un état de santé à peu près normal.

C'est là de l'*ischurie par adypsie* pourrait-on dire. Elle représente une première catégorie de faits.

Dans quelle mesure, d'autre part, l'émotion ou la suggestion sont-elles susceptibles de ralentir ou de supprimer la sécrétion urinaire rénale ?

On a décrit deux formes d'anurie ou d'ischurie hystérique. L'une est l'*anurie simple,* se caractérisant par la simple suppression ou la diminution du flux urinaire. Dans l'*anurie hystérique avec vomissements incoercibles,* il s'établit une sorte de balancement entre la quotité des vomissements et la quantité d'urine émise. Pour cette dernière forme les auteurs ne sont pas d'accord. Les uns considèrent que le vomissement constitue en quelque sorte un flux supplémentaire. D'autres auteurs pensent qu'il s'agit d'états d'intolérance gastrique et que la suppression des urines tient en réalité à la non-alimentation du sujet. Pour nous, nous nous rangerions plus volontiers à cette dernière interprétation.

Nous avons vu par ailleurs, combien multiples pouvaient être les manifestations gastriques d'origine névropathique et combien la réflectivité gastrique était sensible aux phénomènes d'émotion, d'auto et d'hétéro-suggestion. De fait, dans un cas d'anurie avec vomissements incoercibles que nous avons pu suivre, la malade était surtout convaincue que son estomac ne pouvait rien tolérer. Quant à son anurie c'était, pour elle, un phénomène purement secondaire. Elle n'y avait même pas prêté attention. Il est bien certain que sous l'influence de sa conviction d'intolérance gastrique, elle n'absorbait les aliments qu'avec dégoût, d'où nausées et vomissements de cause purement psychique. On conçoit que dans ces conditions la psychothérapie puisse être assez rapidement maîtresse de tels états.

En ce qui concerne la *suppression pure et simple de la sécrétion urinaire,* c'est là un phénomène que l'on observe assez souvent chez les hystériques comme suite à une crise ou à une émotion. C'est le plus souvent une anurie purement transitoire, durant vingt-quatre ou trente-six heures. Quant à la prolongation du phénomène pendant des temps plus considérables, bien qu'on sache aujourd'hui que la rétention calculeuse des uretères est compatible avec la vie pendant un assez long laps de temps, elle nous laisse assez sceptiques. Et ici nous serions volontiers disposés à admettre l'intervention de la simulation. En effet ces malades n'encombrent guère les consultations des services spécialisés pour les maladies nerveuses et, pour notre part, nous n'avons pas jusqu'ici observé un seul exemple de suppression de la sécrétion urinaire dans l'hystérie.

En somme pour ce qui est des manifestations fonctionnelles aboutissant à la réduction du taux urinaire, nous voyons essentiellement l'anorexie totale ou élective et l'intolérance gastrique y jouer un rôle. Si parfois l'émotion peut intervenir de façon directe, il ne nous en paraît pas moins que la plupart de ces modifications de la sécrétion urinaire, sont dues à des modifications de l'absorption. Et ceci est assez conforme à cette notion que nous avons déjà posée tout au début de notre étude, à savoir que les manifestations fonctionnelles proprement dites, en dehors des phénomènes de l'émotion brutale, nécessitaient l'intervention de représentations mentales et que les fonctions qui, comme la sécrétion urinaire, n'ont pas de représentation mentale doivent être intrinsèquement peu touchées.

C. — Les troubles de la miction.

Les troubles de la miction, isolés ou associés à des manifestations génitales, sont extrêmement fréquents chez les nerveux et en particulier chez les neurasthéniques. Ils sont l'apanage à peu près exclusif de l'homme.

Pour bien les comprendre, quelques considérations préalables sur le mécanisme physiologique de l'excrétion de l'urine nous paraissent nécessaires.

La vessie, grâce à son enveloppe musculaire, constitue un réservoir élastique qui se dilate au fur et à mesure de l'arrivée par les uretères de l'urine sécrétée par le rein. Cette dilatation toute passive n'est possible que grâce, d'une part, à la disposition en bec de flûte de l'orifice urétéral qui permettant l'afflux de l'urine en empêche le reflux, et grâce d'autre part, à la présence du sphincter lisse. Le sphincter en état de contraction élastique et peut-être tonique (réflexe ou non), est renforcé encore chez l'homme par la prostate qui comprime élastiquement l'urètre.

Quand la vessie a atteint sa limite d'élasticité normale, ses nerfs sensitifs sont excités et transmettent au centre vésico-spinal de la moelle sacrée, une excitation qui se réfléchit sur les nerfs moteurs et fait ainsi se contracter les parois musculaires de la vessie. Quelques gouttes d'urine franchissent alors le sphincter lisse et involontaire du col vésical et arrivent au contact de la muqueuse de la région prostatique de l'urètre. Elles y provoquent une sensation particulière à savoir *le besoin d'uriner*. Si on résiste au besoin, le sphincter strié et volontaire des régions prostatique et membraneuse se contracte et refoule pour un temps, l'urine dans la vessie. Puis le besoin réapparaît et finit par devenir invincible. Alors le sphincter volontaire se relâche et les contractions soutenues de la vessie, aidées de celles des muscles de l'abdomen, chassent peu à peu l'urine qui sort sous forme d'un jet d'abord continu, puis intermittent et saccadé sur la fin. Ces saccades tiennent aux contractions du muscle bulbo-caverneux, qui expulse de l'urètre les dernières gouttes de liquide sur lesquelles les contractions de la vessie et la pression abdominale n'ont plus de prise.

En somme, dans la miction, l'intervention des centres supérieurs se manifeste à plusieurs moments à savoir : sensation du besoin d'uriner et interprétation de cette sensation, contraction volontaire du sphincter strié pour retarder, contraction de la paroi abdominale et du muscle bulbo-caverneux pour hâter et terminer la miction. La contraction vésicale elle-même, par l'intermédiaire des centres d'arrêts médullaires, peut être dans une certaine mesure en quelque sorte inhibée par la volonté.

Dans ces conditions la miction normale supposant l'intervention du psychisme, il devient de compréhension aisée, qu'elle soit si souvent troublée chez les névropathes par la fixation psychique du malade sur sa vessie et ses organes génito-urinaires. Et le premier problème qui se pose à nous, se rapporte au mécanisme même de cette fixation.

Souvent et nous retrouverons ces faits plus loin à propos de l'étude des manifestations fonctionnelles génitales, les accidents urinaires ne constituent qu'un terme second, un dérivé de localisations génitales. Mais souvent aussi la fixation se fait d'emblée sur la vessie et l'urètre. Il s'agit parfois de malades ayant eu une blennorrhagie et qui sont hantés par la peur du rétrécissement. Ils vont chez un médecin. On les sonde... Et l'on a beau leur affirmer que leur urètre est normal, le clou est planté et la préoccupation du malade l'enfoncera tous les jours davantage. Dans d'autres circonstances le point de départ est tout autre. Un malade, par exemple, a pu développer en lui toute la symptomatologie du *faux urinaire* parce qu'un jour, ayant résisté trop longtemps à l'envie d'uriner, il a eu un peu de fausse incontinence ou au contraire une difficulté plus considérable à uriner.

Le rôle de l'émotion, d'autre part, peut être considérable et tout le monde connaît la pollakiurie, les mictions fréquentes et répétées, souvent presque nulles, se faisant pour ainsi dire à blanc, que l'on éprouve au cours des états émotifs. Il peut y avoir là, soit par continuité de l'émotion, soit par fixation psychique secondaire, un mécanisme de production des manifestations fonctionnelles urinaires.

Par ailleurs, ce seront des phénomènes physiologiques qui viendront enclencher les choses. C'est la légère congestion prostatique du matin se produisant sous l'influence d'une vessie trop pleine, qui diminuant la force et le calibre du jet, deviendra le point de départ d'une interprétation erronée.

Dans d'autres circonstances encore, il s'agira de modifications urinaires effectives. L'émission d'un peu de sable, des urines phosphatiques, parfois au contraire des urines trop claires, préoccuperont le malade et le fixeront sur ses fonctions urinaires.

Quelquefois ce seront des sujets atteints d'une affection du cœur qui, sachant que le taux de l'urine mesure en quelque sorte la valeur de leur contraction cardiaque, auront de la sorte leur attention attirée sur leurs organes d'excrétion urinaire. Il n'est pas jusqu'aux polyuries accidentelles par ingestion de liquides diurétiques, ou consécutives à une migraine, jusqu'à l'anurie relative que peut créer une purgation énergique ou une transpiration trop abondante qui, petites causes, ne soient susceptibles dans ce domaine des manifestations fonctionnelles, de produire de gros effets.

Quoi qu'il en soit, nous aurons à envisager successivement la rétention d'urine, l'incontinence, la pollakiurie, les douleurs des voies urinaires, les modifications proprement dites de la miction.

La *rétention d'urine* vraie, c'est-à-dire l'impossibilité de la miction volontaire, constitue une manifestation rare. On l'a signalée cependant chez des hystériques qui pouvaient rester vingt-quatre ou même trente-six heures sans uriner, à la suite d'une émotion, d'un traumatisme ou d'une crise.

Ce qui en revanche est extrêmement fréquent, c'est l'inhibition à des degrés divers de la sensation du besoin d'uriner chez certains malades. Tantôt il s'agit de phénomènes entièrement étrangers aux voies urinaires et l'on voit des sujets sous l'influence d'une idée obsédante, d'une préoccupation, d'une émotion durable, *oublier* complètement d'uriner pendant un temps plus ou moins long. Tantôt ce sont des prostatiques, ou des phobiques des voies urinaires qui retardent le plus possible volontairement leur miction et qui arrivent de la sorte, par une véritable éducation, à ne plus uriner qu'une ou deux fois dans la journée, moins par besoin que par raisonnement. Chez ces malades il se crée sous l'influence de leur psychisme et directement, un spasme du sphincter strié de l'urètre et ce sphincter peut en devenir subjectivement et objectivement douloureux.

L'*incontinence d'urine* se rencontre dans des conditions bien différentes. Il faut tout d'abord la distinguer de la fausse incontinence qui peut s'observer chez certaines malades hystériques en état de rétention et qui urinent par regorgement. C'est là du reste un phénomène rarement observé. L'incontinence vraie partielle, relative, constitue chez la femme un phénomène fréquent et l'on sait que certaines femmes lorsque leur vessie est pleine sont incapables de rire avec quelque intensité, ou de faire un effort un peu violent, sans avoir une miction de quelques gouttes d'urine. Le phénomène en soi n'est rien. Il peut devenir grave par les préoccupations obsédantes qu'il est susceptible de créer. Nous avons vu de la sorte une dame se cloîtrer complètement, de peur de la production d'un tel accident qui chez elle cependant ne s'était jamais produit en dehors des limites quasi physiologiques. Nous avons connu une autre dame, si préoccupée de la chose, qu'elle en était arrivée à avoir des mictions involontaires effectives assez abondantes pour traverser son linge et ses vêtements, mictions exclusivement créées par la représentation mentale qu'elle en avait.

Chez certains neurasthéniques hommes, on peut voir se produire des phénomènes du même genre. Le fait est assez rare. Il est lié généralement à la pollakiurie.

L'incontinence nocturne des enfants ou des adolescents est un trouble fonctionnel qui ne rentre pas dans les manifestations d'origine psychique que nous étudions ici. Quant à l'incontinence vraie, absolue, nous n'en avons, pour notre part, pas rencontré d'exemples chez les névropathes.

La *pollakiurie* est un phénomène banal chez les neurasthéniques. Il naît directement de l'obsession urinaire. Le malade pensant d'une façon fréquente ou continue à ses voies urinaires, sollicite par sa représentation mentale sa contraction vésicale et en éprouve le besoin d'uriner. C'est d'ailleurs par un mécanisme tout à fait analogue que, dans la vie normale, l'envie d'uriner est essentiellement contagieuse et que les individus les moins névropathes, laissent rarement leurs compagnons gagner tout seuls les édicules spécialisés. C'est pour cela aussi que chez nos neurasthéniques urinaires, tout ce qui est susceptible d'appeler leur attention sur leurs voies urinaires devient le point de départ d'une envie d'uriner. Il n'est point jusqu'à la peur de ne pouvoir donner satisfaction à leur pollakiurie, qui ne puisse être le point de départ de besoins impérieux, parfois véritablement angoissants.

L'un de nous a traité dans son service de la Salpêtrière une jeune femme de vingt-huit ans, devenue pollakiurique à la suite d'émotions et qui, depuis dix-huit mois, n'était pas sortie de son appartement, car dès qu'elle était dehors, hantée par l'idée qu'elle allait uriner, elle se satisfaisait n'importe où. Chez elle par contre sachant que les cabinets étaient à proximité elle n'urinait pas plus souvent qu'un sujet normal. Elle fut guérie en six semaines d'isolement et de psychothérapie.

Ces malades sont profondément malheureux, car toute vie sociale leur devient impossible. Ils vont de médecin en médecin, de drogues en drogues ; ils s'abstiennent de boissons ou au contraire en prennent de grandes quantités et se créent des troubles surajoutés. La psychothérapie seule est susceptible de les guérir.

Un malheureux ouvrier champignonniste nous arrive dans un état neurasthénique intense. C'est le type du faux urinaire. Il éprouve des douleurs dans la région périnéale. Il est atteint d'une pollakiurie extrêmement marquée. L'origine de tout cela n'est qu'un eczéma léger de la verge survenu quatre ans auparavant, mais qui a été le point de départ de la fixation psychique d'ailleurs entretenue médicalement. Comme le malade n'était plus tout jeune on crut bon de lui faire subir une centaine de massages de la prostate ! Celle-ci, suivant les opérateurs était taxée tantôt de grosse et hypertrophique, tantôt de petite et scléreuse !

Il est à noter et c'était un point important au point de vue du diagnostic, que cette pollakiurie était purement diurne et qu'elle disparaissait dans le sommeil.

Quelquefois cette pollakiurie s'accompagne d'incontinence partielle, due aux besoins trop impérieux que le malade n'a pas le temps ou ne se croit pas le temps de satisfaire d'une façon rationnelle. Mais c'est là un fait des plus rares. Le plus souvent ces malades qui à ce moment se sentent mouillés le sont, non par l'urine, mais par par une sécrétion exagérée des glandes bulbo-urétrales qui s'accuse par la présence de quelques gouttes d'un liquide incolore et filant, s'échappant du méat et semblable à la salive sous-maxillaire. D'autres fois ils se croient atteints de spermatorrhée pour les mêmes raisons. Il n'est pas difficile de les convaincre que ce liquide n'est pas du sperme.

Dans certaines circonstances, la pollakiurie est susceptible d'amener directement un degré plus ou moins marqué de *polyurie,* soit que la sécrétion rénale soit directement sollicitée par la vacuité continue de la vessie créant une sorte d'appel, soit que par un mécanisme déjà décrit, le sujet, pour combattre sa pollakiurie, boive en grande quantité. Mais jamais ces *polyuries par pollakiuries* ne sont très abondantes. Le taux urinaire ne dépasse que rarement deux litres ou deux litres et demi.

Les douleurs sont extrêmement fréquentes isolées ou associées à d'autres manifestations. Elles sont sans rapport positif avec la miction. Elles siègent le plus ordinairement au niveau de l'urètre membraneux. Elles sont vraisemblablement liées au spasme douloureux du sphincter strié. Elles sont ressenties subjectivement sous forme d'une sensation de tension, de plénitude. Objectivement elles sont augmentées par la pression et par le passage d'une sonde au niveau de l'urètre membraneux.

Mais les douleurs urétrales ne sont pas les seules qu'on puisse constater chez ces malades. Il y a des irradiations variées, dans la région lombaire parfois, dans la région sous-ombilicale le plus souvent. Il se produit ainsi, parfois, de véritables algies vésicales. La vessie peut même dans quelques circonstances devenir chez certains de ces sujets, douloureuse à la pression. Il s'agit généralement d'individus pollakiuriques, qui ont pour ainsi dire éduqué leur sensibilité vésicale et dont la vessie devient progressivement de plus en plus intolérante et de plus en plus douloureuse par un mécanisne purement mental. Cette association de phénomènes vésicaux avec de la pollakiurie, crée la *fausse cystite* dont nous avons pu voir un certain nombre d'exemples. C'est ainsi que pendant de nombreuses semaines nous avons eu à la salle Pinel dans le service de l'un de nous, une malade qui se plaignait de cette association : pollakiurie impérieuse et douleurs vésicales. Le point de départ était d'ordre médical. Cette malade préoccupée de l'état de ses voies génitales pour des raisons d'ordre marital, avait été consulter un médecin qui avant tout examen et suspectant une antéversion qu'il ne devait d'ailleurs pas constater objectivement, avait interrogé la malade sur la fréquence de ses mictions. Cela avait suffi pour que la malade orientât son esprit du côté de sa vessie, éprouvât d'abord de la pollakiurie simple, puis des mictions impérieuses et enfin des phénomènes douloureux dans le bas ventre. Inutile d'ajouter que l'examen des urines complètement négatif, venait confirmer la nature purement fonctionnelle des manifestatations éprouvées.

Des phénomènes du même genre nous les avons à plusieurs reprises constatés chez des femmes qui. suspectant leur mari et ayant peur d'être contaminées par quelque gonocoque, éprouvaient progressivement la série des manifestations que nous venons de signaler.

De même chez l'homme, nous avons vu après un contact suspect et en dehors de tout écoulement blennhorragique, se créer des symptômes du même genre, le malade craignant, nous disait-il, d'avoir directement infecté sa vessie. C'est là, en somme, un type de faux urinaire qui n'est pas rare, mais qui est assez peu connu et que l'on trouve chez l'homme comme chez la femme.

Les *troubles de la miction* proprement dite sont au contraire l'apanage à peu près exclusif de l'homme.

M. X..., cinquante-deux ans, grand neurasthénique, se plaint de troubles urinaires, caractérisés par l'émission de l'urine en un jet continuellement saccadé. Toutes ses mictions, dans toute leur étendue, se comportent comme se fait dans la normale l'émission des dernières gouttes d'urine. Notre malade a eu la blennorrhagie. Il a craint, avant toute apparition symptomatique, d'être atteint d'un rétrécissement. Que s'est-il passé chez notre patient. Une observation attentive permet de concevoir le mécanisme du phénomène. Obsédé par l'idée d'avoir un jet d'urine plein et normal, notre sujet se contracte avec une intensité extrême. Il contracte sa paroi abdominale, mais il contracte aussi son sphincter membraneux et la chose est si réelle, que son urine ne s'écoule que quand la contraction cesse par épuisement de la contraction musculaire. Celle-ci reprend de suite après et le jet s'arrête, pour reprendre quand elle s'épuise à nouveau et ainsi de suite, d'où les mictions prolongées et saccadées qui ancrent de plus en plus dans l'esprit du malade, l'idée qu'il est atteint d'une affection urétrale méconnue ou qu'on n'a pas voulu lui avouer.

Nous avons vu des malades de ce genre être des sujets d'erreur de diagnostic. Comme tout naturellement les phénomènes étaient d'autant plus marqués que la vessie était plus pleine, il s'en suivait que les malades accusaient un maximum de troubles le matin au réveil. On les en considérait comme des prostatiques. Ce sont, dans la réalité, de *faux prostatiques*.

De *faux prostatiques*, d'un autre genre, nous en avons vu un grand nombre. Il s'agit là d'individus victimes, il faut bien le dire, de la thérapeutique médicale. Ce sont des sujets d'un certain âge, ayant présenté telle ou telle des manifestations fonctionnelles urinaires que nous venons de décrire. Le médecin a naturellement songé à une hypertrophie de la prostate et la thérapeutique a suivi. Tout en particulier nous avons vu des malades qui s'imaginaient ne pas pouvoir vivre sans des massages réguliers de leur prostate. En réalité ces malades étaient de purs *phobiques de la prostate* par suite en somme de suggestions médicales.

Nous avons décrit isolément les différents symptômes que peut présenter le faux urinaire. Il va sans dire que ces manifestations peuvent s'associer les unes avec les autres, pour constituer les syndromes les plus variés et aussi les plus variables : Question d'attention, d'interprétation, de suggestion médicale au d'auto-suggestion, question encore d'éducation. Si nous retenons, qu'avec l'émotion tous ces éléments constituent les facteurs des localisations fonctionnelles urinaires, que d'autre part, une représentation mentale est susceptible tout comme l'émotion d'amener des phénomènes spasmodiques, nous en aurons fini avec l'étude des faux urinaires, étude que nous avons un peu écourtée parce que la plupart des phénomènes qu'on y rencontre ont été déjà décrits dans la magistrale étude du Pr Guyon (1889).

CHAPITRE III

LES MANIFESTATIONS FONCTIONNELLES D'ORDRE GÉNITAL

Des manifestations d'un tel ordre sont extrêmement communes dans les deux sexes. D'après notre expérience personnelle elles sont presque aussi fréquentes que les manifestations digestives, soit que dans l'état névropathique la localisation génitale tienne le premier plan et domine la scène symptomatique, pour constituer ce que l'on a appelé la *neurasthénie génitale,* soit qu'elle soit associée à d'autres manifestations morbides prééminentes. De fait il est relativement rare qu'un neurasthénique, interrogé de ce côté-là et suffisamment confiant, ne vous avoue quelques troubles de cet ordre. Mais il faut ajouter que bien souvent, il faut *arracher* au malade l'aveu de l'existence de ces manifestations, que par une sorte de pudeur ou d'amour-propre mal compris, il répugne souvent à raconter. Et si ceci est souvent vrai pour l'homme, c'est encore plus vrai pour la femme chez laquelle les manifestations fonctionnelles génitales sont bien plus fréquentes qu'on ne le pense, mais aussi généralement très soigneusement dissimulées.

Cette question des troubles génitaux chez l'homme et chez la femme, ne nous paraît pas avoir jusqu'ici suffisamment attiré l'attention des médecins. Trop souvent on ne s'en occupe pas dans l'interrogatoire des névropathes, trop souvent aussi on traite ce sujet comme une quantité négligeable ou même comme un thème à plaisanteries faciles. Et cependant lorsqu'on voit les ménages malheureux, les santés ruinées, les états de dépression aboutissant parfois au suicide, qui sont la conséquence de ces troubles, on ne saurait, nous le répétons, y accorder trop d'attention.

Nous étudierons successivement :

A. *Les troubles génitaux de l'homme.*

B. *Les troubles génitaux de la femme.*

Enfin nous étudierons dans un paragraphe spécial :

C. *Les pseudo-manifestations gynécologiques d'ordre névropathique* (fausses utérines, fausses pelviennes, etc...).

A. — Troubles génitaux de l'homme.

Le point de départ de toute manifestation fonctionnelle de cet ordre, est constitué par la fixation psychique du sujet sur ses organes génitaux. Les mécanismes mêmes de cette fixation sont infiniment variables. Et, sans avoir la prétention de les donner tous, nous allons tenter de passer en revue les principaux d'entre eux.

Très fréquemment l'attention de l'individu est attirée sur ses organes génitaux par ce qu'on pourrait appeler la *vénéreo* ou la *cypridophobie.* Ce sont des malades qui pour une raison ou pour une autre, ont peur d'avoir contracté une affection vénérienne. Tantôt c'est parce qu'ils ont pratiqué un coït suspect, tantôt c'est parce qu'ils ont remarqué sur leurs organes génitaux une vésicule d'herpès, ou une petite plaque eczémateuse, ou qu'insuffisamment avertis des soins de propreté nécessaires ils ont eu un peu de balanite. Quelquefois c'est sans raison physique aucune, parce qu'ils ont ressenti quelque trouble général, qu'ils s'imaginent qu'ils ont dû contracter la syphilis et que dès lors ils en recherchent journellement les manifestations génitales. On voit de la sorte jusqu'à des jeunes gens vierges, faire de véritables phénomènes d'obsession parfois avec de réelles angoisses, en s'imaginant qu'ils ont pu prendre la syphilis par un contact avec un siège ou un verre malpropre.

Dès lors ces malades passent leur temps à s'examiner. Craignent-ils la blennhorragie, par de savantes expressions de leur urètre ils arrivent à faire sourdre soit une goutte d'urine après une miction, soit un peu de liquide urétral ou prostatique. Et si ceux-là deviennent plus volontiers de faux urinaires, ils peuvent aussi évoluer vers la neurasthénie génitale proprement dite. Craignent-ils la syphilis, par des examens répétés, des lavages soignés, ils finissent souvent par se créer quelques lésions irritatives, qui les fixent davantage dans l'idée qu'ils sont des syphilitiques. Et alors interviennent dans leur esprit toute une série de notions sur les conséquences épuisantes de la syphilis. Se croyant contaminés d'autre part, ils craignent de contaminer autrui. Et toutes les manifestations génitales peuvent s'en suivre.

Ces malades sont légion. Les spécialistes des voies urinaires, les syphiligraphes les connaissent bien. Ils forment une bonne partie de leur clientèle habituelle.

L'onanisme joue aussi un rôle important dans le mécanisme fixateur. Son rôle n'est nullement physique et à tout prendre, la masturbation à condition bien entendu qu'elle ne soit ni trop précoce, ni trop fréquente, n'a que des inconvénients psychiques. Tantôt ce sont des sujets qui dans la masturbation prennent en quelque sorte le dégoût des actes génitaux. Tantôt et bien plus souvent, des individus pour s'être masturbés même d'une façon rare, restent convaincus qu'ils ont atteint leur organisme d'une manière indélébile et qu'ils seront désormais et toujours des épuisés et des impuissants. La cause en est évidemment dans l'éducation qui a introduit dans l'esprit des gens à cet égard, toute une série de notions erronées. Et c'est parfois, par ces notions même, qu'ils vont gâcher leur existence.

Mais beaucoup plus souvent, en vertu d'idées morales ou religieuses, ils se sont dès le début reproché leur masturbation et, cet état de reproche perpétuel a produit à la longue chez eux un état de dépression qui, lui, est la véritable cause de leur impuissance génitale.

Nous le répétons, ce n'est pas la quantité de sperme que perd un jeune homme en se masturbant, ni l'ébranlement nerveux qu'il éprouve qui le fatiguera, à condition bien entendu que l'acte ne soit pas trop fréquemment répété, s'il n'y ajoute pas une idée de reproche moral ou une crainte d'épuisement physique, crainte trop souvent encore produite et entretenue par des conversations ou par la lecture de toute une littérature sur l'onanisme et ses dangers. Nous avons vu de la sorte des hommes de trente, de cinquante ans, voire de plus âgés encore, vivant avec cette impression qu'ils avaient, par la masturbation dans leur jeunesse, déformé et dévié leur organisme de façon définitive et qu'ils payaient les conséquences de leur mauvaise conduite.

Convaincus souvent de leur infériorité générale, plus habituellement ces malades restent persuadés de leur infériorité spéciale et deviennent de la sorte des neurasthéniques génitaux. Nous en avons vu, lamentables épaves, qui avaient renoncé à se marier, parce qu'ils étaient convaincus que, du chef de leur masturbation, ils seraient incapables de procréer ou que leurs enfants ne seraient point normalement viables.

Les *excès sexuels* peuvent intervenir comme facteurs de la neurasthénie génitale par un mécanisme très analogue. A une époque de leur vie des individus ont pratiqué des coïts trop répétés. Tout naturellement ils en arrivent à éprouver une fatigue légitime. Mais pour peu qu'ils soient impressionnables, ils vont se considérer comme définitivement atteints, tant dans leur santé générale que dans leur vitalité spéciale. Nous avons vu de la sorte un homme de cinquante-deux ans admirablement bien constitué, d'une santé à toute épreuve, entrer directement dans la neurasthénie génitale à la suite d'une conversation avec un médecin. Cet homme depuis son jeune âge avait pris l'habitude du coït journalier. Son médecin lui donna à entendre que, vers la cinquantaine, il lui paraissait excessif de maintenir son activité génitale au même niveau. Et cet individu jusque-là bien portant, de devenir en très peu de temps un neurasthénique à manifestations génitales, parce qu'il craignait de s'être épuisé, d'avoir compromis sa vieillesse sans s'en être rendu compte, et parce qu'aussi, il pensait que ses excès inconscients d'autrefois, n'avaient pas pu ne pas influer d'une façon particulière sur sa fonction génitale.

Parfois un individu a eu au courant de son existence une période où il a commis quelques excès génitaux. Des années ont passé sans qu'il s'en soit autrement ressenti. Il n'y pensait aucunement lorsque survient dans sa vie un trouble de la vie sexuelle. Il va dès lors se rappeler ces excès, se systématiser autour d'eux et leur attribuer une action à distance.

D'autres fois c'est l'*émotion* seule qui est en cause. C'est le cas par exemple pour certains sujets chastes qui, se mariant, « ne savent pas ou n'osent pas ». Ce sont ceux-là dont parle Montaigne, en disant qu'ils ont « l'aiguillette nouée ».

Par ailleurs c'est par l'intermédiaire *du mysticisme* ou *du remords*, que les accidents génitaux vont se développer.

Alors parfois c'est une simple pollution nocturne qu'une continence absolue suffit à expliquer, qui devient le point de départ des accidents. Le malade se fait des remords à propos du rêve plus ou moins voluptueux qui a accompagné sa pollution. Il s'imagine y avoir pris une part plus ou moins volontaire. Nous avons vu de la sorte des malheureux menant une existence impossible, s'abîmant en contritions de toutes sortes pour des faits de ce genre. Quelquefois le malade a des raisons plus précises de se faire des reproches. Il n'a pas su résister à une tentation vive. Et il vit obsédé parce qu'il a enfreint les règles de la chasteté.

Dans d'autres circonstances les choses se compliquent. Plus ou moins délibérément un sujet se résigne à succomber « aux crises de la chair ». Mais au moment psychologique l'intervention des idées mystiques exerce son action inhibitrice. Parfois il considérera l'intervention de cette idée comme providentielle. Mais parfois aussi, il ajoutera à des notions de reproche ou de remords, la conviction qu'il est un impuissant et il deviendra un obsédé génital, avec toutes les conséquences d'un tel état mental.

Puis nous arrivons à toute la catégorie des malades chez lesquels la neurasthénie génitale s'installe à la suite d'une impuissance transitoire, en rapport elle-même avec des préoccupations obsédantes, ou une émotion ou parfois même un simple état de fatigue. Le désir de trop bien faire, la peur du « raté », une association d'idées qui se refuse à fuir, voilà tout autant de mécanismes par l'intermédiaire desquels les malades peuvent entrer de plain-pied dans la neurasthénie génitale, parce que le raté une fois produit, interviendra désormais à titre de souvenir dans tous les actes consécutifs et les troublera. L'émotion d'une première entrevue, une excitation psychique trop considérable, l'inquiétude d'être surpris, la peur du scandale et de ses conséquences, la peur de la fécondation, le souvenir d'une maîtresse antérieure, d'une femme morte que celle qui sert d'expérience rappelle d'une façon trop précise, voilà encore d'autres modes de constitution initiale des localisations génitales. Parfois encore ce sera le désir trop intensif de réveiller les sens d'une partenaire trop frigide, qui entrera en jeu. De chacun de ces modes nous avons pu voir de nombreux exemples.

C'est par un mécanisme analogue, que sous l'influence de malformations physiques effectives ou purement théoriques, toute une catégorie de malades peuvent entrer dans la neurasthénie génitale. Voici par exemple deux jeunes gens étrangers vivant dans un pays où les enfants ont coutume de se baigner sans voiles. Il leur vient l'idée de s'examiner l'un l'autre et ils constatèrent qu'ils n'étaient pas construits de façon absolument identique. Question de volume et de dimension. De là ils concluent, hâtivement, que n'étant point strictement pareils, ils devaient tous deux être malformés. Tous les deux devinrent des neurasthéniques génitaux.

Parfois c'est l'existence d'un phimosis, parfois c'est l'influence d'une circoncision plus ou moins bien faite et ayant laissé une cicatrice légèrement douloureuse, qui deviennent le point de départ de la fixation psychique.

Dans d'autres circonstances c'est consécutivement à une maladie génitale effective, à une blennorhagie, à une orchite ou à toute autre affection vénérienne, que la notion d'une insuffisance génitale possible pénètre progressivement dans la mentalité du sujet. Les accidents suivent.

Des conversations ou des lectures malsaines peuvent d'autre part jouer un rôle identique et attirer l'attention du sujet sur une pseudo-anomalie génitale.

Par ailleurs nous avons pu voir la neurasthénie génitale s'installer chez des gens relativement âgés chez lesquels l'impuissance, toute relative, d'ailleurs était simplement normale. Ils ne pouvaient se faire à l'idée de désarmer et des phénomènes de dépression avec localisations génitales suivaient.

Enfin, d'autres individus s'estimant plus ou moins affaiblis, ont à la fois une envie instinctive de l'acte génital en même temps qu'une peur réfléchie. Ils considèrent l'acte sexuel comme déprimant, comme fatigant et ne s'y livrent qu'avec une dangereuse réserve et de là peuvent résulter, dans quelques circonstances, des troubles fonctionnels qui fixent le sujet sur ses organes génitaux.

Les localisations génitales, quel que soit leur mécanisme psychologique dans chaque cas particulier, résultent toujours de la même physiologie pathologique. La série des réflexes dont la copulation et l'éjaculation sont les aboutissants, peut être mise en jeu par simple excitation mécanique. Mais la part du psychisme est considérable et l'on sait qu'en dehors de toute excitation périphérique, l'érection peut se produire sous l'influence d'un désir, d'une lecture, d'une conversation, d'une association d'idées, d'un souvenir, etc... L'éjaculation elle-même peut être provoquée dans ces conditions par de simples représentations mentales. Inversement il existe de nombreuses images psychiques qui sont susceptibles d'inhiber les réflexes génitaux. L'émotion, d'autre part, a une action inhibitrice du même genre des plus nettes. On conçoit donc qu'avec l'intervention au cours de l'acte génital ou antécédemment à lui, de manifestations émotives ou d'obsessions psychiques qui *détournent* en quelque sorte le sujet de l'acte sexuel, celui-ci en soit rendu impossible. Réciproquement on saisit que sous l'influence d'une excitation, d'une tension psychique trop considérables, les phénomènes réflexes successifs de l'acte sexuel puissent se trouver précipités et que des troubles nombreux en résultent.

Toutes ces considérations nous amènent à l'étude clinique proprement dite des localisations génitales.

Ces manifestations sont de tous les âges, mais on les rencontre plus spécialement chez les jeunes gens au début de leur vie sexuelle et chez les gens relativement âgés, à cette période que l'on pourrait désigner sous le nom de ménopause masculine. C'est, en d'autres termes, au moment de l'entrée en fonction et à l'âge de la retraite que, pour des raisons qui se conçoivent suffisamment d'après ce que nous venons de dire, se trouvent le mieux réalisées, les conditions qui permettent la genèse des localisations génitales.

Quant à ces troubles génitaux ils sont de nature extrêmement diverse. Nous les étudierons d'abord analytiquement.

La plus banale de toutes les manifestations génitales fonctionnelles est à coup sûr la *spermatorrhée*. Celle-ci passe généralement par une série d'étapes successives. Une observation nous en fera mieux comprendre le mécanisme.

X... est un jeune soldat de vingt ans que sa famille a contraint à s'engager. Il s'est trouvé de la sorte séparé d'une maîtresse dont il était le très fidèle et très convaincu chevalier. Dans les premiers temps, il s'est livré à des pratiques de masturbation au cours desquelles la représentation mentale de sa maîtresse lui servait d'excitant psychique. Puis sous l'influence de rêves reproduisant les images que volontairement dans ses pratiques il essayait d'évoquer, il a eu des pollutions nocturnes. Celles-ci n'ont pas été sans l'inquiéter. Progressivement ces pollutions ont été de plus en plus nombreuses. Accompagnées tout d'abord de sensations voluptueuses, elles ont fini par se produire en dehors de toute représentation mentale. Plus tardivement encore le malade avait des pollutions diurnes, constituées par la perte involontaire de quelques gouttes de liquide séminal dans la journée. Ces phénomènes physiques s'accompagnaient d'un syndrome psychique, que marquaient une grande dépression générale et surtout un véritable état d'obsession concernant ces pertes séminales.

Cette spermatorrhée qu'il ne faut pas confondre avec la prostatorrhée et surtout avec l'écoulement du mucus urétral, phénomène très fréquent chez les faux urinaires, trouve en elle-même ses motifs de continuité par les impressions obsédantes qu'elle cause, et qui deviennent d'une façon de plus en plus subconsciente, le point de départ d'une exagération considérable de la réflectivité génitale. Chez ces malades l'éjaculation se fait à propos de la moindre excitation mécanique. Nous avons vu de la sorte un officier qui en était arrivé à renoncer à monter à cheval, parce que le frottement de la selle, au cours d'une même promenade de quelques heures, lui amenait plusieurs pollutions. Un autre de nos clients, ne pouvait aller en voiture ou en tramway sans éjaculer.

Il est rare que ces phénomènes locaux ne diffusent pas et que du domaine génital les manifestations névropathiques ne s'étendent à l'état général, amenant, par la conviction où se trouve le sujet que sa spermatorrhée le déprime et l'affaiblit, un état d'asthénie générale et de dépression plus ou moins marquée.

Une autre forme de localisation fonctionnelle génitale est constituée par ce que nous pourrions appeler l'*impuissance partielle*.

M. X..., âgé de cinquante-six ans, est atteint d'une impuissance très particulière. C'est un homme marié mais extrêmement volage. Or depuis deux ans, les rapports légitimes restant aisés et normaux, les rapports extra-conjugaux sont devenus tout à fait impossibles. Que s'est-il passé dans ce cas particulier.

Au début des accidents, notre homme était extrêmement épris d'une femme à laquelle il avait pendant plus de six mois fait une cour assidue. Celle-ci témoigne, un jour, l'intention de mettre un terme à sa résistance, mais donne rendez-vous chez elle à son très éventuel amant. Ce dernier, craignant d'être surpris, ému aussi d'un succès qu'il n'osait plus espérer..., reste coi.

On conçoit le désespoir du malheureux qui, un peu âgé,

craignant une impuissance définitive, court alors les professionnelles. Mais toujours ses efforts restent sans résultat précis, parce que aussitôt des associations d'idées lui faisaient évoquer son récent insuccès et qu'un état émotif singulièrement inhibitoire de tout acte génital suivait, progressivement et de plus en plus intense, au fur et à mesure que s'ancrait davantage la crainte d'un désarmement définitif. Or pendant toute cette période ses rapports légitimes, assez espacés à vrai dire, restaient normaux, prouvant ainsi, d'une façon presque expérimentale, la nature psychique de ces manifestations.

Il nous a été donné d'observer un cas du même genre dans des conditions un peu différentes.

Un homme de quarante-huit ans, marié à une femme à peine moins âgée que lui et arrivée à la ménopause, s'aperçoit que dans les rapports conjugaux sa partenaire jusque-là assez sensuelle, devient progressivement de plus en plus insensible. Au lieu d'attribuer ce phénomène à ses véritables raisons physiologiques, il s'en croit responsable et pour se faire une conviction à ce sujet, il tente des épreuves au dehors. Naturellement ce ne fut pas sans provoquer chez lui un ensemble de phénomènes d'émotion et dirions-nous volontiers de distraction par observation. D'où impuissance — partielle celle-là aussi, parce que à domicile les rapports sexuels restèrent normaux. Chez ce dernier malade assez philosophe, les choses n'allèrent pas très bien. En présence de l'indifférence de son épouse, il se résigna purement et simplement à une chasteté absolue. Mais des cas de ce genre sont rares et sur ce point l'homme admet difficilement une déchéance, se bornât-elle au superflu. Des obsessions génitales arrivent fréquemment et l'état se complique habituellement.

Une autre manifestation est constituée par l'*éjaculation précoce*. C'est là un phénomène très souvent observé chez les neurasthéniques. Il consiste dans la production d'une éjaculation extrêmement rapide, souvent avant toute espèce d'intromission, celle-ci étant d'ailleurs fréquemment empêchée par une insuffisante érection.

Nous avons vu beaucoup de malades accusant ce phénomène, isolé ou associé à d'autres manifestations génitales. Sa production d'emblée est assez rare. Le plus souvent elle est consécutive à un accident quelconque de la vie génitale, et en particulier à un « raté d'allumage » accidentel. Tourmentés par la crainte d'un nouvel échec, obsédés par le désir d'un rapport sexuel normal, ces malades se mettent dans des états d'excitation sexuelle extrême. Ils se préparent mentalement au coït, longtemps d'avance. Il se produit chez eux une sorte de coït psychique et le premier contact vénérien suffit à déclencher le réflexe éjaculateur. Ce sont là très habituellement des manifestations à marche progressive et qui parfois finissent par l'impuissance absolue.

L'*impuissance absolue* s'observe en somme assez rarement à titre de manifestation névropathique. Il existe, à vrai dire, des cas où les sujets ne peuvent effectuer aucun rapport sexuel, parce qu'il leur est impossible de ne pas y associer de phénomènes d'émotion ou d'obsession. Chez ces malades, l'érection est susceptible de se produire sous l'influence d'excitations psychiques, mais ils sont incapables d'en profiter utilement, parce que l'idée seule du rapport sexuel en lui-même ou avec un sujet déterminé suffit à la faire tomber. De tels troubles les observations qui suivent nous en fournissent des exemples.

Ici il s'agit d'un fiancé qui s'est néanmoins laissé aller à fréquenter des professionnelles. Il s'en fait des reproches qui le poursuivent jusque par delà sa nuit de noces et le rendent impuissant. Désespéré, il pense au suicide lorsque après des mois de traitements médicamentaux il constate qu'il ne se produit aucune amélioration à un état, dont d'ailleurs on ne s'est jamais efforcé de rechercher les causes morales.

Tel autre — et le cas est très fréquent — a une défaillance accidentelle suivie d'une impuissance continue. L'un de nous voit un jour entrer en coup de vent dans son cabinet, un homme jeune et vigoureux qu'il avait traité quelques années auparavant pour une crise très légère de neurasthénie. « Je suis perdu, dit-il, je ne suis plus un homme, je ne puis plus avoir de rapports conjugaux. J'ai bien une érection très bonne, mais, dès que je me mets en position, je lis sur la figure de ma femme qu'elle est convaincue que je ne pourrai pas continuer et aussitôt mon érection tombe. Je suis profondément malheureux. » Cet état qui durait depuis plusieurs semaines était la conséquence d'un coït raté un jour de fatigue. La guérison fut très facilement obtenue, en prescrivant au malade de pratiquer le coït dans une complète obscurité.

Un ouvrier, peintre en bâtiments, jeune et vigoureux, est appelé à exercer ses talents picturaux chez une femme entretenue qui le trouvant à son goût, lui proposa des travaux tout aussi fatigants peut-être, mais à coup sûr plus récréatifs que les siens. De se trouver dans un milieu luxueux, avec une femme ayant des dessous compliqués, notre homme fait de l'émotion... Ce fut tout ce qu'il put faire avec cependant, comme suite, un état neurasthénique intense, teinté de vagues idées de suicide.

Un jeune homme qui étant garçon n'avait jamais eu à se plaindre de ses fonctions génitales se marie. Tout va bien les premiers jours, puis dans la troisième semaine il devient complètement impuissant. Sa femme en est la cause, car elle voulait qu'il se livre à de véritables travaux d'Hercule. Elle avait écouté des jeunes amies mariées, qui lui avaient persuadé que l'affection d'un mari se mesurait, au nombre des preuves quotidiennes qu'il était capable de donner de son amour. Un peu crédule, elle avait reproché à son mari qui cependant se comportait très bien, de ne point l'aimer assez souvent dans les vingt-quatre heures. Elle lui en fit la remarque et le mari se trouva complètement déficient.

Celui-ci est impuissant depuis six ans, parce qu'il s'est fait opérer d'un phimosis à trop peu de distance de son mariage et qu'il a souffert des premiers rapprochements.

Cet autre ne peut pas, parce que sa femme a dans les débuts de sa vie génitale manifesté une résistance excessive. Un autre est impuissant depuis le début de son mariage, c'est-à-dire depuis dix ans, parce que sa femme a trop souffert des premières approches. L'érection tombe au moment de l'intromission. La famille de sa femme demande le divorce car cette dernière est restée vierge. Pour montrer qu'il n'est pas impuissant au sens propre du mot et ne voulant pas divorcer, le mari pratique devant témoins, le coït avec une professionnelle.

Un troisième, veuf, devient impuissant parce que la maîtresse qu'il a choisie ressemble étonnamment à sa première femme. Auprès d'elle il a des érections, mais au moment de pratiquer l'acte, son érection tombe et cependant il peut et le même jour, pratiquer le coït avec une professionnelle. C'est qu'avec cette dernière il n'y a pas d'obsession inhibitrice, pas de remords.

Le cas suivant est encore très démonstratif quant à cette influence du remords. Un jeune homme de trente ans, très vigoureux et ayant maintes fois constaté qu'il avait une puissance génitale normale, demande la main d'une jeune fille qu'il aimait beaucoup. Les fiançailles duraient depuis plusieurs mois, lorsqu'un jour pressé par le besoin, il va trouver une professionnelle et se rendant compte qu'il se conduisait mal, il échoue. Hanté par ce premier échec, se croyant impuissant, il essaie avec d'autres et tout naturellement, les échecs se succèdent. Dégoûté de la vie, il vient trouver l'un de nous avec des idées de suicide. On l'obligea à hâter son mariage et il ne s'y décida, que lorsqu'il eut été convaincu qu'en épousant une jeune fille, ignorante de la chose, qui ne ferait pas de comparaisons, il n'avait pas besoin d'être vainqueur la première nuit, tandis que s'il épousait une veuve ce serait différent. Le conseil réussit parfaitement.

Une autre forme assez rare de manifestation fonctionnelle, est constituée, en l'absence de tout autre trouble et malgré une bonne érection, par l'impossibilité de l'intromission. Dans ces cas-là il y a généralement association d'un clou organique léger.

Nous fûmes très étonnés un jour de la confession qui nous fut faite par un neurasthénique génital. Docteur, nous dit-il, je dois être malformé. Je dois avoir la verge conique et par conséquent incapable de pénétrer dans ce cylindre qu'est l'appareil génital de la femme. Mes intromissions sont extrêmement réduites, je suis tout de suite arrêté. Il s'agissait d'un sujet qui avait été circoncis et qui présentait au niveau du frein une cicatrice légèrement douloureuse. C'était le passage de cette cicatrice qui lui causant une sensation légèrement pénible, arrêtait son intromission et était devenu le point de départ de tous les phénomènes qu'il présentait.

De tels cas doivent être très peu fréquents, mais ils méritent néanmoins d'être connus parce qu'ils ne sont pas toujours d'un diagnostic facile.

Il est encore un trouble génital chez les neurasthéniques sur lequel nous désirons attirer l'attention, C'est, malgré une bonne érection, *l'absence complète d'éjaculation*. Nous ne voulons pas parler de son retard qui parfois peut être plus ou moins grand, selon le psychisme du sujet, et c'est là du reste un phénomène peu commun chez le neurasthénique qui a en général l'éjaculation rapide, mais de son absence complète. C'est là un trouble qu'il nous a été donné de constater une seule fois. Il s'agissait d'un homme de trente-huit ans, fort bien portant, qui resté chaste par convictions religieuses s'était marié vierge à trente-sept ans. Il pratiquait le coït tout à fait normalement mais n'arrivait jamais à éjaculer et après des efforts durant souvent une heure, il se retirait toujours en érection et sans avoir abouti. Le point de départ ici avait été une hyperesthésie vaginale de la femme au début du mariage. Le mari commençait le coït, puis au bout d'un moment se retirait sans avoir eu le temps d'éjaculer. Lorsque le vaginisme eut disparu, l'habitude de ne plus aboutir était prise. Un mois de séparation des conjoints fit disparaître le phénomène.

Il existe enfin toute une catégorie de malades qui arrivent à l'impuissance par un mécanisme tout différent. Ici, à proprement parler, il s'agit de manifestations d'un ordre très spécial et ressortant beaucoup plutôt de troubles mentaux, que de troubles névropathiques proprement dits. Nous faisons allusion à toute la catégorie des pervertis génitaux, qui, par des représentations mentales anormales, arrivent à inhiber complètement, par le dégoût qu'ils acquièrent progressivement de l'acte sexuel normal, toute la série des réflexes qui le produisent. Ces malades ne rentrent pas dans le cadre de notre étude, encore que parfois ils s'impressionnent au delà de toute mesure de leur impuissance très spéciale et qui du reste ne s'étend pas aux manifestations anormales de la vie génitale. Nous avons vu de la sorte se développer chez des pervertis génitaux des états neurasthéniques extrêmement graves.

A côté de ces malades, nous en avons vu d'autres chez lesquels les relations sexuelles ne produisaient que des sensations voluptueuses extrêmement atténuées. Mais un tel phénomène existe rarement à l'état pur et il s'associe généralement à d'autres manifestations fonctionnelles. Le plus souvent, la sensation voluptueuse est inhibée par la préoccupation où se trouve le sujet des conditions mécaniques mêmes de ses rapports sexuels.

Et ceci nous amène à rechercher comment se groupent et se succèdent chez un même individu, les diverses manifestations que nous venons de décrire.

Très généralement, les malades entrent dans la neurasthénie génitale par deux voies différentes. Tantôt c'est par le mécanisme de la spermatorrhée, tantôt et plus souvent c'est à la suite d'un « raté d'allumage » que s'installe la série des manifestations génitales. Mais lorsque l'on arrive à la période d'état, on se trouve en présence d'un syndrome morbide dont la spermatorrhée fait souvent partie. A cet état s'associent fréquemment des manifestations urinaires et en particulier tous les troubles de la miction ainsi que les phénomènes douloureux que nous avons signalés dans un chapitre précédent. Quant aux symptômes d'impuissance qui s'associent à la spermatorrhée antécédente ou consécutive, ils sont progressifs. Si tout d'abord il ne s'agit que de phénomènes psychiques par émotion ou obsession qui viennent transitoirement inhiber les fonctions génitales réflexes, assez rapidement les érections deviennent insuffisantes, associées à des éjaculations extrêmement rapides.

En ce qui concerne les relations des manifestations fonctionnelles génitales avec les états neurasthéniques généraux, deux ordres de faits peuvent se voir.

Bornées à des éjaculations trop rapides associées ou non à la spermatorrhée, les localisations génitales se rencontrent très fréquemment chez des individus devenus neurasthéniques pour des raisons sans relations avec la sphère génitale. Les manifestations génitales peuvent devenir chez ces malades le point de départ de préoccupations et d'obsessions surajoutées, qui entretiennent et aggravent leur état, mais leur rôle, en tant que facteur pathogénique, est nul.

Dans beaucoup d'autres circonstances, il n'en va pas de même et le trouble génital est le phénomène initial d'où dérive tout l'état neurasthénique consécutif. On se fait difficilement, en effet, une idée de ce que peut devenir l'état moral chez beaucoup d'individus, lorsqu'ils se sentent atteints dans leur virilité. Il n'est rien qui puisse les toucher davantage. Et nous avons vu des malades pour lesquels des pertes matérielles, de gros chagrins affectifs, étaient considérés comme d'importance à peu près nulle, auprès du prix qu'ils attachaient à leurs atteintes génitales. Il semblerait que la fonction génitale, qui est en somme la fonction capitale, la fonction de reproduction, de perpétuité de l'espèce, qui est la fonction instinctive par définition, ne puisse être touchée sans que la personnalité toute entière de l'individu en soit atteinte. Aussi ne saurions-nous trop conseiller de rechercher toujours chez le névropathe l'état de cette fonction. Ces malades sont parfois si honteux, si humiliés des troubles qu'ils présentent, il leur paraît qu'ils en sont si diminués, que volontiers, ils les dissimuleraient au médecin qui les interroge. C'est une donnée qui n'est pas sans avoir sa valeur, bien que plus habituellement ce soit le phénomène inverse qui se présente et que le malade ne soit que trop disposé, à orienter une symptomatologie souvent complexe autour de ses seules localisations génitales.

B. — Les manifestations génitales de la femme.

La vie génitale de la femme pour être, à coup sûr, moins extériorisée que celle de l'homme, n'en est peut-être pas pour cela beaucoup moins intensive. Or, si l'on a voulu autrefois établir des relations entre la génitalité féminine et les phénomènes de l'hystérie, relations de nature plus que douteuse, il s'en faut que l'on ait considéré comme fréquentes chez la femme, des manifestations ayant quelques rapports avec celles qui, chez l'homme, constituent la neurasthénie génitale. Est-ce réserve des auteurs n'ayant point voulu s'étendre sur un sujet quelque peu scabreux, est-ce discrétion des interrogatoires rarement orientés dans cette direction par crainte de froisser des pudeurs rapidement éveillées, est-ce dissimulation de la part des malades qui volontiers se refusent à toute explication sur les phénomènes de cet ordre qu'elles peuvent ressentir ?

Toujours est-il que pour notre part et d'après notre expérience personnelle, nous sommes depuis longtemps convaincus et de la grande fréquence de ces troubles et de leur extrême importance comme facteurs pathogéniques des états neurasthéniques les plus variés. Et cela s'explique d'autant plus facilement, que dans la vie même de la femme la fonction génitale tient une place prépondérante, car c'est d'elle que dépendent les phénomènes de la maternité.

En ce qui concerne le mécanisme psychique même de ces localisations, une part importante doit tout d'abord être faite à l'*éducation*. Nous avons vu que chez l'homme, la chasteté était une des conditions génératrices fréquentes des psychonévroses à localisation génitale. Le fait de symboliser en quelque sorte les actes sexuels, de les subordonner à des conditions morales ou religieuses a comme conséquence que, dans la consommation des actes génitaux, le psychisme vient prendre une place exubérante, susceptible d'en modifier singulièrement les manifestations physiques. Il ne faut pas oublier que l'acte génital est le plus instinctif des phénomènes de la vie organique et que toutes les manifestations psychiques qui s'y ajoutent sont supplémentaires, inutiles et dangereuses. Or, il est bien certain qu'en ce qui concerne la femme, son éducation sur tout ce qui concerne la génitalité est essentiellement anti-instinctive. On s'applique à cultiver chez elle le sentiment de la pudeur, à lui faire considérer les manifestations génitales comme quelque chose de mystérieux, nous dirions volontiers de honteux. Souvent la jeune fille, au moment même de son mariage, est complètement ignorante de ce que sont les relations sexuelles. Elle en est effrayée et l'éducation qu'on lui a donnée est souvent de nature à déclencher, à propos de ces relations, toute une série de phénomènes émotifs et psychiques qui sont singulièrement susceptibles de les troubler. Non pas certes que nous pensions qu'il faille laisser libre cours aux tendances instinctives, non pas que nous estimions anormales toutes les restrictions que les considérations morales ou sociales apportent aux instincts. Bien au contraire. Mais nous pensons qu'il n'y a pas phénomène moral là où il y a ignorance, inquiétude, émotion. Il n'y a de moralité que consciente. Et si nous sommes persuadés que toutes les méthodes d'éducation qui peuvent troubler l'esprit de la jeune fille sont mauvaises, si nous savons que chez certains sujets l'ignorance constitue encore la meilleure prophylaxie, nous n'en sommes pas moins convaincus que bien des localisations génitales ayant gâché la vie de plus d'une femme, auraient pu être évitées par une éducation rationnelle. Le but d'une saine éducation n'est-il pas d'harmoniser les tendances instinctives des individus avec les règles de la saine morale. Et les méthodes d'éducation qui consistent à annihiler, en quelque sorte, un instinct, à le considérer comme inexistant, à faire penser que toutes ses manifestations sont immorales, nous ont paru entrer fréquemment comme facteurs des obsessions génitales que nous avons pu constater chez certaines femmes. Tout cela, en somme, est question de tact, de moment et de mesure. Et il est bien certain que les éducations dites « intégrales » sont à ce point de vue particulier autant, sinon plus dangereuses. Si certaines éducations qui tendent à méconnaître un instinct qui, dans la vie, doit pouvoir s'exercer normalement sont malsaines, bien plus à craindre encore peuvent être ces éducations qui l'exaltent et le pervertissent. Une répugnance excessive ou un goût trop marqué sont, à des pôles opposés, au point de vue qui nous occupe, de la même importance néfaste.

De fait il est très fréquent de voir des femmes entrer dans la vie génitale en même temps que dans la neurasthénie génitale. Le rôle de la *défloration* est en effet capital dans la genèse des localisations génitales. Tantôt la faute en est uniquement au partenaire, maladroit par ignorance ou par brutalité. Tantôt c'est l'ignorance de la femme qui est en cause et son éducation qui la fait se révolter. Elle prend en horreur tout ce qui de près ou de loin touche à la génitalité. Elle en arrive à faire de véritables *phobies* génitales. Chez elle l'instinct a été inhibé par l'éducation, quand ce ne sont pas les circonstances mêmes de la défloration qui sont intervenues pour annihiler, pour un temps plus ou moins long et parfois d'une façon définitive, les tendances naturelles. Parfois l'instinct, le désir de la maternité subsiste alors que l'instinct génital a disparu, et l'on conçoit les complications de la vie psychique que cela peut amener et le délabrement moral qui peut en résulter. Celui-ci peut être le résultat direct d'autre part, des troubles de la vie conjugale dont de telles manifestations sont suivies presque nécessairement. Il arrive que l'union en soit brutalement rompue. Il arrive aussi que la femme aimant son mari, cherche à dissimuler sa répulsion. Elle y arrivera souvent, mais vivra dans une continuelle angoisse qui ne sera pas sans influer plus ou moins rapidement sur son état moral. Dans les cas les plus heureux, il pourra se faire qu'au bout d'un certain nombre de mois et parfois d'années, elle s'acclimate en quelque sorte. Il n'en est pas moins vrai que, même dans ces circonstances, sa vie toute entière aura pu en subir une fâcheuse direction.

Dans le même ordre d'idées, il est très fréquent que les *violences* exercées sur la femme soient un point de départ, trop légitime celui-là, pour des perturbations génitales graves. Le viol accompli ou simplement esquissé, de simples attouchements, peuvent parfois frapper si fortement l'esprit des victimes que de vigoureuses représentations mentales en naissent, susceptibles de modifier complètement la génitalité féminine.

Le *coït incomplet*, est pour nous une cause très fréquente de localisations génitales de la femme. S'agit-il là d'un trouble physiologique effectif en rapport avec des pratiques anormales? Est-ce l'intervention de phénomènes d'attention dans un acte qui théoriquement doit en être dépourvu, est-ce le remords d'un acte contraire aux lois morales qui est en cause? Tous ces facteurs agissent isolés ou associés et sont plus ou moins prédominants selon les sujets.

Le *mysticisme* est un autre facteur de ces mêmes manifestations. Sans y insister autrement, nous pensons que c'est par les restrictions mentales qu'il introduit dans un acte physiologique, que son intervention se fait sentir.

La *masturbation* peut, elle aussi, être chez la femme le point de départ de troubles génitaux plus ou moins permanents, soit par les préoccupations de conscience qu'elle peut entraîner chez des sujets un peu scrupuleux, soit qu'ayant introduit trop tôt dans la vie génitale les sujets qui s'y livrent, elle donne naissance à toute une série de représentations mentales, avec phénomènes d'association d'idées et de comparaisons qui troublent l'activité génitale normale.

La *stérilité* est responsable de nombre de cas de neurasthénie génitale chez la femme. Stérile, celle-ci se considère comme anormale, comme diminuée. Souvent sa stérilité lui est reprochée par son entourage. Et l'obsession en naît. Plus souvent, à vrai dire, ces malades deviennent ce que tout à l'heure nous étudierons sous la rubrique de *fausses génitales*.

Inversement la *peur de la fécondation*, ce grand mal moderne, peut devenir le point de départ de manifestations phobiques génitales. Son rôle est à rapprocher de celui du coït incomplet.

La *frigidité féminine* est à la fois une cause et un effet. A ce titre nous l'étudierons avec les formes cliniques des manifestations génitales fonctionnelles de la femme.

Tous les mécanismes que nous venons d'envisager ont essentiellement une *action restrictive* sur la vie sexuelle de la femme. Celle-ci peut d'autre part entrer dans cette forme de troubles névropathiques par une voie toute différente. En effet si l'instinct sexuel est susceptible d'être inhibé par certains phénomènes psychiques, d'autres représentations mentales sont au contraire capables de l'exalter.

Dans ce sens la *stérilité* peut encore intervenir. C'est en somme assez rare. Plus fréquemment l'abstinence du mari est en cause qui prive la femme de satisfactions qu'elle considère comme légitimes et sur l'absence desquelles elle s'obsède.

L'*âge* peut aussi jouer un rôle, le fameux âge dangereux où la femme voyant approcher le terme de sa vie génitale, prétend à profiter de ses dernières années.

La *frigidité* peut intervenir aussi bien dans ce dernier sens que dans le sens restrictif, la femme voulant se prouver à elle-même qu'elle n'est point une anormale. Et nous ne parlons pas là des perverties génitales, mais de femmes de mœurs honnêtes, parfois très austères, qui sont la proie d'idées obsédantes contre lesquelles elles luttent. Souvent de l'idée elles ne passent pas à l'action, mais souvent aussi, déprimées par ces obsessions, elles font des états neurasthéniques graves de toutes formes.

Nous en arrivons maintenant à l'étude des formes cliniques sous lesquelles se présentent les manifestations fonctionnelles génitales, considérées en elles-mêmes ou dans leurs conséquences.

Nous étudierons successivement :

1° *Les localisations génitales proprement dites* (spasmes, contractures, algies) ;

2° *La frigidité féminine ;*

3° *Les états neurasthéniques d'origine génitale.*

1° *Localisations génitales proprement dites.*

Ces localisations peuvent être de deux ordres. Les unes répondent à une représentation mentale *de défense*. Tels le *vaginisme* et la *contracture des adducteurs* qui peuvent exister isolément ou s'associer l'un à l'autre. D'autres répondent à l'extériorisation, à la projection de *représentations douloureuses* au niveau des organes génitaux. Telles les *algies génitales*.

Ces deux sortes de manifestations génitales peuvent d'ailleurs se compliquer par l'adjonction de phénomènes urinaires, pollakiurie, algies vésicales, etc...

Le *vaginisme* est constitué par *le spasme douloureux de la musculature vaginale*, se produisant à l'occasion de toute tentative de pénétration intra-vaginale. Son résultat, nous dirions presque *son but*, est de rendre tout rapprochement sexuel impossible.

Dans l'immense majorité des cas, l'origine du vaginisme est d'ordre sexuel. Il se produit consécutivement à un déflorage maladroit, à la suite d'une tentative de viol, à la suite d'un coït douloureux pour des raisons quelconques. Il peut être conditionné par la simple crainte émotive d'un rapprochement sexuel. Mais parfois, la représentation mentale peut être mise en jeu par des éléments d'ordre physique, sur la fréquente existence desquels on a basé la *théorie du vaginisme, spasme réflexe*. Il est certain, en effet, que dans bien des cas — et cela est tout naturel étant donné les circonstances dans lesquelles le vaginisme se crée — il existe des lésions traumatiques ou inflammatoires des organes génitaux consécutives à la défloration. Ces lésions peuvent être douloureuses spontanément ou au contact, et intervenir dans la genèse du spasme. Ce serait alors la production initiale de la douleur qui déterminerait le spasme au moment du coït. C'est peut-être là le mécanisme de certaines formes de vaginisme — *vaginisme supérieur* — où une certaine pénétration est possible et où la contraction vaginale n'est que supérieure. Enfin, dans certains cas ce n'est pas le vagin lui-même qui est hyperesthésié, mais seulement le clitoris.

Mais le plus habituellement dans tous ces cas la douleur agit par mécanisme psychique et en dehors de toute action préalable exercée sur le point douloureux. C'est alors *la peur de la douleur* qui entre en jeu. C'est ainsi que l'on voit le vaginisme persister chez des femmes qui souffrent moralement de leur infériorité génitale et qui ne demanderaient qu'à en être débarrassées. On le voit exister même chez des prostituées !

Il n'empêche que le mécanisme du vaginisme le plus habituel met en cause la peur de l'acte sexuel. C'est comme cela qu'il se constitue dans l'immense majorité des cas. Il peut se compliquer ou persister par l'un des mécanismes secondaires que nous venons d'envisager, inquiétudes sur la production d'une douleur effective par existence de lésions, inquiétude causée par le rappel possible des douleurs antérieures.

Le vaginisme peut encore avoir un mécanisme différent. La production de sensations voluptueuses trop vives, le désir psychique trop violent qui a peur de ne pas se satisfaire, peuvent encore en être le point de départ. C'est là une forme de vaginisme infiniment plus rare et dans ces cas la fixation n'est généralement pas durable.

Le vaginisme constitué est une affection très douloureuse. Mais, à l'interrogatoire des malades, on se rend vite compte de la nature mentale prépondérante de cette douleur que souvent l'approche seule du mâle déclenche, que parfois l'idée seule de l'acte sexuel suffit à créer. Parfois il disparaît brusquement sans cause apparente. Parfois c'est le changement de partenaire qui détermine sa disparition. Le plus souvent, et si elle n'est pas traitée, c'est une affection durable. Nous avons vu des femmes rester chastes toute leur vie à cause du vaginisme. Il va sans dire que leur bonheur conjugal en était singulièrement compromis.

A l'âge de huit ans, une jeune fille en jouant avec son frère reçoit un coup assez violent sur les grandes lèvres. Elle n'en fait part à personne et se croit gravement blessée. Avec les progrès de l'âge se forme peu à peu dans son esprit, l'idée que ce traumatisme lui avait déformé les organes génitaux. Elle prend peur pour tout ce qui a trait aux fonctions de cette région. Lorsqu'elle entendait parler d'un accouchement, elle était prise d'une sorte de terreur. Se croyant mal conformée elle s'était juré de rester célibataire, mais étant très malheureuse chez elle, elle se maria cependant à vingt-six ans. Vue par l'un de nous six ans après son mariage, elle n'avait pas encore pu subir les approches de son mari et jamais aucun médecin n'avait pu l'examiner, par suite de la terreur folle qui s'emparait d'elle au moment de l'examen, terreur qui se traduisait par une angoisse excessive qui aurait pu la porter aux pires extrémités et par une défense invincible des adducteurs, Cette femme était d'autant plus navrée de son état qu'elle désirait ardemment être mère. L'isolement seul eut raison de ces symptômes, et lorsque cette malade fut convaincue qu'elle était conformée normalement et qu'elle consentit à se dilater elle-même progressivement, à l'aide de sondes de plus en plus volumineuses, elle devint si apte au devoir conjugal, que dix mois après sa cure qui avait duré deux mois, elle devint mère. Par la dilatation progressive de son hymen pratiquée par la malade elle-même, et par la persuasion, l'hyperesthésie si intense qu'elle éprouvait à l'entrée du vagin avait disparu complètement.

La contracture des adducteurs peut exister de deux manières différentes. Elle se produit parfois d'une façon intermittente et est alors le plus fréquemment associée au vaginisme. Ce *spasme* des adducteurs se produit exactement dans les mêmes circonstances que le vaginisme et est toujours déterminé par une idée sexuelle aussi bien, pourrait-on dire, *positive* que *négative*. Très habituellement ce phénomène se perd dans l'ensemble symptomatique du vaginisme. Il n'en est pas de même de *la contracture permanente des adducteurs*. Celle-ci peut se trouver chez des hystériques en dehors de tout point de départ génital, comme n'importe quelle contracture musculaire. Il n'en est pas moins vrai que dans l'immense majorité des cas la contracture fait suite à une fixation génitale. Nous avons pu voir la contracture se produire après des tentatives de viol, après la défloration. La crainte seule de tentatives sexuelles peut aussi la déterminer. Tantôt cette contracture se produit brutalement. Il y a pour ainsi dire cristallisation du phénomène de défense que constitue la contracture des adducteurs — *custodes virginitatis*. Tantôt elle exige pour se produire, comme beaucoup de manifestations hystériques, une période de maturation plus ou moins longue.

Lorsqu'elle est réalisée, les jambes de la malade sont en extrême adduction et les genoux accolés l'un à l'autre. Parfois il y a chevauchement d'un membre sur l'autre. Essaye-t-on d'écarter les jambes, la contracture augmente et l'on peut sentir la corde des adducteurs, tout aussi bien que s'il s'agissait d'une affection organique de la hanche. Au reste il n'y a entre cette contracture d'origine psychique et la contracture d'origine organique que peut amener une coxalgie, aucune différence notable. Dans un cas comme dans l'autre il s'agit d'un phénomène de défense. Ici c'est de défense contre la douleur que crée la mobilisation. Là c'est un phénomène de défense contre une tentative sexuelle qui, pour être devenue purement idéatoire, n'en produit pas moins les mêmes résultats. Dans les deux cas c'est un phénomène réflexe, à point de départ périphérique dans la contracture d'origine organique, à point de départ central dans la contracture névropathique. *On se gare en somme et d'une manière instinctive, de la même façon, contre un danger qu'il soit supposé ou réel.* Et c'est là un fait intéressant parce qu'il est gros de données théoriques secondaires, que nous aurons à envisager par ailleurs.

La contracture des adducteurs ainsi créée n'a pas de tendance à rétrocéder spontanément. Elle peut durer très longtemps, quatre ans dans un cas observé par l'un de nous. Elle peut disparaître sous l'influence d'une vive émotion, elle est susceptible de s'éteindre sous l'influence du traitement psychothérapique. Persiste-t-elle dans le sommeil? C'est une question que nous retrouverons lorsque nous étudierons en bloc les contractures hystériques. Notons néanmoins que sa non-persistance pendant le sommeil, ne serait aucunement de nature à modifier notre conception sur son origine. Phénomène de défense, elle est susceptible comme tout phénomène de défense de disparaître ou de s'atténuer pendant le sommeil. Les contractures d'origine organique telles par exemple que celle de la coxalgie persistent dans le sommeil naturel parce que la douleur qui est leur point de départ, continue, même dans cet état, à être ressentie d'une façon subconsciente. Elles disparaissent dans le sommeil chloroformique, comme à plus forte raison la contracture hystérique, parce que dans le sommeil chloroformique la sensibilité douloureuse disparaît.

Cette contracture des adducteurs est généralement extrêmement marquée. Un peu plus atténuée elle peut donner naissance à un ensemble de symptômes créant la coxalgie hystérique. Toutes ces questions nous les retrouverons ailleurs, aussi n'y insistons-nous pas.

Les *algies génitales,* comme les accidents que nous venons de décrire, sont généralement d'origine sexuelle, mais si elles peuvent être augmentées par les manifestations de la vie génitale, leur caractère particulier est d'être des *manifestations permanentes* qui deviennent en quelque sorte *autonomes*.

La pensée d'une malformation physique, un coït douloureux, une leucorrhée un peu abondante, une lésion effective mais transitoire, peuvent être l'origine de la fixation psychique du phénomène douloureux qui, quelle qu'en soit l'origine, finit par être une douleur de cause purement centrale.

Dans certains cas, la douleur qui est localisée le plus souvent au vagin, n'est aucunement augmentée par le contact ou par la pression. Dans d'autres circonstances il semblerait qu'il existe par le fait de la représentation mentale continue, une sorte d'éducation de la sensibilité, un éréthisme de la sensibilité douloureuse, qui fait que la sensibilité vaginale est perçue sous forme douloureuse. Parfois alors le simple contact devient extrêmement pénible et l'algie vaginale peut développer ou entretenir des phénomènes de vaginisme.

Une fois développée cette algie devient *obsédante*. Elle préoccupe les malades à l'extrême. En raison de son siège il arrive qu'elles la dissimulent, qu'elles refusent de s'en plaindre et leur vie parfois peut en devenir un véritable calvaire.

Assez fréquemment les algies vaginales s'accompagnent de phénomènes urinaires, pollakiurie, cystalgie, etc...

Par la préoccupation continue qu'elles amènent, elles sont susceptibles de retentir sur l'état général et de devenir le point de départ de manifestations neurasthéniques graves.

2° *La frigidité féminine.*

La frigidité féminine comporte deux ordres de faits, absence de l'appétit sexuel d'une part, absence des sensations voluptueuses d'autre part. Dans la réalité ces deux ordres de manifestations sont étroitement unis, et nous n'envisagerons ici que la frigidité par absence de sensations voluptueuses, pouvant ou non entraîner à sa suite la suppression de l'appétit sexuel.

C'est là un phénomène assez fréquent, très mal connu, regardé comme sans importance et qui, pourtant, constitue l'origine de troubles de tout ordre retentissant sur la vie conjugale et jusque sur la vie sociale des personnes qui en sont atteintes.

Il peut, dans certains cas, être purement apparent. C'est l'infériorité du partenaire qui est en cause. Cela se rencontre en particulier lorsque l'homme est lui-même un neurasthénique génital à éjaculations extrêmement rapides. Nous retrouverons ces cas plus loin. Pour le moment nous ne nous occuperons ici de la frigidité féminine que dans les cas où le conjoint est à la hauteur de sa tâche.

Il n'y a pas de phénomènes voluptueux sans représentations mentales concordantes et, à plus forte raison, en présence de représentations mentales contradictoires. Et tout le mécanisme de la frigidité féminine réside dans cette proposition.

Tantôt la cause de cette suppression de tout un ensemble de réactions psychophysiques normales, se trouve au début même de la vie génitale. Et ici encore nous retrouvons l'action prépondérante du déflorage maladroit. La femme en prend le dégoût de l'acte sexuel et inhibe du même coup toute la virtualité des sensations voluptueuses. En dehors même de ces conditions où il y a un point de départ physique, des raisons d'ordre moral peuvent intervenir. C'est un mari qu'on aime insuffisamment, qu'on a épousé dans des circonstances fâcheuses, etc.

D'autres fois, et nous en avons observé quelques exemples, c'est un coït incomplet pratiqué dès le début, soit dans le mariage, soit dans une union plus ou moins stable, qui est en cause. Puis pour une raison ou pour un autre, les rapports deviennent normaux, mais la frigidité persiste.

Parfois enfin, ce sont des idées mystiques qui sont en cause et il existe des femmes qui, de par leur éducation, considéreraient comme dégradante et honteuse, la possibilité d'une interprétation sensuelle de la vie génitale.

Cette femme, mère de six enfants, est incapable de toute sensation voluptueuse. C'est qu'à l'âge de sept ou huit ans elle se touchait. Ses parents s'en aperçurent et la punirent sévèrement. On lui apprit à considérer tous les phénomènes de la génitalité comme honteux et blâmables. Mariée, elle subit les rapprochements, mais en ne voulant jamais se laisser aller à son tempérament. Avec les années, s'épuisant peu à peu par des luttes constantes contre ce qu'elle considérait comme immoral, elle tomba atteinte de neurasthénie grave à l'âge de trente-trois ans. Guérie et ramenée à des idées plus justes, après plusieurs mois d'isolement et de psychothérapie, elle resta encore près de deux ans — tant l'inhibition antérieure avait été forte — sans avoir aucun plaisir dans les rapports conjugaux, bien que, ne se faisant plus aucun reproche, elle désirât beaucoup en ressentir.

Dans d'autres circonstances c'est la peur de la fécondation ou inversement, le désir de la maternité ; dans d'autres cas encore, un altruisme génital trop marqué, le souci du plaisir du partenaire, qui vont intervenir pour inhiber toute représentation mentale d'ordre voluptueux.

Un mécanisme tout différent résulte au contraire du désir excessif de cet ordre de sensations. C'est la peur de ne pas les éprouver qui engendre la frigidité.

En effet, la frigidité s'entretient elle-même. Dans les phénomènes sexuels, tous les mécanismes psychologiques de l'attente, du souvenir, des associations d'idées se développent à l'extrême.

Et en l'absence de représentations antérieures, il est évident que le rôle de toutes les facultés imaginatives devient à peu près nul. Et ceci explique d'ailleurs que la frigidité soit un phénomène commun au début de la vie génitale. Mais si la femme ne s'obsède pas de cette frigidité, son éducation se fait rapidement. Si elle s'en obsède ou si l'un des facteurs que nous venons de signaler plus haut intervient, on conçoit que la frigidité s'installe parfois d'une façon définitive.

Il existe en effet des femmes qui ont passé leur vie sans connaître les plaisirs sexuels. Il en est qui, femmes vertueuses, admettent la chose, la considèrent comme définitive et ne s'en préoccupent pas autrement. Au cours des actes sexuels, elles pensent à autre chose. Il en est enfin qui n'éprouvent de plaisir qu'après plusieurs années de mariage.

Inversement il en est qui ne pensent qu'à ça et qui cherchent celui qui leur fera ressentir « la petite mort ». Et bien fréquemment, c'est pour une raison de ce genre, que l'on voit des femmes quitter la vie régulière, prendre des amants et devenir des perverties génitales. On dit que ce sont des chercheuses de sensations. L'erreur est dans ce dernier pluriel. Elles ne recherchent pas des sensations. Elles en cherchent une. Elles sont plus à plaindre qu'à blâmer, car elles sont la proie d'une obsession puissante et tenace qui gâche leur existence physique et morale.

3° *Les états neurasthéniques d'origine génitale.*

En dehors des localisations génitales proprement dites, il existe chez la femme un grand nombre d'états neurasthéniques qui sont d'origine génitale, par psychisme pur. La femme, bien plus communément que l'homme, mêle étroitement sa vie sentimentale et sa vie génitale. Les phénomènes de l'une retentissent sur l'autre et réciproquement. Nous chercherons à démontrer ailleurs que la sentimentalité n'est qu'une forme particulière de l'émotivité et que d'autre part, l'immense majorité des états neurasthéniques ont des phénomènes émotifs à leur base. Toutes les atteintes dans le domaine sentimental ou dans les sphères qui en dépendent plus ou moins étroitement sont donc, et par définition, susceptibles d'être à la base des états neurasthéniques. Et c'est de cette manière, pensons-nous, que si souvent, à l'interrogatoire de ces malades, on trouve comme point de départ des troubles de la vie génitale.

Ces troubles originels sont d'ordres divers. Le rôle de l'abstinence génitale est considérable, qu'il s'agisse de femmes plus ou moins délaissées par leur mari, de veuves ou de vieilles filles, qui s'obsèdent à des degrés divers sur leur manque de satisfactions génitales, sur l'atteinte en elles de l'instinct maternel. Tous les mécanismes que nous avons envisagés au début de cette étude, peuvent intervenir dans la création d'états d'émotivité subcontinue. Ensemble s'y ajoutent des phénomènes neurasthéniques plus ou moins graves, dont il faut savoir rechercher l'origine, origine souvent d'autant plus difficile à déceler qu'elle est, en dehors de toutes manifestations génitales positives, le plus souvent soigneusement dissimulée. Il arrive même souvent, que des femmes ne se rendent pas compte par elles-mêmes de la cause de leur état. Il s'établit pour ainsi dire une sorte de balancement, entre la quantité de la vie génitale physique et l'intensité de la vie sentimentale, pour peu que celle-ci trouve dans la mentalité constitutionnelle des éléments de développement.

Et c'est d'une façon courante qu'on trouve chez les chastes par nécessité, ces états de sentimentalité suraiguë, source d'états émotifs continus et à brève échéance de manifestations neurasthéniques, voire avec amaigrissement et asthénie physique aussi bien que morale.

Ces faits ont leur importance, car ils montrent comment des phénomènes de la vie physique peuvent réagir sur l'état moral des sujets et aussi parce qu'ils permettent d'expliquer un grand nombre d'états, qu'on aurait volontiers tendance à considérer comme cryptogénétiques et pour lesquels on invoque une série de causes organiques.

Avant d'aborder l'étude des fausses génitales, nous voudrions consacrer un court paragraphe aux réactions conjugales des neurasthénies génitales.

La *neurasthénie conjugale d'origine génitale* est un phénomène d'observation courante.

Il arrive parfois qu'un mari présentant des manifestations génitales fonctionnelles, en rende sa femme responsable et qu'il lui fasse partager cette conviction. Dans d'autres circonstances, cette conviction naît spontanément dans l'esprit de la femme qui, en présence de l'impuissance de son partenaire, s'imagine que cela tient à quelque anomalie de sa constitution à elle. Parfois, la femme est hantée par la peur de l'impuissance du mari et en même temps qu'elle entretient chez lui, en le laissant voir, les phénomènes émotifs, source de son impuissance, elle s'inhibe elle-même, devient une frigide qui finit par souffrir pour son propre compte de sa frigidité. Des phénomènes inverses peuvent se présenter et la femme généralement frigide au début de sa vie génitale peut, par sa frigidité, inquiéter son mari qui s'en croit coupable. D'où phénomènes émotifs au moment des rapprochements sexuels et partant impuissance.

Et de la sorte naissent ces neurasthénies conjugales qui gâchent la vie des époux, qui deviennent le point de départ de dépressions physiques et morales, souvent très longtemps persistantes, parce qu'une thérapeutique rationnelle n'est pas intervenue ou n'a pas été provoquée par des confidences. Les malades mettent en effet une singulière pudeur à entretenir le médecin de cette sorte de phénomènes. Et nous avons pu voir des ménages qui vivaient depuis des années, dix ans, vingt ans, d'une existence impossible et qui s'étaient toujours refusé à confesser la cause réelle des troubles qu'ils présentaient.

C. — Les pseudo-manifestations gynécologiques.

Nous pourrions à propos de cette catégorie de troubles, reprendre à peu près textuellement tout ce que nous avons dit au sujet des faux gastropathes.

Essentiellement ce sont là des troubles névropathiques progressifs créés par suggestion médicale. Une leucorrhée légère, des règles un peu abondantes ou un peu prolongées traitées par une intervention thérapeutique locale et en voilà pour des semaines, des mois, parfois des années de soins spéciaux. Et progressivement, au cours de cet espace de temps, s'installeront tous les phénomènes subjectifs qu'un interrogatoire spécialisé aura recherchés. Pesanteur dans le bas-ventre, douleurs dans les reins, fatigue rapide dans la marche ou dans la station debout. D'autres phénomènes pourront s'associer du côté des voies urinaires ou du côté du tube digestif. Fausse utérine, la femme deviendra par une diffusion d'ordre suggestif, une fausse gastropathe, une fausse urinaire.

Quant aux points de départ mêmes de telles manifestations ils sont variables. Tantôt ce sont les troubles légers quasi-physiologiques que tout à l'heure nous avons signalés. Tantôt ce sont des femmes désireuses de maternité qui consultent un gynécologue. Tantôt encore ce sont les manifestations génitales que nous étudierons tout à l'heure, qui sont le point de départ d'erreurs d'interprétation et orientent l'esprit de la femme, vers la conception d'une atteinte effective de son appareil génital.

Et alors intervient le médecin qui souvent, au lieu de s'efforcer de détourner l'attention de la malade de son appareil génital, se croit en droit et en devoir de « faire quelque chose ». On met des tampons, on fait suivre une hygiène spéciale, on pratique des dilatations, quand on ne recourt pas au massage gynécologique qui, de tous les procédés de la thérapeutique spéciale, est encore celui qui fixe au maximum l'esprit d'une patiente sur ses voies génitales.

Nous avons pu voir un nombre considérable de femmes, dont l'existence était toute entière orientée autour de métrites dont l'existence même était tout au moins douteuse. De la sorte se créent de fausses utérines. De la sorte se créent aussi de pseudo-salpingites, de pseudo-ovarites, parce que des femmes qui ont ressenti, à la suite de suggestions diverses, des douleurs plus ou moins vagues dans les régions correspondantes ont consulté des médecins qui les ont soignées pour des affections qu'elles n'avaient pas.

Et si le phénomène local est en lui-même sans grosse importance, ses conséquences peuvent être extrêmes, par tous les soucis moraux et matériels que les dépenses faites, que l'immobilisation subie, que les obsessions créées de la sorte peuvent amener. Ici encore des états neurasthéniques intenses et graves peuvent suivre, dont le point de départ réside dans une erreur d'interprétation de la part de la malade et aussi il faut bien le dire de la part du médecin.

Une dernière classe de faits nous reste à envisager. C'est de la *grossesse nerveuse* que nous voulons parler. Ici il ne s'agit habituellement plus à l'origine d'hétéro, mais d'auto-suggestion. Ce sont des femmes que hante l'idée de la maternité, soit qu'elles la désirent, soit qu'elles la craignent à l'excès. Et alors se développent chez elles un curieux ensemble de phénomènes qui simulent la grossesse au point que, la gravidité utérine mise à part, tous ses symptômes s'y trouvent. Suppression des règles, ou tout au moins irrégularité, développement progressif de l'hypogastre, modifications des seins, troubles dits sympathiques, chaleurs, vomissements, etc., en marquent les étapes.

Le tympanisme abdominal localisé peut partiellement s'expliquer par des modifications plus ou moins conscientes de la tonicité musculaire de la paroi — contractions et relâchements. Si d'autre part, les troubles sympathiques peuvent à la rigueur être de nature suggestive, comment concevra-t-on le rôle direct de la suggestion sur l'aménorrhée, sur les modifications des seins. Et n'en est-on pas amené à concevoir que des modifications organiques, peuvent directement se produire sous l'influence d'une représentation mentale persistante ?

En effet, les signes de la grossesse en dehors des signes physiques proprement dits, sont parfois si marqués qu'ils peuvent faire illusion même au médecin. On a vu dans certains cas, le diagnostic ne se poser que par la prolongation des signes bien au delà des limites normales de la gestation. Mais parfois la fausse grossesse nerveuse peut être suivie d'un faux travail. La femme en ressent toutes les douleurs. La parturition seule fait défaut.

Ces considérations sur la grossesse nerveuse nous amènent à l'étude d'un dernier phénomène. On sait que l'émotion peut arrêter ou supprimer les règles et partant on peut se demander si l'*aménorrhée* est une manifestation névropathique ? Qu'elle existe dans un grand nombre d'états nerveux, au cours de l'anorexie mentale, au cours de certains états mélancoliques, que chez des hystériques, voire chez des neurasthéniques, ce soit un fait d'observation courante cela n'est pas douteux. Mais quelle est son interprétation. Il nous paraît bien certain que dans le plus grand nombre des cas l'aménorrhée résulte non de l'état névropathique, mais de l'état cachectique plus ou moins marqué qui par insuffisance de l'alimentation a été le résultat de l'état névropathique primitif. Par ailleurs on peut voir des états névropathiques se développer secondairement chez des chlorotiques, des anémiques, des tuberculeux, des génitales, chez lesquelles la suppression des règles est un phénomène habituel.

En dehors des cas de grossesse nerveuse où l'aménorrhée est un fait positif et paraissant d'origine névropathique, mais où elle est rarement absolue, la question même de l'aménorrhée, considérée en tant que phénomène névropathique reste encore à résoudre.

CHAPITRE IV

LES MANIFESTATIONS FONCTIONNELLES DANS L'APPAREIL RESPIRATOIRE

Les localisations névropathiques sur l'appareil respiratoire sont évidemment beaucoup moins fréquentes que celles qui se font sur l'appareil digestif ou sur l'appareil génito-urinaire. Elles n'en sont pas moins d'une observation relativement assez courante.

Nous étudierons successivement les troubles nasaux et laryngés, puis les troubles respiratoires proprement dits.

Les *troubles nasaux* sont d'origine diverse. Souvent là aussi la suggestion médicale intervient. Ce sont des malades qui ont bien un clou organique léger, une muqueuse quelque peu congestionnée, un cornet anormal, troubles en somme sans grande importance, qui peuvent et méritent d'être traités chez des sujets non impressionnables. Soignez au contraire, dans ces conditions un névropathe, loin de l'améliorer, vous arriverez très généralement à fixer en lui la notion d'une affection nasale, autour de laquelle s'orientera son psychisme. Des troubles multiples pourront en découler.

L'action de la représentation mentale sur la sécrétion pituitaire est un phénomène banal. Quand a-t-on plus envie de se moucher que lorsqu'on a oublié son mouchoir ? Et de la sorte nous avons vu des nerveux, imbus de la conviction d'une lésion nasale, vivant continuellement le mouchoir à la main, se moucher vingt, cinquante fois à l'heure.

Parfois la représentation mentale amène un reniflement

pouvant aussi se répéter un nombre considérable de fois. Il peut de la sorte en résulter de véritables *tics* d'origine nasale.

Parfois encore les choses se compliquent et le malade persuadé qu'il ne peut plus respirer par le nez, en éprouve une gêne parfois très marquée de la respiration proprement dite, sur laquelle consécutivement s'est fixée son attention.

Ici, comme dans toutes les autres localisations fonctionnelles, des états neurasthéniques graves peuvent suivre par le mécanisme habituel : Soucis matériels résultant de dépenses thérapeutiques, perte de l'aptitude au travail par dérivation de l'attention, etc. Nous en avons vu des cas, c'est cependant chose rare.

Les *localisations laryngées* sont peut-être plus fréquentes que les localisations nasales. Nous n'envisagerons pas ici le *mutisme hystérique,* manifestation complexe que nous retrouverons par ailleurs. Nous nous trouvons dès lors en présence de trois catégories de malades. Les uns sont des *phobiques* du larynx, d'autres sont à des degrés divers atteints d'*aphonie,* d'autres enfin présentent des phénomènes *spasmodiques*.

Les manifestations névropathiques constituées par la simple fixation du psychisme des sujets sur leur larynx, sont relativement très fréquentes et cela s'explique par la multiplicité des fonctions qui nécessitent l'usage d'une voix en bon état de conservation, chanteurs, acteurs, avocats, orateurs, crieurs de toutes catégories. Que chez ces personnes un trouble laryngé quelconque survienne un jour accidentellement, ou que même simplement et sans cause, l'idée d'un trouble laryngé possible vienne à hanter leur esprit, et la *fixation* peut se produire.

Parfois ces malades courent les consultations des spécialistes. Consciencieux, ceux-ci leur affirment qu'ils n'ont rien. Ils vont en voir d'autres, jusqu'au jour où ils trouvent le spécialiste qui, parfois de guerre lasse, consent à les traiter localement. Le malade sera désormais et souvent pendant longtemps un *faux laryngé*.

Ce sont ces sujets que l'on voit prendre des précautions

infinies, superposer tous les foulards, sucer toutes les pastilles que la presse quotidienne leur recommande en quatrième ou sixième page. La peur du courant d'air les hante. Un changement de température les terrifie.

Parfois les phénomènes ne restent pas purement psychiques et la situation se complique. Les malades *essayent* leur voix toute la journée. Ils toussotent pour l'éclaircir. Ainsi peut naître une *toux* d'origine purement névropathique qui, d'abord volontaire, se produit plus tard d'une façon purement automatique.

Les choses peuvent aller encore plus loin et ces mêmes malades peuvent, par simple représentation mentale, et pour peu qu'ils soient auto ou hétéro-suggestibles, faire des phénomènes d'*aphonie*, d'*enrouement*, plus ou moins marqués.

Parfois il y a simple diminution du volume de la voix. Le malade n'ose en quelque sorte pas parler. Il chuchote plus qu'il ne parle. Parfois un enrouement se produit, en relation vraisemblable avec les asynergies musculaires que la représentation mentale peut créer. Ne voit-on pas d'autre part, sous l'influence de phénomènes émotifs, la voix être coupée, sa tonalité en être modifiée. C'est ce que l'on a appelé la *voix blanche*. Ce sont ces mêmes phénomènes que la préoccupation laryngée continue est susceptible d'amener. Ici, comme nous l'avons déjà constaté par ailleurs, comme nous aurons encore à le signaler maintes fois, les phénomènes de préoccupation, d'obsession si l'on préfère, localisée à un organe, constituent à la longue dans cet organe, les phénomènes mêmes que l'émotion-choc est susceptible de produire directement et brutalement.

Le *spasme des cordes vocales* peut aussi se rencontrer chez les névropathes. Nous avons vu de la sorte dans le service de l'un de nous une malade ancienne hystérique, extrêmement singulière, qui fut examinée par tous les spécialistes, sans qu'aucuns d'entre eux pût attribuer les phénomènes qu'elle présentait à quelque atteinte organique que ce fût. Il s'agissait d'un spasme laryngé se produisant d'une façon particulièrement intense, quand la malade était couchée, mais qui persistait même dans la station assise ou debout quoique, alors, moins marqué. Il s'accompagnait de phénomènes de cornage, de tirage sus et sous-sternal. Le cornage disparaissait complètement pendant le sommeil. Ce spasme était apparu à la suite d'une violente émotion, et une fois installé avait tout d'abord présenté quelques rémissions pour devenir ensuite permanent. L'examen du larynx pratiqué à maintes reprises montrait une glotte béante, avec des cordes vocales normales, fonctionnant aisément, sans paralysie et sans spasme. Du fait de la persistance d'un bon état général, de l'absence de cyanose, de la disparition totale des phénomènes pendant le sommeil, de leur diminution pendant les insomnies de la nuit et lorsque la malade ne se croyait pas observée, enfin à cause du passé névropathique du sujet on porta le diagnostic de spasme fonctionnel, hystérique, des muscles constricteurs de la glotte. Ce diagnostic fut encore confirmé par ce fait qu'un simulacre de cathétérisme du larynx fit disparaître le spasme. Cette malade que l'un de nous observe depuis dix ans et chez laquelle l'affection date de quinze ans, est toujours dans le même état.

A ce degré, de telles manifestations sont rares. Moins marquées ou ne se produisant que par intervalles, elles se voient assez souvent. Dans ce cas-là elles ont assez fréquemment une genèse particulière. C'est le fait d'avaler de travers qui en a été la première origine. Un sujet ayant par une fausse déglutition, introduit dans ses voies respiratoires un peu de liquide ou un corps solide, est pris à ce moment d'un spasme légitime, Mais désormais il va vivre dans la crainte, presque dans l'attente de ce spasme, qui pourra se produire à l'occasion du moindre trouble de la déglutition ou même en dehors de tout trouble de ce genre, par simple représentation mentale ou à l'occasion d'émotions vives ou légères.

Les *troubles respiratoires* proprement dits des névropathes sont extrêmement intéressants à étudier, parce qu'ils ont une objectivité suffisamment nette pour qu'on puisse aisément les déceler, les analyser, et isoler les différents mécanismes qui sont susceptibles de les produire. Ici encore nous nous trouvons en présence de deux classes de malades. Les uns sont des *phobiques des maladies des voies respiratoires.* Nous les retrouverons tout à l'heure. Les autres présentent des *localisations fonctionnelles effectives.*

La *diminution de la ventilation pulmonaire* est un fait banal qui existe chez tous les névropathes en état de préoccupation ou d'obsession. Ce n'est là en quelque sorte qu'un phénomène normal, dont la continuité seule est anormale. Tout phénomène d'*attention,* d'attente, ou de préoccupation, même chez l'individu le plus sain, s'accompagne d'une diminution du nombre et de l'étendue des mouvements respiratoires. Observez un travailleur en train de chercher une solution ardue, voyez un ouvrier au cours d'une délicate et fine besogne, regardez un mystique dans une église pendant ses oraisons, examinez l'attitude des auditeurs au cours d'une histoire palpitante, et vous pourrez constater que chez tous ces individus la respiration est rare et peu étendue et que, même sans participation aucune de phénomènes émotifs, ils sont obligés de faire de temps à autre une grande inspiration, qui répond au besoin organique créé par l'insuffisance au cours de la période d'attention, de la fréquence des inspirations et du quotient respiratoire.

Or le nerveux en période d'accidents est en somme en état d'attention, d'observation, d'attente, de préoccupation *continue,* et il immobilise son thorax d'une façon évidemment relative, mais qui n'en est pas moins suffisante, pour qu'il prenne au bout d'un certain temps l'habitude d'une respiration insuffisante.

Nous avons systématiquement recherché au spiromètre, le volume d'air expiré par un assez grand nombre de névropathes atteints des localisations les plus diverses. Nous avons pu de la sorte nous rendre compte que, en fait, il y avait chez tous ces malades une diminution parfois considérable de la capacité vitale, et de l'air courant.

Pour l'air courant nous avons obtenu des chiffres de trois cents, de deux cents, voire de cent centimètres cubes au lieu de la normale de cinq cents. Pour la capacité vitale elle dépassait rarement trois litres et les chiffres habituels oscillaient entre un litre et demi et deux litres et demi, chez des individus par ailleurs très normalement constitués. Nous nous sommes, bien entendu, au cours de cet examen, garés contre tout phénomène de suggestion, nous contentant de montrer au malade la manœuvre de l'appareil, sans lui dire le but de notre recherche et le résultat probable. Toujours, pour que le malade ne pût se rendre lui-même compte du résultat obtenu, nous recouvrions le cadran de l'appareil avec son couvercle dans nos premiers examens.

Voilà donc un premier fait objectivement constaté et assez gros de conséquences. D'une part il explique la rapidité de l'essouflement pendant que le sujet marche, parle, voire dans la station debout. D'autre part il est bien certain que l'insuffisance de la ventilation pulmonaire, phénomène d'origine névropathique, peut avoir ses conséquences au point de vue des échanges organiques. Et nous ne serions aucunement surpris, si un certain nombre des modifications urinaires qui ont été signalées chez les nerveux, tenaient à des phénomènes de ce genre ou aux phénomènes inverses, que l'on peut aussi observer dans certaines circonstances spéciales.

Cette même diminution de la respiration peut constituer une manifestation névropathique autonome dont nous avons pu observer un assez curieux exemple.

Mme X..., âgée de quarante-deux ans, mère de six enfants, est atteinte d'un trouble respiratoire très particulier. A différentes reprises dans la journée quand celle-ci est bonne, trois ou quatre fois à la minute quand la journée est mauvaise, la malade est prise de grandes inspirations, rappelant tout à fait ce que communément on désigne sous le nom de « soupir de soulagement ». Le trouble remonte à deux ans. Son apparition a coïncidé avec des préoccupations de tout ordre. Il est accru par l'émotion. Le fait d'aller dîner en ville, de recevoir, etc..., l'augmente dans des proportions considérables. De plus la malade a cru remarquer que quelques jours avant l'apparition des règles il augmentait spontanément. En plus de ce phénomène très particulier, la malade présentait des signes d'astasie-abasie très marqués.

En examinant attentivement la malade lorsque le phénomène se produisait — et ajoutons qu'au début il suffisait de chercher à l'observer pour le voir se manifester — voici ce qu'on pouvait constater. La malade restait en apnée à peu près absolue pendant un certain nombre de secondes. Nous avons chronométré ces pauses respiratoires, nous les avons vu durer quinze, vingt et trente secondes. La pause se terminait par une grande inspiration involontaire. Il est évident que, dans ce cas, la grande inspiration était sous la dépendance directe de l'apnée et, en commandant à la malade de respirer d'une façon régulière, à la vitesse de huit à dix respirations profondes par minute, le phénomène ne se produisait plus. L'intensité et la fréquence de ces grandes inspirations, était directement proportionnelle à l'attention portée par la malade sur le phénomène ou à l'attente qu'elle en avait. C'est ainsi que craignant de le voir se produire au cours de ses occupations mondaines, il y avait là une raison péremptoire pour qu'effectivement il se produisît.

Cette malade avait fini par restreindre sa vie à l'extrême, par ne plus sortir de chez elle et naturellement l'accident névropathique dont elle souffrait, passé à l'état de véritable obsession, n'avait fait que s'en accroître.

Voilà donc une première série de troubles dans lesquels intervient le mécanisme de l'attention, de la préoccupation plus ou moins obsédante, troubles qui peuvent se compliquer singulièrement quand l'attention vient à se porter sur les voies respiratoires elles-mêmes.

L'*émotion* agit d'une façon fort fréquente sur la respiration et sous deux formes différentes. Tantôt il y a pour ainsi dire sidération de la fonction respiratoire, qui est *coupée*. Les malades se plaignent d'avoir le thorax serré, ils souffrent de l'*étreinte,* de l'*oppression* émotive et ne peuvent plus respirer. Les émotions se reproduisant déterminent de nouveau le même phénomène et peuvent, dans certaines circonstances, intervenir pour créer la diminution de la ventilation pulmonaire dont nous venons de parler.

En tant que créatrice de manifestations fonctionnelles respiratoires, l'émotion agit beaucoup plus habituellement dans un sens tout opposé. Et le *pseudo-asthme nerveux* constitue le type de ce qu'on pourrait appeler l'*émotivité respiratoire.*

En voici tout d'abord deux exemples qui nous feront bien comprendre la genèse de ce trouble :

M. X..., âgé de trente-huit ans, possède un petit fonds de commerce à Paris. Il se réveille une fois au milieu de la nuit, croit entendre du bruit dans sa boutique, il s'inquiète, il s'affole et est pris d'une polypnée intense. Il manque d'air et est obligé de courir à sa fenêtre pour en chercher. Le phénomène dure plusieurs heures, puis enfin il se calme petit à petit, mais notre malade ne peut de la nuit retrouver le sommeil. Le lendemain il se réveille à nouveau et cette fois sans aucune cause émotive, les mêmes phénomènes se reproduisent. Cependant la durée de l'accès est peut-être moins considérable. Il se recouche et peut se rendormir, mais se réveille une seconde fois et est pris d'une deuxième crise. Dans les semaines qui suivent l'affection persiste. Et notre malade est pris de une à quatre fois par nuit de symptômes du même genre. Jamais ces crises ne surviennent dans la journée. Il ne nous a pas été permis de les voir nous-mêmes et nous ne pouvons pas savoir si la période de polypnée est précédée ou non d'une période d'apnée. D'après les dires du malade il paraîtrait qu'il n'en serait rien et que la polypnée se produirait d'emblée dès le réveil.

Quel est le mécanisme en cause dans le cas particulier. Il nous paraît certain que la première crise a été constituée exclusivement par des manifestations émotives. Quant aux crises suivantes c'est le rappel de la manifestation antérieure qui les a créées. Toujours est-il que rassuré sur son état, le malade ne présenta plus de phénomènes analogues.

Un autre cas tout à fait semblable nous fut présenté par un

malade de trente ans, imprimeur et publiciste, très occupé de questions politiques et qui en pleine période électorale fut réveillé brusquement la nuit. Il crut qu'on l'appelait à son imprimerie, il sauta de son lit à la hâte et fut pris d'un accès d'oppression avec polypnée qui dura environ deux heures et finit par se calmer. Le même phénomène réapparut les jours suivants et lorsque nous vîmes le malade il souffrait de la sorte depuis trois mois. Chez lui aussi, nous ne pûmes arriver à savoir si préalablement à la période de polypnée, il existait une période d'apnée.

Il est inutile d'ajouter que ces deux malades se croyaient très gravement atteints, qu'ils étaient extrêmement obsédés par leur affection. Ils avaient la conviction d'être urémiques, cardiaques ou pour le moins asthmatiques. Et leur guérison cependant, chez l'un comme chez l'autre, fut l'affaire de quelques jours.

Quant à la physiologie pathologique de tels accidents, nous n'en possédons pas une interprétation positive, en l'absence de renseignements précis sur leur mode exact de début. Sont-ce des malades qui sous l'influence de l'émotion ont une période de « respiration coupée » avec apnée et sensation d'étouffement, suivie d'une période en quelque sorte compensatrice de polypnée ? Ou bien n'est-ce pas plutôt l'émotion qui d'une façon immédiate et directe les a rendus haletants ? Les deux mécanismes sont également admissibles. Il est possible aussi qu'ils puissent se combiner chez un même sujet.

De telles manifestations sont d'un diagnostic relativement aisé. En l'absence de tout symptôme cardiaque ou rénal on ne pourrait guère penser qu'à de l'asthme vrai. De telles crises en diffèrent cependant considérablement, d'abord par l'absence de tout phénomène sécrétoire, ensuite par le type même de l'accident respiratoire. S'il y a des phénomènes d'oppression ou d'angoisse, ces manifestations s'accompagnent d'une *polypnée* et non pas d'une dyspnée à prédominance expiratoire comme dans l'asthme.

Un troisième type de localisations fonctionnelles respiratoires est constitué par les *immobilisations* plus ou moins étendues de la cage thoracique.

Mlle X..., âgée de trente-trois ans, nous fut amenée un jour comme une malade de médecine générale et pour contrôler un diagnostic de tuberculose pulmonaire au début, qu'on avait porté sur elle.

A l'examen, on trouvait en effet qu'au sommet droit le murmure vésiculaire était extrêmement diminué, presque absent. La percussion, l'auscultation de la voix ou de la toux, les vibrations donnaient cependant des deux côtés des résultats identiques. A un second examen un peu plus poussé, on constatait que la diminution du murmure vésiculaire ne résidait pas seulement au sommet, mais encore sur toute la hauteur du poumon droit.

Or jamais cette malade n'avait eu de pleurésies ou d'affection respiratoire quelconque. De quoi s'agissait-il donc?

En remontant un peu dans l'anamnèse, on apprenait que six mois auparavant, la malade avait eu une arthrite scapulo-humérale droite extrêmement douloureuse. Les mouvements respiratoires exagéraient les phénomènes douloureux. Dans ces conditions la malade, par peur de la douleur et d'une façon purement réflexe, avait immobilisé son côté droit. Les manifestations douloureuses disparues, l'immobilisation avait persisté. L'habitude était prise. De fait l'examen cyrtométrique montrait la moins grande expansion de la cage thoracique à droite qu'à gauche, dans les mouvements d'inspiration.

Nous avons pu voir des phénomènes analogues succéder à un point de côté, à une névralgie intercostale, à des éruptions de zona, à des fractures de côte. Leur origine est en somme organique. Leur persistance, indéfinie — en dehors d'interventions thérapeutiques ayant pu fixer l'idée du malade — et alors que le phénomène douloureux initial a depuis longtemps disparu, constitue en somme un phénomène névropathique, une manifestation phobique plus ou moins consciente par peur d'une douleur qui n'existe plus.

Il existe enfin, dans ce même domaine, un trouble fonctionnel, sur l'interprétation duquel il est assez difficile de se prononcer. Nous voulons parler de la *sensation d'oppression continue* dont se plaignent certains névropathes. Il est bien entendu que là il ne peut plus s'agir de manifestations respiratoires proprement dites, mais bien de phénomènes cœnesthésiques. De fait, cette sensation d'oppression fait partie des phénomènes de l'angoisse chez les mélancoliques. Il n'en est pas moins vrai qu'elle se rencontre assez fréquemment chez de simples neurasthéniques. Étant donné ce que nous avons dit au début de cette étude, sur la diminution de la ventilation pulmonaire chez presque tous les névropathes, il se peut que ce soit là que réside la cause mixte — organique d'origine névropathique — de cette sensation, si souvent relatée par les nerveux dans leur histoire.

Nous n'envisageons ici que l'oppression plus ou moins continue. A titre de phénomène passager, nous avons déjà vu plus haut qu'elle faisait partie intégrante des manifestations du choc émotif, soit qu'ici encore il s'agisse de phénomène cœnesthésique, soit que l'apnée d'origine émotive puisse être mise en cause.

En somme, l'étude de ces localisations respiratoires nous a permis d'isoler trois mécanismes. L'un est dû à l'attention, un second est créé par les états émotifs, un troisième enfin est constitué en quelque sorte par des cristallisations d'attitudes vicieuses. Il nous a paru que les troubles dus à ce dernier mécanisme méritaient d'entrer dans la classe des manifestations névropathiques. En effet, si l'attitude vicieuse d'une façon générale est un phénomène organique, sa durée indéfinie en dehors de toute altération organique persistante, ne s'observe que chez des névropathes.

Et cette triple origine des accidents, que cette étude des manifestations respiratoires nous a permis de mettre en lumière, est en quelque sorte schématique pour tous les accidents fonctionnels. C'est là une question que nous retrouverons plus loin, mais qu'il nous fallait indiquer dès à présent.

Nous en arrivons maintenant à l'étude des *manifestations pho-*

biques siégeant sur l'appareil respiratoire et de leurs conséquences.

Les affections de l'appareil respiratoire et tout en particulier la tuberculose pulmonaire sont si fréquentes, qu'il n'y a rien d'étonnant à ce que des fixations psychiques se fassent sur l'appareil respiratoire. Ce qui est au contraire curieux, c'est de voir qu'elles sont en somme relativement peu nombreuses. Les faux gastropathes, les faux urinaires, les faux cardiaques se rencontrent d'une façon bien plus banale que les faux pulmonaires. Cela tient sans doute à ce que l'imagination, en dehors de tendances hypocondriaques caractérisées, ne se fixe pas volontiers sur des affections qui sont considérées comme immédiatement dangereuses. Les névropathes, faux organiques, se donnent en général de la marge et contrairement à ce qui se passe chez les hypocondriaques, ils cultivent assez peu les affections considérées comme mortelles.

Pourtant le groupe des faux pulmonaires existe. Et la genèse psychique de ce trouble est complexe.

Tantôt il s'agit d'individus à hérédité tuberculeuse. C'est un père, une mère, un frère, parfois un enfant, qu'on a perdu de tuberculose pulmonaire. Et alors, l'idée d'une hérédité possible ou probable hante le malade et devient le point de départ de sa fixation psychique.

Tantôt ce sont des considérations sur une contagion possible qui sont à la base de l'orientation. Nombreux par exemple sont les étudiants en médecine, voire les médecins, qui, à un moment de leur vie, se sont crus tuberculeux en dehors de toute symptomatologie réelle.

Une affection respiratoire effective, une grippe, une trachéite, une bronchite, un point de côté, et c'en est quelquefois assez pour que pendant des années, des malades vivent avec cette impression qu'ils sont des tuberculeux.

Enfin, ici encore, le médecin est souvent responsable d'une orientation que par une auscultation trop minutieuse, par un interrogatoire trop précisé, il aura déterminée. Combien y a-t-il d'individus qui de la sorte sont restés sous l'obsédante préoccupation de la possibilité d'une tuberculose en évolution, parce qu'on leur a demandé s'ils n'avaient jamais craché de sang, s'ils ne toussaient pas habituellement, s'ils n'avaient pas de tuberculeux dans leur famille.

Mais ce n'est pas toujours la tuberculose qui sera en jeu. Parfois ce sera l'asthme, parfois l'emphysème, parfois la bronchite chronique. Nous avons vu des malades vivant avec l'impression théorique qu'ils avaient des adhérences pleurales.

L'orientation psychique une fois faite, quels sont les phénomènes qui vont se développer?

De tous, le plus fréquent est à coup sûr la toux. Hantés par l'idée de leur affection respiratoire possible, les malades s'efforcent de tousser, pour voir s'ils ne rendront pas quelques sécrétions bronchiques plus ou moins striées de sang. Cette toux, d'abord volontaire, devient plus tard automatique. Le malade éprouve une sensation d'irritation, de démangeaison de la gorge et il est pris, d'une façon plus ou moins continue, de cette petite toux brève, sèche, répétée, qu'on a caractérisée sous le nom de *toux nerveuse*.

Par un mécanisme analogue se créeront des *algies thoraciques*. Le faux pulmonaire, à force de s'examiner, de se palper, finira par se découvrir une région plus particulièrement sensible. La représentation mentale de cette douleur s'extériorisera sous la forme d'une algie thoracique localisée, s'accompagnant parfois d'une hyperesthésie cutanée de la zone atteinte.

D'autres manifestations pourront encore se produire par un mécanisme tout différent. Les malades, atteints théoriquement dans leurs voies respiratoires, ont une peur intense de se refroidir. Ils font alors ce qu'on a dénommé la *phobie du froid*. Ils se couvrent de vêtements, portent deux ou trois manteaux qu'ils enlèvent ou qu'ils remettent en passant d'une pièce dans une autre. Lorsqu'ils ont le dos à la cheminée, ils mettent des couvertures sur leur poitrine, pour ne pas créer sur deux points de leur organisme de différences de température. Ont-ils une impression de froid, ils font immédiatement des phénomènes émotifs très marqués. Nous en avons vu un qui, dans ces circonstances, était chaque fois pris d'une transpiration abondante localisée au tronc. Ne parvenait-il pas à rentrer immédiatement chez lui pour changer de linge, il s'en trouvait malade et « refroidi » pour plusieurs jours qu'il passait à se réchauffer.

Enfin, par l'attention que ces malades portent sur leurs fonctions respiratoires, ils sont susceptibles de faire toutes les localisations fonctionnelles effectives que nous avons étudiées.

Il va sans dire qu'il est rare, que la préoccupation obsédante ne finisse pas par retentir sur l'ensemble de l'état moral et physique du sujet. Soit que trop préoccupé il ne s'alimente plus suffisamment, soit que pour des considérations thérapeutiques il s'alimente trop, il peut de la sorte devenir un faux, voire un vrai gastropathe. Cachectisé et déprimé, le faux pulmonaire peut devenir un vrai tuberculeux. Enfin, préoccupé, distrait de la sorte de ses affaires et de ses préoccupations, rendu émotif à l'excès, il finit presque toujours par devenir un grand neurasthénique, si une heureuse intervention thérapeutique n'a pas arrêté suffisamment à temps l'évolution des choses.

Répétons encore à propos de ces malades ce que nous avons déjà dit pour d'autres manifestations phobiques. Ce ne sont pas des hypocondriaques. Une erreur d'interprétation est à la base de leur état. Ils en peuvent guérir parfaitement et complètement si on redresse leur erreur. Par contre quel est le médecin qui peut se vanter d'avoir jamais guéri un hypocondriaque, un nosomane?

Avant de clore ce chapitre il nous reste quelques mots à dire de deux phénomènes, à savoir le hoquet et l'hémoptysie hystérique. Nous les avons relégués à cette place pour des motifs définis, le hoquet parce qu'il n'est pas à proprement parler un phénomène respiratoire, l'hémoptysie parce que sa réalité même nous paraît douteuse.

On sait que le *hoquet* est causé par une contraction brusque du diaphragme. Cette contraction est le plus souvent réflexe. Elle peut avoir un point de départ péritonéal, elle peut avoir une origine gastrique, œsophagienne ou respiratoire. Le *hoquet* purement névropathique ne se trouve guère que chez des hystériques. En ce qui concerne très particulièrement ce phénomène dont nous avons vu un certain nombre d'exemples, nous ne serions pas éloignés de croire qu'il s'agit dans ces cas d'une contraction plus ou moins volontaire, d'une quasi-simulation si l'on préfère. Peut-être cependant la représentation mentale créée par un hoquet effectif antérieur peut-elle suffire à rappeler ce trouble. Nous n'oserions pas l'affirmer ni cependant le nier.

Quant à l'*hémoptysie* hystérique, comme toutes les hémorragies dites supplémentaires, c'est-à-dire se produisant aux lieux et places des règles absentes, elle nous laisse fort sceptiques. Qu'on ait constaté chez des hystériques des hémoptysies, il n'y a point là de doute. Mais que ces hémoptysies ne fussent pas dues à une tuberculose en évolution, la chose n'est rien moins que sûre. En tout cas, il ne s'agit pas là d'un fait suffisamment positif pour qu'on puisse le ranger, avec quelque sécurité, au nombre des manifestations fonctionnelles classées.

CHAPITRE V

LES MANIFESTATIONS FONCTIONNELLES DANS L'APPAREIL CARDIO-VASCULAIRE

A. — Le cœur.

De toutes les fonctions de l'économie, la circulation est peut-être celle qui, au moindre degré, peut être modifiée par la volonté. Alors que dans une certaine mesure on peut arrêter sa respiration, alors qu'une simple représentation mentale sans l'adjonction de manifestations émotives est susceptible d'entraver, comme nous l'avons vu, les phénomènes de la digestion, en ce qui concerne la circulation rien de pareil n'existe. Les actions volontaires, des représentations mentales de tout ordre, sont incapables par elles-mêmes de modifier la contraction cardiaque, d'en altérer le rythme ou d'en modifier la puissance.

Aussi bien les localisations fonctionnelles qui s'exercent effectivement sur le cœur et les vaisseaux, sont-elles toutes de nature émotive. Mais d'autre part il existe pour le cœur ce que nous avons vu se présenter pour divers autres appareils, à savoir des manifestations phobiques auxquelles peuvent succéder un certain nombre de localisations. Ces localisations sont elles-mêmes de deux sortes. Tantôt les représentations mentales peuvent modifier le rythme cardiaque. Mais c'est qu'alors se sont interposés des phénomènes émotifs. Tantôt la localisation fonctionnelle *effective* est rapportée au cœur alors que celui-ci ne présente aucune espèce de trouble objectif. Il s'agit de manifestations que l'on pourrait dénommer *péri ou paracardiaques*.

Dès lors le plan de notre étude se trouve tracé et nous envisagerons successivement :

1° *L'action de l'émotion sur le cœur* ;

2° *Les phobies du cœur et les phénomènes péricardiaques* ; en retenant dès à présent ce fait, qu'une manifestation phobique peut être le point de départ de phénomènes émotifs et de troubles consécutifs.

1° *Action de l'émotion sur le cœur.*

Le cœur réagit aux actions émotives de deux façons opposées.

Tantôt et plus habituellement il s'agit alors de *chocs émotifs*, l'émotion ralentit les battements cardiaques jusqu'à produire la *syncope*.

La syncope ne constitue ordinairement qu'un accident. Cependant il peut y avoir chez certains sujets une véritable spécialisation de l'émotion, qui fait qu'à l'occasion de n'importe quel phénomène émotif ils accusent des tendances syncopales. Et c'est là une des premières manifestations fonctionnelles que l'on puisse rencontrer dans le domaine de l'appareil cardio-vasculaire. La *syncope à répétition* n'est que rarement en effet en rapport avec une affection cardiaque proprement dite. C'est beaucoup plus communément une manifestation névropathique.

Dans l'immense majorité des cas l'émotion s'accompagne de *tachycardie*. Celle-ci peut être extrêmement marquée. Le cœur peut effectuer 140-150 et plus de pulsations à la minute. La tachycardie peut s'accompagner de phénomènes d'angoisse cardiaque plus ou moins marqués. A ce degré la tachycardie est, elle aussi, généralement le résultat d'un choc émotif.

Moins marquée, elle peut être une manifestation habituelle de l'*émotion intérieure*. Il suffit parfois d'un rappel émotif, d'une attente plus ou moins anxieuse, d'une préoccupation plus ou moins continue, pour qu'en dehors de tout choc émotif la tachycardie puisse se produire. Il existe de la sorte des malades qui peuvent être atteints d'une tachycardie presque continue, qui se caractérise cependant par ce fait qu'elle disparaît dans le sommeil calme et sans rêves. Un sommeil agité, un cauchemar la rappellent et il arrive fréquemment, que des malades atteints de cette sorte de troubles se réveillent en état de tachycardie.

L'affolement émotif du cœur s'accompagne habituellement d'une part, de phénomènes vasomoteurs que nous retrouverons plus loin, et, d'autre part, de troubles respiratoires par polypnée.

Les *battements de cœur*, les *palpitations*, dont se plaignent tant de malades ne sont, en somme, chez eux que l'impression subjective de tachycardies passagères et à ce titre ne mériteraient pas de mention spéciale, s'ils n'étaient souvent le point de départ de manifestations phobiques plus ou moins intensives.

Les phénomènes de tachycardie et la syncope peuvent s'associer en ce sens, que sous l'influence d'un choc émotif un sujet peut d'abord être pris de tachycardie, puis plus ou moins brusquement d'état syncopal. L'*arythmie* peut dans quelques circonstances s'associer ou succéder à la tachycardie. Chez les nerveux que nous étudions, l'arythmie ne nous paraît être qu'une tachycardie de durée réduite. La *bradycardie* s'associe à la syncope, isolée elle ne nous paraît pas constituer une manifestation fonctionnelle.

Nous ne nous attarderons pas sur la physiologie pathologique de ces phénomènes, sur le mécanisme d'action de l'émotion sur les centres bulbaires. Pour nous le fait seul est intéressant, qui montre que sous l'influence d'un choc émotif ou d'une *idée émotive,* le rythme cardiaque est susceptible de s'altérer. Il nous permet en effet d'isoler un mécanisme des localisations fonctionnelles, que jusqu'à présent, les diverses manifestations que nous avons décrites ne nous avaient pas laissé concevoir d'une façon suffisamment nette, et cela, parce que, comme nous l'avons déjà dit, dans toutes les fonctions jusqu'à présent étudiées, la représentation mentale simple et l'activité fonctionnelle volontaire, pouvaient servir de base à une interprétation des troubles constatés.

2° *Manifestations phobiques et localisations péricardiaques.*

Les manifestations phobiques localisées sur le cœur s'observent d'une façon extrêmement fréquente. Et cela s'explique précisément par la facilité avec laquelle le cœur ou, ce qui revient au même, son appareil d'innervation, réagit à toutes les manifestations émotives. Comme il n'est point d'individus qui ne soient le sujet d'émotions, il n'en est point chez lesquels, à quelque occasion, une modification émotive du rythme cardiaque ne se soit produite. L'état d'émotion étant d'autre part, comme nous le verrons plus loin, essentiellement favorable à l'établissement de toutes les auto et de toutes les hétéro-suggestions, il arrive très fréquemment qu'un sujet s'impressionne à l'occasion des troubles émotifs présentés accidentellement par son appareil cardiaque et qu'il en devienne un phobique du cœur.

Dans d'autres cas ce sont des notions d'hérédité qui interviennent. Les maladies du cœur passent, dans le grand public, pour être héréditaires. Et nous avons vu de nombreux malades qui, parce qu'un de leurs ascendants avait été atteint d'une affection cardiaque, pensaient eux aussi devoir être quelque jour la proie d'une affection de même nature. Très particulièrement la mort subite des ascendants impressionne. Tel un malade que nous avons vu et qui vivait dans la hantise d'une mort subite, parce que son père, son aïeul maternel, sa grand'mère paternelle étaient décédés de la sorte. Renseignements pris ces ascendants avaient quitté la vie à des âges variant entre quatre-vingt-onze et quatre-vingt-seize ans !

Signalons en passant, qu'il fut une époque où la maladie du cœur était bien vue. Dans le lyrisme attristé de la génération de 1830 il était séant, pour peu qu'on se sentît une sentimentalité un peu forte, qu'on se crût le cœur un peu faible. Cela a quelque peu passé de mode. On en trouve néanmoins encore des exemples, chez de grands émotifs dont le cœur bat souvent un peu trop vite parce qu'ils sentent un peu trop vivement. Ces sujets, à la différence de ceux qu'un choc émotif a impressionnés, et qui deviennent des phobiques ayant peur de leur cœur, cultivent leur cardiopathie théorique, s'en font gloire en quelque sorte. Il est rare d'ailleurs que cela dure bien longtemps ; c'est du snobisme, c'est un genre que l'on perd quand on trouve un autre exercice à son pouvoir imaginatif.

Par ailleurs, et c'est de beaucoup le cas le plus fréquent, la suggestion médicale intervient. Ce sont des jeunes gens par exemple, qui restent tout ou partie de leur existence sous l'impression qu'ils ont un cœur malade, parce qu'à l'adolescence ils ont eu les quelques troubles d'une si banale fréquence, de l'hypertrophie de croissance. Ce sont des jeunes filles anémiques qui ont présenté quelques souffles liquidiens dont on a eu le tort de leur signaler l'existence et qui en restent convaincues qu'elles sont des cardiaques. Puis ce sont toutes les finesses d'une trop subtile auscultation qui fait découvrir un bruit un peu sourd, un dédoublement esquissé, une tonalité anormale. C'est enfin toute la question des souffles extra-cardiaques. On ausculte soigneusement le sujet. On s'y prend et on s'y reprend à dix reprises pour découvrir finalement qu'il n'y a rien. Il y a cependant quelque chose, c'est l'imagination du malade qui reste frappée. Convaincu que son cœur n'est pas absolument normal, il en part pour broder un thème... à effets multiples sur toute son existence ultérieure.

Voici, entre cent autres, le cas d'un chef de bataillon, soldat de carrière, aimant son métier et que hante depuis des années la peur de mourir subitement. C'est que vingt ans auparavant, étant à Saint-Cyr, il avait sous l'action d'exercices physiques violents présenté quelques battements de cœur. Il s'en fut consulter un des grands spécialistes de l'époque qui, tout en affirmant l'absence de toute lésion, eut le tort de prolonger son examen et d'émettre à demi-voix des réserves sur la tonalité d'un des bruits du cœur. Le sujet en resta convaincu que son cœur était plus malade qu'on ne voulait le lui dire et sa vie en fut complètement gâchée, car depuis lors il a toujours eu peur de la mort subite et pour cela n'a pas voulu se marier.

Un facteur des Halles âgé de vingt-huit ans, vigoureusement constitué, vient un matin à la consultation de la Salpêtrière. Il a eu deux syncopes dans la rue la semaine précédente et est convaincu qu'il a une maladie de cœur, car nous dit-il c'est pour cela qu'il a été réformé au service militaire. Or il a un cœur parfaitement sain. Mais hanté par la peur de sa maladie, il est essoufflé et obsédé sans cesse par la crainte de mourir subitement. Il fut guéri après une conversation.

Telle malade à qui l'on a trouvé un claquement un peu sec de la mitrale, tel autre que nous avons pu voir dont le pouls aurait été un peu lent et vaguement tendu, ont eu leurs vies abîmées parce que devant eux on avait parlé de la possibilité très éventuelle d'un rétrécissement mitral, ou d'un anévrisme aortique. Nous avons vu des centaines de ces cas, tous produits par une intervention médicale maladroite.

Dans d'autres circonstances le cœur n'est pas en jeu, mais ce sont les symptômes qu'une affection cardiaque est censée pouvoir produire qui, accidentellement réalisés, deviennent le point de départ de la localisation phobique. Des chevilles légèrement enflées chez un variqueux, une sensation vertigineuse, des urines rares par les temps de chaleur et c'en est quelquefois assez. Mais dans cet ordre d'idées, c'est le plus habituellement l'*essoufflement* qui joue le rôle de facteur pathogénique le plus important. Le nombre des sujets qui s'impressionnent d'un essoufflement rapide est très considérable. C'est au début un phénomène accidentel, en rapport avec un repas trop copieux, avec une mauvaise utilisation respiratoire à l'occasion d'un effort un peu prolongé. Puis l'attention se fixant sur l'essoufflement, le malade fait les localisations fonctionnelles respiratoires dont nous avons parlé plus haut. Mais cet essoufflement il le rapporte à son cœur, d'autant qu'en la circonstance, l'essoufflement s'est accompagné de la tachycardie purement physiologique qui en est la compagne obligatoire.

Sous ces diverses influences naissent chez beaucoup d'individus des convictions profondes de *lésions du cœur*. D'autres mécanismes sont susceptibles d'amener le malade à la certitude qu'il est atteint d'*angine de poitrine*. Et très en particulier toutes les douleurs précordiales ou même plus distantes peuvent, concurremment d'ailleurs avec tous les modes génétiques que nous venons d'étudier, servir de point de départ à la localisation psychique. Une névralgie intercostale, un point de côté, voire une douleur rhumatismale de l'épaule gauche, peuvent constituer une base suffisante. Telles étant les sources principales des manifestations phobiques, comment vont se comporter les malades qui en sont atteints.

Tantôt ces malades restent de simples phobiques. Il ne se produit aucun phénomène de localisation cardiaque ou péricardiaque ; ce sont des psychiques purs mais dont l'existence est singulièrement gâchée par la conviction où ils sont de l'état précaire de leur cœur. C'est là en somme la modalité la plus fréquente. Répétons à propos de ces malades, ce que nous avons déjà dit à propos de nos autres phobiques, à savoir qu'à aucun degré ce ne sont des hypocondriaques ou des nosomanes. Souvent il s'agit en effet de sujets à caractère foncièrement gai, qui ne demanderaient pas mieux que de prendre la vie du bon côté, mais qui spontanément ou avec une suggestion médicale associée, ont mal interprété un phénomène accidentel de leur vie et resteront pénétrés, imprégnés par leur erreur. Mais toujours celle-ci a une base, un point de départ. Guéris par la persuasion, ces malades le sont définitivement, au contraire des hypocondriaques ou des nosomanes. Ce sont, si l'on veut, des nosophobes accidentels, mais non pas constitutionnels.

Fréquemment au reste, les phénomènes se compliquent. Deux exemples nous permettront de saisir le processus de cette complication.

M. X..., âgé de cinquante-huit ans, se présente à l'un de nous pour des crises de tachycardie survenant sans cause appréciable, durant un temps variable, de quelques minutes à plusieurs heures. Ces crises surviennent à n'importe quel moment, aussi bien dans la journée que dans la nuit. Elles s'accompagnent de polypnée, de sensation d'étouffement et d'une angoisse plus ou moins marquée. Le malade se plaint aussi en dehors de ses périodes de crise, de sensations vertigineuses avec impression de dérobement des jambes.

Pas d'antécédents héréditaires, pas d'antécédents pathologiques personnels. L'examen objectif reste complètement sans résultat. Le cœur est parfaitement sain. Les bruits sont nets et bien frappés. Il n'y a ni souffle, ni claquement. L'aorte à la percussion n'est pas dilatée. Elle n'est point surélevée. Les urines sont normales. La tension artérielle est à dix-sept.

Et voilà un cas de *tachycardie essentielle paroxystique* ou prétendue telle. Dans la réalité de quoi s'agissait-il? Ce malade avait eu à subir des reproches assez vifs de la part d'un de ses patrons. A la suite de cette algarade, rentré dans son bureau il se sent pris de vertige et de tachycardie. Une association se fait immédiatement et le malade de se dire : c'est parce que je suis malade que je fais moins bien ma tâche que par le passé. Il rentre chez lui. Au milieu de la nuit il se réveille en plein cauchemar. Il prend son pouls et le trouve extrêmement rapide. Dès lors à tout propos et hors de propos il est pris de ces accès de tachycardie. Bientôt des phénomènes d'angoisse, des douleurs précordiales s'y ajoutent. Il se croit atteint d'angine de poitrine. Sa tâche journalière lui devient impossible. Il est sur le point de demander sa retraite. Sa situation s'aggrave encore. Il ne peut plus sortir sans être pris de phénomènes vertigineux avec tachycardie et essoufflement.

Quelques jours de repos accompagnés de quelques entretiens psychothérapiques eurent raison de ces troubles.

Phénomène émotif point de départ — phobie du cœur consécutive — reproduction ensuite par *idées émotives* des mêmes accidents, auxquels viennent s'ajouter, par représentation mentales, l'algie précordiale, des vertiges plus marqués, telle est chez ce malade la succession des phénomènes.

Une autre malade, Mme X..., âgée de trente-huit ans, est atteinte d'un ensemble de phénomènes qui ont été qualifiés par un médecin parisien et non des moindres : angine de poitrine. Or voici quelle fut chez cette dame la succession des faits. Son observation est tout à fait comparable à la précédente.

Son mari, avec lequel elle fait mauvais ménage, est malade et atteint d'une affection assez répugnante, créant à notre sujet une série de troubles émotifs, sous l'influence desquels elle fait un état hystéro-neurasthénique assez marqué, avec céphalée, amaigrissement, impression d'asthénie générale, etc.

En plus de ces derniers phénomènes, elle s'aperçoit qu'au

cours de ces émotions son cœur bat un peu fort. Elle s'en impressionne. Elle va chez un médecin qui lui demande si elle n'a pas de phénomènes douloureux, pas de sensation de pesanteur dans le bras gauche, etc. Il va sans dire que sous cette influence suggestive les phénomènes recherchés apparaissent assez rapidement. Elle consulte alors un spécialiste du cœur, auquel elle donne pour tous renseignements la symptomatologie finale à laquelle elle était arrivée. Celui-ci de diagnostiquer une angine de poitrine — peut-être névropathique ajoute-t-il. La malade naturellement n'en est pas moins frappée. Les phénomènes diffusent encore. Les accès avec tachycardie, douleurs, angine se répètent...

A l'examen de cette dame nous lui trouvâmes une *hémiplégie hystérique gauche* légère qui, jointe aux circonstances du début de l'affection, en éclairait le diagnostic. Il est bien probable que cette hémiplégie s'est faite sous l'influence suggestive médicale tout à l'heure relatée. Cette influence explique en effet la pesanteur ressentie dans le bras par la malade. Mais elle n'explique pas intégralement les autres symptômes moteurs, car en effet la jambe participait à la paralysie. La malade ne s'en était jamais aperçue, ne s'en était pas plainte, et c'est seulement par la différence d'usure des souliers, que nous pûmes convaincre la malade de la réalité d'un trouble, qui se manifestait d'autre part d'une façon objective par la diminution de la force musculaire. Une hémi-anesthésie nette s'associait à l'hémiplégie.

Voilà donc une observation où, sous la double influence de phénomènes d'émotion et de suggestion, nous voyons s'installer toute une série de troubles secondaires à la phobie cardiaque.

Dans d'autres circonstances, nous avons vu la phobie cardiaque créer par des mécanismes parallèles, des états d'astasie-abasie, ayant comme point de départ, une représentation mentale de vertige.

Par ailleurs les phénomènes vertigineux existent seuls. Par ailleurs encore, c'est un essoufflement extrêmement rapide qui se produit. D'autres fois les malades accuseront des poussées congestives, etc.

Si donc nous tâchons de résumer ce qui précède, nous voyons la phobie cardiaque s'installer à la suite d'accidents émotifs ou de convictions morbides de toutes origines. Puis, sous l'influence d'idées émotives, les différentes actions que l'émotion peut exercer sur le cœur se produisent ou se reproduisent. Enfin, sous l'action de représentations mentales d'ordre auto ou hétéro-suggestif, surgissent toute une série de manifestations secondaires péri ou paracardiaques. Les plus banales de celles-ci sont les algies précordiales et les phénomènes de vertige. Mais, comme toutes les manifestations de ce genre, elles peuvent être extrêmement diverses et donner lieu aux associations les plus inattendues.

B. — Les manifestations vasculaires.

Ici encore la même division peut être adoptée et nous pourrons décrire l'action de l'émotion sur les phénomènes vasculaires d'une part, et d'autre part, les manifestations phobiques qui se rapportent aux affections vasculaires.

L'*émotion* est-elle susceptible d'agir sur les gros vaisseaux. La chose est possible mais n'est pas démontrée, et nous pensons que les battements artériels accusés par beaucoup de sujets au moment d'une émotion, sont en rapport avec les modifications de la contraction cardiaque.

En revanche, rien n'est aussi commun que les *troubles vasomoteurs* créés par l'émotion. L'émotion agit sur les vaso-moteurs dans deux sens différents ; elle peut avoir une action vaso-dilatatrice ou une action vaso-constrictive. L'action vaso-dilatatrice la plus banale est constituée par la *rougeur de la face*. Celle-ci n'appartient qu'aux petites émotions, plus spécialement encore peut-être, aux idées émotives dépendant de l'émotion purement intérieure. On connaît bien ces sujets qui rougissent à propos de tout et à propos de rien. Nous avons vu de la sorte des malades qui s'en affectaient comme d'une véritable infirmité, qui rougissaient chaque fois qu'on leur adressait directement la parole, etc., et dont l'existence mondaine se trouvait, de ce fait, singulièrement gênée. Nous avons vu des femmes parer à ce trouble en s'enduisant le visage de couches de fard superposées. Pour elles la peur seule de rougir amenait le phénomène. Elles en étaient gênées non seulement au point de vue des interprétations secondaires auxquelles pouvaient donner lieu ces rougeurs, mais encore au point de vue esthétique. Il résulte de la sorte de véritables *érytrophobies,* manifestations mixtes où l'émotion joue un rôle, mais où la représentation mentale intervient à coup sûr aussi comme facteur. Et c'est là un point important au point de vue doctrinal, que de savoir que la simple représentation mentale suffit à créer des troubles vaso-moteurs de ce genre. C'est toute la question des troubles vaso-moteurs et des œdèmes hystériques, qui pourrait se poser à cette occasion.

La vaso-dilatation peut ne pas se borner à la face, elle peut s'étendre, gagner le cou, la partie antérieure de la poitrine, — roséole pudique. Très rarement on l'observe dans d'autres régions.

La vaso-constriction est un phénomène que l'on observe dans l'*émotion-choc*. La pâleur de la face qui peut devenir complètement exsangue, la pâleur générale des téguments, sont des manifestations classiques des grandes émotions. Elles peuvent jouer un rôle dans la production de la syncope par afflux sanguin trop considérable, par action sur l'irrigation des noyaux bulbaires, etc., un rôle aussi dans la production des tachycardies.

Existe-t-il des vaso-constrictions localisées ? C'est le même problème qu'à propos des dilatations qui se pose. Au reste, nous retrouverons ces questions lorsque nous étudierons les manifestations fonctionnelles s'exerçant sur le tégument. Et de tout ceci nous ne voulons retenir que deux faits, à savoir la production, sous l'influence d'émotions légères ou de représentations émotives, de vaso-dilatations habituellement bornées à la face, d'une part, et d'autre part, l'existence de vaso-constrictions bornées ou non à la face, sous l'action d'émotions le plus souvent vives et brutales. Ajoutons qu'il existe des individus qui, à propos d'émotions légères, pâlissent comme d'autres rougissent.

mais le fait est rare et très généralement, il faut une émotion d'origine extérieure ou une émotion intérieure aussi vive que la colère, pour créer de tels phénomènes.

Les *manifestations phobiques* qui s'exercent sur l'appareil vasculaire, constituent un chapitre presque tout entier de création contemporaine. Et c'est la grande extension donnée à la conception de l'artério-sclérose qui en est responsable. A cette extension, la presse spécialisée, la grande presse politique, de retentissantes communications dans les sociétés scientifiques ont collaboré, en introduisant dans l'esprit de bien des sujets et aussi de bien des médecins, des notions excessives sur l'importance d'une telle diathèse. C'est la multiplicité des moyens thérapeutiques qui fait en quelque sorte la multiplicité des malades. Et à une réclame outrancière pour toutes sortes de traitements médicamenteux ou physiques de l'artério-sclérose, a correspondu une singulière recrudescence du nombre des tributaires de telle ou telle de ces thérapeutiques.

Nous avons vu pour notre part un nombre considérable de malades qui, parce qu'ils avaient une tension artérielle d'un centimètre trop élevée, avaient été fixés par les médecins sur l'idée d'une artério-sclérose précoce, parfois plus ou moins généralisée ou plus ou moins localisée. Il va sans dire que dès lors ces sujets s'examinant d'une façon continue, finissaient par éprouver toute une série de troubles — intellectuels — sur différents organes.

Nous avons vu un malade orienté de la sorte par un médecin sur une artério-sclérose de la moelle épinière probable, faire consécutivement des phénomènes d'astasie-abasie. D'autres écoutent, pour ainsi dire, leurs battements artériels. La tête sur l'oreiller, ils cherchent à percevoir la pulsation carotidienne. Ils arrivent à entendre leur pouls... et à faire de l'insomnie. D'autres enfin tâtent continuellement leurs pouls pour se rendre compte de leur hypertension supposée ou réelle, etc.

Est-ce à dire que nous méconnaissions l'existence effective et fréquente de l'artério-sclérose. Certes non, mais nous pensons que le médecin doit, dans ses diagnostics, tenir compte de la mentalité des malades et savoir que le mot artério-sclérose est un mot dangereux à prononcer de nos jours, parce que le grand public est trop et trop mal renseigné sur cette affection et sur ses conséquences proches et lointaines. Dans ces conditions, il est bien certain qu'un tel diagnostic créera chez le patient des phénomènes émotifs, propres à l'éclosion de toute une série de manifestations secondaires.

D'autres troubles névropathiques peuvent avoir pour point de départ la conception d'un anévrisme possible, de même des nquiétudes intensives sur l'existence de varices superficielles ou profondes, etc. Nous n'insisterons pas.

Et là se borne pour nous l'étude des *manifestations fonctionnelles* qui peuvent s'exercer sur l'appareil cardio-vasculaire. Nous avons limité notre description aux manifestations que nous considérons comme étant certainement de nature fonctionnelle, c'est-à-dire en rapport avec les phénomènes de l'émotion ou avec des projections périphériques d'interprétations ou de conceptions mentales.

Mais, il est toute une série d'autres troubles vasculaires pouvant prêter à de nombreuses discussions et que nous avons systématiquement négligés. Sans parler des troubles vaso-moteurs que nous retrouverons par ailleurs, nous avons, en ce chapitre, laissé de côté bien des phénomènes qui, pour être des phénomènes névropathiques, n'en sont pas pour cela des manifestations fonctionnelles. Nous n'avons parlé ni des palpitations douloureuses proprement dites, ni des arythmies, ni de l'angine de poitrine névropathique dont la distinction même avec l'angine vraie est parfois délicate, ni de la tachycardie essentielle paroxystique, ni des hémorragies viscérales des hystériques, ni de l'asphyxie des extrémités. Que des émotions violentes, ou répétées, ou continues, que même des représentations mentales solidement fixées soient peut-être susceptibles d'influencer de telles affections, c'est à coup sûr possible. Mais il nous apparaîtrait tout à fait exagéré de les faire rentrer dans le cadre des faits que pour le moment nous décrivons.

CHAPITRE VI

LES MANIFESTATIONS FONCTIONNELLES CUTANÉES

Les manifestations fonctionnelles localisées à la peau sont extrêmement complexes. Par leur nombre, par leur variabilité, par les interprétations pathogéniques et les discussions qu'elles ont suscitées, elles offrent une importance de premier ordre, importance d'ailleurs peut-être beaucoup plus doctrinale qu'effective.

Pour la commodité de la description nous envisagerons successivement :

1° *L'action de l'émotion sur la peau et les fonctions cutanées* ;

2° *Les manifestations vaso-motrices, sécrétoires ou trophiques durables, diffuses ou localisées* ;

3° *Les phénomènes phobiques et leurs conséquences.*

Dans un chapitre à part nous étudierons *les troubles de la sensibilité générale*, manifestations mixtes, cutanées par leur siège et nerveuses par leur nature.

1° *Action de l'émotion sur la peau et les fonctions cutanées.*

Les manifestations cutanées que l'on peut observer sous l'influence de l'émotion sont multiples. Ici encore l'émotion peut agir de deux façons différentes, soit qu'il s'agisse de choc émotif de cause extérieure en quelque sorte, soit qu'il s'agisse de représentations émotives, d'émotion intérieure si l'on préfère.

De toutes ces localisations, la plus banale, la plus classique, nous dirions presque la plus littéraire, c'est le phénomène bien connu de l' *horripilation*, de *la chair de poule*. Il est constitué par l'érection du système pileux. Ce sont les individus dont les cheveux « se dressent sur la tête », dont les poils « se hérissent sur le corps ». Ce phénomène s'observe surtout sous l'influence de la peur et, comme l'indique son nom, sous l'influence de l'horreur. C'est un spectacle dramatique, c'est la vision d'un accident qui va se produire, c'est l'audition ou la lecture de quelque scène d'horreur qui le produit. Souvent il s'agit de faits extérieurs à l'individu, qui ne le concernent pas directement. Et ce phénomène, réduit à sa plus simple expression, est même une sensation recherchée par les amateurs de spectacles dramatiques. Lorsqu'il s'agit de chocs émotifs intenses où l'individu est personnellement et directement atteint, l'horripilation reste rarement isolée et s'accompagne de nombreuses autres manifestations.

La *vaso-constriction* superficielle est un phénomène, fréquent lui aussi sous l'influence de gros chocs émotifs. Les sujets la traduisent en disant qu'ils ont senti « leur sang se glacer sous la peau ». Elle s'accompagne d'une pâleur générale des téguments. Le plus souvent elle s'associe à des tendances syncopales.

La *vaso-dilatation* superficielle s'observe aussi d'une façon courante. « J'en ai eu chaud », disent les individus qui, à l'occasion d'une émotion ou d'une représentation émotive, ont présenté ce phénomène qui appartient d'ailleurs davantage aux émotions de faible ou de moyenne intensité, qu'aux grands chocs émotifs.

La vaso-dilatation et la vaso-constriction peuvent ou non s'accompagner de troubles sécrétoires des glandes sudoripares. Les *hyperhydroses* généralisées sous l'influence de l'émotion sont choses banales. Il peut y avoir des sueurs chaudes et des sueurs froides, suivant que la vaso-dilatation ou la vaso-constriction s'associe au trouble sécrétoire.

Des phénomènes *vaso-moteurs et sécrétoires localisés* peuvent se produire d'une façon transitoire, sous des influences du même ordre. Nous avons déjà signalé la rougeur et la pâleur de la face. Communément on exprime ce phénomène en disant : « J'en suis devenu rouge. J'en ai verdi... », etc.

La transpiration isolée d'une région peut aussi s'observer. Le plus souvent c'est encore la face seule qui est en cause. Sous l'influence de la pudeur ou d'une autre cause émotive, la peur par exemple, on peut voir d'autres régions atteintes d'hyperhydrose localisée, la paume des mains, les aisselles, la poitrine, les régions génitales et périgénitales, parfois même toute la surface cutanée.

Quoi qu'il en soit, nous avons vu que sous l'influence de l'émotion choc ou de la représentation émotive *accidentelle,* les phénomènes suivants pouvaient se produire : horripilation, troubles vaso-moteurs et sécrétoires. Ce sont là des faits à retenir, car nous aurons à nous y reporter fréquemment dans les paragraphes suivants.

2° *Les manifestations vaso-motrices, sécrétoires ou trophiques durables, diffuses ou localisées.*

Dans ce domaine toutes les manifestations que cause l'émotion sont, comme l'émotion elle-même, passagères. Mais on a décrit, et très particulièrement, dans un temps qui commence à être un peu lointain, et où on cultivait la grande hystérie, un grand nombre de localisations vaso-motrices, sécrétoires, ou trophiques, durables, qu'on considérait comme étant de nature névropathique fonctionnelle. Depuis quelques années l'existence même de ces troubles a été vigoureusement battue en brèche. Tout en particulier Babinski s'est refusé à les admettre. Pour cet auteur, l'hystérie n'est plus la grande simulatrice, suivant l'expression de Charcot, mais l'hystérique est un grand simulateur. Troubles trophiques, sécrétoires, vaso-moteurs sont pour Babinski créés par la suggestion consciente, en d'autres termes par la simulation. Dans de bonnes conditions d'observation et à l'abri de tout subterfuge ils ne se produiraient pas, pas plus d'ailleurs que les troubles de la sensibilité. C'est en somme, à peu de chose près, la conception émise il y a déjà assez longtemps par Bernheim, qui réduit l'hystérie à la seule crise. A l'appui de sa doctrine Babinski affirme, que, personnellement, il n'a jamais rien observé d'analogue aux différents troubles de l'ordre qui nous occupe.

Cependant si l'on s'en rapporte aux anciennes nomenclatures ces troubles seraient extrêmement divers et tout à fait fréquents. Énumérons-les tout d'abord.

En ce qui concerne les *troubles sécrétoires sudoraux*, la *bromidrose* (sueurs odorantes), la *chromidrose* (sueurs colorées, sueurs rouges (hématidrose), sueurs phosphorescentes), l'*hyperhydrose généralisée*, l'*hyperhydrose localisée* ou *éphidrose* ont été tour à tour signalées et étudiées.

Les *troubles trophiques cutanés* que constituent l'*urticaire*, l'*œdème* blanc, bleu, rose ou rouge, le *pemphigus*, l'*eczéma hystérique*, la *gangrène de la peau*, les *troubles de la pigmentation*, vitiligo, lentigo, le *lichen*, la *canitie*, l'*atrophie et la chute des cheveux*, l'*hypertrophie du système pileux*, les *onychoses*, ont été fréquemment mentionnés et considérés comme de nature hystérique.

Aux *troubles vaso-moteurs* se rattachent l'*hématidrose* ou sueurs sanglantes, les *hémorragies* se faisant également sans lésion, les *ecchymoses* et enfin et surtout, les classiques hémorragies auxquelles on a donné le nom de *stigmates* (production de plaies rappelant par leur disposition les stigmates de Jésus-Christ sur la croix (cas de saint François d'Assise, cas de Louise Lateau).

Les troubles trophiques et vaso-moteurs peuvent s'associer et l'hémorragie succéder à des productions bulleuses, à des œdèmes, etc...

La plupart de ces derniers troubles succèdent à des rêves hystériques représentant à l'esprit du malade les lésions elles-mêmes ou des causes susceptibles de créer ces lésions.

Sur chacun de ces troubles, des chapitres, voire des volumes ont été écrits, tant en France qu'à l'étranger. Charcot et la plupart de ses élèves les ont longuement relatés et les ont considérés comme ayant une indiscutable réalité. Tous ces observateurs de mérite, voire de génie auraient-ils donc été le jouet de simulateurs, de suggestions, dont eux-mêmes et non pas leurs malades étaient la proie?

Il est bien certain qu'il y a lieu aujourd'hui de faire de fortes réserves sur l'existence de véritables troubles trophiques cutanés dans l'hystérie et que l'on doit plus que jamais se méfier de la simulation, et s'en méfier systématiquement dirions-nous volontiers. En tout cas, ces troubles, s'ils existent, n'ont tout au moins rien de la banalité qu'on leur accordait il n'y a pas encore très longtemps. Sur ce point d'ailleurs, tout le monde est d'accord et il est évident que la façon intensive dont on cultivait autrefois l'hystérie, était de nature à encourager singulièrement la simulation.

D'autres arguments portent. Tout d'abord la constatation effective de la supercherie dans nombre de cas et d'une supercherie si adroite, qu'il fallut parfois une forte subtilité pour la dépister, n'est pas sans avoir sa valeur relative. Toutefois en médecine, et au contraire des sciences exactes, les faits négatifs ne comptent guère et seuls les faits positifs ont une valeur démonstrative. C'est encore la fréquence relative des troubles dans les régions que le malade peut atteindre aisément, la main, les bras, la poitrine, les jambes, et leur rareté au contraire dans les régions d'une atteinte plus difficile, telles que le dos par exemple. C'est ensuite l'aspect même des troubles observés qui bien souvent ressemblent singulièrement à des lésions par compression, par brûlures ou par actions vésicantes, mécanismes le plus souvent employés par les simulateurs.

De telle sorte que si l'on admettait la conception de Babinski, le trouble dans les phénomènes de ce genre ne résiderait pas à la périphérie. Et ce qu'il faudrait étudier ce sont les *conditions mentales* qui engendrent une simulation parfois complètement désintéressée, parfois même néfaste et dangereuse pour le malade, tel le cas du malade de Dieulafoy qui, véritable auto-mutilateur, se laissa amputer pour des troubles trophiques que la simulation avait engendrés.

Il existe toutefois des faits dans lesquels la simulation ne peut être mise en cause. Par exemple l'atrophie musculaire qui n'est pas très rare dans les contractures et les paralysies hystériques et qui peut parfois être très prononcée.

Il en est de même encore pour les rétractions fibro-musculaires dans le cas de contractures hystériques de longue durée. Telles sont les rétractions fibro-musculaires des adducteurs, que l'on observe dans le cas de contracture ancienne de ces muscles et que — ainsi que nous l'avons personnellement observé — on n'arrive à rompre qu'à grand peine sous le sommeil chloroformique. Telles sont encore les rétractions fibro-musculaires de la plante du pied que l'on peut observer dans les contractures hystériques des membres inférieurs de vieille date et qui sont tout aussi intenses que celles que l'on observe dans les cas de névrite périphérique — alcoolique en particulier — lorsqu'on a négligé de mobiliser chaque jour les articulations du pied. Ces rétractions fibro-musculaires de la plante du pied persistent — et nous en avons observé plusieurs exemples — une fois la contracture guérie et constituent pour le malade une telle gêne dans la marche, que l'intervention chirurgicale a été parfois nécessaire.

A la vérité, il entre assez dans notre manière de voir, que ce qui constitue l'hystérie tout comme la neurasthénie, c'est bien plus un *état mental* particulier antécédent, que les *accidents* de tout ordre qui nous paraissent essentiellement secondaires. Et cependant si nous nous éloignons de l'ancienne opinion classique qui admet la réalité et la fréquence des troubles trophiques, vaso-moteurs et sécrétoires chez les hystériques, nous sommes assez loin cependant de partager un exclusivisme aussi absolu que celui de Babinski.

Notre opinion peut, à cet égard, se synthétiser de la façon suivante : *Tous les phénomènes que l'émotion ou les représentations émotives sont capables de créer d'une façon transitoire, sont susceptibles d'être observés à titre durable au cours des psychonévroses, qu'il s'agisse d'ailleurs de phénomènes hystériques, de phénomènes neurasthéniques ou de phénomènes associés.*

Sans entrer pour le moment dans la discussion théorique de cette proposition, restons-en simplement aux faits. De cas d'ecchymoses ou d'hémorragies hystériques, de stigmates, de cas d'œdèmes, nous devons à la vérité de dire que nous n'en connaissons pas de suffisamment positifs.

En revanche il nous a été donné de constater un certain nombre de cas où des phénomènes vasomoteurs, où des phénomènes sécrétoires se produisaient en dehors de toute simulation, par simple impression mentale. Nous n'en citerons que quelques-uns.

M. X..., âgé de soixante ans, est atteint de cette phobie du froid dont nous avons déjà signalé l'existence, à propos des manifestations respiratoires. Eh bien chez ce malade nous avons pu objectivement constater l'existence de la vasoconstriction superficielle, associée à une abondante hyperhydrose. La peau était froide qui quelques instants auparavant était à une température normale. Le phénomène se produisait dès que l'impression mentale d'un refroidissement possible se produisait. La mentalité de ce malade était, par ailleurs, non pas celle d'un hystérique, mais bien celle d'un neurasthénique.

Chez une malade de la clientèle privée, mère de famille, âgée de trente-huit ans et atteinte de paraplégie hystérique absolue et flasque, l'un de nous observa maintes et maintes fois, sous l'influence d'états émotifs d'une nature particulière, éveillés par la peur d'une confession psychothérapique sur un sujet d'ordre très intime, des troubles vaso-moteurs d'une intensité véritablement extraordinaire. La peau du corps entier devenait froide et les extrémités des membres, mains et pieds, prenaient une teinte violet noir, comme si elles avaient été trempées dans de l'encre d'aniline ou comme si la malade avait absorbé une forte dose de phénacétine. Puis toute la surface cutanée se couvrait d'une sueur froide extrêmement abondante.

Chez une autre malade âgée de seize ans, que nous avons pu voir dans le service de l'un de nous à la Salpêtrière et qui était atteinte de paraplégie hystérique, soignée depuis des mois et qui a guéri en quelques semaines, le fait suivant se produisait. Au repos au lit, ses membres inférieurs paraissaient normaux. Lui disait-on de se lever, d'essayer de marcher, tout aussitôt, sous l'influence de l'émotion causée par l'idée de l'effort à faire, ses jambes et ses cuisses devenaient violacées. Il se produisait une vaso-dilatation extrêmement marquée qui augmentait encore quand la malade était debout. Il ne pouvait dans le cas particulier s'agir de simulation, de compression exercée par un lien quelconque à la racine des jambes, puisque le phénomène se développait et s'accentuait, en quelque sorte sous les yeux de l'observateur.

Dans les trois cas que nous venons de signaler, il s'agissait en somme de rappels émotifs sous l'influence d'une représentation mentale. Et c'est bien là, suivant nous, le mécanisme habituel de toute cette catégorie de troubles. Ils n'ont rien à faire avec la suggestion. Ce sont pour ainsi dire des phénomènes émotifs *spécialisés*, qui se retrouvent toujours identiques à eux-mêmes sous l'influence de l'émotion. Ils disparaissent quand sous l'action du traitement l'idée perd ses attaches émotives.

Ce sont là d'ailleurs des troubles répétés plutôt que des troubles durables au sens propre du mot.

Il est bien évident qu'en théorie, la continuité d'une représentation émotive quelconque est susceptible d'entraîner la continuité d'une manifestation émotive. Peut-être les troubles permanents sont-ils en rapport avec un mécanisme de ce genre. Peut-être sous l'influence de la continuité du trouble d'origine émotive, des phénomènes trophiques sont-ils capables d'apparaître. En doctrine c'est possible, et en pratique l'un de nous a pu voir dans un cas, des bulles de pemphigus se développer sans l'intervention possible de la simulation.

De toutes façons il est prudent de rester sur la réserve en ce qui concerne les troubles vaso-moteurs, sécrétoires ou trophiques *installés*. Ils sont certainement beaucoup moins fréquents qu'on ne l'a cru autrefois. Il serait peut-être cependant exagéré de dénier d'une façon absolue leur possibilité.

Mais de fait — et outre les trois exemples que nous avons cités, nous pourrions en narrer bien d'autres — il existe des *troubles vaso-moteurs et sécrétoires,* sinon permanents, au moins répétés au cours des psychonévroses, et ce, d'une façon indubitable en dehors de toute suggestion, de toute simulation, et par le mécanisme banal de l'action émotive.

3° *Manifestations phobiques.*

Nous avons déjà, dans un chapitre précédent (voir p. 86), décrit un certain nombre des manifestations phobiques qui prennent la peau comme point d'application. Nous voulons parler de cette classe nombreuse de malades qui ont peur d'avoir gagné la syphilis et qui, dès lors, examinent leur tégument cutané d'une façon subcontinue. Habituellement ces manifestations phobiques naissent spontanément chez le sujet et en l'absence de tout phénomène émotif, à la suite d'un rapport génital douteux. Quelquefois c'est à la suite d'un phénomène objectif mal défini, balanite, herpès, rougeurs de la peau de natures diverses, que l'esprit du malade s'oriente et se fixe. Quelquefois c'est le médecin qui est responsable. Ayant à faire à un malade impressionnable et suggestible, il ne s'est pas rendu compte de cet état mental particulier et il a dit au malade : « Observez-vous, examinez-vous et au moindre accident venez me trouver. » Et le malade de s'observer, de s'examiner. Une rougeur, un bouton, un furoncle et le voilà affolé. La rougeur, c'est quelquefois d'ailleurs lui-même qui l'a provoquée en tiraillant sur sa peau pour mieux l'examiner. Parfois l'obsession persiste pendant un temps fort long et nous avons vu des malades qui, des années après un coït douteux, continuaient à s'examiner pour dépister l'accident tertiaire toujours possible, car on avait eu soin de leur dire que les accidents secondaires passaient parfois inaperçus.

Dans d'autres circonstances, l'obsession a plus de consistance. Ce sont des malades effectifs, d'anciens syphilitiques, des individus atteints de psoriasis, d'eczéma, etc., qui vivent dans l'attente de la survenue d'un nouvel accident ou d'une nouvelle poussée cutanée. Hypocondriaques, non certes, phobiques ou obsédés si l'on veut, mais phobiques ou obsédés accidentels par suggestion extrinsèque.

Toute une série d'autres phénomènes, se compliquant de troubles suggestifs variés, peuvent résulter de la diffusion psychique de manifestations actuellement existantes. Dans ces cas, le malade ne se fixe plus sur sa lésion, mais sur un de ses symptômes, et tout en particulier sur le *prurit*.

On voit fréquemment des malades qui ont une lésion prurigineuse insignifiante, un peu d'intertrigo, d'eczéma des bourses, des aisselles, etc., qui étendent progressivement leur prurit par pure fixation psychique.

M. P..., âgé de trente-huit ans, est atteint depuis plusieurs mois d'un prurit généralisé, et devenu suffisamment intense pour que le sommeil en devienne complètement impossible. L'obsession prurigineuse a entravé toute l'activité du malade qui a été obligé d'abandonner son travail, qui a cessé de s'alimenter suffisamment et qui, de la sorte, est entré dans un état neurasthénique grave. Le point de départ de la diffusion psychique des phénomènes, résidait dans une légère atteinte eczémateuse du scrotum. Chose intéressante et fréquemment observée du reste, ce sujet était, avant d'avoir son prurit, un phobique du cœur depuis huit ans, à la suite d'un diagnostic erroné. A partir du jour où son attention fut attirée sur sa peau, il ne pensa plus à son cœur.

Par ailleurs, ne voyons-nous pas les individus les mieux équilibrés être pris de prurits transitoires, parce qu'ils ont été en contact plus ou moins prolongé avec des phthiriasiques ou des galeux. La démangeaison est contagieuse et il suffit de l'impression psychique pour en engendrer le besoin. N'est-ce pas là un exemple typique de *phénomène mental objectivé*. Si, chez la majorité des gens le phénomène ne dure pas, nous avons vu au contraire des sujets chez lesquels ces manifestations purement suggestives étaient si tenaces, qu'ils en arrivaient à se convaincre qu'ils étaient atteints de gale ou de pthyriase et qu'ils en recherchaient les manifestations objectives pendant des jours et des semaines.

En présence de la production de ces phénomènes purement subjectifs, sans nulle cause autre qu'une représentation mentale, on saisit combien chez les névropathes un prurit effectif localisé peut aisément diffuser.

Sous l'influence de ce prurit, le malade éprouve de vives démangeaisons et des lésions de grattage peuvent suivre répandues sur tout le corps, qui ne sont même pas prédominantes au voisinage de la lésion effective et qui peuvent en imposer pour l'une ou l'autre de ces formes de prurigo essentiel, encore si mal connues en dermatologie et dont un certain nombre de cas doivent certainement dépendre d'un mécanisme purement psychopathique, analogue à celui que nous venons de décrire.

Des phénomènes phobiques peuvent encore s'installer qui ne concernent plus directement la peau, mais les altérations de la santé générale qui pourraient se créer, par l'intermédiaire de celle-ci. La phobie du froid, la phobie du chaud, la peur de transpirer trop, ou — ce qui s'observe fréquemment chez le paysan qui a peur des sueurs rentrées — de ne pas transpirer assez, deviennent le point de départ d'une véritable éducation de la sensibilité thermique de la peau. Les malades en arrivent à souffrir de la moindre variation de température, à trouver qu'ils ont toujours trop chaud, ou inversement qu'ils ont toujours trop froid, etc. On conçoit suffisamment toutes les variétés de troubles qui, de la sorte, peuvent se créer. Sous l'influence de l'état émotif dans lequel se met le malade à l'occasion des modifications thermiques qu'il a subies, des phénomènes vaso-moteurs peuvent se produire qui justifient dans une certaine mesure — mais secondairement — les impressions ressenties par le malade et deviennent le point de départ d'une fixation plus énergique.

Il est toute une série de névropathes qui ont une peur atroce des courants d'air, même les plus légers, et qui les sentent, même quand il n'y en a pas. Un de nos clients, atteint de cette phobie dont il est guéri depuis fort longtemps, raconte volontiers l'anecdote suivante : « J'étais arrivé à avoir tellement peur du moindre courant d'air que je sortais le plus rarement possible. Un soir, dans un salon, je m'asseois devant une porte fermée et à peine étais-je assis que je sentis un air froid dans le dos. Je changeai de place et me plaçai dans une encoignure. La soirée terminée, je voulus, avant de partir, m'assurer que la porte devant laquelle je m'étais placé tout d'abord était mal fermée. Je m'approche, je regarde et... je m'aperçois que cette porte était celle d'une armoire encastrée dans le mur ».

De ces éduqués de la sensibilité thermique, de ces phobiques des changements de la température, nous en avons vu un assez grand nombre. Naturellement les troubles par eux ressentis avaient généralement été considérés comme étant de nature organique. On leur avait dit qu'une circulation insuffisante, que l'arthritisme en étaient les facteurs pathogéniques. Des thérapeutiques, massage, douches, médicaments, avaient naturellement suivi qui, faites en dehors d'une conception de rééducation et sans association du traitement psychothérapique, n'avaient fait qu'orienter d'une façon plus précise la mentalité du malade, et partant qu'augmenter l'intensité des phénomènes par lui éprouvés.

CHAPITRE VII

LES MANIFESTATIONS FONCTIONNELLES DANS L'APPAREIL NEURO-MUSCULAIRE

Nous étudierons dans ce chapitre tous les troubles de la dynamique ou de la statique musculaire que l'on peut observer au cours de l'évolution des psychonévroses. Parmi ces troubles nombreux et complexes, il en est évidemment un certain nombre dans la production desquels d'autres appareils que l'appareil neuro-musculaire entrent en jeu. Leur groupement n'est en somme que symptomatique et purement schématique, toute question de pathogénie et de mécanisme étant mise à part.

Dans un premier paragraphe, le plus important de tous, tant au point de vue clinique qu'au point de vue doctrinal, nous étudierons *la fatigue, la fatigabilité, l'épuisement et leurs conséquences fonctionnelles*, ou en d'autres termes l'*asthénie physique*.

Dans un deuxième paragraphe nous envisagerons les *troubles de l'équilibre et de la coordination*.

Puis ce sera toute une classe de faits assez disparates, le *tremblement*, les *chorées et les mouvements choréïformes* qui retiendront notre attention.

Enfin, nous passerons rapidement en revue les *paralysies et les contractures*.

1° *La fatigue, la fatigabilité, l'épuisement et leurs conséquences fonctionnelles.*

Dans les sensations de fatigue dont se plaignent si souvent

les neurasthéniques, deux ordres de faits bien différents doivent être envisagés. Ces malades ont, d'une part très fréquemment, sinon constamment, l'impression de fatigue en dehors de tout effort. C'est là une impression purement subjective. D'autre part ils sont des *fatigables*, en ce sens que tout effort physique effectif les épuise plus ou moins rapidement.

Sur l'impression de fatigue elle-même nous passerons rapiment. Elle peut avoir plusieurs origines. Chez le neurasthénique amaigri et partant plus ou moins épuisé, elle s'explique facilement. D'autres fois et souvent, elle est un simple phénomène d'auto-suggestion, *un souvenir de fatigabilité expérimentée plus ou moins continuellement évoqué*, si l'on veut. Dans d'autres circonstances, il s'agit d'une sensation qui peut être éprouvée en dehors de tout état névropathique par bien des sujets, mais qui est renforcée chez les neurasthéniques par des éléments d'auto-suggestion. La fameuse fatigue du réveil en particulier, qui se trouve à peu près chez tous les arthritiques, ne devient une manifestation neurasthénique que quand le sujet s'obsède sur cette sensation. C'est l'obsession qui est maladive, et non plus la fatigue, phénomène en quelque sorte constitutionnel et que les individus mieux organisés négligent, parce qu'ils savent son peu d'importance et que la fatigue ressentie par eux, disparaîtra sous l'influence de l'exercice physique ou intellectuel.

La *fatigabilité* dans l'effort, est une des manifestations les plus banales que l'on puisse rencontrer au cours de la *neurasthénie*. Elle appartient, pour ainsi dire, en propre à cette forme de psychonévrose. Elle exprime ce fait que le malade est pratiquement dans l'impossibilité de faire un effort physique, sans production rapide d'une fatigue plus ou moins intense et d'un épuisement plus ou moins brusque. Elle est synonyme de l'*asthénie musculaire* ou *amyosthénie*. Et si nous avons employé le mot de fatigabilité, c'est que d'une part il ne préjuge rien et que d'autre part il exprime le fait clinique lui-même. En effet, qui dit *asthénie*, semble indiquer par là une diminution constante de l'énergétique musculaire. Or, s'il est un grand nombre, et à vrai dire un plus grand nombre, de neurasthéniques qui pratiquent la doctrine de l'effort impossible, il en est d'autres aussi qui sont susceptibles d'effort, de travail physique considérable et qui se plaignent uniquement des impressions de fatigue, non pas toujours trop vite, mais trop vivement ressenties. Combien de fois avons-nous entendu des malades nous dire : « Je le fais, mais ça m'éreinte. » Conservons donc le vieux mot de fatigabilité et laissons l'expression d'asthénie aux partisans de la nature organique et quasi-irréductible, des troubles de l'énergie physique chez le neurasthénique.

Passons — et arrivons-en aux caractères cliniques classiques de cet ordre de manifestations. Ils peuvent être très brièvement résumés et l'on peut dire que, d'après les auteurs, le neurasthénique se fatigue *plus rapidement* et que sa fatigue est *plus tenace*. Ajoutons que pour nombre d'observateurs, *le neurasthénique n'est pas entraînable.*

Le neurasthénique se fatigue plus rapidement. — Ceci veut dire qu'alors qu'à l'état sain, étant donné la complexion du sujet, il était capable d'un travail égal à 100, malade il ne sera plus capable que d'un travail égal à 50, à 20, à 10, à moins encore, et il arrivera que le chiffre 1 serait pour certains malades, chez qui tout effort est impossible, encore trop élevé.

La fatigue du neurasthénique est plus tenace. — Et l'on exprime par là cet autre fait, qu'alors qu'à l'état normal, un temps de repos égal à 1 suffisait à reposer le malade d'un travail égal à 10 par exemple, il faudra au neurasthénique un repos de 10 pour pouvoir recommencer à produire un travail égal à 1.

Rapidité et ténacité de la fatigue sont deux caractères qui ont pu être mis en lumière d'une façon expérimentale. Ballet et Philippe en se servant de l'ergographe de Mosso, ont montré que chez le neurasthénique la puissance de contraction s'épuisait plus vite que chez l'homme sain et que pour la faire réapparaître, le temps qui suffisait à un individu normal, voire à un malade atteint d'atrophie musculaire, était trop court pour le névropathe. Ajoutons tout de suite que Ballet n'en est pas moins convaincu, de la nature psychique, pour la plus grande part au moins, d'un tel phénomène.

Le *neurasthénique n'est pas entrainable*, dit-on, par ailleurs et c'est surtout Deschamps qui s'est fait le défenseur de cette conception. Il emploie pour caractériser cette impossibilité de l'entraînement, le néologisme d'*aphorie*. C'est ainsi que cet auteur dit : « L'asthénique..., figé dans un certain état de forces est incapable d'augmenter son capital d'énergie par l'exercice ». Et plus loin : « S'il faut à un malade cinq à dix ans pour arriver à marcher cinq minutes de plus, peut-on appeler cela de l'entraînement. » Et plus loin encore : « Il (l'asthénique) traverse des états de force successifs. Ce sont ces états de force que l'entraînement est impuissant à modifier. Un asthénique possède aujourd'hui un capital de forces déterminé ; ce capital est stable pour l'instant et donne toujours la même somme de revenu — travail au delà duquel c'est la faillite, c'est-à-dire l'intoxication, la crise aiguë ; capital que ne peuvent modifier ni l'entraînement ni les médicaments. Il faut que l'organisme s'améliore, se transforme, par les efforts de la nature aidée d'une thérapeutique judicieuse, pour pouvoir le placer à un cran supérieur. A ce cran nouveau, il possédera un nouveau capital de forces plus élevé que le précédent, mais qui restera le même pendant un certain temps et ne pourra être modifié par l'entraînement. » Ces courts extraits font bien saisir la conception de Deschamps. Cet auteur, qui est d'ailleurs un bon observateur, a eu à notre sens le tort de préciser insuffisamment, à quelle catégorie très spéciale de malades sa doctrine s'appliquait. Il semble résulter de sa description que l'asthénie — son asthénie à lui avec tous ses caractères de permanence — fait partie intégrante de la symptomatologie de la neurasthénie, puisqu'il l'étudie côte à côte, avec la céphalée, la rachialgie, etc. Dans ces conditions nous sommes très loin de partager son opinion, que nous trouvons même singulièrement dangereuse parce que singulièrement décourageante. Tout ouvrage traitant de la neurasthénie est presque fatalement, et beaucoup trop souvent en tout cas, lu par des neurasthéniques qui — asthéniques ou non — trouvent toujours en eux-mêmes un capital de forces suffisant pour faire ces lectures et... pour les renouveler. Et nous avons vu des sujets qui, pénétrés des doctrines de Deschamps, n'avaient que trop de tendances à se cristalliser, à se « figer en une situation définie » parce qu'ils étaient convaincus que tout progrès rapide leur était interdit.

Ajoutons cependant, qu'il est exact que l'on rencontre, dans l'entraînement des neurasthéniques, un certain nombre de difficultés que nous aurons à envisager. Si bien que dans ce groupe de faits, rencontrés au cours des psychonévroses, nous avons à interpréter *la rapidité et la ténacité de la fatigue et les difficultés de l'entraînement*. Ce sont ces faits qu'on exprime communément, en comparant le neurasthénique à une machine électrique et en disant qu'il a un potentiel insuffisant, qu'il a des accumulateurs qui se chargent lentement et se déchargent brusquement, etc.

Il nous paraît d'abord nécessaire d'étudier les phénomènes à la fois physiologiques et psychologiques, qui conditionnent la production de la fatigue chez l'individu sain.

C'est qu'en effet le moteur humain ne peut en aucune manière être comparé au moteur mécanique. Voici par exemple une locomotive en bon état. Dans toutes circonstances, elle sera capable pour une consommation de charbon déterminée, de produire un travail mécanique donné, travail qui peut se traduire par une formule mathématique. Quelles que soient les circonstances elle ne donnera jamais plus et jamais moins.

Voici au contraire un homme en bonne santé physique. Suivant les cas, il sera capable d'un travail dont la valeur pourrait être exprimée par des chiffres allant par exemple de 1 à 20. Ce qui limite le travail physique chez l'homme ce n'est pas le défaut de combustible, ce n'est même pas comme on l'a dit « l'encrassage » de sa mécanique. Ce n'est pas non plus l'apparition de la fatigue qui borne l'activité physique. On peut, en effet, après la première impression de fatigue ressentie, donner encore un travail en quantité souvent supérieure à celui produit pendant la période qui a précédé la première sensation de fatigue. Ce qui arrête d'une façon définitive le travail physique — comme aussi d'ailleurs le travail intellectuel —

c'est un phénomène extrêmement complexe, c'est l'*épuisement*. C'est son mode de production plus ou moins rapide suivant les circonstances et les individus qu'il nous faut tenter, tout d'abord, d'interpréter.

Dans tout travail physique poussé à bout on peut compter quatre temps ; à savoir : *mise en train, travail automatique, travail volontaire, épuisement.*

Qu'est-ce tout d'abord que le *travail automatique.* Il n'existe avec ses qualités que dans les *modalités coutumières* de l'activité physique. Un employé, par exemple, parcourra automatiquement, machinalement, le trajet plus ou moins long qui le sépare de son bureau. Un ouvrier pourra pendant de longues heures accomplir son métier sans s'en rendre pour ainsi dire compte. Le travail sera ici en quelque sorte instinctif, obéira dans une certaine mesure à des lois purement mécaniques. Ce travail automatique sera borné par l'apparition de la première sensation de fatigue. En dehors de tous phénomènes extérieurs, celle-ci pourra survenir plus ou moins tôt suivant le *degré d'entraînement* de l'individu. L'entraînement est-il autre chose que l'*adaptation* progressive d'un individu à un travail déterminé. Cette adaptation, si elle est parfaite, n'aura d'autre résultat que d'augmenter la quotité possible du travail automatique. Et celui-ci est augmenté non seulement parce que le moteur est en quelque sorte rendu plus puissant par l'entraînement, mais encore parce que la force produite est mieux utilisée, qu'elle est toute entière appliquée au point voulu. Un homme entraîné possède un meilleur levier, mais sait aussi mieux s'en servir parce que, si c'est instinctivement, sans volonté, sans réflexion qu'il l'emploie, il en use automatiquement comme il en userait intelligemment. Retenons donc que deux éléments entrent dans le rendement du moteur humain entraîné : l'*augmentation de la production de force d'une part,* mais aussi et nous dirions presque surtout, *la meilleure adaptation* ou si l'on préfère *le meilleur degré d'harmonie de l'effort.*

Ceci revient à dire qu'en dehors de toute question d'entraînement, l'effort harmonique est toujours moins fatigant qu'un effort mal appliqué, parce que ici, pour la même quantité de travail produit, une dépense plus ou moins considérable de force inutile aura été faite. C'est exactement ce qui fait la différence entre un bon et un mauvais ouvrier. Celui-ci, parce qu'il ne sait point se servir de son instrument aura, bien plutôt que celui-là, la première impression de fatigue.

Il s'en faut et de beaucoup que la première notion de lassitude, voire les impressions accumulées de fatigue, bornent d'une façon stricte le travail humain. On dit des individus qu'ils ont plus ou moins d'*énergie*. On représente par là qu'à côté de leur marge de travail physique automatique, ils ont une large marge de *travail volontaire*. Au cours de cette deuxième période, et c'est l'expression classique, l'homme lutte contre la bête. Et l'on voit parfois des natures frêles susceptibles de miracles d'énergie. L'histoire en fournirait de nombreux exemples. Il n'en est pas moins vrai que l'énergie humaine a des bornes et qu'il arrive un moment, où la volonté elle-même est incapable de permettre un effort supplémentaire. *L'homme est épuisé.*

Dans d'autres circonstances il n'en va pas de même et il semble que dans certaines conditions déterminées, la marge de l'effort automatique puisse s'accroître indéfiniment ou presque. Sous l'influence de grosses émotions, au cours d'états pathologiques comme l'automatisme ambulatoire ou certaines formes d'excitation cérébrale, l'homme ne lutte plus contre la fatigue *il ne la sent plus, il ne la perçoit plus,* parce que sa mentalité est en quelque sorte en sommeil ou parce que devenu monoidéiste, toutes les impressions physiques ou intellectuelles autres que celles qui ressortent au but poursuivi, sont pour ainsi dire inhibées chez lui.

Ce fait a pour nous une grosse importance, parce qu'il montre combien la distraction (le mot distraction étant pris dans son sens étymologique) facilite l'effort, et parce qu'il explique aussi comment inversement, l'*attention* rend l'effort pénible.

Et c'est ici qu'intervient le rôle de la *mise en train*. Si en effet on entreprend un travail avec dégoût, avec anxiété, avec la conviction qu'on ne pourra le mener à bien, ce travail sera rapidement fatigant, parce que d'*emblée* un élément intellectuel s'y ajoutera, parce que l'effort au lieu d'être automatique sera en quelque sorte voulu, et parce que étant voulu, il sera presque nécessairement inadapté.

C'est une locution banale de dire qu'*on se raidit contre la fatigue*. Cette phrase exprime non seulement un phénomène de la volonté, mais encore un fait physique. La démarche de l'homme fatigué, sa fatigue fût-elle survenue après une marche moins longue que celle pour laquelle il est entraîné, est une démarche *raide* au cours de laquelle un effort inutile est dépensé. Il s'en suit très clairement que dans ces conditions la fatigue sera rapide. Quelques exemples feront saisir clairement notre pensée. Voici des troupes en marche. En queue de la colonne un certain nombre de traînards. Parmi ceux-ci quelques éclopés, mais aussi un certain nombre de forts gaillards, bons paysans, habitués aux longues randonnées et aux durs travaux de la terre. Ceux-ci ont fait cent fois un travail physique bien plus considérable que celui qu'on leur demande aujourd'hui. Ils n'ont donc pas dépassé leur limite d'entraînement. Mais aujourd'hui « le cœur n'y est pas », « le métier les dégoûte ». Ils se sont levés en ayant le mal du pays. Tout le temps de la marche ils se sont lamentés sur leur sort, et les voilà qui se traînent, clopin-clopant, tirant la jambe, essoufflés, le visage ruisselant de sueur. Qu'un officier survienne qui leur remonte le moral, que la musique entame quelque air de leur pays, ils vont reprendre une démarche allègre et plus tard arriveront à l'étape sans l'ombre de fatigue, sans avoir eu besoin à aucun degré, d'énergie à proprement parler. Qu'ils continuent au contraire leur pesante démarche, un ou deux kilomètres plus loin ils vont s'arrêter, fourbus, éreintés, *épuisés*.

Autres exemples. Un coureur à pied, un bicycliste sont bien entraînés. Ils ont quelques jours auparavant pu fournir avant l'apparition de toute fatigue, l'un trente ou quarante, l'autre cent cinquante ou deux cents kilomètres. Qu'au bout de quelques kilomètres, ils arrivent à se rendre compte que la course va sûrement leur échapper, c'est bien avant le trente-cinquième ou le cent cinquantième kilomètres qu'ils vont se trouver épuisés. Pourquoi ? Parce que leur effort au lieu d'être automatique, deviendra conscient et par conséquent moins bien adapté et plus fatigant. C'est un phénomène identique qui s'était produit tout à l'heure chez nos soldats.

Lorqu'un individu arrive à l'étape après une longue marche, il se sent plus ou moins fatigué. Le lendemain au réveil il se sentira courbaturé. S'il reste au repos il ressentira sa fatigue pendant plusieurs jours de suite. Si au contraire il reprend sa route, souvent il arrivera moins fatigué, en tant qu'impressions subjectives, qu'il ne l'était au départ. Le neurasthénique se comporte de même, question de degré et de moment d'apparition des sensations mis à part. Et si, sous l'impression de fatigue, il s'arrête d'une façon plus ou moins définitive, il conservera souvent beaucoup plus longtemps cette impression que s'il se remet en route. C'est par un mécanisme de ce genre, que s'explique d'une façon purement subjective, la prolongation des impressions de fatigue du neurasthénique. *Si sa fatigue dure c'est parce qu'il ne se remet pas en route.*

En somme la conclusion à laquelle nous voulions arriver et que les faits nous paraissent justifier, est que l'*épuisement n'est que très partiellement un phénomène organique. Sa rapidité est directement proportionnelle au degré de conscience de l'effort; elle est inversement proportionnelle au degré de l'automatisme de l'effort fourni et aux qualités d'énergie du sujet en travail.*

Tout ceci contribuera singulièrement, à nous faire saisir la nature très particulière de cet épuisement si rapide et si facile dont se plaignent tant de neurasthéniques. Ces malades ignorent ce que c'est que la bonne lassitude saine, presque agréable et réconfortante parce qu'elle est, au point de vue moral, représentative du travail accompli. Ils ne connaissent qu'une chose : l'*épuisement* survenant tantôt rapidement mais progressivement, tantôt au contraire en coup de foudre qui les saisit... mais ne les surprend pas. Ces impressions s'accompagnent de manifestations diverses, angoisses, halètement, phénomènes émotifs de tout ordre, accompagnés ou non de manifestations phobiques. De tels malades en arrivent à être singulièrement limités dans leur activité physique ; d'aucuns ne peuvent parcourir cent mètres, quelques autres ne croient pas pouvoir descendre leur escalier. Il en est qui restent dans leur chambre, voire même qui sont complètement alités. Tantôt c'est qu'effectivement, le moindre effort leur amène les désagréables sensations tout à l'heure signalées. Tantôt ce sont plutôt des phobiques chez qui la *peur de l'épuisement,* inhibe tout projet d'effort à faire.

Cet épuisement ne s'étend d'ailleurs pas nécessairement à toutes les modalités de l'activité physique. Celui-ci sera épuisé par la station debout qui supportera la marche, qui supportera de longues conversations. Celui-là ne pourra supporter la marche que si elle est faite plus ou moins longtemps après ses repas, parce que, dit-il, le travail de la marche associé au travail de la digestion c'est trop pour lui. Tel autre ne sera susceptible d'un effort quelconque que s'il a dormi un nombre d'heures déterminé. Lorsque j'ai passé au lit dix heures dont neuf de sommeil, nous disait un malade, cela peut encore aller. Si je n'en ai passé au lit que neuf ou dormi que huit, je suis incapable d'avancer. Les distinctions les plus subtiles, les associations les plus variées dans le domaine des choses possibles et impossibles, peuvent se rencontrer.

Une forme assez particulière de l'épuisement chez le neurasthénique est constituée par l'apparition brusque, sans aucun prodrome, d'une fatigue intensive obligeant le malade à s'arrêter. C'est à des phénomènes de ce genre que l'on a donné classiquement, un peu par abus de termes, le nom de *paraplégie des neurasthéniques.*

Le plus souvent ce phénomène a une origine tout à fait particulière. Ce sont des malades qui pour une raison ou pour une autre ont momentanément oublié qu'ils étaient des épuisés. Puis brusquement, par le mécanisme banal d'une association d'idées quelconque, ils reprennent conscience de leur état et font, en quelque sorte, psychiquement, sommation de toute la fatigue qu'ils *auraient dû éprouver*. Des manifestations phobiques entrent alors en jeu. Ils ont peur de s'être éreintés, ils craignent de ne pouvoir aller plus loin et... ils s'arrêtent sans force et sans énergie. Ce sont ces mêmes malades qui, lorsque on cherche à leur expliquer le mécanisme de leur fatigue, vous disent : « Mais, docteur, vous voyez bien que ma fatigue est réelle, puisqu'elle m'est survenue alors que je n'y songeais pas. » Effectivement ils n'y songeaient pas avant de l'éprouver, mais ils l'ont ressentie *parce qu'ils se sont pris à y penser*.

En veut-on un exemple typique : L'un de nous eut un jour l'occasion d'examiner une dame très neurasthénique et profondément « asthénique ». Elle se déclare incapable de rester levée plus de quelques minutes, ou d'étendre les bras pendant un espace de temps très court. A l'examen, en effet, le bras étendu retombe lourdement au bout de trois ou quatre secondes. L'examen se poursuivant decèle cette hyperesthésie du cuir chevelu que possèdent bien des nerveux qui ne sont même pas tous de vrais névropathes. Cependant cette malade avait une superbe chevelure fort habilement coiffée. Sur la remarque qu'avec son hyperesthésie on devait avoir beaucoup de difficultés à la coiffer : « Oh ! docteur, dit-elle, jamais je ne permettrais à qui que ce soit de me toucher les cheveux. Je me coiffe moi-même. » Cette malade qui ne pouvait pas maintenir le bras étendu trois secondes, pouvait tenir ses deux mains au-dessus de sa tête, pour se coiffer et se décoiffer, une heure par jour. Il est vrai de dire qu'elle n'y avait pas songé.

Par ailleurs, cette asthénie physique des neurasthéniques est essentiellement variable suivant les moments. Tel un malheureux si profondément atteint qu'il se croyait incapable de marcher plus de cinq minutes sans s'épuiser. Nous pûmes, en lui causant de sa maladie, le faire marcher pendant une heure et quart sans qu'il s'en aperçut.

On voit combien cette asthénie du neurasthénique, s'écarte des phénomènes du même genre que l'on peut rencontrer chez un convalescent. Celui-ci, oui, n'est capable que d'un effort déterminé, proportionné à la condition physique du moment.

Chez lui tous les modes de l'activité physique sont simultanément atteints. Chez celui-là au contraire, illogique, variable, incohérente, l'asthénie est un phénomène essentiellement d'origine psychique, très accessoirement d'origine physique.

Très accessoirement d'origine physique disons-nous, et ceci pour deux raisons. D'abord parce que, en petit nombre, des phénomènes peuvent intervenir dans la production de l'épuisement chez le neurasthénique, qui, pour être d'origine psychique, n'en jouent pas moins un rôle en quelque sorte physique, et ensuite, parce qu'il existe des asthénies physiques véritables dans certains cas.

Parfois en effet, le neurasthénique est un vrai fatigué. C'est ce que nous appellerons, si l'on veut nous passer l'expression un « neurasthénique arrivé ». Amaigri, affaibli par dénutrition, parce qu'il a présenté les troubles de l'appétit et les troubles digestifs que nous avons longuement décrits, se nourrissant insuffisamment, il ne peut plus marcher parce que son moteur est en mauvais état et parce qu'il est mal alimenté. Rien de plus naturel alors que son asthénie. Mais c'est là un phénomène surajouté, purement secondaire, qui n'a rien à faire avec la fatigabilité en quelque sorte esentielle que conçoivent beaucoup d'auteurs.

Quel est donc le mécanisme des phénomènes d'épuisement que l'on rencontre chez le neurasthénique? Comment en d'autres termes son effort se trouve-t-il si vite arrêté? Telle est la question que nous avons à résoudre. Nous éclaircirons du même coup le mécanisme des impressions de fatigue non inhibitrices de l'effort que l'on rencontre chez certains malades.

Dubois (de Berne) attribue la fatigue « à une conviction d'impuissance succédant à une sensation réelle, grossie par l'état d'âme pessimiste qu'amène la fatigue elle-même agissant sur notre moral ». « On ne doit pas parler de fatigue là où il n'y a pas eu de travail » dit encore cet auteur. C'est dire en somme que les malades fatigués rentrent dans la catégorie des « intercalés » qui d'après la théorie de Dubois « intercalent » une idée fausse dans l'arc réflexe.

Cette conception de Dubois ne nous paraît pouvoir être admise que pour les sujets qui sont fatigués au lit. C'est d'ailleurs surtout à eux que s'applique son interprétation. Et Dubois, si partisan d'autre part de la nature psychique des phénomènes éprouvés par les neurasthéniques, n'en pense pas moins que le *neurasthénique vrai* est aussi un *vrai fatigué*.

On voit en effet des neurasthéniques qui couchés depuis des semaines se sentent incapables, parce que fatigués, disent-ils, d'un effort qu'ils ne tentent même pas. Ceux-là, et de toute évidence, sont de purs psychopathes plus ou moins abouliques, dont la mentalité s'est cristallisée sur un souvenir de fatigue effective antécédente. Quelquefois aussi ce sont de véritables fatigués par insuffisance alimentaire. Là d'ailleurs n'est pas la question. Mais les neurasthéniques sont bien rarement aussi abouliques qu'on veut bien le dire. Il en est qui dépensent pour lutter contre leur mal et contre leurs sensations des trésors d'énergie. S'il en est qui sont incapables de vouloir, il en est aussi qui veulent de toute une volonté que par ailleurs ils savent employer. Nous avons vu de ces malades à qui l'on imposait une tâche physique. Vous le voulez, docteur, « disaient-ils, eh bien je le ferai ». Et ces malades de faire l'effort demandé, de parcourir le chemin fixé. Ils y arrivaient, mais ils y arrivaient éreintés, épuisés. Et pourtant l'effort proposé n'avait rien d'excessif. Quel est le mécanisme de ce phénomène. A notre sens, si ces malades veulent bien, ils ne *savent pas vouloir*, ils *veulent mal*. Avec la meilleure volonté du monde on n'arrive pas à franchir des murs. Or c'est ce que tentent de faire ces malades. Il est vrai de dire que ces murs ce sont eux-mêmes qui les ont dressés. Nous nous expliquons.

Un premier fait et non le moins important résulte de la mentalité même du neurasthénique. Celui-ci ne connaît rien d'indifférent. Tous les actes de sa vie physique aussi bien qu'intellectuelle sont conscients, médités, observés, conservés à l'état de souvenirs plus ou moins continuellement présents. Si donc on demande à un tel malade de faire un effort physique, qu'il ait eu antérieurement ou non des phénomènes de fatigue, au lieu de se mettre en route tout simplement comme le ferait un individu sain, il va de suite s'observer. Quelquefois chez lui un souvenir de fatigue lui apparaîtra et interviendra dans la production des impressions consécutives. Mais ce mécanisme n'est ni constant ni nécessaire. *L'attention seule, que le malade porte à l'effort qu'il fait, suffit à troubler l'acte qu'il veut exécuter, parce que dès lors au lieu d'être automatique, cet effort devient volontaire et insuffisamment adapté.*

Il suffit d'observer un peu attentivement ces malades pour se rendre compte de la réalité du fait. Dans la marche, par exemple, leur allure n'a rien de normal. Tantôt, pressés de savoir s'ils seront capables d'arriver au bout, ils vont aller aussi vite que possible, sans ménager leur souffle.

Bientôt ils halèteront et ce n'est pas la fatigue physique à proprement parler, qui va les arrêter, mais l'impossibilité où ils se trouvent de retrouver leur respiration. Et bien souvent, de fait, c'est cette sensation extrêmement angoissante que les malades nous décrivent sous le nom d'épuisement.

Tantôt, au contraire, ils vont ralentir leur marche. Ils vont, pour ainsi dire, compter leurs pas, se demandant si c'est au pas suivant que l'épuisement va se produire. Nous avons déjà vu combien les fonctions respiratoires étaient modifiées par l'attention et comme quoi l'attention inhibait en quelque sorte l'automatisme respiratoire. Si bien que chez ces malades aussi, un arrêt d'origine respiratoire pourra intervenir. Le plus souvent d'autres phénomènes se produisent. En effet, à l'état normal, dans toutes les modalités coutumières de l'activité physique, le travail par volonté succède au travail automatique. Notre malade, attentif à sa marche, se comporte donc et d'emblée comme le ferait un fatigué. Il se produit consécutivement chez lui une erreur d'interprétation et, de *mettre* sa volonté en jeu, il a l'impression psychologique que d'ores et déjà il est fatigué. L'application de la volonté, ou de l'attention qui n'est qu'une forme de la volonté, est interprétée, par un véritable choc en retour, comme une sensation de fatigue. Alors de deux choses l'une, ou notre malade, pour des raisons que nous aurons à déterminer plus loin, est un aboulique et il va presque aussitôt arrêter son effort, ou, au contraire, très désireux d'avancer, de progresser au point de vue physique, il va *se forcer*. Et alors apparaîtront, résultant de l'état de raideur, de semi-contracture où se met le malade, toute une série de nouveaux phénomènes. La tension psychique a son retentissement physique et réciproquement. C'est un fait banal. Lorsqu'on est tendu vers un but, on y est tendu de tout son être physique et moral. On se contracte pour faire un effort intellectuel. La gesticulation, la mimique, ne sont que l'expression classique de cette loi générale. Notre malade va donc se raidir, se contracturer. Sa démarche par conséquent va perdre de sa souplesse. Plus ou moins rapidement il va être pris de douleurs de reins, de crampes dans les jambes. Et ces sensations se produisent d'autant plus vite qu'antérieurement ou non une topoalgie, plus volontiers lombaire, se sera déjà manifestée. Notre malade est dès lors plus ou moins semblable à un individu qui voudrait marcher avec un lumbago ou avec une arthropathie. On saisit bien que dans ces conditions il ne puisse aller bien loin.

Ce que nous disons pour la marche, nous pourrions le répéter exactement pour n'importe quelle manifestation de l'activité physique, se produisant chez un neurasthénique dont l'état général est ou non atteint.

D'autre part, on conçoit très bien que la conviction de la difficulté, de l'impuissance, soit inhibitrice de l'effort. Voici par exemple un individu qui, emporté par son élan, est amené à sauter un fossé un peu large. Il se retourne, il suppute la largeur du fossé et s'estime heureux d'avoir pu le traverser. Essayez de lui faire sauter ce fossé une fois qu'il est prévenu. Neuf fois sur dix il se dérobera au saut, ou bien s'il arrive à franchir l'obstacle, il lui aura fallu y mettre toute sa volonté et, parvenu de l'autre côté, il s'assiéra essoufflé, à bout. S'agit-il là, à proprement parler, d'un phénomène moral ? Il s'agit simplement de l'intervention de phénomènes psychiques qui viennent enrayer un acte qui, pour se faire dans de bonnes conditions, doit en quelque sorte être automatique. Il n'en est pas moins vrai, que c'est de la sorte que s'entretient et se cultive l'asthénie du neurasthénique, asthénie que viennent renforcer les souvenirs des épuisements antérieurs. Du même coup, la part de l'automatisme qui peut exister, quoique le plus souvent très faible, s'en trouve encore réduite.

Voilà selon nous la très claire explication du fait que le neurasthénique *n'est pas entraînable*. Celui-ci *sait* qu'il peut marcher sans fatigue pendant cinq minutes, dix minutes, une heure. Tout ce temps, l'effort qu'il fera sera un effort normal, automatique et inconscient. Dès qu'il aura dépassé ce qu'il considère comme sa limite d'entraînement, les phénomènes dont nous venons de parler vont entrer en jeu. Si un traitement approprié n'a pas été appliqué, il est clair que l'épuisement se produira toujours au même moment. Et voilà comme quoi le neurasthénique ne peut pas être entraîné.

Voici une démonstration de cette proposition : Deux malades nous arrivent le même jour. L'un et l'autre sont neurasthéniques et incapables d'un effort prolongé. A l'un et à l'autre nous ordonnons un entraînement très progressif. Dans les premiers jours cet entraînement reste sans résultat. Nos deux malades habitant le même hôtel viennent à faire connaissance. Ils se découvrent — en dehors de leurs maladies — des relations communes, des intérêts et des goûts identiques. Ils décident de pratiquer leur entraînement ensemble. Dès lors, celui-ci va tout seul et en quelques jours les progrès acquis sont suffisamment considérables, pour entraîner la conviction des malades. Que s'était-il passé ? Suivant en cela les conseils qui leur étaient donnés, ils s'étaient bien gardés de s'entretenir de leur maladie. Causant de choses diverses — et distraits — ils avaient pu s'entraîner sans difficulté.

Quant à ces retours en arrière sous l'influence de l'entraînement, dont parle Deschamps, nous ne les avons jamais vus. Le tout est que le malade, au cours de ses exercices, n'arrive pas à l'épuisement. C'est, ainsi que nous le verrons plus tard simple affaire de direction.

Pour nous résumer, nous dirons qu'il y a deux formes d'asthénie chez le neurasthénique. L'une ne comporte que des manifestations de *fatigabilité*, c'est celle du neurasthénique aboulique, qui s'arrête aussitôt la première impression de fatigue produite. L'autre peut aller jusqu'à l'*épuisement*, c'est celle du neurasthénique doué encore d'énergie. Dans un cas comme dans l'autre, *la plus grande part du travail automatique se trouve supprimée*. Dans le second cas seulement interviennent ce que nous appellerons les *dysharmonies*, créatrices rapides d'une singulière fatigue.

Il va sans dire que ces dysharmonies ne conduisent pas d'une façon absolument nécessaire et fatale jusqu'à l'épuisement. Il est des malades, généralement peu touchés, qui peuvent aller au delà de la première impression de fatigue sans être pour cela épuisés. Ce sont ceux auxquels nous faisions allusion plus haut et qui disent : « Je le fais, mais ça m'éreinte. » Chez ceux-là il faut ajouter que des facteurs psychologiques de distraction interviennent. Ce sont ceux qui, insuffisamment obsédés, ont encore du goût pour leur travail, au cours duquel ils *oublient* de temps à autre qu'ils sont malades. Cela suffit pour que la survenue de l'épuisement en soit indéfiniment retardée. Mais cela ne suffit pas pour empêcher la production d'une fatigue, bien plus considérable qu'à l'état normal, et celle-là tout à fait effective.

Est-ce à dire que nous estimions, qu'en dehors de l'intervention du mécanisme psycho-physique que nous venons d'exposer, le neurasthénique soit toujours capable d'un effort identique à celui qu'il pouvait faire à l'état de santé ? Certes non. Et nous ne cherchons pas à nier que chez certains malades il existe une fatigue effective. Mais à quoi répond-elle ? Non pas certainement à une infériorité physique réelle, mais bien à l'état d'âme même du sujet. L'organisme humain, au point de vue de la fatigue, ne saurait être décomposé. Il n'y a pas un être physique, un être moral, un être intellectuel, séparés par d'infranchissables barrières. Ne connaissons-nous pas tous la fatigue physique qui résulte de l'émotion, de la préoccupation, du travail intellectuel ? Ne sort-on pas d'une longue discussion, d'un travail un peu ardu, avec les jambes rompues? La quotité du travail disponible représente la somme des efforts physiques, intellectuels ou moraux. Et ce qui agit chez le neurasthénique, ce qui peut créer et ce qui crée en effet chez lui une fatigue légitime, ce sont toutes les préoccupations obsédantes dont sa mentalité est le siège. Ce sont ces faits que nous retrouverons plus loin lorsque nous essaierons, à l'aide des documents fournis par l'analyse psychologique, de faire la *synthèse* du neurasthénique.

Quoi qu'il en soit, et pour ce qui concerne les asthéniques vrais primitifs, nous devons à la vérité de dire que nous n'en avons jamais rencontrés que dans des circonstances très particulières, chez des malades constitutionnels présentant par ailleurs des tares de la dégénérescence mentale, des phénomènes de cette psychasthénie de Janet qui, suivant nombre de psychiatres, a tant de rapports avec la psychose périodique. Chez ceux-là, oui, on trouve associées aux insuffisances mentales ou morales, des insuffisances physiques auxquelles il est presque aussi difficile de remédier, qu'il est pénible de modifier leurs tares psychiques. Encore faut-il dire que même chez ceux-là, ces manifestations asthéniques sont variables.

Il existe encore, c'est une question de diagnostic, des individus prématurément vieillis qui sont des asthéniques si l'on veut, mais chez lesquels il s'agit, somme toute, d'un processus d'involution sénile, anormal seulement par le moment de sa production.

Quant au neurasthénique, il peut présenter de la *fatigue fausse*, par erreur de représentations mentales, *de la fatigue hâtive,* par suppression dans l'effort de toute la période automatique et de la *fatigue vraie,* résultant de sa dénutrition, produite aussi par ses préoccupations obsédantes, mais provenant le plus souvent de la dysharmonie de l'effort. Chez le neurasthénique bien dirigé, si la fatigue est le plus fréquent des symptômes, elle est aussi, selon nous, celui qui cède le plus facilement à une thérapeutique appropriée. Et cette conception nous paraît capitale, car elle est singulièrement plus encourageante pour les malades, que celle qui consiste à les supposer — pour longtemps ou pour toujours — cristallisés dans un état de forces défini.

Nous venons d'envisager la fatigabilité générale des neurasthéniques, le mécanisme de leur épuisement. Il nous reste à parler de phénomènes du même ordre, mais dont l'illogisme est bien plus apparent. C'est aux *amyosthénies localisées* que nous faisons allusion ici.

Nous avons parlé plus haut de certains malades, que toutes sortes d'efforts épuisaient, capables cependant de faire sans fatigue un effort déterminé. Ici il s'agit d'individus dont l'incapacité de travail ne s'étend qu'à un groupement musculaire donné, se contractant dans des conditions définies.

De ces *localisations* de la fatigue, on rencontre les types les plus divers. *L'impossibilité de la station debout* un peu prolongée est une manifestation de ce genre et non la moins fréquente. Il va sans dire que cette difficulté de la station se rencontre associée aux autres manifestations de la fatigabilité générale. Mais on peut aussi la trouver isolée. Tels ces malades qui sont susceptibles de marcher pendant un temps assez long, qui sont capables de faire des poids, des haltères, etc..., et qui se déclarent épuisés au bout de quelques minutes, voire au bout de quelques secondes de station debout. Il en est qui, pour ne pas s'épuiser, en arrivent à être obligés de faire leur toilette en plusieurs temps.

Le mécanisme de ce phénomène est variable. Très souvent il est lié à une topoalgie lombaire. D'autres fois, c'est un souvenir d'épuisement antérieur produit au cours de la station debout qui est en cause. On sait que la station debout est l'attitude habituelle de la causerie. Or, quand il cause, le neurasthénique s'y donne volontiers tout entier et il n'est pas rare que ses causeries soient plutôt des monologues que des dialogues. Ce qui le fatigue dès lors, c'est bien moins la station debout que la causerie au cours de laquelle il se dépense parfois étrangement, ne ménageant ni son souffle, ni sa respiration. Au bout d'un certain temps de cet exercice, il est anhélant, angoissé, épuisé. Une erreur d'interprétation se produit, qui lui fait attribuer à la station debout des manifestations qui ont une toute autre origine.

Ce sont là des phénomènes initiaux, mais que ce soit une topoalgie ou un souvenir antérieur qui préside au début des accidents, les résultats sont identiques.

Il faut, en effet, tenir compte de ce que la station debout n'est pas un phénomène indifférent. Elle crée chez l'individu le mieux portant une fatigue musculaire et l'on ne peut rester debout un temps prolongé qu'en changeant de position, en s'appuyant tantôt sur la jambe droite, tantôt sur la jambe gauche par exemple, pour laisser aux groupes musculaires en état de contraction tonique plus ou moins marquée le temps de se reposer. Mais, même dans ces conditions, l'on éprouve au bout d'un certain temps le besoin de s'asseoir.

Comment va se comporter le névropathe gêné par une algie lombaire ou se rappelant qu'antérieurement la station debout l'a déjà épuisé ? De deux façons bien différentes. Tantôt il ne tiendra pas en place, il changera continuellement de position et partant accomplira un travail d'autant plus rapidement fatigant, que la sensation de fatigue sera renforcée par les représentations mentales antérieures du même ordre. Tantôt, au contraire, il va se raidir, s'immobiliser, retenant son souffle. Et le temps pendant lequel il restera debout sera marqué, en quelque sorte, par la limite de la durée possible d'une contraction volontaire continue. Cette durée est évidemment variable selon l'énergie du sujet, suivant l'intervention ou non de troubles respiratoires analogues à ceux que nous avons déjà décrits, suivant aussi le renforcement psychique de l'impression mentale ressentie. De toutes façons, cette durée ne sera jamais bien longue et c'est surtout dans ces conditions que ces malades, raides comme des piquets, vont se déclarer épuisés au bout d'un temps extrêmement court, n'atteignant parfois que quelques secondes.

Il s'agit ici d'une amyosthénie atteignant les muscles dont la contraction tonique assure la station debout. D'autres groupes musculaires peuvent être atteints et d'une façon plus spéciale encore. Nous voulons parler des *fausses crampes professionnelles*.

En voici un exemple des plus caractéristiques :

Mlle N..., âgée de trente-deux ans, est une pianiste de talent, adorant son métier. Lorsque nous la vîmes en 1908 elle avait été obligée d'abandonner à peu près complètement sa profession depuis près de dix-huit mois. Chaque fois qu'elle voulait jouer du piano, elle était prise invariablement de phénomènes de lassitude très douloureuse siégeant principalement dans le bras droit, mais aussi quoique moins marqués dans le bras gauche. Malgré tous les efforts qu'elle pouvait faire, elle était très rapidement vaincue par la douleur et obligée de s'arrêter.

Ayant abandonné pas mal de choses dans sa vie et se voyant en passe d'être obligée d'abandonner encore son art qui constituait pour elle l'unique ressource morale, il va sans dire qu'elle était assez profondément déprimée.

L'origine de ces accidents remontait à une vague douleur rhumatismale de l'épaule droite qui, durant quelques jours, lui avait occasionné des sensations assez pénibles, pour qu'elle fût obligée d'abandonner ses exercices musicaux quotidiens. Puis progressivement, en même temps que la douleur articulaire s'estompait d'abord pour disparaître ensuite, les phénomènes qui nous l'amenaient avaient apparu. La malade avait consulté de nombreux médecins et les diagnostics les plus fantaisistes avaient été posés : myosite, névrite, etc. Il en fut qui parlèrent de crampe des pianistes et qui firent entrevoir à notre sujet qu'elle serait probablement obligée de renoncer à sa carrière. Les traitements les plus divers furent institués. Hydrothérapie, mécanothérapie, électrothérapie, hypnotisme, applications locales de tout ordre, etc...

Bref, la malade progressivement persuadée de la chronicité de son mal, souffrait et se désespérait de plus en plus.

L'examen objectif ne révélait rien. L'articulation de l'épaule, celles du coude, du poignet, des doigts étaient libres. Les muscles étaient souples. Il n'y avait sur le trajet des nerfs aucun point douloureux. La sensibilité était intacte.

Cette malade guérit en quelques semaines. Elle put reprendre intégralement ses occupations d'autrefois, lorsque pour elle et pour nous fut clairement élucidé, dans le présent et dans le passé, le mécanisme de son état.

Celui-ci était en somme fort simple. La malade atteinte au début d'accidents rhumatismaux effectifs, s'était frappée dès ce moment sur la possibilité pour elle d'être obligée de renoncer à sa carrière. *Elle voulut aller contre sa douleur*. Elle voulut jouer quand même. Le résultat fut que pour jouer *elle se raidit* immédiatement. Elle en perdit toute souplesse et la fatigue, contre laquelle elle luttait en se raidissant davantage, n'en apparaissait que plus vite, que plus impérieuse, que plus douloureuse.

La façon dont le phénomène fut mis en relief vaut la peine d'être narrée. Tous les mouvements, en particulier ceux de l'écriture, s'effectuaient avec la plus grande aisance. Il y avait là de quoi nous convaincre de la nature fonctionnelle des phénomènes éprouvés, mais ne sait-on pas que dans les crampes professionnelles il en est de même ? Ce qui fut tout à fait démonstratif ce fut de voir l'écriture devenir, elle aussi, fatigante pour notre malade et lui créer les mêmes impressions douloureuses que le jeu au piano, quand les choses par elle écrites au lieu d'être de la simple copie, se rapportaient aux faits l'intéressant plus particulièrement. On la voyait alors se raidir. La plume éraillait le papier. L'écriture se modifiait et devenait plus heurtée.

Dans un cas de ce genre peut-on expliquer les faits immédiats, par une représentation mentale intercalée ou par une auto-suggestion directe. Nous ne le croyons pas. Il s'agit, pour nous, surtout d'un *phénomène de dysharmonie*, très analogue à ceux que nous avons signalés plus haut. La lassitude spécialisée et localisée de notre malade était une fatigue effective, légitimement ressentie. Elle était celle que toute personne éprouverait si au lieu de jouer d'une façon en quelque sorte automatique, elle jouait en se tendant, en se raidissant. En somme ces malades se comportent d'emblée, comme d'autres se comporteraient après plusieurs heures d'exercice. Ce ne sont pas des malades qui ne veulent pas, qui, fatigués et abouliques sont inhibés par une représentation mentale erronée, ce sont des malades qui, *pour trop vouloir*, inhibent ce que dans le cas particulier on appelle *leur mécanisme*. Vieux professionnels ils se comportent comme des débutants.

Nous avons pu voir une seconde malade à symptomatologie à peu de chose près identique. Nous avons rencontré également des employés, immobilisés pour des crampes des écrivains qui n'étaient que des phénomènes entièrement superposables à ceux que nous venons de relater.

L'on se rend compte combien, dans des cas pareils, le diagnostic a besoin d'être précisé par un examen serré de près, car, d'un diagnostic inexact, il peut résulter de véritables désastres, des carrières perdues, des vies gâchées. On saisit aussi l'influence néfaste que peut exercer un médecin, en ancrant davantage dans l'esprit des malades, la conviction qu'ils peuvent avoir de leur impuissance définitive. C'est en effet cette conviction qui est à la base de toute la succession des symptômes. Et si dans les mécanismes intermédiaires, nous voyons intervenir des faits de dysharmonie jusqu'ici assez peu mis en valeur, en ce qui concerne le principe initial des choses nous nous retrouvons d'accord avec Dubois. Le fait psychologique important cependant, au point de vue du traitement moral de ces malades, consiste en ce que chez eux il n'y a nulle absence — bien au contraire — mais mauvaise application de la volonté.

Des phénomènes du même ordre nous semblent pouvoir expliquer certaines *maladresses* dont se plaignent quelques malades. Ceux-ci disent, par exemple, qu' « *ils ne peuvent rien tenir en mains* ». Dans bien des cas, à vrai dire, il s'agit de « mouvements nerveux », etc... Mais dans quelques circonstances cependant, il nous a paru que des malades avertis de leur maladresse, ou se croyant maladroits pour quelque incident qui leur était accidentellement arrivé, ne lâchaient les objets que parce qu'*ils les serraient trop*. Au bout d'un temps court leur contraction quasi spasmodique se relâche... et l'objet tombe. Pour les nerveux, plus encore que pour tous autres, le mieux est l'ennemi du bien.

2° *Les troubles de l'équilibre.*

Pour bien comprendre le mécanisme des troubles de l'équilibre que l'on observe au cours des psychonévroses, nous sommes forcés de nous en rapporter à la clinique. Nous ajouterons qu'il nous paraît utile d'ajouter que c'est à la clinique *récente* qu'il faut s'en référer. Nous ne sommes pas bien convaincus en effet que nombre des troubles qui ont pu être décrits aux temps où l'on cultivait plus ou moins inconsciemment l'hystérie, ne fussent pas des troubles d'éducation ressortant mi-partie de la simulation, mi-partie de la suggestion.

Nous allons donc tout d'abord rapporter quelques observations, auxquelles tous les cas que nous avons pu observer se superposent d'une façon à peu près complète :

Voici une première observation déjà publiée par l'un de nous, comme exemple d'accident hystérique survenu brusquement et en relation immédiate avec le choc émotif. Il s'agit d'une jeune fille qui en voyant son chien auquel elle tenait beaucoup, écrasé par un train à un passage à niveau, sent ses jambes fléchir sous elle et s'effondre. On est obligé de la porter à la maison. Elle ne peut plus ni marcher ni se tenir debout. Veut-elle se lever, elle tombe aussitôt. Et cependant quand on l'examine au lit on ne constate ni troubles de la sensibilité générale, ni troubles du sens musculaire, ni incoordination motrice lorsqu'elle est couchée. Sa force musculaire est intacte. Elle peut fléchir et étendre la cuisse, les jambes, les pieds, résister aux mouvements passifs qu'on cherche à lui imprimer. Il s'agit donc non pas d'une paralysie, mais d'un trouble de l'équilibre. Cette malade fut guérie en huit jours d'isolement et de psychothérapie.

Depuis vingt-sept ans, une dame de cinquante-deux ans est confinée dans sa chambre et ne peut marcher sans être suspendue au bras de quelqu'un. C'est une grande émotive peureuse, dont les accidents ont une origine assez curieuse et très spécifique.

A l'âge de vingt-six ans, mariée depuis deux ans, elle dîne un jour en ville avec son mari. En descendant l'escalier de ses hôtes, prise par le froid, ou ayant mal supporté l'un des plats qui lui avaient été servis, elle est prise de vertiges, de tournements de tête et finalement de vomissements. On la rentre chez elle en voiture. Le lendemain elle se trouve incapable de se lever. Aussitôt qu'elle se met debout il lui semble que tout tourne autour d'elle et qu'elle va tomber. On appelle un médecin. Celui-ci au lieu de penser aux suites d'une indigestion fait le diagnostic d'hémorragie du cervelet. Il persuade au mari que la vie à Paris va être impossible pour sa femme, qu'immanquablement lorsqu'elle pourra de nouveau sortir, elle ne retrouvera qu'un équilibre imparfait, l'exposant à tous les accidents de la circulation dans une grande ville. Le mari se laisse convaincre. Il s'installe avec sa femme aux environs de Paris, mais comme ses affaires l'appellent en ville, il est obligé de partir le matin pour ne rentrer que le soir. Sa femme, isolée toute la journée, n'ose pas sortir seule de sa chambre où elle mène une existence confinée. Les choses durèrent de la sorte indéfiniment. Chaque tentative faite pour se lever, pour marcher, pour sortir, étant au début suivie des mêmes phénomènes de perte de l'équilibre, ces tentatives au bout d'un certain temps ne furent même plus faites et la malade désormais ne marcha plus que soutenue par un aide.

A l'examen, cette dame avait conservé la force musculaire de ses membres inférieurs *au lit*. Mais dès qu'elle voulait se lever elle s'effondrait, soit tout de suite, soit très vite. Quelques pas incertains, quelques oscillations pouvaient, parfois, précéder la perte absolue de l'équilibre.

En un mois de traitement, ces accidents de nature purement fonctionnelle et qui pendant vingt-sept ans avaient gâché toute la belle période d'une existence, disparurent complètement.

Un troisième exemple nous est fourni par une dame de trente-deux ans, grande émotive. Elle était malade depuis trois ans lorsque nous la vîmes pour la première fois. Les médecins qui l'avaient soignée, avaient diagnostiqué chez elle l'existence d'une maladie de la moelle épinière. On lui avait fait plusieurs applications de pointes de feu, on lui avait mis des vésicatoires. On lui avait fait des injections mercurielles, donné de l'iodure à haute dose, etc... Bref, tant elle que son entourage, tout le monde était convaincu de la nature organique de son mal et de son incurabilité probable.

Elle nous arriva se traînant péniblement sur deux bâtons, n'avançant une jambe que quand avec une de ses cannes elle avait pris un point d'appui solide et longuement vérifié. Lorsqu'on lui enlevait ses supports et qu'on voulait la faire marcher, on la voyait étendre ses bras, comme pour faire balancier, puis elle avançait un pied. Il arrivait alors souvent qu'elle était prise d'un fléchissement soudain, qu'elle cherchait à redresser par une contraction brusque. Dans le cours de ces deux mouvements, l'un passif involontaire, l'autre brusque, volontaire mais incoordonné, elle manquait régulièrement de perdre l'équilibre et sa foi en la gravité de sa maladie ne faisait qu'en augmenter.

Objectivement la malade ne présentait aucun signe d'une affection organique, mais nous découvrîmes assez aisément l'existence d'une hémiplégie hystérique gauche assez légère et qui avait passé complètement inaperçue, tant aux yeux de la malade elle-même qu'aux yeux du médecin.

L'origine, la cause de l'affection fut plus difficile à mettre en lumière et ce n'est qu'au bout d'un certain temps, que nous arrivâmes à obtenir la confession complète de notre malade. Elle vivait avec son mari et sa belle-mère. Celle-ci ne lui faisait point une heureuse existence. Véritable belle-mère de tragi-comédie, elle sidérait sa belle-fille qui, craignant sans cesse de voir la paix de son ménage troublée, en était arrivée à ne plus pouvoir voir sa belle-mère sans éprouver des phénomènes émotifs graves. « Chaque fois que je la voyais — nous disait-elle — je me sentais prête à tomber, mes jambes se dérobaient sous moi ». Ces impressions qui d'abord ne se produisaient qu'en présence de leur cause, finirent par être ressenties d'une façon continue, la jeune femme vivant dans la hantise permanente de la scène passée et de la scène à venir.

Quelques semaines de calme avec le traitement approprié suffirent à faire disparaître ces accidents.

Dans les trois observations qui précèdent, nous nous trouvons en présence de troubles objectifs de l'équilibre. Dans un très grand nombre de cas les malades se plaignent de troubles purement subjectifs. Ces malades-là nous les retrouverons quand nous étudierons le vertige et les sensations vertigineuses. Pour le moment ce sont les seuls troubles objectifs sans relations avec le vertige que nous voudrions interpréter.

La *baso-staso-phobie* qui se confond avec ce que l'on a appelé l'astasie-abasie paralytique, est un phénomène très particulier mais dont le mécanisme purement mental est aisé à saisir.

Dans la normale lorsque nous stationnons, lorsque nous marchons, notre équilibre statique ou cinétique est assuré par une série de contractions musculaires toniques qui, si elles ont dans le cervelet un centre de renforcement organique, n'en correspondent pas moins à des représentations mentales particulières, et qui font que dans une situation déterminée, la contraction tonique s'exagère ou se relâche d'une façon instinctive et automatique.

Une comparaison avec les phénomènes du langage articulé fera bien comprendre notre pensée. Lorsqu'un enfant *apprend* à parler il enregistre ce qu'on a appelé les images motrices d'articulation. Lorsqu'il apprend à se tenir debout ou à marcher il enregistre des images motrices d'équilibre statique ou cinétique. Lorsqu'il *sait* parler, le fonctionnement des images motrices d'articulation devient automatique et inconscient. Lorsqu'il sait marcher et se tenir debout, les représentations motrices correspondantes deviennent, elles aussi complètement instinctives.

Que plus tard une lésion survienne qui détruise le pied de la troisième circonvolution frontale gauche, l'idée, persistante, ne pourra plus être exprimée par la parole articulée. Que plus simplement, le sujet soit le jouet d'une grosse émotion, il ne va plus trouver des mots. Il restera hésitant, bégayant...

Pour la marche et la station il en est de même, et si l'on conçoit l'existence de troubles de l'équilibre par lésion cérébelleuse avec atteinte localisée ou généralisée du tonus musculaire, on conçoit aussi l'existence sous des influences diverses, de troubles de l'équilibre en rapport avec la perte des représentations mentales correspondantes aux contractions nécessaires pour assurer cet équilibre. Le malade ne *sait* plus se tenir debout ou marcher. Il a *oublié* comment il fallait s'y prendre, de même que tout à l'heure, sous l'influence d'une lésion ou d'une émotion, notre sujet ne pouvait ou ne savait plus trouver ses mots.

Quant aux influences diverses, capables de commander ces manifestations particulières, elles sont de deux ordres, susceptibles d'ailleurs de se confondre. Tantôt il s'agit de chocs émotifs, tantôt ce sont des phénomènes d'ordre phobique qui sont en cause.

L'émotion agit, disons-nous, et ici intervient encore ce rôle de l'*émotion spécialisée* que nous avons déjà eu maintes fois à signaler. Le dérobement des jambes est une *forme* de réaction émotive connue et classée. Il semble que chez certains sujets, le *courant émotif* une fois dirigé suive toujours le même cours et que, quelle que soit la nature ou l'intensité de l'émotion éprouvée, elle se traduise toujours de la même façon. Une jeune femme atteinte de paraplégie hystérique reconnaissait que d'une façon habituelle l'émotion lui « tombait toujours dans les jambes ». Il avait suffi chez elle d'une action émotive plus intense pour que les manifestations purement passagères devinssent continues. On conçoit donc dès lors que par un mécanisme analogue il se produise des staso-baso-phobies par choc émotif, par *cristallisation en quelque sorte d'une action émotive spécialisée*.

Dans d'autres circonstances il s'agit de phénomènes phobiques. Ici l'interprétation des choses peut être double. Tantôt les malades sont si convaincus de leur impuissance, qu'ils ne prennent même pas la peine de faire l'effort suffisant pour se tenir debout ou pour progresser. *Ils se laissent aller* et s'effondrent. Notre deuxième malade serait un assez bon exemple de ce mécanisme. Par ailleurs l'action phobique s'exerce par l'intermédiaire de l'action émotive. Les malades ont tellement peur de tomber, qu'ils en font une émotion plus ou moins intense, mais s'accompagnant de l'oubli plus ou moins durable des efforts coordonnés qu'il faut faire pour se tenir debout ou pour marcher. L'association assez fréquente de l'agoraphobie avec la staso-baso-phobie vient mettre en évidence ce mécanisme. Ces malades qui, étant agoraphobes, sont pris d'angoisse dès qu'ils ont l'espace devant eux sont, dans ces conditions, assez souvent atteints d'un dérobement des jambes, ressortant de toute évidence de la pathogénie émotive que nous venons d'essayer de mettre en lumière.

En somme manifestation phobique pure ou associée à l'émotion, manifestation exclusivement émotive, telle est la baso-staso-phobie. Ajoutons que l'ensemble symptomatique n'est pas toujours au complet, qu'il est des malades qui ne sont que des basophobes et chez lesquels la station debout est encore plus ou moins complètement possible.

Nous en arrivons maintenant à l'*astasie-abasie*. Le phénomène qui la constitue a été défini par Charcot et Richer : l'impuissance motrice des membres inférieurs par défaut de coordination relative à la marche (abasie) et à la station debout (astasie). C'est une manifestation ataxique fonctionnellement localisée à la marche et à la station. Alors que les malades que nous envisagions à l'instant, avaient perdu toutes les notions des représentations mentales correspondant aux contractions toniques nécessaires au maintien de l'équilibre, ici il n'en va plus de même. Il n'y a pas suppression, il y a anomalie par incoordination. Les contractions peuvent persister, mais elles sont inadaptées et n'assurent plus qu'un équilibre très instable.

Au reste nous ne sommes pas très convaincus, si l'on s'en rapporte aux faits, de la possibilité de considérer l'astasie-abasie autrement que comme un syndrome, comprenant les cas les plus divers que réunit seul le trouble objectif de la marche ou de la station.

Tout d'abord il n'y a pas un véritable type clinique d'astasie-abasie. Autant de malades, autant d'aspects différents. Puis l'astasie-abasie dans sa forme dite paralytique, celle où le malade ne peut quitter son lit, nous paraît devoir se confondre entièrement avec la baso-staso-phobie. Considérer cette forme comme un maximum d'incoordination, ne nous paraît pas conforme à la réalité clinique.

Quant aux autres types cliniques de l'astasie-abasie, ils nous paraissent aussi commander quelques réserves.

Nous avons vu des chorées hystériques troubler la marche par les mouvements incoordonnés qu'elles amenaient. Nous avons vu de grands tiqueurs pris de dérobement subit des jambes s'effondrer latéralement ou verticalement. Nous avons vu l'association de staso-basophobie avec des hémiplégies hystériques créer des troubles supplémentaires. Notre troisième observation en est un cas typique et nous avons vu d'autres cas similaires. L'un de nous a pu voir, autrefois, un certain nombre de malades atteints d'astasie-abasie dites choréïforme, trépidante ou saltatoire. Depuis qu'on ne cultive plus l'hystérie il n'en a pas rencontré un seul exemple et tend à penser qu'il s'agissait là de phénomènes plus ou moins directement suggérés.

En somme l'astasie-abasie paralytique se confondant sans diagnostic possible, avec la baso-staso-phobie, il nous paraît que ce que l'on a désigné sous le nom d'astasie-abasie en dehors de la staso-baso-phobie, déjà désintégrée c'est, avec des phénomènes d'éducation chez des hystériques d'une part, essentiellement d'autre part, des associations morbides où à un état phobique plus ou moins marqué, venaient se surajouter des phénomènes résultant de chorées, de tics, d'états paralytiques ou parétiques.

Est-ce à dire qu'il ne puisse pas exister des états d'incoordination motrice d'origine névropathique? Il faut s'entendre et, si l'on se borne à considérer l'incoordination comme une non-adaptation des mouvements faits au but poursuivi, il est bien certain que des phénomènes de cet ordre se rencontrent et d'une façon fréquente chez les névropathes. Mais il ne s'agit pas là d'ataxie à proprement parler. Ce n'est ni une ataxie centrale, ni une ataxie périphérique. Les mouvements faits sont coordonnés. L'erreur réside dans le jugement que le sujet porte sur les mouvements à effectuer. Les mouvements qui suivent ne sont peut-être pas adaptés au but poursuivi, mais ils sont adaptés à la représentation idéo-motrice. Ces phénomènes rentrent en somme dans la classe des *dysharmonies* d'origine psychique dont nous avons déjà parlé. Un sujet sain est sur le point de perdre son équilibre dans un sens donné à la suite d'un faux pas. Pour le reprendre il va faire toute une série de mouvements qui le précipiteront du côté opposé. Peut-on dire qu'il est incoordonné ? L'adaptation a été insuffisante par erreur de jugement. Mais cette erreur une fois faite, la suite des mouvements accomplis a été coordonnée.

Il en est de même chez les névropathes, à cette différence près que chez certains sujets il n'est pas nécessaire qu'un phénomène anormal, en quelque sorte extérieur à eux, se produise. Il faut et il suffit qu'il y ait une erreur de représentation mentale, parfois primitive, pour que les mouvements dysharmoniques se produisent, créant une véritable incoordination de fait, qui physiologiquement et pathogéniquement parlant n'est cependant pas une véritable ataxie.

Voici par exemple des basophobes qui s'exercent à marcher parce qu'on les a convaincus de la nécessité de se rééduquer. Ils n'osent d'abord pas avancer un pied. Puis ils se lancent et feront du coup une enjambée telle qu'ils en perdront l'équilibre. C'est, en somme, le coup de pied dans le vide qui met à terre les gens les plus solides. Plus peureux, ils vont d'abord élargir leur base de sustentation, ils écarteront les jambes de telle façon qu'elles forment avec un plan sagittal un angle plus ou moins prononcé. Puis ils essaieront de faire un mouvement de progression. Il va de soi que par la position même qu'a pris leur centre de gravité, ils ne pourront pas accomplir ce mouvement sans perdre leur équilibre. D'autres malades commencent par se raidir de tous leurs muscles, qu'ils relâchent d'un seul côté pour avancer. Il est clair qu'ils vont être emportés par la contraction du côté opposé.

De ces phénomènes dysharmoniques on pourrait, sans difficulté, poursuivre l'énumération. Peut-être les troubles de ce genre qu'on a considérés comme étant de l'astasie-abasie, se développent-ils le plus souvent chez des baso-staso-phobes, mais peuvent-ils aussi exister chez des individus qui, pour une raison ou une autre, ne sont pas sûrs de leur équilibre statique ou cinétique. On voit, d'après la conception que nous en avons, qu'ils n'ont rien à faire avec des troubles véritables de la coordination motrice.

Au reste, des phénomènes du même ordre existent ailleurs qu'aux membres inférieurs. Nous avons déjà signalé que les amyosthénies localisées, que les maladresses des névropathes, étaient souvent dues à des manifestations de ce genre. Nous n'insisterons pas et nous nous contenterons de faire remarquer que la caractéristique commune de ce genre de troubles moteurs, c'est de *dépasser le but*. Nous sommes loin, on le voit, des conceptions qui veulent que la plupart des manifestations névropathiques, et en particulier celles des neurasthéniques, soient des troubles par insuffisance de la volonté.

D'autres troubles de l'équilibre d'un mécanisme à peu près identique, sont en relation avec les vertiges si fréquents chez les névropathes. Nous les envisagerons avec le vertige lui-même. Celui-ci, bien qu'il constitue un trouble de l'équilibre, doit être étudié avec les manifestations mentales proprement dites, pour des raisons que nous aurons à développer.

3° *Chorées, mouvements choréiformes et tremblements.*

Nous voudrions envisager dans ce paragraphe, l'ensemble des *mouvements involontaires* que l'on peut observer au cours des psychonévroses. Nous n'étudierons ni les tics, ni le tremblement plus ou moins héréditaire des dégénérés. Ce sont là des manifestations associées à des états mentaux spéciaux et qui, de ce fait, ne rentrent pas dans le cadre de notre travail.

Trois types de mouvements involontaires peuvent s'observer chez les névropathes. Il existe des *chorées,* apanage exclusif — en tant que manifestation névropathique — de l'hystérie.

Chez les neurasthéniques, comme chez les hystériques, on peut rencontrer des *tremblements*. Enfin, il existe chez certains sujets, et en particulier chez des enfants ou des adolescents, de petits mouvements involontaires se rapprochant dans une certaine mesure des tics, si l'on considère isolément et en lui-même le mouvement produit. Ce sont des *pseudo-tics*.

La *chorée hystérique* est une manifestation bien connue. Comme toutes les chorées elle est constituée par l'apparition chez les sujets qui sont atteints de cette affection, de *mouvements involontaires, désordonnés* et *incoordonnés*. Il nous paraît que le chapitre classique de la chorée hystérique renferme deux ordres de faits bien différents. Toute la classe des chorées avec mouvements rythmiques, dans lesquelles les mouvements ne sont plus incoordonnés, mais reviennent à des intervalles irréguliers pour reproduire des mouvements de la vie ordinaire, — salutation, danse, etc., nous paraît devoir d'emblée être éliminée du cadre des accidents des psychonévroses tels que nous les comprenons. En effet, depuis un certain nombre d'années, tous ces types de chorée ont à peu près complètement disparu de la circulation. Il nous apparaît que là, comme pour tant d'autres manifestations hystériques, il s'agissait de produits de culture, de suggestions plus ou moins directes nécessitant à un degré variable, mais presque toujours effectif, la participation de la bonne volonté du malade.

La grande chorée hystérique n'est pas très fréquemment observée. Ici les mouvements désordonnés sont portés au maximum. Cette grande chorée peut être unilatérale — hémichorée — et s'accompagner ou non d'hémianesthésie. L'un de nous a observé des cas dans lesquels, les mouvements incoordonnés existaient à un degré excessivement marqué dans le membre supérieur et dans le membre inférieur.

En revanche, les petites chorées hystériques, apparaissant plus fréquemment chez les enfants et en particulier chez les jeunes filles de treize à dix-sept ans, après la puberté, sont restées des manifestations fréquentes. Il n'est pas de consultation de la Salpêtrière où l'on n'en voie deux ou trois par séance. Dans le service de l'un de nous à la Salpêtrière on soigne annuellement, à l'isolement, de dix à vingt de ces malades.

Le plus souvent il s'agit de phénomènes légers, petits mouvements convulsifs de la main avec maladresses de la préhension, petites secousses dans les bras ou dans les épaules, contractions légères des muscles de la face. Aux membres inférieurs il est bien rare que des atteintes sérieuses soient observées. Quelques secousses réparties dans la journée et pouvant troubler incidemment la marche et c'est à peu près tout.

La chorée hystérique peut n'exister que d'un seul côté. Cela s'observe environ dans 25 pour 100 des cas. Le plus souvent elle est bilatérale.

Somme toute, c'est un phénomène névropathique généralement bénin et qui guérit rapidement par les procédés appropriés.

Quelle est l'origine de ces troubles? Très souvent ils apparaissent à l'occasion d'une émotion. Mais il est assez rare cependant qu'ils s'installent d'emblée avec leur maximum d'intensité. Ce sont des troubles progressifs, débutant dans la grande majorité des cas soit par la main, soit par l'épaule pour diffuser ensuite, en même temps qu'augmentent la fréquence et l'intensité des secousses. S'agit-il donc d'un trouble émotif pur, nous ne le croyons pas et différents facteurs nous paraissent entrer en jeu.

La suggestion par imitation explique un certain nombre de cas. Tantôt il s'agit d'épidémies d'école où la chorée — par action suggestive — devient contagieuse. Tantôt ce sont des enfants vivant avec des parents névropathes affligés de tics. Nous avons vu de la sorte une enfant être prise de chorée progressive à la suite d'une crise de nerfs de sa mère. Elle avait vu celle-ci se débattre et les mouvements qu'elle faisait n'étaient que des tentatives d'imitation.

D'autres fois et le cas est assez fréquent, il s'agit d'enfants qui en s'amusant à faire des grimaces ou quelque mouvement plus ou moins bizarre, — finissent par les faire automatiquement — *pseudo-tics*. L'un de nous en a observé plusieurs exemples, entre autres chez une petite fille de neuf ans qui depuis deux ans était renvoyée de toutes les écoles, parce qu'incessamment elle tournait sa tête pour appuyer son menton sous son bras droit. Elle fut guérie en huit jours d'isolement.

Dans d'autres circonstances, ce sont des enfants qui se tiennent mal ou qui sont maladroits. On leur dit de se redresser, on leur reproche « de ne rien pouvoir tenir dans les mains ». Les mouvements choréiques peuvent dès lors devenir en quelque sorte une *excuse objectivée*.

Par ailleurs, la chorée peut être une manifestation d'instabilité mentale psycho-motrice constitutionnelle. Mais il s'agit alors d'enfants dégénérés qui ne rentrent pas dans notre présente étude et les mouvements sont alors beaucoup plutôt des mouvements volontaires incoordonnés, que des mouvements choériques véritables.

Quel est donc dans ces manifestations le rôle de l'émotion qui, cliniquement, prend une part effective à leur établissement, comme aux modifications intercurrentes qu'elles peuvent subir? Il nous semble que l'émotion doit agir en favorisant la suggestion initiale. D'autre part, tous les mouvements involontaires, toutes les incoordinations, même d'origine organique, sont toujours augmentées par l'émotion. Il semblerait que même chez les sujets affligés de ces troubles, il persiste un certain pouvoir régulateur plus ou moins conscient que l'émotion fait disparaître, augmentant du même coup l'intensité des phénomènes objectifs.

Tout cela est évidemment théorique. Et sans chercher à nier, bien au contraire, le rôle de l'émotion dans la genèse des chorées hystériques, nous pensons néanmoins que souvent c'est la suggestion directe ou indirecte qui est en cause.

Le *tremblement* s'observe chez les neurasthéniques comme chez les hystériques.

Les *neurasthéniques* sont quelquefois atteints aux membres supérieurs d'un tremblement à oscillations brèves et très rapides, irrégulières quant à leur amplitude. Parfois on peut observer chez ces malades un véritable tremblement intentionnel, s'exagérant à mesure que l'acte volitionnel s'accomplit.

Ce tremblement apparaît fréquemment à l'occasion d'une émotion, pour disparaître ensuite plus ou moins vite et réapparaître sous l'influence des mêmes causes qui l'ont créé. De toutes façons le repos le fait disparaître.

Le *tremblement des hystériques* est essentiellement polymorphe. Apparaissant à la suite d'un choc moral ou physique, il peut prendre tous les rythmes. On rencontre, en effet, chez les hystériques, un *tremblement vibratoire* à oscillations brèves et rapides, pouvant être localisé ou généralisé, pouvant ne se montrer que pendant les heures qui suivent une crise hystérique, pouvant, dans quelques cas, être permanent. Il persiste au repos et le sommeil seul le fait disparaître. Le mouvement et les émotions l'exagèrent.

Le *tremblement à rythme moyen* est le plus fréquent. On en distingue plusieurs formes.

Le *tremblement intentionnel type Rendu* disparaît, au moins par instants, dans le repos absolu. Il s'exagère par le mouvement et l'amplitude de ses oscillations augmente à mesure que le mouvement s'exécute. Quand le malade se tient debout, s'il veut marcher ou même s'il reste un certain temps assis, tout le corps est agité d'une sorte de trépidation.

Localisée aux membres inférieurs, cette forme de tremblement constitue le *type paraplégique* qui simule la trépidation de la paraplégie spasmodique, mais le redressement brusque du pied arrête la trépidation au lieu de l'augmenter.

Le *tremblement à type intentionnel pur* n'existe que pendant les mouvements et disparaît complètement au repos.

C'est aux groupes de tremblements à rythme moyen qu'appartiennent les tremblements hystéro-toxiques, tels que ceux qu'on rencontre dans l'intoxication mercurielle (Letulle).

Les *tremblements lents* des hystériques ont une assez grande amplitude. Ils peuvent être généralisés ou localisés.

Tous ces modes de tremblements peuvent se combiner et se succéder chez un même sujet, se compliquer de mouvements choréiformes, d'incoordinations de tout ordre, leur donnant un aspect essentiellement polymorphe.

A l'heure actuelle on ne possède sur la physiologie pathologique du tremblement en général, que des données fort incertaines. On conçoit donc que nous soyions extrêmement réservés sur le mécanisme de leur apparition.

Il est bien certain que *l'émotion* est susceptible de créer directement des tremblements. L'homme du peuple parlant de l'effet produit par une émotion ne dit-il pas « tout mon corps en a tremblé ». Il est fort possible qu'ici encore, se retrouve cette action spécialisée de l'émotion que tant de fois nous avons déjà notée. Un sujet qui, sous l'influence de l'émotion, a fait du tremblement, refera du tremblement à l'occasion d'une nouvelle émotion.

Et alors n'est-il pas possible de concevoir que le tremblement s'entretienne par lui-même. La peur du tremblement, l'inquiétude qu'il cause au sujet qui en est porteur, deviennent facteurs d'émotions qui rendent le tremblement durable. Tout en particulier ce tremblement des neurasthéniques que le repos, le calme fait disparaître et qui réapparaît avec toutes les émotions, ne pourrait-il être expliqué de la sorte? Que le tremblement puisse s'exagérer dans l'acte volitionnel, cela s'explique encore. Au fur et à mesure que le sujet se rapproche du but, il est évident que son état émotif augmentera par la crainte où il sera de le manquer.

Que, par ailleurs, il faille faire une large part à la suggestion et à l'imitation plus ou moins volontaire, dans un bon nombre de cas de tremblements hystériques, cela ne nous paraît pas non plus douteux. Une telle interprétation ne nous semble pas cependant pouvoir s'appliquer à tous les faits cliniques.

Il nous paraît que, dans une certaine mesure, le tremblement puisse être considéré comme une manifestation phobique. Si, en effet, on admet pour expliquer la pathogénie de ce trouble la théorie de Debove et Boudet, théorie s'appliquant surtout aux tremblements intentionnels et qui fait dépendre le phénomène d'une contracture des muscles antagonistes, on conçoit qu'une action d'arrêt plus ou moins subconsciente faite au cours de l'exécution d'un acte — et c'est là le propre des manifestations phobiques que d'être constituées par des phénomènes d'arrêt ou de recul — puisse créer le tremblement.

D'autre part, pour faire apparaître chez un sujet sain le tremblement dans un membre, il suffit qu'il raidisse ce membre. On saisit dès lors que certains tremblements puissent persister par l'état de contraction même où, préoccupé de son tremblement, le sujet se met pour l'arrêter.

Il existe enfin, mais n'étant névropathiques que secondairement, toute une série de *mouvements nerveux* pour lesquels on peut adopter le nom de *mouvements de perfectionnement*. Un exemple fera bien comprendre ce que nous entendons par là.

Nous fûmes appelés à soigner un jeune homme de seize ans pour des « mouvements nerveux ». Ceux-ci siégeaient à l'épaule gauche et du côté droit de la face. Tantôt deux ou trois fois dans la journée, tantôt vingt fois dans l'heure, notre malade était pris d'une contraction brusque de l'épaule gauche qu'il soulevait. Du côté de la face avec la même irrégularité, mais dans l'ensemble bien moins fréquemment qu'à l'épaule, notre sujet éprouvait des contractions qui attiraient en dehors et à droite la commissure labiale.

Aucun autre mouvement involontaire ou incoordonné n'était appréciable. Ce jeune homme était adroit de ses mains, ne présentait aucun trouble de la force. Son caractère et son psychisme étaient normaux. Il était de souche nerveuse mais non névropathique et, pour trouver quelques accidents nerveux dans la famille, il fallait remonter à une grand'tante qui avait été affligée de tics. C'est précisément cette hérédité possible qui avait inquiété la famille et qui l'avait amenée à se préoccuper — et à préoccuper notre sujet — plus que de raison, des légers troubles constatés.

Dans le fait il s'agissait d'un adolescent qui venait de passer deux ans couché pour une coxalgie. Il était à peu près continuellement en décubitus latéral droit, la tête appuyée sur le bras correspondant. Cette position lui permettait de lire. Comme les mouvements lui étaient très difficiles (il était porteur d'un appareil plâtré), lorsqu'il voulait s'adresser à la personne qui était en contact continuel avec lui, il ne bougeait pas, mais tendait à dévier sa face à droite. Il en était résulté à la longue une légère prédominance musculaire de ce côté et de fait, quand on l'examinait au repos, on constatait que la commissure labiale droite était légèrement déviée en dehors. Pour des raisons du même ordre l'épaule droite se trouvait quelque peu abaissée, ce qu'il était facile de constater objectivement quand on le faisait se déshabiller.

Dès lors les mouvements faits par ce jeune homme étaient des *mouvements de redressement, de perfectionnement, qui tendaient à redresser l'épaule tombante et à remettre dans l'axe la commissure labiale déviée.*

Mais sa famille s'étant outre mesure inquiétée de ce phénomène, adressant à l'enfant des remarques continuelles, les mouvements étaient devenus très fréquents et augmentaient journellement ou momentanément suivant le degré d'attention qu'on y portait. Le jeune homme, observé, songeait à son trouble, ressentait la gêne résultant de ses déformations minimes et faisait instinctivement les mouvements nécessaires pour les réparer.

Il nous paraît qu'un grand nombre de ces mouvements nerveux si fréquents dans l'adolescence, tiennent à un mécanisme de ce genre. Ce sont *des corrections instinctives d'attitudes vicieuses*. Il va sans dire que l'attention qu'on y porte les augmente.

Peut-être faudrait-il rapporter à des phénomènes du même ordre, plus ou moins diffusés sous l'influence de l'attention et de l'auto-suggestion, un certain nombre de chorées hystériques.

Nous n'insisterons pas davantage sur ces manifestations qui n'ont que l'importance qu'on leur accorde. Elles disparaissent souvent spontanément en dehors de tout traitement. Leur véritable intérêt réside surtout dans les erreurs de diagnostic dont elles peuvent être le point de départ. On pourrait, sans un examen complet, les prendre pour un début de maladie des tics, pour une chorée hystérique, etc..., et, ne se rendant pas compte de leur exacte nature, traduire thérapeutiquement de telles erreurs.

4° *Contractures et paralysies.*

La *contracture est une contraction tonique persistante et involontaire d'un ou plusieurs muscles de la vie de relation.*

La paralysie est constituée par l'abolition plus ou moins complète de la motricité volontaire (muscles striés) *et de la motricité réflexe* (*muscles lisses*).

Paralysies et contractures fonctionnelles, c'est-à-dire sans relations avec une lésion organique quelconque, ne se rencontrent que chez les hystériques.

Sur les caractères cliniques des paralysies et contractures hystériques nous passerons rapidement. La paralysie peut révêtir la forme hémiplégique, monoplégique ou paraplégique. Elle s'associe fréquemment avec des troubles superposés de la sensibilité. Les symptômes qui permettent de différencier ces paralysies des paralysies organiques sont bien connus et nous n'insisterons pas. Un seul point nous paraît intéressant à retenir, nous verrons pourquoi tout à l'heure, c'est que du côté de la face on observe beaucoup plus fréquemment un spasme glosso-labié, que de la paralysie faciale proprement dite.

La contracture peut être mono-musculaire, peut occuper un groupe de muscles, un segment de membre, un membre ou plusieurs membres. La rigidité peut y être extrême et inviolable. Elle entraîne des déformations souvent excessives et qu'il est assez rare de rencontrer dans les autres contractures.

L'état des réflexes dans la contracture et dans la paralysie hystériques est objet de discussions et nous retrouverons ce problème lorsque plus loin, nous nous occuperons des modifications possibles des réflexes au cours des psychonévroses.

Si, au point de vue sémiologique, ces troubles sont bien classés, ont des caractères définis et admis par tout le monde, il n'en va plus du tout de même en ce qui concerne leur nature et leur pathogénie. Et nous trouvons pour les contractures et les paralysies, des difficultés d'interprétation identiques à celles que nous rencontrerons à propos des troubles de la sensibilité.

La solution fournie par Babinski est extrêmement simpliste et ne laisse pas par conséquent d'être assez séduisante. Pour cet auteur, l'action de la volonté étant nécessaire pour amener la décontraction d'un muscle comme sa contraction, chez l'hystérique il y aurait suspension de cette action volontaire d'où suivant les cas permanence du relâchement soit paralysie, ou persistance de la contraction c'est-à-dire contracture.

Voilà la théorie, les faits lui donnent-ils raison? Tout d'abord nous voudrions à titre de parenthèse, mettre en lumière les liens qui unissent souvent — nous ne disons pas et tant s'en faut toujours — les contractures aux paralysies. Dans les paralysies organiques comment se fait la contracture? Dans l'immense majorité des cas elle se fait *suivant la prédominance musculaire,* en extension aux membres inférieurs, en flexion au membre supérieur. Nous ne croyons pas en effet, et l'un de nous, en 1900, s'est déjà expliqué sur ce point, que la contracture organique puisse s'expliquer par l'existence d'une paralysie de certains muscles et d'une hypertonie dans d'autres. Ici en effet, l'attitude des membres est la même que chez le tétanique ou chez le strychnisé — attitude en flexion au membre supérieur, en extension au membre inférieur. En d'autres termes dans la contracture hémiplégique d'origine organique, les membres prennent la position qui leur est commandée par « la résultante des forces antagonistes des muscles en état d'hypertonicité » (Dejerine). Or, dans la contracture hystérique, l'attitude des membres est, dans la grande majorité des cas, la même que dans la contracture organique. En d'autres termes chez l'hémiplégique ou le paraplégique hystérique, tous les muscles participent à la contracture comme dans le cas de lésions organiques. Mais ce n'est pas toujours le cas et on peut chez les hystériques, observer des contractures fixant les membres dans une situation autre que celle résultant de la prédominance musculaire et cela dans certaines conditions spéciales ainsi que nous allons le voir tout à l'heure.

La parenthèse étant close, la première question que nous devons nous poser est la suivante : A quelle occasion apparaissent les paralysies et contractures hystériques ? La circonstance étiologique prédominante est, à coup sûr, l'émotion. Celle-ci, et c'est un fait capital, peut agir d'une façon brusque, laissant *du coup* le malade paralysé ou contracturé *avant qu'il ait eu même le temps de reprendre conscience*. Dans une récente discussion à la Société de neurologie (décembre 1909), plusieurs faits de ce genre ont été rapportés. L'un de nous en particulier en a rapporté quelques-uns. Le plus probant, peut-être, concerne une femme du peuple, sans éducation, sans instruction, ayant toujours vécu dans son milieu et ignorant complètement ce que pouvait être une contracture hystérique. Jusqu'au moment de son accident elle n'avait jamais présenté le moindre phénomène névropathique. Or cette femme calme et placide entre un jour, au moment du repas qu'elle préparait très posément, dans une violente colère contre son mari. Elle se met dans un état d'émotion intense. Son mari ricanant elle veut lui donner une gifle et *du même coup* elle reste contracturée de son membre supérieur droit. Nous pourrions citer des cas de paralysie qui se sont produits dans de semblables circonstances. Un fait paraît donc certain c'est que l'*émotion seule, en dehors de toute intervention suggestive, de toute participation volontaire du malade, peut créer brutalement des contractures et des paralysies*.

Une deuxième question dont la solution serait grosse de conséquences doctrinales, concerne la persistance des paralysies ou des contractures hystériques pendant le sommeil. Dans la discussion de la Société de neurologie de mai 1908 sur l'hystérie on s'est occupé de la question de la contracture seule. Il serait cependant intéressant aussi de savoir si les hémiplégiques hystériques s'installent commodément pour dormir, s'ils sont susceptibles de modifier leurs positions dans le sommeil. En ce qui concerne la contracture, des avis très opposés se sont fait jour. Babinski a nié la persistance de la contracture que Raymond a affirmée. Dans le fait il est extrêmement difficile de s'assurer des choses. Les hystériques ne dorment souvent que d'un œil et on ne peut guère les examiner sans les réveiller. Un fait nous paraît pourtant avoir sa valeur. Si la contracture hystérique se relâchait pendant le sommeil, comment expliquerait-on l'existence chez certains de ces malades de rétractions fibreuses qu'on est parfois obligé de vaincre sous le chloroforme. Nous avons vu de la sorte une malade contracturée de trois membres depuis des années et chez laquelle il existait de toute évidence des rétractions fibreuses périarticulaires, qui persistent encore aujourd'hui bien que toute contracture ait depuis longtemps disparu. Si chez cette femme la contracture avait disparu pendant le sommeil, soit huit à dix heures par jour sur vingt-quatre, il n'est pas vraisemblable que ces modifications anatomiques se fussent produites. Nous avons vu également une contracture double des adducteurs datant de quatre ans, consécutive à une tentative de viol et dans laquelle il existait des rétractions fibro-musculaires qui furent très dures à rompre sous le sommeil chloroformique.

Les contractures et paralysies hystériques, dit encore Babinski, se font et se défont à volonté sous l'influence de la suggestion. A notre sens il y a lieu de distinguer. Il y a deux formes d'hystérie. Il y a l'hystérie de culture, celle que l'on voyait autrefois à la Salpêtrière et il y a l'hystérie vraie non éduquée. Aux malades du premier groupe s'appliquent sans contestation possible les idées de Babinski. Chez ceux-là, en effet, avec la participation plus ou moins consciente des malades, on obtient d'eux à peu près tout ce que l'on veut. Un hystérique, pilier d'hôpital réfugié dans un service de médecine générale et dont on voulait signer la pancarte de sortie, ne disait-il pas à l'un de nous : « Mais, monsieur, je vais avoir une hémiplégie, une hémianesthésie ou une contracture, à votre choix, ne suis-je pas un malade intéressant ? » La mythomanie de ce genre de malades, leur goût pour la représentation et souvent aussi leur intérêt pratique, leur commandent de se prêter très docilement aux suggestions les plus diverses. Cela c'est de l'hystérie professionnelle qui comporte ses devoirs, ses avantages et aussi ses petits inconvénients. Pour ces malades-là, la discussion n'est pas de mise. Il n'en va pas de même avec les hystériques accidentels, qui sont fort souvent de très braves gens, et qui à juste titre se révolteraient lorsque, atteints de paralysie ou de contracture, ils s'entendraient traiter de simulateurs plus ou moins conscients. Chez ces malades-ci, il est beaucoup plus difficile de faire apparaître ou disparaître *rapidement* des accidents. On voit des hémiplégies, des contractures persister parfois fort longtemps en dépit de toutes les suggestions. En ce qui concerne la production chez les hystériques de paralysies ou de contractures par suggestion directe, nous devons à la vérité de dire que, comme cela eût été contraire à notre méthode thérapeutique, nous n'avons personnellement jamais tenté l'aventure. Force nous est de nous en rapporter à des auteurs qui comme P. Janet, ont affirmé qu'il était fort difficile et le plus souvent tout à fait impossible, de produire par suggestion des paralysies ou des contractures *durables*.

Babinski tire un autre argument de la moins grande fréquence actuelle des paralysies ou contractures hystériques par rapport à ce que l'on voyait autrefois. Il est en effet, bien évident d'après ce que nous venons de dire, que toutes les manifestations des hystéries de culture ont disparu, réduisant la fréquence de telles manifestations à ses justes proportions. Il n'en est pas moins vrai que, pour ne parler que de la pratique hospitalière, l'un de nous traite encore chaque année, dans son service de la Salpêtrière, un assez grand nombre de paralysies et de contractures d'origine hystérique. Ce n'est donc là qu'un argument purement négatif et qui ne saurait plaider en faveur d'une conception plutôt que d'une autre.

Notre conviction personnelle est donc qu'il existe des contractures hystériques qui sont de véritables contractures, rentrant dans la définition que nous avons donnée tout à l'heure, c'est-à-dire qui sont à la fois *permanentes et involontaires*, comme nous croyons aussi qu'il existe des troubles par suppression

— non intentionnelle — de la motricité volontaire et qui sont les paralysies hystériques. Les mêmes phénomènes que l'émotion déclenche à titre passager, l'hystérie peut les rendre durables. Or nous voyons fréquemment l'émotion amener des manifestations pseudo-paralytiques — dérobement des jambes, impressions d'effondrement, etc... « L'émotion vous coupe bras et jambes. »

Mais ici, comme pour l'hémianesthésie, nous admettrions assez volontiers l'intervention secondaire des représentations mentales. Le propre de l'hystérie n'est-il pas d'immobiliser l'individu dans des sensations ou des états qui normalement devraient être passagers. Que secondairement aux phénomènes émotifs, l'hystérique reste psychiquement en conviction d'impuissance, qu'il ne puisse pas en quelque sorte, *se reprendre physiquement*, la chose est probable. Et c'est de là que vient la systématisation des paralysies ou des contractures hystériques, se faisant suivant le groupement antérieur des représentations mentales, atteignant un groupe musculaire fonctionnel, un segment de membre ou une moitié du corps.

D'autres contractures nous semblent avoir une origine toute différente. Ce sont celles que l'on peut appeler les *contractures de défense*. Voici, par exemple, une femme qui a subi des tentatives de viol ou bien qui est atteinte de vaginisme et qui fait de la contracture des adducteurs. Voici un individu qui superpose à une articulation plus ou moins douloureuse une contracture hystérique. Il nous paraît qu'il s'agit ici de l'*immobilisation en position de défense*, contre l'effraction génitale ou contre la douleur. Ces malades-là, au reste, si elles sont souvent indifférentes à leur accident, ne sont point, loin de là, indifférentes à sa cause. Elles y songent tout le temps. Elles sont parfois littéralement obsédées par les tentatives dont elles ont été l'objet ou par les manifestations douloureuses dont elles sont la proie. La persistance de leur contracture n'est en somme que la manifestation objectivée de la persistance dans leur psychisme de la cause même qui l'a créée. Ce sont, en un sens, des *manifestations phobiques*. Quand nous nous représentons un acte, n'esquissons-nous pas les mouvements qui le produiraient? La contracture en somme persiste *parce que les malades continuent à se défendre par la pensée.* Au reste la thérapeutique vient montrer la réalité d'une telle conception, car ces malades ne guérissent que quand elles cessent d'avoir peur, quand elles ne sont plus à aucun degré sous l'impression qui fut génératrice des accidents. Que dans ces cas la contracture soit variable, qu'elle puisse céder dans le sommeil — mais ces malades dorment peu — la chose est possible. Encore faut-il ajouter que ce ne sont pas là toutes les contractures hystériques et que même chez ces malades le phénomène n'est ni voulu, ni même conscient.

Nous en avons maintenant terminé avec les localisations fonctionnelles s'exerçant sur l'appareil musculaire. Ce chapitre assez touffu n'en est pas moins encore assez incomplet et nous rencontrerons encore au cours de nos descriptions successives une série de troubles que, parce que l'appareil neuro-musculaire n'était pas seul en jeu et parce qu'ils se classaient mieux ailleurs, nous avons omis ici.

CHAPITRE VIII

LES TROUBLES DIFFUS OU LOCALISÉS DE LA SENSIBILITÉ

Et tout d'abord comment se comporte la *sensibilité générale* au cours des émotions. Deux genres de faits bien distincts et d'un mécanisme bien différent peuvent s'observer.

S'agit-il d'émotions intenses, prolongées, sans représentations mentales, sans attente anxieuse de production de phénomènes douloureux, la sensibilité générale peut être complètement émoussée. Le sujet est totalement anesthésique. Et la chose peut se produire aussi bien dans les émotions dites sthéniques que dans les émotions dépressives.

Le soldat sur le champ de bataille, un sauveteur dans un incendie, peuvent être blessés sans même sans s'en apercevoir. Dans un accident de chemins de fer, dans un tremblement de terre, la sensibilité peut, de même, complètement disparaître et l'on peut voir des individus gravement traumatisés, parcourir affolés le champ du désastre sans se rendre compte des atteintes qu'ils ont subies. Ces faits sont classiques, on en connaît de nombreux exemples historiques.

La dérivation mystique de l'esprit, l'émotion religieuse si l'on préfère, est capable de produire le même phénomène. Et la martyrologie est pleine d'histoire de sujets ayant subi les pires supplices, sans éprouver d'impressions de douleurs.

Les choses n'en vont pas du tout de même quand il y a, au contraire, attente émotive de la production d'un phénomène douloureux. Dans ces cas les phénomènes de la sensibilité subissent au contraire un renforcemeut psychique. Il arrive même que des individus aient une impression de douleur avant même que la cause douloureuse ait agi. C'est l'histoire de la malade qui crie avant qu'on l'ait touchée, et si souvent c'est la peur qui lui arrache ce cri, souvent aussi c'est que par pure représentation mentale elle a ressenti une impression douloureuse, pour elle nettement localisée.

D'autre part, dans ces conditions la douleur *effective* est singulièrement renforcée. Le simple conctact peut devenir extrêmement pénible qui, en dehors de l'attente émotive de la douleur, serait à peine perçu.

Ces hyperesthésies peuvent être diffuses ou localisées, suivant que le sujet est incertain du point qui doit être l'objet d'un phénomène douloureux ou bien qu'il est prévenu et qu'il fixe son esprit sur la zone éventuelle d'action douloureuse.

Dans ces dernières conditions, l'hyperesthésie localisée peut s'accompagner d'anesthésie totale ou relative des autres régions. C'est là un fait bien connu des opérateurs, des dentistes en particulier, qui fixent l'attention de leurs patients sur un point et l'opèrent sans ou avec peu de douleur sur un autre point.

Dans ces circonstances l'émotion n'est pas pure. Ce n'est pas un choc émotif qui crée brutalement le phénomène, pas plus que ce n'est l'état émotif plus ou moins continu qui l'engendre. Ici l'émotion se complique de l'*attente*, phénomène psychique et nous serions assez portés à croire que les hyperesthésies sont souvent en somme des phénomènes de suggestion, l'émotion n'intervenant que comme facteur de suggestibilité.

Mais directement et en dehors de toute atteinte douloureuse, l'émotion continue peut créer sinon un état d'hyperesthésie, au moins un état d'hyperexcitabilité au cours duquel tous les contacts sont pénibles, s'accompagnent de réactions vives, état d'hyperexcitabilité que dans certains cas peut venir démontrer nettement l'exagération des réflexes.

Il est bien évident que tous ces phénomènes concernant la sensibilité générale, sont à proprement parler des phénomènes purement centraux. La peau n'y joue un rôle qu'en tant que zone d'application. Il nous a paru néanmoins que ces troubles, comme ceux que nous avons déjà décrits, devaient être étudiés à la place que leur assigne leur situation objective. Il n'en est pas moins vrai que la sensibilité générale ne s'exerce pas seulement sur la peau. Certaines muqueuses y participent, le tissu conjonctif, les muscles, les os en sont pourvus et ce que nous venons de dire des troubles de la sensibilité d'origine émotive, s'applique bien naturellement, non seulement au territoire cutané de la sensibilité, mais encore à tous les points de l'économie sur lesquels une action traumatique quelconque est susceptible de produire une représentation mentale de douleur.

Une objection pourrait s'élever qui résulterait de ce fait que nous avons considéré, dans certaines conditions, l'attente comme un phénomène d'émotion. Il est bien certain qu'au premier abord l'attente paraît être au contraire un phénomène de raisonnement. Aussi bien l'attente seule ne suffit-elle pas à créer les phénomènes de renforcement psychique de la douleur dont nous avons parlé. Lorsque l'attente est réfléchie, *froide* en quelque sorte, elle n'exacerbe pas la douleur. Elle permet même, par l'intervention de la volonté, d'en supprimer les manifestations extérieures. Mais que l'attention, chez un sujet impressionnable, se complique d'éléments émotifs, d'éléments phobiques, et le renforcement se produira. C'est justement là qu'est le point doctrinal intéressant qui montre le rôle de l'émotion, ce rôle de la *représentation mentale émotive* que nous avons déjà signalé, que nous retrouverons encore, que nous développerons longuement quand, en ayant fini l'analyse, nous arriverons à l'étude synthétique des localisations fonctionnelles.

Le rôle de l'émotion n'est pas moins net dans la production des troubles subjectifs de la sensibilité. On sait que l'émotion produit avec une extrême fréquence des phénomènes de cœnesthésie. Sensations d'épreintes thoraciques, impressions de contraction douloureuses de l'abdomen, sensations génitales ou périgénitales douloureuses... peuvent être produites aussi bien d'ailleurs par un choc émotif, que par une préoccupation émotive subcontinue. Notre impression bien nette et qui s'appuie sur un assez grand nombre de faits cliniques, c'est que bien des douleurs profondes, persistantes, que l'on rencontre chez les neurasthéniques et que l'on désigne sous le nom d'algies, n'ont pas une autre origine.

De fait, les troubles de la sensibilité cutanée au cours des psychonévroses sont de deux ordres. Ils peuvent consister soit en troubles purement subjectifs, soit en troubles objectivement constatables. Ces derniers comprennent eux-mêmes deux variétés. Tantôt il s'agit de phénomènes d'anesthésie, tantôt il s'agit de phénomènes d'hyperesthésie.

Nous avons donc à envisager successivement :

A) *Troubles objectifs de la sensibilité.* { α. *Anesthésies.* β. *Hyperesthésies.* }

B) *Troubles subjectifs de la sensibilité.*

A. — Troubles objectifs de la sensibilité cutanée.

α. *Anesthésies.*

Les troubles anesthésiques que l'on peut observer au cours des psychonévroses sont assez nombreux. D'une façon générale ils embrassent simultanément tous les modes de la sensibilité, tactile, thermique ou douloureuse et même la sensibilité profonde. Très généralement aussi, ils se classent parmi les manifestations hystériques et il est tout à fait exceptionnel, que des troubles objectifs de la sensibilité par anesthésie se rencontrent chez des neurasthéniques. La topographie de ces troubles repose sur des données classiques. Elle a pour caractère essentiel d'être pour ainsi dire géométriquement limitée. C'est ainsi qu'il existe des anesthésies hystériques en manchettes, en gigot, en brodequin, etc., leur dénomination tenant à ce qu'elles atteignent un membre ou un segment de membre et que leurs limites supérieures ou inférieures sont nettement déterminées par un cercle. Sur le tronc il peut exister des plaques, des îlots anesthésiques.

Mais, de toutes les manifestations anesthésiques que peut créer l'hystérie, celle qu'on regarde comme la plus commune est à coup sûr l'*hémianesthésie*. Cette hémianesthésie qui entrave non seulement la sensibilité générale, mais encore les sensibilités spéciales, qui est souvent, pour employer l'expression classique, sensitivo-sensorielle, prend toute une moitié géométrique du corps en respectant strictement l'autre moitié. Le plus habituellement elle siège à gauche. Comme tous les troubles hystériques, elle est bien plus fréquente chez la femme que chez l'homme.

L'existence même de cette hémianesthésie, en tant que stigmate hystérique, a été mise en doute par quelques auteurs, Bernheim tout d'abord, et c'est surtout Babinski qui s'est élevé contre elle, aussi bien d'ailleurs que contre les anesthésies segmentaires.

Pour cet auteur, l'hémianesthésie serait due, soit à une suggestion médicale, soit à une auto-suggestion par imitation. Des malades ayant vu rechercher et découvrir l'hémianesthésie chez d'autres sujets, se persuadent qu'ils doivent aussi présenter le même phénomène. Dès lors, s'ils ne sentent pas, c'est *qu'ils ne veulent pas sentir*. Mais ici il faut s'entendre et la question est singulièrement complexe.

Que l'on trouve chez un sujet, le rôle de la suggestion fût-il péremptoirement démontré, une hémianesthésie, et tout le monde sera d'accord. Il s'agit là d'une manifestation hystérique. Babinski la dénommera manifestation pithiatique, mais le mot ne fait rien à la chose et cet auteur serait le premier à reconnaître, que de tels accidents ne se trouvent que chez ces individus que l'on dénommait autrefois et que, à l'exception de Babinski et de ceux qui l'ont suivi, on dénomme encore aujourd'hui *hystériques*.

Que par conséquent, et quelle que soit leur origine, l'hémianesthésie et au même titre les anesthésies segmentaires, restent des stigmates hystériques, la chose n'est pas douteuse. Là n'est donc pas la question.

L'important est de savoir si chez certains individus, sous l'influence d'émotions ou de représentations mentales émotives ou de tel autre mécanisme, et en dehors de l'intervention consciente de la volonté du sujet, des troubles de la sensibilité à topographie définie sont susceptibles de se créer. La question, en d'autres termes, est de savoir si le sujet qui ne sent pas, *simule* son anesthésie ou si réellement, il n'éprouve aucune impression douloureuse. Car, si l'on admet que sous l'influence d'une suggestion même directe, il peut y avoir disparition effective de la sensibilité, toute la doctrine tombe. En effet, il serait vraiment étrange que ce qu'une suggestion, en somme indifférente, a pu créer, une émotion un peu vive, une direction personnelle de la mentalité du sujet ne pût aussi le produire, et l'on en serait amené à concevoir que les troubles de la sensibilité des hystériques puissent à la vérité être réalisés par des suggestions, mais qu'*à plus forte raison*, n'importe quel traumatisme psychique soit susceptible de les créer.

Dès lors les questions préjudicielles qui nous semblent devoir être résolues sont les suivantes : *L'hystérique en état d'anesthésie apparente sent-il? L'anesthésie est-elle toujours un phénomène de suggestion? Dans la non-transmission d'une excitation périphérique aux centres supérieurs, où siège la rupture?*

L'hystérique en état d'anesthésie apparente sent-il? — Il est bien évident qu'en ce qui concerne la sensibilité tactile le problème ne saurait être résolu. Un simulateur pourra toujours affirmer qu'il ne sent pas un contact, alors que cependant l'excitation aura été transmise et jugée. En ce qui concerne aussi ce mode de la sensibilité on pourra invoquer le rôle de la non-attention. Pour ressentir des impressions aussi légères que celles produites par le simple contact, il faut évidemment que le sujet cherche à se rendre compte s'il sent ou non. Et si *volontairement* il détourne son attention, s'il la fixe sur autre chose, il est possible que l'impression tactile légère ne soit pas ressentie, par une simulation, inconsciente en quelque sorte, mais qui n'en rentrerait pas moins dans les conceptions de Babinski. Il faut bien ajouter que dans la réalité, le sujet aura au contraire presque toujours son attention attirée sur sa sensibilité par les circonstances mêmes de l'examen. Il sera par conséquent dans des conditions telles, qu'un sujet normal arriverait à percevoir des contacts qu'il ne ressentirait pas dans la vie ordinaire, psychiquement parlant. Et du reste, en clinique, il apparaît généralement que les troubles de la sensibilité chez les hystériques sont d'une intensité proportionnelle à l'attention portée par le sujet et qu'ils diminuent au contraire, quand cette attention est détournée.

Il est, d'autre part, un mode de contact qui est susceptible de produire des impressions très vives ; nous voulons parler du chatouillement qui provoque chez certains individus des réactions extrêmement violentes et que la volonté est complètement incapable d'arrêter. Comment se fait-il que l'on puisse impunément chatouiller la plante du pied gauche, par exemple, d'une hystérique sans provoquer aucune réaction alors qu'à droite, on amènera une réaction désordonnée que la volonté sera impuissante à inhiber ? Il y a là un fait troublant et qui supposerait un singulier renforcement de la volonté simulatrice. Nous reviendrons du reste sur ce point lorsque nous étudierons l'état des réflexes cutanés dans l'hystérie.

Quoi qu'il en soit, ne concluons pas et admettons que le problème, en ce qui concerne la sensibilité tactile, soit insoluble. Mais pour ce qui est de la sensibilité thermique et de la sensibilité douloureuse, il n'en va plus de même. Le fait est que l'on peut apposer sur la peau des hystériques hémianesthésiques des corps extrêmement chauds, qu'on peut les pincer très violemment, qu'on peut leur enfoncer des épingles sans qu'ils accusent la moindre sensation. Dans certains cas d'hémianesthésie chez l'homme, l'un de nous a pu pratiquer des pressions excessives sur le testicule du côté anesthésié, sans que le malade eut l'air de s'en apercevoir. A coup sûr, l'affirmation seule du sujet est insuffisante à assurer une conviction. Il est vrai qu'on peut, par la volonté, supprimer une partie des réactions habituelles à la douleur. On peut ne pas crier. On peut, dans une certaine mesure, volontairement inhiber une partie des réactions de défense que la douleur amène habituellement.

Peut-on les inhiber toutes ? Peut-on volontairement empêcher le retrait instinctif qui se produit généralement ? Peut-on surtout empêcher les phénomènes vaso-moteurs, rougeur ou pâleur de la peau par exemple, voire les contractions du visage, les battements de la paupière, etc., qui succèdent aux impressions de douleur vive ? Cela nous paraît au moins douteux. Et cependant ces phénomènes ne se produisent pas chez les hystériques. Bien plus, on a signalé dans un certain nombre de cas l'absence de réactions locales, l'absence d'effusion de sang après la piqûre, l'absence d'ecchymose après le pincement.

Le grand argument en faveur de la théorie de la simulation, réside dans la rareté des traumatismes involontaires qui atteignent les hystériques. Dans les anesthésies de cause organique, dans la syringomyélie, l'hématomyélie, la lèpre anesthésique entre autres, il arrive très fréquemment, et c'est même souvent comme cela que l'anesthésie se manifeste pour la première fois, que les malades se brûlent sans s'en apercevoir. Mais cette particularité est assez spéciale à ces affections car dans les hémianesthésies par lésion cérébrale, dans l'anesthésie des tabétiques, elle ne se rencontre que très exceptionnellement.

Chez les hystériques, le phénomène est fort rare. C'est donc, dit-on, que ces malades savent très bien se garer du contact d'un corps trop chaud, c'est donc qu'ils sont avertis de la chaleur d'un corps, c'est donc qu'ils sentent. L'argument a sa valeur. Il ne nous paraît pas péremptoire.

D'abord, en effet, si la brûlure non sentie par l'hystérique est un fait très rare, ce n'est pas un fait absolument exceptionnel. Et nous avons eu des exemples de malades à qui la chose était arrivée. Mais, d'autre part, l'hémianesthésie hystérique siégeant à gauche dans le plus grand nombre de cas, il est évident que des accidents de ce genre doivent se produire bien moins souvent que dans le cas où elle est bilatérale ou que dans ceux où elle siège à droite. Enfin, il est bien certain qu'au point de vue de la physiologie pathologique, l'anesthésie psychique ne se comporte peut-être pas tout à fait de même que l'anesthésie organique. C'est là une question que nous retrouverons tout à l'heure.

Quoi qu'il en soit, en présence de cas où la douleur n'amène aucune réaction, en présence de faits effectifs de traumatismes involontaires, nous ne pouvons nous empêcher de dire que les anesthésies hystériques *paraissent* se comporter comme des anesthésies effectives. Il est bien certain que les partisans de la simulation pourront toujours soutenir leur opinion, qu'on ne pourra jamais leur démontrer d'une façon absolue qu'un sujet ne simule pas. Mais il faudrait alors que les simulateurs soient bien forts et bien avertis. Et cependant il existe des cas d'anesthésie qui se sont développés d'emblée, chez des sujets suffisamment jeunes, ou suffisamment peu éduqués pour qu'une telle science de la simulation nous semble vraiment extraordinaire. Un autre argument encore du même ordre psychologique nous paraît avoir sa valeur. C'est que, dans le fait, il est infiniment rare que des hystériques se plaignent de leur anesthésie. C'est tout au plus s'ils se rendent compte que leur bras ou leur jambe leur donne une sensation de pesanteur. De l'analgésie, de la thermoanesthésie ils n'en accusent aucune manifestation. Comment dans ces conditions la conception même de la simulation leur viendrait-elle?

Ces dernières considérations nous amènent à la deuxième question : *L'anesthésie hystérique est-elle toujours un phénomène de suggestion?* La théorie consiste à prétendre, que les anesthésies hystériques sont, d'une façon générale et absolue, des anesthésies simulées sous l'influence de suggestions diverses. Nous venons de voir pourquoi nous ne croyons pas qu'elles soient ni toujours, ni même très souvent simulées. Nous ne croyons pas non plus qu'elles soient toujours dues à la suggestion tout au moins — et là nous sommes très affirmatifs — en ce qui concerne leur première manifestation.

Suggestion médicale, dit-on, ou suggestion par imitation. En ce qui concerne la suggestion par imitation il apparaît, si l'on s'en rapporte aux discussions qui ont eu lieu en 1909 à la Société de neurologie de Paris, qu'un certain nombre de neurologistes, dont l'un de nous, sont en mesure d'affirmer avoir constaté des hémianesthésies survenues chez des sujets, qui n'avaient *jamais* eu quelque contact que ce fût avec des hystériques. D'autre part la topographie bien spéciale de ces anesthésies, qu'il s'agisse d'anesthésies segmentaires ou d'hémianesthésie, écarte toute idée de suggestion extra-médicale. En effet on sait que les limites de l'anesthésie hystérique sont absolument régulières, en particulier dans l'hémianesthésie. Or nous défions qui que ce soit, dans les régions où les cercles de Weber sont un peu larges, de se rendre un compte exact à un ou deux centimètres près au moins, s'il n'a pas de point de repère supérieur ou inférieur, de se rendre compte, disons-nous, du moment où le pinceau ou l'épingle chargés d'explorer la sensibilité, franchissent la ligne médiane. Comme on ne peut volontairement, quelque attention qu'on y prête, préciser ainsi la ligne médiane, comment des phénomènes d'auto-suggestion par imitation, en même temps qu'ils créeraient l'anesthésie, pourraient-ils douer les sujets d'une esthésie si particulière, qu'ils arriveraient ainsi à avoir des représentations de leur topographie cutanée plus précises qu'à l'état normal?

Au reste, la suggestion par imitation n'est à proprement parler qu'une forme de simulation. La suggestion est, par définition, constituée par l'introduction *involontaire* dans la mentalité d'un sujet, de phénomènes qui lui étaient antérieurement étrangers et dont l'acquisition n'a aucune cause raisonnée.

Si donc les phénomènes d'anesthésie hystérique étaient toujours des phénomènes de suggestion, ce seraient toujours aussi des phénomènes de *suggestion médicale*. Et il faudrait alors mettre en cause les examens au cours desquels se produirait une véritable éducation de la sensibilité du sujet, d'où la topographie précise des troubles.

Que la suggestion médicale s'exerce dans un bon nombre de cas, et tout en particulier chez des hystériques quelque peu dressés, la chose n'est pas douteuse. Mais il nous paraît excessif de généraliser et de penser, que tous les examens de sensibilité qu'on a faits jusqu'à présent, ont toujours été viciés par des éléments suggestifs agissant tant sur le sujet que sur l'observateur.

Pour montrer le rôle que peut jouer la suggestion médicale, rôle que d'ailleurs dans certains cas nous ne cherchons point à nier, différents arguments ont été mis en œuvre. Tout d'abord on a prétendu que la fréquence de l'anesthésie à gauche, tenait à ce que l'observateur examinant avec la main droite, et allant par conséquent dans ses recherches sur la sensibilité thoracique du malade de droite à gauche, les impressions perçues par le malade en dernier lieu étaient à gauche, et que par conséquent la suggestion avait des chances bien plus considérables de se faire à gauche.

Cet argument ne mérite guère d'être discuté, car il s'en faut de beaucoup que l'on étudie toujours la sensibilité en commençant par le côté droit du corps. Plus importants sont à notre sens les reproches que l'on a faits aux méthodes mêmes d'examen de la sensibilité. Il est évident que tout procédé d'examen qui attire l'attention du sujet sur sa sensibilité comporte par cela même un facteur de suggestion. Il est certain que si on demande au malade : « Sentez-vous mieux à droite qu'à gauche? » ou : « Vous me direz dès que vous sentirez moins », etc..., on lui suggère directement son anesthésie, tout comme d'ailleurs quand on lui pose la question : « Où est-ce que je vous touche », on lui suggère d'être sensible. Il est cependant des manœuvres qui dans la majorité des cas, même pour des médecins non avertis, sont pratiquées sans qu'intervienne un élément de suggestion. Ce sont celles qui ont trait à la thermo-anesthésie. Dans la majorité des cas on se sert d'un corps chaud ou froid qu'on appose sur la peau du malade et on lui demande : « Que sentez-vous ! Est-ce chaud ou froid? ». C'est là la question instinctive, celle que nous avons vu posée en quelque sorte inconsciemment, même par de très jeunes étudiants.

Or dans ces conditions, où l'on ne demande pas au malade s'il sent, mais où on lui demande de définir la nature de sa sensation, s'il y avait une suggestion, elle ne serait que négative. Et cependant, chez presque tous les hystériques atteints de troubles de la sensibilité, il y a superposition de l'anesthésie et de la thermoanesthésie.

Nous n'insisterons pas et si nous sommes persuadés, que c'est avec raison que l'on doit se méfier du rôle que *peut* jouer la suggestion dans les anesthésies hystériques, nous pensons cependant, pour toutes les raisons que nous avons données, et que, tout au moins dans sa création, l'anesthésie hystérique *n'est pas toujours* une anesthésie par immédiate, voire par lointaine suggestion. Nous avons, en effet, au cours de ces dernières années, observé plusieurs cas d'anesthésie hystérique — hémianesthésie, anesthésie en gigot, en manchettes — chez des sujets absolument vierges de tout examen médical antérieur. Enfin nous terminerons cette critique de la théorie, qui veut que les troubles sensitifs des hystériques soient toujours le produit d'une suggestion médicale, en demandant comment alors il se fait que cette suggestion ne produise jamais l'hyperesthésie, mais toujours et uniquement l'anesthésie ? Et du reste, pour les cas mêmes où la suggestion a pu intervenir, il resterait à expliquer pourquoi cette suggestion, impossible chez la grande majorité des individus, est réalisable chez certains sujets particuliers, ceux-là précisément qu'on dénomme des hystériques. Le problème de l'hystérie pour être reculé n'en serait pas pour cela plus élucidé.

Dans la non-transmission d'une excitation périphérique aux centres supérieurs, où siège la rupture?

Telle est la troisième question à laquelle il nous paraît nécessaire de tenter de répondre. En effet l'anesthésie peut se produire suivant des mécanismes bien différents. On peut théoriquement concevoir l'existence d'anesthésies *par défaut d'excitation* des éléments nerveux périphériques sous l'*influence de l'action normalement excitatrice; par défaut de transmission ou par défaut de réception* de l'excitation produite, et enfin par *défaut de perception*. Cette dernière forme d'anesthésie suppose simplement la suppression des phénomènes mentaux qui amènent la conscience, le jugement de l'excitation périphérique. C'est à proprement parler l'*anesthésie psychique*. Dans l'immense majorité des cas c'est à ce dernier groupe qu'appartient l'anesthésie hystérique, et l'on s'en rend nettement compte en étudiant les caractères cliniques de cette anesthésie. Si en effet la sensibilité consciente a disparu, il persiste une sensibilité *subconsciente* qui se traduit par la dilatation pupillaire après excitation douloureuse non sentie, qui se manifeste aussi quand le sujet est distrait et qui, de toutes façons, permet aux phénomènes instinctifs de persister, d'où la rareté des traumatismes non ressentis chez les hystériques, d'où aussi chez eux la persistance des réflexes cutanés, par intégrité complète des arcs réflexes primaires et secondaires.

Mais nous avons vu que cette immunité des hystériques vis-à-vis des traumatismes inconscients, n'était pas aussi complète qu'on a bien voulu le dire. D'autre part il existe des cas où les réflexes cutanés sont abolis du côté de l'hémianesthésie alors qu'ils persistent du côté sensible, ce qui élimine toute hypothèse d'absence congénitale du réflexe disparu. L'un de nous a pu de la sorte en ces derniers temps, constater chez trois malades atteints d'hémianesthésie, la suppression unilatérale du réflexe cutané plantaire et du tenseur du fascia lata. Il a pu chez un autre malade constater de même la suppression du réflexe crémastérien. Et ces faits sont évidemment d'interprétation difficile si l'on se borne à considérer l'anesthésie hystérique comme une anesthésie purement psychique. De telle sorte que l'on en est amené à se demander si, dans quelques circonstances, le trouble anesthésique ne ressort pas d'un autre mécanisme et si l'interruption de la sensibilité ne peut pas se faire à un étage inférieur.

En somme, si nous résumons les conclusions qui ressortent de cet exposé, nous constatons qu'elles sont toutes d'ordre négatif et qu'à notre sens, les *anesthésies hystériques* ne sont *ni toujours des phénomènes de simulation, ni toujours des phénomènes de suggestion,* ni toujours des *anesthésies purement psychiques.*

Nous en arrivons à notre conception personnelle de ces phénomènes. A notre sens il existe trois classes d'anesthésies hystériques. Dans une première série de faits il faut faire rentrer les cas de *simulation.* Dans un deuxième groupe de cas nous rangerons les malades chez lesquels les troubles de la sensibilité sont directement créés par la *suggestion.* Enfin il reste une dernière classe de malades chez lesquels les troubles de la sensibilité nous paraissent être des *phénomènes émotifs résiduels.*

Comme toutes les autres conceptions, notre manière de voir n'est évidemment qu'une hypothèse, mais c'est une hypothèse en faveur de laquelle les faits plaident singulièrement. Tout d'abord au début de cette étude, nous avons montré que l'émotion était susceptible de supprimer complètement la sensibilité, d'en produire la *sidération* absolue. Et là il s'agit bien d'anesthésie totale et non pas d'anesthésie purement psychique, puisque l'on voit chez les individus en état d'affolement, des traumatismes se produire qu'ils ne cherchent même pas à éviter. Les sujets dans ces circonstances ne se garent de rien, ne sentent rien : Ils passent. La cause émotive disparue, la sensibilité peut revenir, mais l'anesthésie peut aussi persister, soit par auto-suggestion soutenue chez un individu qui remarque qu'il n'a rien senti des divers traumatismes qu'il a pu éprouver, soit qu'il s'agisse d'un simple phénomène résiduel indépendant de toute suggestion. Dans un cas comme dans l'autre la topographie des troubles résiduels — l'anesthésie étant à point de départ psychique, mais avec des inhibitions, des irradiations multiples et des phénomènes complexes surajoutés — se fera toujours suivant les représentations mentales habituelles de la sensibilité, c'est-à-dire suivant *des représentations régionales.* D'où les anesthésies segmentaires, d'où les hémianesthésies.

Cette théorie expliquerait les cas nombreux où l'on voit les troubles de la sensibilité succéder *directement* à des émotions et surtout à « l'émotion choc » ainsi qu'il nous a été donné d'en observer plusieurs exemples, et sans même qu'eût existé cette période de maturation qui précède habituellement les accidents hystériques.

En d'autres termes, nous admettons que les phénomènes que

l'émotion peut créer sont des phénomènes que l'hystérique est susceptible aussi de conserver.

L'émotion, en même temps qu'elle modifie la fonction, inhibe les représentations mentales correspondantes et les reliquats d'émotion sont par conséquent en rapport *avec des représentations antécédentes*. Celles-ci sont évidemment subordonnées à des questions d'éducation, de raisonnement, d'acquisitions de toutes sortes. Nous ne sentons pas une douleur ou une anesthésie dans le territoire d'un nerf, nous la sentons au bras, au poignet, à la main, nous la sentons à droite ou à gauche et c'est pourquoi les anesthésies hystériques sont des hémianesthésies ou des anesthésies segmentaires, se superposant pour ainsi dire aux *représentations mentales antécédentes*. Ces représentations mentales grossières, primaires en quelque sorte, commandent toute la série des représentations plus fines. Si nous ressentons une douleur, l'opération *psychique* de la localisation se fait d'une façon progressive. On a mal à tel doigt, à telle phalange, à tel point de la main. Les représentations secondaires sont subordonnées à la représentation primaire qui les englobe toutes. Et dans les reliquats d'émotion, dans les phénomènes d'auto-suggestion qui, comme nous le verrons plus loin, ne peuvent être séparés de l'émotion, c'est suivant les représentations mentales primaires que se font les localisations. C'est toute une moitié du corps, tout un membre, tout un segment de membre dont la sensibilité disparaît.

La question qui resterait à résoudre serait de savoir si ces représentations mentales répondent à des faits anatomiques, si le mode de localisation psychique des impressions correspond à la répartition régionale corticale de la sensibilité, tout comme les paralysies hystériques peuvent répondre à une distribution régionale des images motrices. Il est bien certain que nos acquisitions intellectuelles doivent se plier aux conditions anatomiques cérébrales, se superposer à elles. Et dans ces conditions il n'y aurait rien d'extraordinaire à ce que, comme territoire, l'hémianesthésie hystérique, s'identifiât à l'hémianesthésie organique. Cela permettrait ainsi de concevoir de quelle façon presque anatomique, l'émotion peut agir et localiser secondairement ses effets.

Cette longue digression hors du domaine des faits, et évidemment en pleine hypothèse, nous a néanmoins paru justifiée. Plus loin, dans notre étude générale des psychonévroses, la pleine importance doctrinale de l'interprétation des faits nous apparaîtra d'ailleurs plus clairement.

En dehors de ces anesthésies limitées, on peut observer comme suite aux grosses émotions, une anesthésie générale, étendue à toute la surface tégumentaire. Au cours des crises hystériques le fait est banal, mais il peut survivre à la crise. Habituellement il se résout en une hémianesthésie ou en une anesthésie segmentaire résiduelle et ce fait est encore de nature à affirmer la réalité de nos conceptions.

Enfin les troubles de la sensibilité peuvent être moins marqués et se réduire à de l'hypoesthésie simple. Pour ce qui est de ce trouble atténué, fort difficile à rechercher sans faire intervenir des éléments suggestifs, nous serions assez volontiers portés à croire que le plus souvent il s'agit de simulation ou de suggestion plus ou moins consciente. La malade qui prétend sentir moins bien, mais sentir tout de même, qui reste hésitante sur la définition exacte de ses sensations, est par la force des choses, directement suggestionnée par l'examen. Et tout au moins de fortes réserves doivent être faites sur la réalité objective de telles manifestations.

Nous n'insisterons pas sur les caractères cliniques de ces divers troubles anesthésiques. Nous les avons pour la plupart signalés au passage dans notre discussion théorique. Au reste ils sont bien classiques : L'atteinte égale de tous les modes de la sensibilité, l'association avec les troubles sensoriels, l'atteinte des sensibilités profondes, l'égalité du degré de l'anesthésie en tous les points aussi bien à la racine qu'à l'extrémité des membres, leur disparition facile sous les influences psychothérapiques, tels sont les attributs particuliers de ces sortes de manifestations.

3. Les hyperesthésies.

Les hyperesthésies ou même les hyperalgésies, consistent en l'augmentation objective de la sensibilité douloureuse. Quand elles sont très marquées, la sensibilité tactile devient en quelque sorte une sensibilité douloureuse. Il suffit parfois d'un léger contact, d'un simple effleurement de la région hyperesthésiée, pour provoquer des impressions douloureuses très pénibles.

Ainsi constituée, l'hyperesthésie localisée à une région quelconque de la peau est un phénomène hystérique. Les *zones hystérogènes,* ovaire, seins, etc., qui ont eu leur heure de célébrité, sont en réalité des zones d'hyperesthésie.

Le mécanisme suivant lequel se développent ces zones est variable. Le plus souvent, pas toujours cependant, il s'agit de pure hétéro-suggestion. Quelquefois l'auto-suggestion peut y participer et la zone cutanée hyperesthésique objectivement constatable, se superpose à des régions soit subjectivement, soit même effectivement douloureuses, sans que cependant, dans les cas qui nous occupent, on puisse mettre en jeu une lésion nerveuse effective. Nous avons vu des neurasthéniques présentant une topoalgie vertébrale, c'est-à-dire un trouble purement subjectif de la sensibilité, faire une association hystérique et présenter au niveau de la zone théoriquement douloureuse une sensibilité nettement exagérée. Quant aux localisations hyperesthésiques elles défient toute description. Comme toutes les manifestations suggestives et à l'inverse des troubles anesthésiques, elles sont sans fixité, sans limites précises, sans ténacité, en dehors de la répétition des actions suggestives qui les ont créées.

Nous n'en dirons pas autant de l'*hyperesthésie généralisée émotive* que nous avons déjà signalée au début de ce chapitre. C'est un phénomène fréquent chez les hystériques, mais fréquent aussi chez les neurasthéniques. C'est même un phénomène banal dans la vie courante. Tout individu un peu névropathe a certainement eu des moments où, pour employer l'expression populaire, il s'est senti « les nerfs à fleur de peau », où l'idée d'être touché lui devenait insupportable, où le contact effectué provoquait des émotions vives et parfois une exagération considérable de l'état émotif. Ces états qui peuvent se trouver chez les nerveux — candidats névropathes, mais non pas névropathes encore — lorsqu'il sont en état de souci, de préoccupation plus ou moins continue, sont chez eux peu durables. Chez les neurasthéniques qui sont en état d'émotivité entretenue d'une façon continue, on trouve parfois cet état sous la forme persistante, et en particulier dans ces formes de neurasthénie à prédominance psychique où le malade est bien plus un tendu, un excité, qu'un déprimé.

Il s'agit évidemment là, d'une hyperexcitabilité, d'une hyperirritabilité psychique beaucoup plus que d'hyperesthésie à proprement parler. Et cette hyperexcitabilité ne se cantonne pas seulement dans le domaine de la sensibilité générale, mais elle peut encore s'étendre au domaine des sensibilités spéciales, et à l'ensemble même de toutes les manifestations vitales ayant un retentissement psychique.

Ne serait-ce qu'au point de vue du diagnostic, ces faits méritaient d'être relatés. Il n'en est pas moins vrai d'autre part, que ce sont là des phénomènes appartenant en propre à l'état émotif et que la suggestion peut développer mais qu'elle ne saurait créer. C'est là un fait qui a encore son importance et sur lequel nous aurons plus loin à revenir.

B. — Troubles subjectifs de la sensibilité.

Toutes les sensations spontanées qui se produisent en dehors de toute excitation et dont l'ensemble représente les troubles subjectifs de la sensibilité, ne rentrent pas dans le cadre de notre étude. Pour que le trouble subjectif de la sensibilité puisse être considéré comme une manifestation fonctionnelle, encore faut-il qu'aucun phénomène organique ne soit susceptible de l'expliquer. C'est dire que nous ne considérons comme phénomène fonctionnel, aucun des troubles de la sensibilité dus à des actions vasculaires ou nerveuses, directes ou indirectes.

Essentiellement c'est la *topoalgie, l'algie centrale ou psychique*, qui constitue la grosse majorité des troubles subjectifs de la sensibilité générale qu'on peut décrire au cours des psychonévroses.

Ces topoalgies abandonnent volontiers le domaine de la sensibilité superficielle pour atteindre le domaine des sensibilités viscérales. Nombre des phénomènes douloureux qui se greffent sur les multiples états phobiques que nous avons déjà vus et que nous aurons à analyser, ne sont en réalité que des manifestations de ce genre.

Dans le fait ce sont très habituellement des manifestations *régionales* : les douleurs des reins — rachialgie neurasthénique —, les douleurs vertébrales, les douleurs de la nuque, le fameux casque neurasthénique. Parfois les phénomènes douloureux sont plus nettement localisés par les malades sur la face, sur le front, sur la tête, derrière les globes oculaires, sur un point quelconque de la colonne vertébrale, au coccyx ou dans la région du cou.

Ces douleurs sont d'intensité variable. Le mouvement augmente certaines d'entre elles (et tout en particulier la coccygodynie). Très accentuées et généralisées elles constituent l'*akinesia algera*, caractérisée par l'impossibilité absolue où se trouve le malade de faire un mouvement sans ressentir des impressions douloureuses, d'où chez lui une immobilisation si complète que, tel un paralytique, il ne peut plus abandonner son lit. Moins marqué ce phénomène est banal chez les neurasthéniques. Il entre comme facteur et comme facteur essentiel, dans la soi-disante asthénie physique dont ces malades sont atteints.

Ces impressions douloureuses appartiennent presque toutes à la neurasthénie. Essentiellement ce sont des phénomènes d'ordre suggestif. Et nous retrouvons ici ce fait, à savoir que plus encore que l'hystérique, en ce qui concerne tous les troubles subjectifs aussi bien ceux de la sensibilité que les autres, le neurasthénique est un suggestible.

La plupart de ces phénomènes résultent de la fixation psychique du malade sur une douleur éprouvée une fois ou sur une sensation cœnesthésique émotive une fois ressentie.

L'observation qui suit est, à cet égard, tout à fait intéressante. Il s'agit d'un homme de cinquante-six ans, qui depuis quinze ans est atteint d'une algie localisée au creux épigastrique, survenant, sans rapport quelconque avec les heures de repas, sous forme de crises douloureuses d'une intensité telle, qu'elles empêchent le sommeil et qu'elles lui arrachent des cris. La douleur est mal définie par le sujet et nulle des comparaisons classiques ne le satisfait. Ce n'est point une sensation de brûlure, ce n'est ni une douleur térébrante, ni une douleur lancinante, ni une douleur pongitive. Au juste, il ne peut la comparer à rien. La seule notion précise qu'il en ait concerne son intensité, qu'il affirme considérable, comme aussi le trouble qu'elle apporte dans sa vie qu'il considère comme en étant définitivement gâchée.

Or, à l'analyse, cette douleur n'apparaît que comme une *fixation d'une impression d'angoisse.*

De fait, son début a coïncidé avec toute une série de traumatismes émotifs constitués par des pertes d'argent, un emploi perdu, soucis auxquels sont venues s'ajouter des préoccupations familiales de tout ordre. Pendant environ dix-huit mois, à une époque où sa vie de notre malade semblait s'arranger, ces phénomènes douloureux ont subi une rémission à peu près complète, pour réapparaître et cette fois pour ne plus s'interrompre, quand à nouveau sa vie matérielle et sentimentale s'est trouvée compromise. A l'examen on ne trouve aucun signe objectif quelconque, mais la palpation de la région épigastrique qui est facile, qui n'entraîne aucune contraction de la paroi musculaire, réveille toutefois chez le malade une douleur subjective.

Notre malade a vu naturellement de nombreux médecins, qui tous lui ont ordonné une médication topique dont les effets thérapeutiques ont été nuls, mais dont le résultat a été de fixer plus profondément dans l'esprit du sujet, la conviction même de son incurabilité.

Or sous la simple action psychothérapique appropriée, en

quinze jours de temps ce malade a complètement guéri. C'est qu'en effet d'une part, il s'agissait d'une algie typique et que notre malade était d'autre part, suffisamment énergique pour consentir à la cure *par le mépris*, qui constitue la seule thérapeutique d'une semblable affection.

Quelquefois, tout point de départ est inutile et la douleur est de toutes pièces créée par la suggestion. Pour s'en rendre compte il suffit d'interroger d'une part, les neurasthéniques instruits, connaissant par cœur le tableau classique de l'affection dont ils se plaignent et d'autre part, les neurasthéniques appartenant à la classe pauvre et mal éduquée de la société. C'est ainsi, par exemple, que la céphalée en casque, la douleur de la nuque, la douleur vertébrale sont des phénomènes extrêmement fréquents chez les gens cultivés, beaucoup plus rares chez les autres.

Au contraire, les douleurs à mécanismes complexes en rapport avec une fixation psychique qui s'est faite *à propos de quelque chose,* douleurs de reins et toute la classe des algies viscérales, céphalée simple sans sa signature classique, se rencontrent avec une égale fréquence dans les deux catégories de malades que nous venons de signaler.

Un autre élément intervient, c'est celui de l'éducation de la sensibilité par suite de l'attention, émotive ou non, portée sur tel ou tel point de l'organisme. Il n'est pas douteux qu'on puisse arriver par l'attention, plus ou moins compliquée d'ailleurs de phénomènes d'émotion ou de suggestion, à éduquer une sensibilité viscérale ou périphérique, tout comme un aveugle ou un ouvrier d'art éduque sa sensibilité tactile. Mais ces faits mériteraient d'être rangés dans le groupe des hyperesthésies, plutôt que dans le cadre des troubles purement subjectifs de la sensibilité. Ce sont en réalité des phénomènes d'hyperirritabilité localisée, comparables dans leur domaine particulier, aux hyperexcitabilités diffuses que nous avons envisagées plus haut.

Habituellement les algies centrales commencent par être intermittentes. C'est une douleur qui est ressentie une fois, puis oubliée, puis ressentie à nouveau au bout de quelques jours, et dont la reproduction renforce le souvenir. Puis, progressivement, la souffrance devient continue. C'est une douleur profonde, sourde, ni pongitive, ni lancinante. Chez le malade livré à lui-même elle est tenace, lui laisse peu de repos, mais est rarement néanmoins un facteur d'insomnie. Comme pour toutes les douleurs psychiques, comme même pour toutes les douleurs organiques à renforcement psychique, la distraction, ce mot étant pris dans son sens étymologique, l'atténue ou la fait disparaître. C'est là au point de vue de leur traitement un fait capital.

Ces algies sont extrêmement intéressantes à tous les points de vue, d'abord par leur mécanisme et ensuite aussi par les diverses difficultés de diagnostic que leur présence entraîne. Et les erreurs de diagnostic qu'elles amènent se font dans les deux sens, soit qu'on prenne pour une algie centrale un phénomène en rapport avec une maladie organique, soit qu'au contraire on méconnaisse la nature fonctionnelle des sensations perçues par le malade. Nous reviendrons du reste sur cette question du diagnostic.

En dehors des algies centrales, d'autres troubles subjectifs de la sensibilité peuvent être observés au cours des psychonévroses ; ce sont des sensations anormales mais indifférentes, non douloureuses, qui rentrent dans le groupe de ce qu'en France on a dénommé des *dysesthésies*. Des inquiétudes dans les jambes, des impressions vagues de chaud ou de froid sans troubles vaso-moteurs associés, des fourmillements, des picotements, etc., sont toutes autant d'impressions que l'on peut, en dehors de tout phénomène organique, trouver chez des malades, soit d'une façon accidentelle, soit d'une façon plus ou moins durable. Ils peuvent coexister avec des phénomènes d'hypo ou d'anesthésie comme aussi se trouver isolés.

On les observe chez les hystériques, dans les périodes qui suivent immédiatement les crises, de même qu'ils peuvent être aussi des manifestations, objectivées dans le domaine de la sensibilité, de troubles paralytiques légers.

Chez les neurasthéniques on les rencontre aussi, mais le plus souvent ils ne sont qu'une association suggestive, en rapport avec une manifestation phobique quelconque s'exerçant dans le domaine dont la sensibilité se trouve troublée.

Nous en avons de la sorte fini avec les troubles de la sensibilité générale. Nous sommes loin de les avoir tous énumérés. Nous avons, en particulier, négligé les manifestations dites *paresthésiques*, c'est-à-dire les troubles de la sensibilité objective qui ne sont ni de l'hyperesthésie, ni de l'anesthésie. Ces troubles (polyesthésie, fusion ou sommation des sensations, épuisement des sensations, impossibilité de localisation, etc.), ne se rencontrent que d'une façon tout à fait exceptionnelle au cours des psychonévroses et seulement chez les hystériques. Si nous répétons d'autre part que dans le domaine de la sensibilité objective chez les hystériques, dans le domaine des algies et de la sensibilité subjective chez les neurasthéniques, il n'est aucun trouble qui ne puisse s'observer à titre individuel, nous aurons suffisamment expliqué en quoi et comment, et dans quelle mesure, notre étude est incomplète. Des volumes pourraient s'écrire et ont été écrits sur ce sujet. Qu'il nous suffise pour l'instant, d'avoir relaté les plus communs de ces troubles et d'avoir montré comment ils s'établissaient *sous la triple influence de l'émotion*, de la *suggestion* et de l'*éducation*, et des phénomènes qui s'y rattachent directement, souvenir, attention, etc.

CHAPITRE IX

LES MANIFESTATIONS FONCTIONNELLES DANS LES ORGANES DES SENS

Nous avons dans ce chapitre comme dans la plupart des précédents, à décrire deux sortes de troubles. Il existe, d'une part, toute une série de manifestations phobiques qui peuvent s'exercer sur les sens comme sur n'importe quel autre point de l'économie. Il existe, d'autre part, des localisations fonctionnelles proprement dites, se traduisant par des phénomènes qui pour avoir une origine subjective n'en ont pas moins des apparences objectives. En ce qui concerne ces dernières manifestations, il est souvent extrêmement difficiles de les différencier des localisations purement psychiques. Les organes des sens ne sont en effet qu'une projection anatomique du cerveau, projection par laquelle celui-ci entre en contact direct avec le monde extérieur. Les fonctions des organes des sens étant essentiellement des fonctions de connaissance, et la connaissance étant un fait psychologique, dans bien des troubles constatés il ne s'agit en réalité que des troubles psychiques que nous aurons à étudier par ailleurs.

On est cependant en droit de décrire des manifestations fonctionnelles des organes des sens, quand il s'agit de troubles localisés à un seul sens. Qu'il reste constant qu'un trouble psychique reste en cause ici comme pour toutes les manifestations fonctionnelles la chose est claire, mais la *spécialisation* de ces troubles permet de les considérer comme ayant une certaine autonomie.

Nous envisagerons successivement les troubles fonctionnels de la vue, de l'audition, de l'odorat et du goût.

Les *troubles fonctionnels de la vision* que l'on a signalés dans l'hystérie sont extrêmement nombreux. Le plus souvent ils sont unilatéraux ou tout au moins prédominent de beaucoup d'un côté. Ils s'associent alors le plus habituellement à l'hémianesthésie et font partie constitutive de l'hémianesthésie dite sensitivo-sensorielle.

De tous les troubles fonctionnels de la vision, le plus classique est à coup sûr le *rétrécissement du champ visuel*. Bilatéral avec prédominance considérable du côté anesthésié, il se caractérise surtout par ce fait qu'il va en s'accentuant au cours de l'examen campimétrique, si bien qu'avec un examen un peu prolongé les champs de vision successifs se rétrécissent progressivement, au point que dans certaines circonstances le champ visuel peut devenir punctiforme.

L'hystérique n'a nulle conscience de la diminution de son champ de vision. Elle ne le gêne pour aucune des opérations de la vie qui nécessitent une vision intacte. A aucun degré, il ne perd le sens de l'orientation.

La perception des couleurs peut être modifiée chez l'hystérique. Chez lui le rétrécissement du champ visuel pour les couleurs est inverse de ce que l'on observe dans les lésions du nerf optique. Au lieu que ce soient les champs du vert et du rouge qui disparaissent les premiers pour laisser plus longtemps intacts les champs du jaune et du bleu, chez l'hystérique c'est le rouge dont la vision persiste. Dans l'*achromatopsie hystérique* le rouge peut être la seule couleur conservée.

D'autres phénomènes oculaires observés chez les hystériques sont suffisamment définis par les mots de *dyschromatopsie, achromatopsie totale, micropsie, mégalopsie, polyopie monoculaire, kopiopie, accommodation douloureuse*. Tous ces phénomènes ne sont évidemment spécifiques qu'autant qu'une intégrité absolue du fond et des milieux de l'œil a pu être reconnue ou qu'il n'y a pas coexistence de vices de réfraction.

On a décrit dans l'hystérie des *symptômes pupillaires, myosis, mydriase*, bilatéraux ou unilatéraux, *inégalité pupillaire, pupille paresseuse, modifications de l'état des pupilles au cours de la crise*, etc.

D'autres manifestations ont encore été signalées, qui concernent la musculature extrinsèque de l'œil et celle de la paupière. *Blépharospasme* sous forme clonique, tonique ou pseudo-paralytique, *blépharoptose, ophtalmoplégie* avec conservation de tous les mouvements instinctifs, *strabisme* par spasmes musculaires, *perte du sens musculaire des muscles de l'œil*, etc. Enfin, un certain nombre de cas d'*amblyopie unilatérale* ou d'*amaurose bilatérale* hystérique ont pu être constatés. Nous tenterons tout à l'heure d'interpréter ces divers troubles.

Plus intéressantes, à notre sens, sont toute une série de manifestations d'ordre phobique que l'on peut rencontrer chez les neurasthéniques. La plus banale de toutes consiste en *la fatigue rapide de la vision*. Pour une raison ou pour une autre, ces malades se frappent, s'auto-suggestionnent sur leur vue. Tantôt c'est parce que sous l'influence d'une migraine ophtalmique ils ont eu du scotome scintillant, ou que, sous des influences de même ordre, ils ont présenté de la photophobie. Quelquefois, c'est une consultation médicale qui a orienté le malade. On le voit alors se pourvoir de verres de toutes couleurs qu'il change suivant l'état atmosphérique. La rapide conséquence de cet état mental est que ces malades s'imaginent d'une façon continuelle avoir un voile devant les yeux, qu'ils ne peuvent soutenir une lecture un peu prolongée ou un peu difficile, sans éprouver une fatigue oculaire intense. Il en est qui, toutes les deux ou trois minutes, ferment les paupières pour reposer une vision théoriquement fatiguée. Il en est même qui abandonnent une partie de leurs occupations, il en est encore qui vont jusqu'à se cloîtrer dans une chambre demi-obscure.

Quelle est la nature de ces troubles, s'agit-il, comme on l'a dit, d'une asthénie véritable de la vision correspondant à l'asthénie générale et considérée par beaucoup d'auteurs comme organique, qui atteindrait ces malades ? A notre sens, le mécanisme de cette fatigabilité visuelle est en effet du même ordre que celui de l'amyosthénie, mais, comme celle-ci, n'a rien à faire avec des phénomènes organiques. Que la fatigue ressentie par ces malades soit réelle, rien n'est moins douteux, mais à quoi tient-elle? Il nous paraît que le plus souvent ce sont encore des *phénomènes dysharmoniques* qui entrent en jeu. Les malades se fatiguent vite parce qu'ils fixent trop, parce que la vision, au lieu de se faire d'une façon presque inconsciente, se fait d'une façon *voulue, attentive, tendue* — nous ne voulons parler, cela s'entend, que de la fonction elle-même, car nous n'avons pas à envisager les modifications en rapport avec les troubles de la *perception,* ces dernières étant en effet de pures manifestations psychiques. Les malades, en somme, se fatiguent comme se fatiguerait un sujet sain qui, d'une façon attentive, fixerait un point déterminé. D'autres manifestations phobiques peuvent encore exister, qui sont dues à la conservation prolongée d'une impression passagère. On voit de la sorte des malades qui se plaignent pendant des semaines, d'un corps étranger de l'œil depuis longtemps éliminé et qui, à force de faire des mouvements palpébraux, de se comprimer l'œil avec leur mouchoir, de se faire des bains locaux avec toutes sortes de liquides, finissent par avoir une irritation conjonctivale effective qu'accompagne un larmoiement plus ou moins continu.

C'est par ce mécanisme que l'on voit un certain nombre de neurasthéniques, faire ce qu'ils appellent « de la sensibilité particulière » de l'œil et réagir par des manifestations objectives à des impressions de froid, à des irritations causées par une lumière trop vive, etc. Dans le fait, ce sont là des phénomènes d'auto-suggestion, de simulation inconsciente.

Quant à la nature même des troubles oculaires que nous avons tout à l'heure signalés chez les hystériques, il nous paraît qu'un certain nombre de distinctions doivent être faites.

De tous les phénomènes oculaires ou périoculaires que peuvent présenter les hystériques et qui ont été objectivement constatés par de nombreux et bons observateurs, le plus classique, à savoir le rétrécissement du champ visuel, est peut-être encore celui qui emporte le moins la conviction. Il est fort possible que ce prétendu stigmate de l'hystérie ait été dans bon nombre de cas suggéré directement par l'examen médical. Le rétrécissement, en effet, s'exagère avec les observateurs et varie au cours d'une même observation. L'absence de tout trouble présenté par les malades en ce qui concerne leur direction, leur orientation, la nature des obstacles à franchir ou à éviter, etc., vient encore plaider en faveur de la nature purement suggestive et vraisemblablement hétéro-suggestive de ce phénomène. Il est bien évident que dans l'examen campimétrique, le sujet dont on aura fixé l'attention sur un point déterminé aura une tendance de plus en plus grande à ne voir que ce point isolé. Ceci est d'ailleurs très conforme à l'état mental des hystériques, chez lesquels tout le champ de conscience peut, comme on l'a dit, se *concentrer* sur une perception unique. Pouvant persister dans la mentalité instinctive ou automatique, toutes les autres sensations ne s'élèvent pas jusqu'à l'état plus élevé de *perception*. Ce qui dans ces conditions serait rétréci chez l'hystérique, ce n'est pas son champ visuel à proprement parler, c'est son champ de conscience visuelle. Il s'agirait donc là d'un phénomène essentiellement subjectif, tout à fait différent des autres manifestations oculaires névropathiques.

Les troubles pupillaires par myosis ou mydriase, sont attribués généralement à une action spasmodique s'exerçant sur les constricteurs ou les dilatateurs de la pupille. Comment comprendre le mécanisme de ce spasme ? L'interprétation qui, pour être la plus vraisemblable, n'en est pas moins fort hypothétique, consisterait à supposer qu'il s'agit là d'une fixation de la pupille dans un état d'accommodation déterminé; pour la vision à distance (mydriase) ou pour la vision proche (myosis). Ce ne serait donc là, au fond, que l'exagération, par son intensité et par sa durée, d'un phénomène normal. Quand un sujet est en état de concentration d'attention ou, au contraire, quand il est perdu dans la rêverie et que ses yeux « regardent sans voir », il se produit une contraction ou une dilatation de la pupille. Il s'agit donc là, en somme, de fonctions indirectement soumises à la volonté et l'on conçoit très bien que « les yeux perdus dans le vide » ou « le regard concentré », l'hystérique ait une dilatation ou une constriction permanente de sa pupille.

En ce qui concerne l'amaurose bilatérale, on conçoit qu'il puisse exister une véritable cécité de cause psychique où les malades ne *savent plus voir* parce que dans le fait *ils ne regardent pas*. Il n'y a là qu'une exagération du rétrécissement du champ visuel, une suppression, non pas de la *sensation*, mais bien de la *perception* visuelle.

Ici encore, l'action de la suggestion peut être prépondérante. Mais on comprend que des manifestations de cet ordre peuvent se créer par inhibition, en quelque sorte, de toutes les représentations mentales visuelles. Ne voit-on pas, sous l'influence d'émotions vives, certains individus perdre d'une façon à peu près complète toute notion visuelle, ne plus distinguer les obstacles, ne reconnaître personne, fuir droit devant eux. Il est bien certain que dans des cas de ce genre, les perceptions visuelles élémentaires, automatiques, persistent, alors que les perceptions conscientes ont disparu.

Les paralysies et contractures ou spasmes de la musculature extrinsèque de l'œil, fort rares du reste, nous semblent avoir une pathogénie identique à celles des paralysies ou contractures des autres muscles de la vie de relation : contractures de défense pour ainsi dire par direction volontaire de l'œil dans un sens déterminé ; paralysies ou contractures par paralysie des antagonistes, par perte des représentations idéo-motrices de direction du regard dans un sens déterminé.

Quant aux phénomènes d'achromatopsie et de dyschromatopsie, ils nous paraissent vraisemblablement participer de la même action suggestive directe, que le rétrécissement du champ visuel.

Du côté de *l'appareil auditif* les névropathes peuvent présenter un certain nombre de localisations.

De même que nous avons vu tout à l'heure qu'il existait une cécité psychique chez certains hystériques, il peut aussi chez ces mêmes malades se rencontrer des cas de *surdité psychique*. C'est là, à vrai dire, une manifestation très rare et les cas qu'on en connaît comportent de nombreuses réserves. Il n'est point prouvé, en effet, que la simulation ne puisse dans ces cas entrer en jeu. Théoriquement, toutefois, on peut comprendre l'existence de surdités psychiques ayant une pathogénie entièrement semblable à celle de la cécité des hystériques.

D'autres troubles qu'on rencontre assez volontiers chez les neurasthéniques nous paraissent beaucoup plus importants. Ceux-ci se plaignent assez souvent de leur fonction auditive. Ils disent mal entendre, ne pouvoir suivre la conversation de plusieurs personnes réunies, être obligés de se faire répéter plusieurs fois les mêmes mots ou les mêmes phrases. Ce sont là, dans la réalité, des manifestations phobiques. Elles surviennent à l'occasion d'un incident quelconque de l'audition et ont deux mécanismes bien différents. Toujours il s'agit de ce que l'on pourrait appeler de la *surdité d'attention*. Mais tantôt c'est par insuffisance de l'attention, tantôt c'est par excès. Voici, par exemple, un malade plus ou moins préoccupé, concentré sur son état, ressassant dans son esprit des idées dépressives de tout ordre. Il est bien évident que dans ces conditions les discours qui pourront lui être adressés seront peu ou mal perçus. C'est une surdité de distraction. Il se pourra que le malade s'en frappe, qu'il s'inquiète de mal entendre et pour peu qu'une intervention médicale ait davantage fixé son esprit, il va faire des troubles de l'audition par excès d'attention. L'excès d'attention portée à l'audition d'un mot empêchera l'audition du mot suivant. C'est encore là un phénomène du genre dysharmonique, par atteinte de l'automatisme normal de la fonction auditive.

Une autre manifestation est constituée par l'*irritabilité au bruit*. On voit très fréquemment des neurasthéniques vous dire que le moindre bruit leur est insupportable, que certains bruits particuliers les irritent d'une façon plus intensive. S'agit-il d'un de ces signes de la *faiblesse irritable* des neurasthéniques qui, pour nombre d'auteurs, constitue la caractéristique symptomatique essentielle de cette affection. S'agit-il d'une susceptibilité spéciale de l'audition ? Il faut s'entendre.

Dans toute espèce d'états d'émotivité ou de concentration où le sujet absorbé en lui-même perd, pour ainsi dire, contact avec le monde extérieur, il est bien certain que toute excitation sensorielle est ressentie plus vivement. C'est le même phénomène que celui qui fait sursauter un individu normal à l'audition *d'un bruit auquel il ne s'attend pas*. On pourrait dire que la sensation est renforcée par la surprise qu'elle vous cause. Chez le neurasthénique il en est de même et la meilleure preuve, c'est qu'il est insensible au bruit que lui-même fait volontairement. Son irritabilité au bruit ne traduit en somme que *son état de concentration* sur lui-même.

D'autre part, cette même irritabilité au bruit se trouve chez tous les sujets physiquement déprimés chez lesquels il existe, effectivement cette fois, une faiblesse irritable. L'état du système nerveux dans ces cas n'est que fonction de l'état général. Il se peut que chez un certain nombre de neurasthéniques amaigris et plus ou moins cachectiques, des facteurs de cet ordre interviennent dans la production du phénomène.

Enfin — nous dirions presque surtout — des phénomènes phobiques peuvent jouer leur rôle dans la genèse de cette très spéciale irritabilité. Le malade que le bruit exaspère, soit qu'il le considère comme une marque extérieure du peu d'attention que son entourage prête à son état, soit qu'il ait interprété certaines insomnies par l'insuffisance du calme qu'il trouvait autour de lui, ajoute aux perceptions auditives un facteur psychique. L'irritabilité dans le cas particulier est purement mentale et n'a rien à faire avec un trouble auditif quelconque.

D'autres mécanismes, par association d'idées, interviennent encore qui font que lorsqu'un bruit a été une fois cause d'une sensation désagréable, le même bruit reproduit toujours la même impression.

D'autres malades se plaignent de *bourdonnements, de battements dans les oreilles*. Il est des sujets qui attribuent des insomnies persistantes à des manifestations de ce genre.

Parfois il s'agit là de souvenirs continuellement évoqués. Ce sont des individus qui, à l'occasion de la présence d'un bouchon de cérumen ou pour une raison quelconque, ont eu accidentellement des bourdonnements d'oreille. La cause même disparue, ils continuent à éprouver le même phénomène. En réalité il n'y a là qu'un *rappel* purement psychique. Quelquefois des manœuvres médicales seront intervenues, cathétérisme de la trompe, massage du tympan, etc., pratiqués à l'occasion d'un trouble purement subjectif et dont le premier résultat sera de fixer, d'orienter l'esprit du malade, et de transformer des sensations qui auraient dû être passagères, en une véritable obsession que le malade extériorise à des degrés divers. Dans d'autres circonstances ce seront des malades qui, à l'occasion d'émotions de tout ordre, auront pu éprouver des sensations vertigineuses et à qui on parlera de « vertige auriculaire ». D'autres circonstances encore peuvent présider à l'établissement du phénomène.

Quant aux battements, aux sifflements, aux bruits de rouet perçus dans les oreilles par les malades, ce sont là des faits d'une très simple explication. Il s'agit dans ces cas tout simplement de sujets qui par l'attention qu'ils y portent, peuvent parvenir à entendre leurs battements artériels, comme n'importe qui peut y arriver avec un peu de bonne volonté. Mais, si le phénomène est banal, les conséquences qu'en tirent les malades ne le sont pas. Il se crée parfois des obsessions suffisamment fortes, pour que les sujets qui en sont atteints, passent leurs nuits à rechercher et à éprouver ces sensations, perçues très légitimement mais tout à fait hors de propos.

Enfin il n'est pas de localisations effectives sur les organes de l'audition qui, chez des neurasthéniques, pour peu que le médecin ne se soit pas préoccupé de l'état moral de son malade, ne puissent devenir le point de départ d'une diffusion intensive des symptômes. avec manifestations phobiques de tout ordre.

Au cours des psychonévroses l'*appareil olfactif* n'est pas ménagé. On étudie sous le nom d'*anosmie,* la perte des sensations olfactives que l'on trouve chez un certain nombre d'hystériques, isolée ou associée à l'hémianesthésie sensitivo-sensorielle.

Nous reviendrons, tout à l'heure, sur l'hémianesthésie sensorielle associée à l'hémianesthésie sensitive. Pour ce qui est de l'anosmie bilatérale, elle nous paraît ressortir d'un mécanisme superposable à celui de la cécité ou de la surdité psychique. Ici non plus il n'y a pas de suppression de la sensation, mais suppression de la perception et les mêmes malades qui prétendront ne pas sentir l'odeur d'un parfum violent, fuiront parfaitement un milieu qui, par exemple, serait pénétré par des odeurs de gaz. L'automatisme subsiste là où la notion consciente et volontaire disparaît.

Il existe du côté de la muqueuse pituitaire des modifications sécrétoires et vasomotrices, qui peuvent être de nature purement névropathique. L'*épistaxis* a été considérée comme pouvant chez certaines hystériques être regardée comme un flux supplémentaire, se faisant aux lieux et places des règles absentes. La réalité du fait est loin d'être démontrée. D'abord l'aménorrhée de l'hystérique est bien moins fréquente qu'on a bien voulu le dire et, dans ces conditions mêmes, l'épistaxis n'est pas fréquente. Il n'y a là vraisemblablement que questions de coïncidence, et la relation de causalité établie entre ces phénomènes, doit probablement être due à la mentalité médicale d'une époque, plutôt qu'à une association pathologique effective.

Nous n'en dirons pas autant de l'*hydrorrhée nasale*. C'est là un phénomène qu'on peut observer non seulement chez les hystériques, mais encore et bien plus souvent, dans certaines circonstances spéciales, chez le neurasthénique. La sécrétion nasale est, en effet, susceptible d'être influencée directement par le psychisme. Et celui-ci d'autre part, est capable de créer directement des sensations identiques à celles qui résulteraient d'une sécrétion nasale effective. Cela est si vrai, que chez l'individu le plus dépourvu de tares névropathiques, il suffit qu'il se rende compte qu'il a oublié son mouchoir, pour que cette simple représentation lui donne une violente et légitime envie de se moucher. C'est là le mécanisme même de cette prétendue susceptibilité de la pituitaire que l'on trouve chez un certain nombre de neurasthéniques. Il en est qui prétendent ne pas pouvoir changer d'air ou de milieu sans s'enrhumer, si grande est leur fragilité. Dans le fait il s'agit simplement d'une fixation psychique sur la pituitaire. Il se produit par psychisme une sécrétion nasale plus ou moins abondante ; ce phénomène même peut ne pas se manifester. Le malade n'en éprouve pas moins l'envie de se moucher, envie qu'il satisfait. Il va de la sorte passer des heures, jusqu'à ce que les yeux gonflés et larmoyants, le nez légèrement congestionné, il ait la grande satisfaction de fournir à lui-même et aux autres le tableau d'un rhume complet. Le plus habituellement la chose ne dure pas. Ce sont ces rhumes qui persistent deux ou trois heures, qui, pris le matin passent à l'heure du déjeuner. Malheureusement il n'en va pas toujours ainsi et souvent les choses peuvent se fixer, diffuser, obséder le malade et lui gâcher toute sa vie. Nous ne voudrions pas ici médire des spécialistes. Il nous est cependant arrivé bien des fois de voir l'orientation, la fixation psychique, singulièrement traumatisante au point de vue de l'ensemble de la vie, être à peu près toute entière d'origine médicale.

Des sujets devenus malades suivant un mécanisme analogue à celui que nous venons de décrire tout à l'heure, se trouvant trop sujets aux coryzas, vont trouver un spécialiste. Il est bien rare que sa consultation ne se trouve pas légitimée par quelque ordonnance. Douches nasales, cautérisations légères, poudres ou pommades à aspirer. Le plus souvent le spécialiste s'est rendu compte de l'inexistence ou de la bénignité des troubles présentés, mais il n'a pas vu l'état mental du sujet qui en est atteint. Il a pu dire au malade : « C'est peu de chose. Faites ceci... » Cela paraît n'être qu'une parole sans importance et souvent c'est déjà trop ; c'est assez en tout cas pour que le malade croie que ses inquiétudes ne sont pas vaines et qu'il se livre désormais à toute une gymnastique physique et mentale d'auto-observation. L'obsession suit, rapide et grave, non par son objet, mais en quelque sorte par elle-même et par le trouble qu'elle apporte à la vie normale en même temps que, de ce chef, le malade objective désormais toute une symptomatologie jusqu'alors subjective.

Plus rapide et plus tenace encore sera cette obsession, si l'on s'est livré sur le malade à quelques pratiques chirurgicales, ablations de cornets, cautérisations au galvano-cautère, etc..., légitimes peut-être en elles-mêmes, mais que l'état moral du malade commande de différer, tout comme un état cardiaque grave interdirait une chloroformisation.

Nous avons vu des sujets — et ce n'étaient point des hypocondriaques — qui traînaient depuis des mois, depuis des années, une vie impossible parce qu'on leur avait exposé et démontré qu'ils respiraient moins bien par une narine que par l'autre ! Nous pourrions en somme répéter pour ces malades tout ce que nous avons dit pour nos faux gastropathes.

Enfin, un dernier fait se rapporte à l'olfaction et concerne la façon dont les odeurs sont supportées par les névropathes. Il est entendu qu'aux hystériques en général et à plus forte raison à celles d'entre ces malades qui sont atteintes d'anosmie, les odeurs sont complètement indifférentes. Il n'en va pas de même pour nombre de neurasthéniques. Ceux-ci peuvent marquer vis-à-vis des odeurs en général et vis-à-vis de certaines odeurs en particulier, une irritabilité très spéciale, allant jusqu'à pouvoir constituer une véritable manifestation phobique. Bien entendu il ne s'agit pas ici de l'obsession des odeurs, manifestation mentale que l'on peut rencontrer chez certains psychasthéniques qui se rendent parfaitement compte de la nature obsédante du phénomène par eux éprouvé. Ici les choses ne vont pas de même, et les neurasthéniques font de la phobie des odeurs comme ils font de la phobie du bruit, parce que l'odeur les trouble dans leurs méditations et parce que, ayant été une fois dérangés de la sorte, ils évoquent d'une façon plus ou moins continue, la sensation une fois éprouvée *par peur de la voir se reproduire*.

Il peut arriver que les choses aillent un peu plus loin et que certains malades soient *poursuivis par des odeurs*. C'est déjà un phénomène mental plus caractérisé, mais qui n'a cependant jamais l'intensité, la ténacité et l'autonomie des manifestations du même genre, que l'on rencontre dans les psychoses caractérisées.

Le *sens du goût* peut aussi présenter un certain nombre d'atteintes au cours des psychonévroses. La *diminution unilatérale du goût* se trouve dans l'hémianesthésie sensitivo-sensorielle, associée aux troubles de tous les autres modes de la sensibilité. Le phénomène peut être si marqué que des malades sont incapables de différencier le sel du sucre, sur un côté de la langue, différence qu'ils font immédiatement si on place l'ob jet sapide de l'autre côté. Nous discuterons plus loin l'interprétation à donner de ce phénomène. L'*agueusie totale* a été signalée à titre de manifestation isolée chez un certain nombre d'hystériques. A titre de localisation autonome c'est là un phénomène rare. Ce que l'on trouve très habituellement chez beaucoup de malades, ce sont des troubles du goût de tout ordre associés à des troubles digestifs. Voici par exemple une anorexie mentale, un neurasthénique atteint de fausse gastropathie, il est assez fréquent d'entendre de tels malades se plaindre de l'absence de sapidité de toute espèce d'aliments. Inversement on pourra trouver des sujets chez lesquels les sensations gustatives seront exagérées. Ils trouvent les plats trop cuits ou pas assez, trop ou insuffisamment assaisonnés, etc... Enfin il est habituel de voir l'irritabilité olfactive s'associer à « l'irritabilité gustative ».

En réalité il n'y a aucune perversion du goût. Si on explore la sensibilité gustative on la trouve normale. Il n'y a là que des manifestations purement subjectives tenant à l'anorexie des malades. Et cela est si vrai que d'un jour à l'autre et suivant l'orientation d'esprit de ces sujets, leur hypergueusie, deviendra de l'agueusie caractérisée. Dans un hôtel ils trouveront toute la cuisine fade, dans un autre ils la trouveront trop relevée. Il n'y a là qu'extériorisation, que projection sur des organes déterminés, d'une systématisation psychique digestive.

Dans d'autres circonstances le trouble de la sensibilité gustative n'est qu'un trouble du caractère, une expression particulière du pessimisme général du malade. Mais dans aucun cas il ne nous a paru que l'irritabilité gustative — comme toutes les autres irritabilités — eût droit à être érigée en manifestation autonome.

Il nous reste, pour en terminer avec ce chapitre, à envisager d'ensemble le mécanisme de l'hémianesthésie sensorielle associée à l'hémianesthésie de la sensibilité générale. On sait que cette hémianesthésie sensorielle est constituée par la présence chez les malades, du côté de leur anesthésie périphérique, d'un rétrécissement du champ visuel avec ou sans autres troubles oculaires associés, et par une diminution ou une suppression complète des acuités auditives, olfactives et gustatives.

S'il est possible, dans une certaine mesure, de se représenter le mécanisme de l'hémianesthésie sensitive qui a, en somme, une topographie cérébrale et simultanément ce que nous appellerions volontiers une topographie mentale, pour les anesthésies sensorielles il n'en va plus de même. En effet, ici les troubles sont répartis et encore, — anatomiquement parlant, — suivant une distribution périphérique et ne répondent aucunement à une topographie cérébrale. Mais répondent-ils à une topographie mentale ? En d'autres termes, toute excitation sensorielle aboutissant, de par les données anatomiques, à une excitation cérébrale bilatérale, la topographie cérébrale étant par le fait bilatérale, la topographie mentale est-elle unilatérale ? Y a-t-il, si l'on préfère, des champs de conscience répondant aux excitations sensorielles unilatérales ? Cela semble évident si l'on songe que toute impression sensorielle s'accompagne d'une notion constante de localisation, de *situation,* des objets qui ont causé l'impression sensorielle. Ce sont, d'ailleurs, ces données, ces jugements qui, d'une façon plus ou moins automatique, assurent, pour une large part, notre équilibre, notre direction, toutes nos relations avec le monde extérieur. Or, il est bien certain que toutes nos localisations se font par rapport à la ligne médiane. Toute excitation sensorielle susceptible d'une localisation *est située à droite ou à gauche.* Cela revient à dire que les perceptions conscientes répondent en quelque sorte à une distribution unilatérale de la sensibilité sensorielle. Dans ces conditions, on conçoit que l'inhibition d'un certain nombre de représentations mentales soit susceptible de créer l'hémianesthésie sensorielle. Mais on conçoit aussi combien prépondérante doit être l'action de l'auto et de l'hétéro-suggestion, puisqu'il s'agit là de processus mentaux déjà complexes. L'émotion qui, dans l'immense majorité des cas, est le facteur capital de la production de troubles hystériques, procède par action massive. En dehors des phénomènes physiques qu'elle peut amener, elle prive un individu de son jugement, de sa volonté, de son équilibre mental, mais elle ne s'attaque pas à des phénomènes mentaux aussi complexes que ceux dont il faudrait admettre l'atteinte, pour pouvoir interpréter d'une façon suffisante une hémianesthésie sensorielle.

On peut cependant concevoir une autre interprétation. Il se pourrait que, psychologiquement parlant, les fonctions de sensibilité et de localisation fussent si étroitement unies qu'elles en arrivent à se confondre. Ce que l'hystérique perdrait dans ces conditions, ce n'est pas la sensibilité de la moitié droite ou plus volontiers gauche de son corps, plus l'hémisensibilité visuelle, acoustique, olfactive et gustative. Ce qui lui ferait défaut, ce serait *en bloc* tout son *appareil de localisation* ou, si l'on préfère, *de connaissance extérieure,* droite ou gauche, avec toutes les sensibilités générales et sensorielles qui s'y rapportent. On comprendrait ainsi la curieuse association, entièrement *anti-anatomique* si l'on peut dire, que font les hystériques quand ils superposent à une anesthésie de la sensibilité générale, les troubles sensoriels que l'on sait.

Tout cela est évidemment de la pure hypothèse n'ayant que le mérite de l'hypothèse, à savoir de permettre de prendre des choses une conception rationnelle et qui, par conséquent, a quelque chance d'être exacte.

CHAPITRE X

LES MANIFESTATIONS NERVEUSES ET LES MANIFESTATIONS PSYCHIQUES PROPREMENT DITES

Si toutes les manifestations fonctionnelles ressortent directement ou indirectement du psychisme, il ne s'ensuit pas pour cela que l'appareil nerveux lui-même soit épargné.

Déjà les troubles neuro-musculaires, les troubles de la sensibilité que nous avons étudiés, constituent des manifestations nerveuses proprement dites. Un certain nombre de points nous restent néanmoins à étudier et nous envisagerons successivement dans ce chapitre :

A. Les troubles du sommeil.

B. La céphalée.

C. Les troubles des réflexes.

D. Les troubles du langage.

E. Les troubles acquis des fonctions psychologiques.

F. Les manifestations phobiques à localisation sur l'axe cérébro-spinal.

A. — Troubles du sommeil.

Ceux-ci sont infiniment nombreux et infiniment variés chez les neurasthéniques. Ils tiennent souvent dans la symptomatologie une place prépondérante. Ils sont à l'origine de toute une série de troubles secondaires. Aussi nous faut-il les étudier avec quelque détail.

La compréhension de ces troubles est loin d'être aisée, car à l'heure actuelle il n'y a pas de théorie du sommeil, ou du moins il y en a trop et d'essences par trop contradictoires.

On ne sait pas ce que c'est que le sommeil, mais il n'est pas d'auteurs qui ne se croient en droit de définir l'insomnie. On suppose une physiologie pathologique, alors qu'on ignore la physiologie normale. Dès lors, la pathogénie des troubles du sommeil devient en quelque sorte individuelle. Celui-ci — nous ne parlons, bien entendu, que des états névropathiques purs — ne dort pas parce qu'il est hypertendu, celui-là, parce qu'il est hypotendu, tel autre a une acidité urinaire trop forte ou trop faible, un quatrième est un épuisé, à moins qu'il ne soit insuffisamment fatigué, etc.

Il nous semble que si l'on veut se rendre compte d'une façon un peu précise du mécanisme des troubles du sommeil chez le neurasthénique, il suffit de s'en rapporter à ce qui se passe chez l'homme sain. L'étude des conditions qui permettent au sommeil de s'établir; la recherche des causes qui peuvent occasionnellement le troubler, nous paraissent pouvoir fournir des données suffisamment précises, pour expliquer la grande majorité des atteintes que le sommeil peut subir au cours des psychonévroses.

Tout d'abord il n'est point douteux que le sommeil ne soit une fonction naturelle de l'économie et que la succession des états de veille et de sommeil, ne constitue un rythme aussi nécessaire que, dans un muscle par exemple, les états de contraction et de relâchement. Le sommeil est une fonction générale de tous les êtres organisés. D'après certains naturalistes, il existerait même chez les plantes, et chez elles, à l'état de rythme parfait. Chez les animaux, pour qui toute la vie psychique paraît bornée à la vie de relation, le sommeil apparaît avec la disparition de toute excitation périphérique et de tout appel de la vie organique. C'est pour l'animal que la doctrine psychologique du sommeil de Claparède est vraiment exacte. Pour lui, le sommeil constitue bien une véritable « réaction de désintéressement ». Le chien repu et n'étant sollicité par aucune action périphérique, pas plus que par les besoins de son organisme, dort. Il en est de même du tout petit enfant. Chez ce dernier, on pourrait presque dire, que le sommeil est un état naturel dont il ne sort que quand il a faim ou quand une excitation périphérique le réveille. Mais au fur et à mesure que l'enfant avance en âge, les choses se modifient. Au lieu de dormir dix-huit ou vingt heures par jour il n'en dormira plus que quatorze, puis que douze, pour arriver adulte à réduire son sommeil *au nécessaire*, variable d'ailleurs, suivant les individus.

Entre le moment où le sommeil était en quelque sorte l'état naturel de l'enfant et le moment où, chez l'adulte, le sommeil se réduit au nécessaire, que s'est-il donc passé? On pourrait évidemment invoquer la moindre dépense organique de l'adulte. Il est vraisemblable que ce phénomène joue un rôle et que le sommeil, dans une certaine mesure, est proportionné à la dépense organique. Mais pour des individus, et en particulier pour des adultes de même âge, cette dépense peut être considérée comme une constante et cependant le sommeil varie suivant les personnes. Bien plus, avec une vie organique identique à elle-même, chez un individu déterminé le sommeil varie ou peut varier d'un jour à l'autre. Cette intervention de la dépense organique nous paraît donc devoir être éliminée. Au reste, chez l'animal qui dès sa naissance est capable de vivre par lui-même, chez les oiseaux en particulier, cette dissemblance entre le sommeil du nouveau-né et celui de l'adulte est bien moins accusée.

Dans la réalité, ce qui nous paraît essentiellement amener une telle variation, c'est le *développement progressif de la vie intérieure*.

Le sommeil dès lors nous apparaît comme limité par trois ordres de faits, à savoir, *les appels de la vie organique, les excitations périphériques* et ce que nous appellerions volontiers *les excitations intérieures*. Suivant les individus, ces trois facteurs changeront d'importance. Chez le paysan, habitué à la vie dure et doué d'un instinct peu méditatif, ce seront surtout les excitations périphériques qui encadreront le sommeil. Il s'endormira à la nuit, il se réveillera avec le jour. Chez un intellectuel, le sommeil sera limité par les excitations psychologiques. Tels autres individus auront leur sommeil plus particulièrement régi par les appels de la vie organique et s'endormiront difficilement s'ils ne sont pas repus, pour se réveiller parce qu'ils auront faim. Mais chez tous, paysan, savant, épicurien, le sommeil restera une fonction nécessaire, un inéluctable besoin de l'organisme. Comment survient donc le *besoin de sommeil?*

Dans l'apparition du besoin de sommeil, des faits de deux ordres entrent en jeu. D'une part, l'habitude semble intervenir qui fait qu'à une heure déterminée, dans les circonstances habituelles de la vie, et le sujet passant par la même succession quotidienne d'actes et de gestes, l'*idée* du sommeil vous vient.

Souvent le besoin du sommeil apparaît plutôt que d'habitude, quand la journée a été fatigante, lorsque la tâche quotidienne a nécessité une grande tension d'esprit. Inversement, toutes les causes d'excitation psychique retardent l'apparition de l'idée du sommeil. Les émotions, les préoccupations, la tension cérébrale à l'état actuel et non plus à l'état passé, inhibent le besoin de sommeil.

Jusqu'à quel point ce besoin peut-il être inhibé? C'est le propre de l'homme de pouvoir, par sa volonté, agir sur ses fonctions. C'est là la base même de l'origine psychique de tant de troubles objectifs. L'homme peut agir sur son sommeil et dans certaines circonstances le retarder presque indéfiniment. Ne voit-on pas des parents passer des semaines et des mois sans dormir auprès d'un père, d'une mère, d'un mari malade. Leur tension psychique, leur désir de dévouement sont suffisants pour inhiber parfois tout désir, voire tout besoin de sommeil.

Il arrive cependant que, quelle que soit la volonté d'un sujet, il soit pris de ce qu'on appelle un *sommeil impérieux* auquel il est incapable de résister.

En ce qui concerne notre garde-malade de tout à l'heure, on conçoit que sa volonté, à un moment donné, devienne déficiente et que le besoin instinctif reprenne le dessus. Il ne résiste alors pas plus qu'inanitié ou n'ayant pas bu depuis un temps trop long, il ne pourrait résister au besoin de s'alimenter ou de boire.

Dans d'autres cas, après un travail physique intensif, ayant largement dépassé la mesure de ce qu'habituellement l'on était susceptible de donner on peut, de même sorte, être terrassé par le sommeil. Ce travail pour être accompli a nécessité une dépense d'énergie considérable et le besoin invincible de dormir marque la limite de la tension volontaire possible.

D'autre part et dans une très large mesure le sommeil peut être éduqué. De même qu'un individu qui s'astreint à ne pas manger perd progressivement l'appétit, fût-il le plus normalement constitué des êtres, de même un sujet qui se contraint à ne dormir qu'un temps limité, voire à ne pas dormir du tout, finit-il par ne plus *pouvoir* dormir.

En résumé, le moment d'apparition du besoin de sommeil est déterminé par les habitudes, invétérées ou accidentelles. Si le besoin de sommeil paraît répondre à un appel organique, cet appel peut être retardé par l'intervention de la volonté, de l'excitation psychique ou plus simplement de la distraction, qui n'est d'ailleurs ici qu'une forme de l'excitation. Le besoin de sommeil ne devient impérieux que quand « le tonus psychique » est épuisé.

Si nous reprenons la comparaison, faite plus haut, de la succession de la veille et du sommeil, avec la succession des contractions et des relâchements dans un muscle en travail, nous voyons que tous les termes qui règlent l'une peuvent s'appliquer à l'autre. Pour un sujet donné, une quantité déterminée de contractions crée le besoin de repos. La volonté peut permettre de prolonger l'effort, mais il arrive un moment où elle-même défaille et où l'arrêt du travail devient une nécessité physique.

Avec l'éducation, avec l'entraînement, ou au contraire avec un repos musculaire trop prolongé, la limite du travail possible, ayant d'autre part l'énergie volontaire personnelle comme facteur, avancera ou reculera.

Si maintenant nous prenons un sujet ayant cédé au besoin normal non impérieux de sommeil, comment va-t-il passer de l'état de veille à l'état de sommeil. Ce passage va se faire d'une façon infiniment variable suivant les sujets et chez un même individu suivant les circonstances. Il est des personnes qui s'endorment sitôt la tête sur l'oreiller. Il en est d'autres et très nombreuses, qui ne s'endorment qu'autant qu'elles ont tout d'abord effectué un travail intellectuel *mécanique*, au cours duquel « elles se sentent progressivement gagnées par le sommeil ». A ce groupe appartient la nombreuse catégorie de personnes qui ne peuvent s'endormir sans lire. Question d'habitude dira-t-on. Mais cette habitude est souvent légitime. Si la lecture peut en effet amener le sommeil par épuisement de la tension psychique, souvent son but est au contraire d'éteindre progressivement la conscience chez des sujets habituellement *excités*, dont l'automatisme psychologique continue à introduire dans le psychisme supérieur les produits de son élaboration. Ici nous sommes déjà sur les frontières de la pathologie, et les mêmes sujets qui dans le courant ordinaire de la vie ont besoin en quelque sorte de « truquer » pour obtenir le sommeil, le trouvent d'une façon spontanée quand ils sont en vacances, à la campagne, au repos, dégagés de toutes préoccupations et de tous soucis.

Le sommeil *normal* est donc le sommeil spontané, constituant, comme l'a dit Claparède, une véritable réaction de désintéressement. Mais *la perte de la conscience psychologique volontaire ou involontaire est sa condition immédiate.*

Voici notre sujet endormi. Son sommeil va être profond, léger ou lourd, calme ou agité. Par quoi ces qualités de sommeil vont-elles être déterminées ? Il est évident, d'après ce que nous avons déjà dit, que les appels douloureux ou simplement instinctifs de la vie organique, que les excitations périphériques légères ou marquées, conditionneront dans une très large mesure les qualités du sommeil. Mais ce qui les conditionnera aussi, ce seront les appels faits à la conscience par l'automatisme psychologique, qui, dans le sommeil, conserve son indépendance. Ces appels ce sont les rêves dont on ne se souvient pas, ceux dont on se souvient, les cauchemars enfin. Ce sont encore ces réveils commandés, qui permettent à certains sujets de se réveiller à l'heure qu'ils se sont fixée. Mais il est bien certain qu'en deçà de cette gradation ascendante, le sommeil peut. plus ou moins, être touché par des incursions de l'automatisme psychologique dans le domaine de la conscience, qui peuvent être si légères, qu'il n'en reste d'autres traces dans le souvenir que l'impression d'un sommeil insuffisamment reposant éprouvée par le sujet au réveil. Le rôle joué par cet « au delà du rêve » nous paraît, dans certaines circonstances, pouvoir être très important.

Arrive le réveil. Celui-ci peut être brusque ou au contraire être progressif. Il varie suivant des conditions constitutionnelles ou acquises. Il est beaucoup d'individus qui constitutionnellement, depuis leur plus tendre enfance, ne retrouvent leur pleine conscience qu'un certain temps après le réveil. Il en est d'autres chez lesquels la production de ce même phénomène est acquise. Ce sont tous les excités de la vie, qui ne trouvent leur complète activité physique et intellectuelle qu'au fur et à mesure que la journée s'avance. Leur réveil est atroce et ils ont besoin de se fouetter en quelque sorte pour marcher, pour travailler, pour penser, voire pour se lever. Ici ce sont déjà des manifestations maladives. Mais elles existent chez nombre de sujets dont la vie prise en bloc reste normale. Et là est le fait intéressant, nous verrons plus loin pourquoi.

Telle étant notre conception non pas de la nature intime, non plus que, cela va sans dire, de la physiologie du sommeil, mais bien de *quelques-unes des conditions* qui le régissent, nous pouvons passer à l'étude des troubles qu'il peut présenter au cours des psychonévroses.

Tout d'abord une réserve s'impose. Il va sans dire que l'exercice du sommeil présuppose un certain nombre de conditions organiques et que des atteintes organiques de divers ordres, pourront troubler le sommeil chez le neurasthénique comme chez n'importe quel individu par ailleurs identiquement atteint. Un neurasthénique pourra, de toute évidence, être un neurasthénique, plus quelque chose. Il pourra être artério-scléreux, brightique, cardiaque, asthmatique, etc. Il pourra même être un hypertendu ou un intoxiqué et voir de ce chef son sommeil touché. Nous ne songeons nullement à le contester. Mais nous croyons que c'est là l'exception et que, dans l'immense majorité des cas, les troubles du sommeil présentés par ces malades appartiennent en propre et exclusivement à l'affection névropathique dont ils souffrent.

L'*insomnie* est la plus fréquente des manifestations dont se plaignent les neurasthéniques. Par elle-même elle constitue un phénomène extrêmement variable. Tantôt l'insomnie est absolue. Des nuits entières se passent sans qu'à aucun moment il y ait perte de conscience. Tantôt c'est le besoin de sommeil qui manque. Les malades se sentent excités, énervés et ne peuvent pas s'endormir. D'autres fois le malade a eu envie de dormir, il se couche mais ne peut trouver un sommeil effectif que quelques heures plus tard. On voit de la sorte des sujets couchés à dix ou onze heures du soir s'endormir à quatre ou cinq heures du matin. Deux phénomènes peuvent alors se produire. Parfois le sommeil sera en somme simplement déplacé et le malade une fois endormi reposera un temps raisonnable. Tantôt il se réveillera à son heure normale et aura ainsi réduit considérablement sa quotité de sommeil, quand ce ne seront pas les nécessités de l'existence qui le forceront à se faire réveiller et à se lever, quelqu'envie qu'il puisse avoir de prolonger son repos.

Il est des malades qui s'endorment bien mais qui se réveillent au bout d'un temps très court. Il en est qui arrivent à être réveillés au bout d'une demi-heure, d'une heure, de deux heures. Une fois réveillés ils ne peuvent plus se rendormir.

Certains sujets se plaignent d'avoir un sommeil entrecoupé. Ils s'endorment plus ou moins difficilement pour se réveiller peu de temps après, se rendormir avec peine, se réveiller à nouveau et ainsi de suite.

Dans d'autres circonstances ce sont les qualités du sommeil dont les troubles sont relatés par les malades. Celui-ci se plaindra d'avoir le sommeil trop léger. Celui-là l'a trop lourd. Tel autre l'a trop agité. Il est des sujets qui trouvent même qu'ils dorment trop et trop profondément !

La plus banale peut-être des observations journalières consiste dans l'affirmation par les malades que « leur sommeil n'est plus reposant ». Ils se réveillent autant, voire plus fatigués que quand ils se sont couchés.

Tels sont, brièvement relatés les troubles dont se plaignent les malades. Quant à la pathogénie qu'ils leur attribuent, quant aux relations morbides qu'ils établissent, elles sont multiples et des plus fantaisistes. S'il va sans dire que le sommeil peut trouver des conditions adjuvantes ou empêchantes dans le milieu, dans l'air, dans la température, dans l'alimentation antérieure, dans la constitution du lit, etc., on ne s'aurait s'imaginer jusqu'où dans cette voie des causes et des associations peuvent aller les malades. Une orientation du lit ou de la pièce différant de quelques degrés, une modification légère de température, d'imperceptibles variations barométriques ou hygrométriques, c'en est assez pour qu'ils ne dorment pas ou qu'ils dorment mal. Une infraction à un régime alimentaire, une modification dans leurs vêtements de nuit ou dans leur literie et l'insomnie s'établit. Nous pourrions poursuivre indéfiniment la liste « des causes ». Et cette énumération ne prouverait qu'une chose, à savoir que l'insomnie frappe, psychiquement et moralement, les malades qu'elle atteint. Elle hante leur imagination et ils n'ont de cesse qu'ils n'aient pu l'attribuer à une cause extérieure, et par conséquent modifiable à leur sens. *Or la cause est modifiable, mais elle est intérieure.*

Différents mécanismes peuvent entrer en jeu. *L'insomnie peut être le résultat de l'éducation*: Une personne a, pendant des années, veillé des parents, un enfant malade. L'être aimé finit par mourir emportant avec lui, pour notre malade, tout l'intérêt de l'existence. Il se sent seul, perdu, découragé. Il s'alimente mal, se déprime, s'amaigrit. Il sent que pour se remonter il aurait grand besoin d'un sommeil réparateur qui serait en même temps un sommeil d'oubli. Or quoi qu'il fasse il conserve, et pour un temps souvent fort long, parfois indéfini, les habitudes de sommeil prises pendant des années.

Chez des travailleurs impénitents, chez des garde-malades

professionnels, dans les privations de sommeil d'ordre ascétique, des faits du même ordre peuvent s'observer.

Le fait intéressant réside bien moins dans l'acquisition, en somme aisément concevable, d'une habitude mauvaise prise *à la longue*, que dans l'acquisition parfois extrêmement rapide de cette habitude dans certaines conditions déterminées. Nous avons vu de la sorte des sujets chez lesquels le rythme du sommeil, pour avoir été volontairement modifié pendant quelques semaines seulement, paraissait presque définitivement altéré. C'est qu'alors un mécanisme nouveau intervient.

Voici, par exemple, un homme d'une quarantaine d'années qui pendant six semaines a soigné sa femme morte d'une fièvre typhoïde grave. Au cours de cette période il n'a pris que deux ou trois heures de repos par nuit et toujours au même moment, entre deux bains donnés à la malade, de dix heures à deux heures du matin. Consécutivement à la mort de sa femme, il est resté pendant des mois à ne pouvoir trouver le sommeil qu'aux mêmes heures et pendant la même durée. Il semble vraiment que le temps qu'il a passé à veiller ait été trop court, pour qu'on puisse faire intervenir l'éducation ou l'habitude. On comprendrait qu'à la suite de la mort de sa femme il fasse de l'insomnie absolue, par obsession de souvenir. Mais il n'en est rien, puisqu'en somme il s'endort d'assez bonne heure et sans trop de peine. Nous pensons qu'il s'agit là de faits où l'automatisme psychologique est en cause. Notre malade aimait énormément sa femme. Il avait mis à la soigner un dévouement énorme. Il s'était occupé dans leurs moindres détails des soins à lui donner. Son esprit était continuellement tendu afin de ne rien oublier des prescriptions données ou des observations à faire. Il est bien évident qu'il s'est établi dans son automatisme psychologique toute une série de fortes associations, dont un certain nombre tendaient à l'appel de conscience qui le réveillait au bout de deux ou trois heures. Ce qui nous paraît donc agir dans des cas de ce genre, c'est le rappel de conscience dû au fonctionnement de l'automatisme psychologique. C'est un mécanisme identique à celui qui fait que l'homme sain, dans l'immense majorité des cas et quelle que soit la quantité de sommeil suffisante ou insuffisante prise par lui, se réveille toujours à la même heure. Mais, alors que chez l'homme sain ce mécanisme se détraque aisément pour laisser place au repos compensateur, chez notre malade le mécanisme s'est solidement fixé. Et ceci parce que toutes ses associations d'idées automatiques qui tendent au réveil sont liées au souvenir de sa femme, au cadre qui l'entourait, et que notre sujet pense continuellement dans la journée à la perte qu'il vient de faire.

Ici il ne s'agit plus d'une habitude en quelque sorte organique, de la diminution quantitative du besoin de sommeil; c'est, si l'on peut dire, une habitude psychologique qui est en cause et que les pensées et les souvenirs de la vie quotidienne ne font que renforcer.

En dehors des cas où les malades dorment moins parce qu'ils ont pris l'habitude d'avoir besoin de moins de sommeil, c'est l'intervention de l'automatisme psychologique qui nous paraît donc jouer un rôle capital dans le réveil rapide, dans les sommeils entrecoupés, dans le sommeil agité dont se plaignent tant de neurasthéniques. Ceux-ci, pour des raisons que nous aurons à analyser plus loin, en même temps qu'ils peuvent être des déprimés au point de vue psychique supérieur, sont presque constamment des excités au point de vue de l'automatisme psychologique. Les idées pénètrent *involontairement* dans leur conscience avec la plus grande facilité. C'est le mécanisme même de certaines obsessions légères qu'on peut trouver chez eux. Et ce qui se passe à l'état de veille continue à se passer à l'état de sommeil, d'où le sommeil entrecoupé, les réveils nombreux, le sommeil agité.

Chez certains malades qui se sont accidentellement réveillés une fois par des phénomènes du même genre, la crainte de se réveiller à nouveau qu'ils ont entretenue toute la journée, suffit à expliquer le réveil effectif qui se produit.

C'est là un fait extrêmement fréquent chez les *phobiques du sommeil.* Ceux-ci ne dorment pas parce qu'ils ont peur de ne pas dormir. Mais ici, ce que nous trouvons le plus souvent c'est la difficulté qu'ont les malades à s'endormir. Et s'ils ne s'endorment pas c'est parce que chez eux — et du fait que leur pensée est constamment tendue vers l'idée de vouloir dormir — il y a *impossibilité* d'arriver à la perte de la conscience volontaire qui constitue, comme nous l'avons vu, la condition même du sommeil.

En voici deux exemples :

M. X..., âgé de cinquante-deux ans, artiste de talent, lorsque nous le vîmes la première fois venait de passer cinquante-six nuits sans dormir. Toutes les médications hypnotiques, morphine, opium, chloral, bromures, etc..., s'étaient exercées sur lui, sans provoquer autre chose qu'un assoupissement passager. On l'avait considéré comme un intoxiqué, comme un hypertendu. Des régimes et des médicaments avaient été ordonnés en conséquence.

Le début de cette insomnie prolongée remontait à quelques troubles du sommeil provoqués par d'assez vives émotions. Mais lorsque nous vîmes le malade ces émotions n'étaient plus en cause et seule la persistance de son insomnie l'inquiétait.

Le lendemain de notre première entrevue avec ce malade nous reçumes de lui une carte sur laquelle il avait écrit : « Miracle, docteur, j'ai un peu dormi. » Il était modeste dans son appréciation, car l'enquête faite nous apprit qu'il avait bel et bien dormi dix heures consécutives sans le moindre réveil.

Or qu'avions-nous fait. Nous n'avions rien ordonné et nous nous étions contentés de lui supprimer quatre choses, à savoir ses médicaments, son régime, son électricité et... sa sœur.

Que se passait-il en effet dans son cas. Oh ! c'était extrêmement simple. Lorsqu'il avait eu son insomnie accidentelle, notre sujet était en train de « composer ». Il va sans dire que les troubles de son sommeil n'avaient pas été sans troubler ses élucubrations. Il en avait été fort marri et s'était vivement inquiété. Et sa sœur qui vivait avec lui avait partagé ses préoccupations. Notre malade de se mettre au lit dès lors avec cette seule idée, « Vais-je dormir ». Il se couche, lit quelques minutes, éteint son électricité et attend... Naturellement le sommeil ne pouvait venir bien vite. Au bout d'un petit quart d'heure notre sujet rallume son électricité, relit, éteint à nouveau..., et recommence ce manège toute la nuit. Entre temps sa sœur qui de la pièce voisine l'entendait s'agiter, venait toutes les heures entr'ouvrir sa porte et lui demander : « Joseph, tu dors ? » pour se lamenter ensuite devant la réponse inévitablement négative. Éloigné de sa sœur, privé de tous moyens d'éclairage et aussi, ajoutons-le, rassuré sur le mécanisme de son insomnie, ce malade put de la sorte retrouver rapidement un sommeil qu'il croyait perdu.

Un autre malade que nous avons vu se plaignait d'insomnies d'ailleurs fort irrégulières. Il s'était établi chez lui toute une série fort curieuse de systématisations. Le sommeil de la nuit, disait-il, dépendait des impressions de la journée. Dès le matin il pouvait dire s'il dormirait la nuit suivante. De telle sorte que quand il se couchait, il avait une conviction d'incapacité ou de possibilité de sommeil qui déterminait l'état de sa nuit. Lorsqu'il était certain qu'il ne dormirait pas, il faisait les cent pas dans sa chambre, il lisait, il songeait et arrivait sans trop de peine au matin. Lorsqu'au contraire il savait qu'il devait dormir, il se couchait fort tranquillement et s'endormait confortablement. Par ailleurs sa santé était excellente, sa bonne humeur parfaite. C'était un bon vivant et qui ne se privait pas, quand l'occasion s'en présentait et qu'il n'y songeait point, de prendre dans la journée un sommeil très largement compensateur.

On voit donc dans des cas de ce genre intervenir pour troubler le sommeil une préoccupation consciente. Si dans l'espèce, cette préoccupation concerne le sommeil lui-même, dans d'autres circonstances ce seront toutes les émotions, toutes les pensées obsédantes qui agiront et qui, maintenant le malade dans un état de conscience plus ou moins volontaire, empêcheront le sommeil de se produire. Et c'est là la grande raison de l'insomnie des neurasthéniques, soit que la cause émotive même qui a engendré leur neurasthénie persiste, soit que ce soit leur état même qui les hante.

Aussi bien chez les malades insomniques, le retour du sommeil est-il un signe capital d'amélioration et ceci non pas tant parce que le sommeil recouvré permet au malade de se « réparer », mais bien parce que son retour prouve que le malade est moins préoccupé, qu'il est moins inquiet de son état de santé, qu'en un mot son état moral est meilleur.

En résumé, en dehors des phénomènes d'habitude qui sont déjà en quelque sorte surajoutés, *le neurasthénique ne dort pas, parce qu'il a perdu la faculté de ne plus penser volontairement ou involontairement.* Il ne dort pas parce qu'il pense, et si souvent sa pensée est involontaire, due aux appels faits à la conscience par un automatisme psychologique qui n'est plus réfréné, souvent aussi sa pensée est voulue, parce que l'état moral pessimiste de ces malades fait qu'ils se complaisent à toutes les préoccupations déprimantes.

Le *réveil* chez les neurasthéniques peut être la source de troubles de toutes sortes. Les impressions qu'ils en tirent peuvent orienter leur mentalité pour toute la journée, jouer ainsi un rôle dans la persistance ou dans l'apparition de troubles secondaires multiples. Nous ne sommes pas, en particulier, bien convaincus que la fatigabilité de certains malades ne soit, en partie, commandée par l'*impression de fatigue qu'ils ressentent au réveil.*

Cette fatigue du réveil peut, dans quelques cas, être légitime. Quand, sous les influences que nous avons essayé de mettre en lumière, le sommeil du malade a été mauvais, entrecoupé ou agité, il n'est point étonnant que notre sujet au réveil se sente insuffisamment reposé. Mais il est des neurasthéniques qui dorment bien et qui néanmoins éprouvent — très classiquement — qu'ils sont plus fatigués le matin que le soir, et qui dès lors vont vivre toute leur journée sous cette impression singulièrement inhibitrice de toute espèce d'efforts. Or, le plus souvent, si l'on interroge ces malades sur les périodes de leur vie antérieure à leur état neurasthénique, ils vous apprennent que cette sensation, ils l'ont ressentie de tout temps, en tous cas bien longtemps avant qu'ils ne fussent des neurasthéniques avérés. Nous avons déjà dit qu'il n'y avait là en somme qu'une manière d'être parfois constitutionnelle, souvent acquise, par les personnes qui prennent l'habitude de ne vivre d'une façon active, qu'autant que, de leur propre fond, elles tirent une sorte d'excitation artificielle. Il est bien certain que les conditions mêmes qui créent cette manière d'être, préoccupations, soucis, émotions, surmenage obsédant, qui forcent les sujets à se reprendre, à se ressaisir, à s'exciter continuellement pour conserver à leur existence un cours normal, sont les conditions mêmes qui engendrent fréquemment l'état neurasthénique. Rien d'étonnant dès lors à ce qu'un tel phénomène, soit pour des raisons constitutionnelles, soit pour des raisons accidentelles et tenant à la manière de vivre, se trouve d'une façon presque constante chez les neurasthéniques. Mais, en dehors des fatigues légitimes en rapport avec un sommeil insuffisant, ce qui devient anormal chez ces malades, c'est *la conservation de l'impression*. Autrefois ils n'en tenaient même pas compte, ils allaient quand même et ils pouvaient aussi bien ou mieux que d'autres accomplir leur tâche journalière. Maintenant, ils s'immobilisent sur cette impression de fatigue, ils s'en obsèdent et la font entrer comme facteur dans les états successifs de la journée.

De telle sorte que la fatigue du neurasthénique au réveil, se compose de deux ordres de faits, à savoir, *fatigue réelle causée par un sommeil troublé pour des raisons psychologiques* d'une part, *et immobilisation,* d'autre part, *sur des impressions qui ont existé de tout temps.*

Les atteintes du sommeil en tant que *manifestations hystériques* ne sont pas moins nombreuses.

L'*insomnie* peut exister chez les hystériques comme chez les neurasthéniques, mais son mécanisme est le plus souvent tous différent. Sans qu'on puisse faire intervenir le rôle de l'éducation ou de l'habitude, l'hystérique, pour un temps d'ailleurs généralement assez court, perd la notion du sommeil. Il n'en ressent pas le besoin. Il ne court pas après un sommeil qui le fuit. Simplement il ne cherche pas à dormir. Il est en état de veille continue. Parfois son insomnie, il nous faut bien l'ajouter, est purement subjective et il prétend ne pas dormir, alors qu'une enquête un peu poussée nous montre que dans la réalité il n'en est rien. Est-ce de la simulation? Il ne nous le paraît pas. C'est simplement une conviction erronée.

Au reste, qu'il s'agisse de neurasthéniques, d'hystériques, voire d'insomnies accidentelles chez des gens bien portants, les heures où l'on ne dort pas, alors que tout est endormi autour de vous, paraissent toujours singulièrement longues. L'esprit humain ne prend conscience du temps que par des associations d'idées. Dans le domaine de la pure subjectivité, la notion de temps est tout à fait incertaine et ne se mesure qu'à la quantité d'impressions éprouvées, d'états de conscience successifs enregistrés. Or, au cours des heures d'insomnie, en l'absence de toutes sollicitations extérieures, en l'absence de toute élection idéatoire volontaire, le domaine de la conscience se confond avec celui de l'automatisme psychologique, singulièrement plus étendu. Aussi bien, sans ordre, sans cohésion, réalisant le type de l'association psychologique automatique, dans les heures d'insomnie les idées se succèdent et se suivent. Il semble qu'on ait vécu des jours entiers alors que quelques minutes se sont écoulées.

Le médecin fera donc toujours bien de se méfier. Et tel malade qui prétend « ne pas avoir fermé l'œil » a souvent eu sa nuit de sommeil très complète. Cela est vrai pour l'homme normal, cela est encore vrai pour le neurasthénique et cela est encore plus exact pour l'hystérique, en raison de sa très involontaire tendance à exagérer toutes choses.

L'hystérique peut présenter d'autres troubles du sommeil que ceux qui affèrent à l'insomnie. La *narcolepsie* est constituée par des états de sommeil survenant brusquement et d'une façon tout à fait intempestive, pour ne durer qu'un court espace de temps, variant entre dix et trente minutes. Elle peut se produire avec une fréquence variable depuis plusieurs fois par jour jusqu'à une fois par mois. Le réveil est plus ou moins long, plus ou moins pénible. Rien ne différencie l'état narcoleptique de l'état de sommeil. Quant à sa pathogénie elle est fort difficile à saisir. Ce qui caractérise en somme cet état, c'est la perte brusque de la conscience, sa paralysie en quelque sorte. La fonction de conscience s'arrête brusquement, comme la fonction motrice s'inhibe brutalement dans la production d'une paralysie hystérique. Sans insister, nous pensons que peut-être il s'agit là de phénomènes d'un mécanisme identique et que l'inhibition de la conscience chez un hystérique, peut se faire comme se fait l'inhibition motrice.

La *léthargie* est une autre manifestation hystérique atteignant la fonction du sommeil. Tantôt brusquement, tantôt après une aura prémonitoire, un sujet est plongé brusquement dans le sommeil. Une fois endormi, le malade a la face soit pâle, soit colorée, les muscles, en particulier les masseters, sont contractés, les yeux sont convulsés et recouverts par les paupières qui présentent des battements rapides. La respiration est calme, superficielle, tantôt ralentie, tantôt exagérée, tantôt affectant, comme dans un cas d'Achard, le type de Cheyne-Stokes. Le pouls bat régulièrement. La température reste voisine de la normale. On peut constater l'existence d'une anesthésie sensitivo-sensorielle généralisée. Cependant, et c'est là le fait important, la perception n'est pas abolie. Il est des sujets qui, en état léthargique, ont conscience de tout ce qui se passe autour d'eux.

Certaines de ces attaques de sommeil sont brusques et courtes, pseudo-syncopales. D'autres se prolongent pendant des semaines et des mois. Il est des cas où le sommeil léthargique a duré des années. Généralement, la terminaison se fait par une crise convulsive ou par le passage à un autre accident hystérique.

Ces états, qui d'ailleurs se rattachent très étroitement à la crise hystérique, ont une très grosse importance doctrinale. C'est à la léthargie qu'il faut en effet attribuer la plupart des ensevelissements d'êtres vivants qui ont pu être observés. Or, les partisans les plus convaincus de la nature purement suggestive de l'hystérie, ne trouvent-ils pas que c'est aller un peu loin que d'admettre qu'un sujet puisse pousser la suggestion jusqu'à se laisser enterrer consciemment? On objectera, il est vrai, les erreurs de diagnostic rétrospectif possibles. On dira que les vrais hystériques se sont toujours arrangés à se réveiller suffisamment à temps. Cependant il en est qui ont poussé la plaisanterie un peu loin et jusqu'à l'enterrement inclus. Parmi ceux qui se sont réveillés à temps, il en est qui étaient dans leur cercueil, qui étaient déjà sous terre...

Quoi qu'il en soit, la psychopathologie de tels états est variable. Tantôt il ne s'agit en somme que d'une narcolepsie prolongée avec perte absolue de la conscience volontaire ou involontaire. Tantôt c'est la seule conscience volontaire qui est inhibée. L'automatisme psychologique reste intact et introduit passivement dans le champ de la conscience toute une quantité d'images, dont le sujet se rend compte comme dans un rêve. La réaction volontaire seule, alors, fait absolument défaut.

Si de tels faits sont intéressants parce qu'ils permettent, dans une certaine mesure, de jalonner les fonctions psychologiques successives, plus capitaux encore, à ce même point de vue sont, non plus les *troubles*, mais les *états* particuliers que les hystériques peuvent présenter au cours du sommeil. Le sommeil hypnotique, le somnambulisme qui s'y rattache assez directement, ne sont point des phénomènes pathologiques à proprement parler. Ce sont des états psychologiques particuliers.

B. — Céphalée.

La *céphalée* est un symptôme si souvent observé au cours des psychonévroses qu'il mérite d'être étudié isolément.

On sait qu'*au cours des états neurasthéniques* elle se rencontre avec une si grande fréquence que, pour Charcot, elle en constituait un des symptômes primordiaux. Cependant la céphalalgie très particulière que Charcot a décrite sous le nom de *céphalée en casque*, constituée par une sensation d'enserrement principalement localisée au derrière de la tête et à la nuque, nous a paru loin d'être la forme exclusive sous laquelle se manifestait ce symptôme.

Les malades « qui ont lu » emploient en effet assez volontiers l'expression de casque pour décrire leur douleur. Les autres, et même un grand nombre de ceux qui sont instruits de leur maladie, donnent à leur céphalée des épithètes et des localisations extrêmement variables. La *barre frontale,* des *impressions de vide, de ballottement à douleur exagérée par le mouvement,* des *impressions de pesanteur, de tenaillement* sans localisations précises, sont les phénomènes que nous avons vu le plus souvent accusés par nos sujets. Ils nous disaient : « Il me semble que j'ai un poids de cent kilogrammes sur la tête. » « Il me paraît que j'ai la tête dans un étau. » « Mon cerveau bat dans mon crâne », etc. D'autres malades se plaignent de chaleurs subites. Ils ont « la tête en feu ». D'autres accusent des douleurs pongitives ou lancinantes.

Mais ce que nous avons rencontré le plus souvent, c'est peut-être moins une véritable douleur, qu'une sensation de gêne pénible, de vide, ou parfois inversement de tension, de non-fonctionnement, accompagnée ou non d'impressions vertigineuses. Beaucoup de malades comparent ces sensations à celles qu'ils avaient dans la vie normale, après un travail intellectuel poussé à ses dernières limites, et très volontiers ils attribuent ce qu'ils ressentent à des phénomènes d'épuisement.

Quelle est l'interprétation à donner de ces diverses formes de céphalalgie ? Il nous semble que cette manifestation a des origines extrêmement diverses. Il ne nous paraît tout d'abord pas douteux que dans un grand nombre de cas la céphalalgie ne soit un phénomène purement subjectif. C'est une forme de topoalgie. Des malades, frappés par leur insuffisance cérébrale, par la difficulté de leur travail, reportent en quelque sorte à la périphérie les impressions qu'ils ressentent. Leur céphalée n'est qu'une excuse subjective aux déficits dont ils se plaignent.

Dans d'autres circonstances, la céphalée est subjectivement entretenue, conservée pour ainsi dire. Elle a existé effectivement, mais à titre transitoire. Elle persiste ensuite à l'état de souvenir plus ou moins continuellement évoqué. La douleur du malade n'est, en somme, qu'une réminiscence.

Parfois, la céphalée s'explique par l'intense dénutrition du sujet. Elle ressort alors de mécanismes identiques à ceux que l'on pourrait invoquer pour expliquer la céphalée des anémiques, celle de certains convalescents, etc.

Enfin, et la chose est peut-être fréquente, la céphalée peut être la traduction d'un épuisement cérébral effectif. C'est qu'en effet, si le travail intellectuel du neurasthénique n'a aucune réalisation objective, il n'en est pas pour cela moins réel, et d'entretenir constamment des préoccupations, des obsessions, des états émotifs, d'être tout le temps à la recherche de son moi constitutif, cela fatigue pour le moins autant que le plus délicat des problèmes géométriques, que la plus subtile des méditations métaphysiques. Très en particulier, c'est de ce mécanisme que nous paraissent ressortir toutes ces impressions de céphalée diffuse avec vague cérébral dont souffrent tant de sujets. Il n'est point nécessaire de pousser bien loin l'analyse pour se rendre compte que ce sont des préoccupés, des obsédés, auxquels leurs préoccupations et leurs obsessions laissent peu de repos.

L'*insomnie* peut aussi jouer son rôle et contribuer à déterminer, qu'on nous passe l'expression, cette sorte de mal aux cheveux continu qui fait le désespoir de tant de malades.

Traduction périphérique d'une conviction d'impuissance intellectuelle, réminiscence obsédante — ou causée par la fatigue effective — tels sont en somme les mécanismes divers qui nous paraissent permettre l'interprétation de toutes les formes de la céphalée chez les neurasthéniques.

Chez les *hystériques*, on peut retrouver à peu près toutes les manifestations que nous venons de signaler. Mais chez ces derniers malades le rôle de l'auto-suggestion ou de l'hétéro-suggestion est prédominant, surtout quand ces troubles s'associent à des phénomènes de contracture ou de paralysie. Ce sont souvent des malades chez lesquels on a cherché à dépister une origine organique possible de leurs accidents, et qui se convainquent progressivement de l'existence d'un mal de tête qu'on a préalablement recherché. Le *clou hystérique,* constitué par une douleur extrêmement vive, très circonscrite au sommet de la tête, n'a souvent pas d'autre origine.

Fréquemment enfin chez ces malades les troubles subjectifs douloureux s'accompagnent d'hyperesthésie localisée ou diffuse du cuir chevelu.

C. — Les troubles des réflexes.

Ces troubles qui au point de vue clinique n'ont qu'une très relative importance soulèvent, au contraire, au point de vue doctrinal, toute une série de questions capitales. Les problèmes que ces modifications des réflexes peuvent poser sont d'ailleurs loin d'être tous résolus. Et nous n'avons nullement la prétention d'apporter ici une interprétation définitive des faits que l'observation clinique nous permet d'affirmer.

Nous envisagerons successivement les réflexes tendineux et les réflexes cutanés au cours des états neurasthéniques et hystériques.

Les réflexes tendineux au cours des états neurasthéniques sont très fréquemment modifiés. Le réflexe rotulien peut être trouvé chez ces malades tantôt exagéré tantôt diminué. Mais l'exagération est, de beaucoup, le phénomène le plus fréquemment observé.

Un certain nombre de distinctions nous paraissent devoir être établies. On peut, en effet, se trouver en présence de malades extrêmement déprimés et amaigris, chez lesquels les réflexes se comportent comme au cours de tous les états de dénutrition grave. Or on sait que dans ces états il y a tantôt exagération, tantôt diminution des réflexes et c'est là un premier mécanisme des altérations des réflexes au cours de la neurasthénie.

D'autre part, on sait que les réflexes varient suivant les individus ; on a signalé des cas d'absence ou tout au moins de diminution congénitale du réflexe rotulien. On connaît de même des sujets qui, dans leur état normal, ont des réflexes forts. En l'absence de toute notion concernant l'état préalable des réflexes, il devient de la sorte fort difficile de dire si l'exagération ou la diminution en présence de laquelle on se trouve, fait ou non partie de l'expression symptomatique actuelle.

Dans d'autres circonstances on peut se trouver en présence d'associations morbides. Un sujet peut être tuberculeux ou diabétique et en plus neurasthénique et, dans ces conditions, les troubles des réflexes peuvent être attribués à la maladie associée, plutôt qu'à la psychonévrose elle-même.

Enfin il ne nous paraît pas douteux que, en particulier, l'exagération des réflexes, puisse dans un bon nombre de cas être considérée, comme un symptôme propre de l'état neurasthénique. Comment interpréter ce phénomène ?

Tout d'abord l'observation clinique nous a montré que cette exagération des réflexes se trouvait particulièrement marquée, dans tous les cas où les malades se trouvaient en état d'émotivité accentuée. Par des examens répétés, nous nous sommes même assurés que cette exagération était en quelque sorte variable avec l'état d'émotivité lui-même, plus notable quand nos sujets se disaient eux-mêmes « plus nerveux », moins notable quand au contraire, au point de vue mental et moral, ils se sentaient calmes et reposés. De telle sorte que d'emblée on se rend compte que ces altérations des réflexes sont sans rapport avec un trouble organique ou une modification quelconque de la nutrition.

L'interprétation qui nous paraît devoir être adoptée est la suivante : Pas plus anatomiquement que physiologiquement, les diverses fonctions qui incombent à l'axe cérébro-spinal ne peuvent être isolées. Il y a action réciproque des phénomènes de la vie automatique sur ceux de la vie consciente et vice-versa. De même qu'une idée déterminée est susceptible de provoquer des actions vaso-motrices, sécrétoires, etc., de même un état mental déterminé, est capable de modifier en bloc tous les phénomènes réflexes. Les états de concentration de conscience (obsessions), comme les états de diffusion de conscience (émotions), peuvent de la sorte agir et troubler les inhibitions ou les tonus que les différents étages des fonctions nerveuses reçoivent les uns des autres. Telle est l'explication théorique que suggère l'examen des faits.

Chez les *hystériques*, en dehors des accidents on peut observer des états divers des réflexes. Mais le problème intéressant est soulevé par les modifications que peuvent subir les réflexes au cours des accidents hystériques et en particulier au cours des paralysies. On peut, dans les paralysies hystériques, observer une exagération plus ou moins considérable des réflexes tendineux. Cette exagération de la réflectivité peut-elle aller jusqu'à produire, comme dans les paralysies organiques, le clonus du pied ? Dans le fait, l'un de nous a pu observer, en dehors de toute association organique, en se mettant à l'abri de toute simulation possible, des faits positifs de production de ce phénomène chez des hystériques ; mais il s'agit là d'un phénomène très rare. L'hystérie, directement ou indirectement, serait donc capable d'une véritable « mise en liberté » de l'automatisme médullaire.

Les *réflexes cutanés* peuvent aussi être modifiés au cours des psychonévroses.

Ordinairement, dans la neurasthénie les modifications subies par ces réflexes sont assez peu appréciables et dépendent de l'état de la réflectivité générale. Quand les réflexes tendineux sont forts, il est rare que les réflexes cutanés ne soient eux aussi accentués et qu'inversement la diminution ne porte aussi bien sur les réflexes tendineux que sur les réflexes cutanés ou muqueux.

Cependant la loi n'est pas absolue et il nous a paru que dans la zone de localisation de leurs manifestations fonctionnelles, les neurasthéniques pouvaient présenter des exagérations notables des réflexes cutanés. Irritabilité particulière de la paroi abdominale dans les localisations gastro-intestinales, exagération du réflexe pharyngien dans les localisations au niveau des voies digestives supérieures, tels sont les faits qu'à plusieurs reprises nous avons pu mettre en évidence.

Dans l'hystérie, au cours des paralysies ou des hémianesthésies, nous avons pu constater dans un certain nombre de cas et d'une façon absolument positive, la disparition du réflexe crémastérien. En ce qui concerne le réflexe cutané plantaire jamais nous n'avons chez les hystériques trouvé la flexion dorsale du gros orteil (signe de Babinski). Par contre nous croyons que le réflexe cutané plantaire ainsi que celui du tenseur de fascia lata, *peuvent être abolis* chez ces malades, du côté hémianesthésié. L'un de nous en a observé trois exemples dans son service au cours de l'année dernière. Chez ces trois malades, deux femmes et un homme, atteints d'hémianesthésie absolue, la plante du pied ne répondait à aucune excitation quelconque, et le réflexe du tenseur du fascia lata faisait également défaut. Du côté sain la réaction des orteils et du tenseur du fascia lata s'effectuait comme à l'état normal. Deux de ces malades guérirent de leur hémianesthésie et recupérèrent alors leur réflexe cutané plantaire et celui du fascia lata.

Nous n'insisterons pas davantage sur cette question des réflexes. Le seul point doctrinal, qui nous importe vraiment, est de savoir que, dans une assez large mesure, des influences purement psychiques sont capables d'entraîner des modifications dans des phénomènes, habituellement considérés comme purement automatiques.

Il n'y a là, du reste, rien d'étonnant, si l'on songe à l'existence évidente, comme manifestations fonctionnelles des psychonévroses, de troubles qui, comme les spasmes et les contractures, ne sont en somme que des réflexes permanents, persistants, stéréotypés en quelque sorte.

D. — Les troubles du langage.

Chez l'*hystérique* on peut quelquefois rencontrer un ensemble symptomatique qui se rapproche plus ou moins de l'aphasie motrice. Mais l'écriture est le plus souvent complètement conservée. S'il existe de l'agraphie ce qui est rare elle est totale et existe pour toutes les variétés d'écriture.

D'autre part, on a signalé chez des hystériques, en très petit nombre, des cas d'aphasie sensorielle et des cas de surdité verbale pure.

Ce qui est beaucoup plus fréquent chez l'hystérique c'est le *mutisme*. Le mutisme frappe des hystériques de tout âge, il est rare cependant après quarante ans. Il peut survenir après une émotion et s'établir brusquement ou être au contraire progressif, précédé par du bégaiement, puis par l'impossibilité de parler à haute voix (chuchotement) avant d'arriver à sa période d'état. Installé, il rend le malade absolument muet, incapable, malgré l'intégrité de sa musculature phonatrice, d'articuler le moindre son, le moindre cri. C'est, en somme, un trouble moteur pur, respectant toutes les fonction psychologiques. Dans quelques cas le mutisme reste incomplet. Le malade peut articuler des sons, mais ne peut les émettre à haute voix.

Une fois constitué, le mutisme hystérique a une durée variable entre quelques heures et quelques années.

Il est bien évident que de toutes les manifestations hystériques, le mutisme est peut-être celle qui prête le plus à la simulation. Il n'en est pas moins vrai que nous connaissons un certain nombre de cas où celle-ci ne saurait, de bonne foi, être invoquée. C'est ainsi que nous avons vu une institutrice extrêmement dévouée à ses élèves et très férue de sa profession, être brusquement frappée de mutisme à la suite d'une violente émotion. Cette malade d'un caractère très droit et, malgré une bonne volonté évidente, était muette depuis quatre ans lorsqu'elle entra dans le service de l'un de nous. Elle ne fut guérie qu'après plusieurs mois et en produisant chez elle un état spécial d'émotion (voy. p. 539).

Il ne nous paraît pas d'ailleurs que de tels cas soient plus difficiles à concevoir que bien d'autres manifestations fonctionnelles. N'est-il pas de constatation courante que l'émotion « vous coupe la voix », vous rende incapable d'articuler un son ? L'hystérique, comme nous l'avons déjà vu, s'immobilise dans ses manifestations émotives. Celles-ci, chez lui, se cristallisent en quelques sorte. Que dans des phénomènes de ce genre la suggestion intervienne à titre secondaire, la chose est fort possible. Persuadé de son impuissance, le malade peut s'auto-suggestionner et la manifestation durer tant que persiste l'action suggestive, pour ne céder que sous l'influence d'une émotion nouvelle, ou d'une suggestion inverse. Mais l'émotion n'en reste pas moins, toujours le *primum movens* de tous les accidents consécutifs. En ce qui concerne ces troubles du langage, les malades qui sous l'influence de l'émotion ont perdu leur voix, ne savent plus la retrouver très vraisemblablement parce que la conviction de leur impuissance les empêche de la rechercher.

Tel était en particulier le cas de l'institutrice de tout à l'heure qui chaque fois qu'on cherchait à la persuader qu'elle pouvait parler, répondait par écrit qu'elle était convaincue que jamais elle ne le pourrait.

Chez les *neurasthéniques* on observe aussi des troubles du langage que les malades traduisent en disant : « Je ne trouve plus mes mots. » « Je comprends mal ce qu'on me dit. » « Je ne comprends pas ce que je lis. » En réalité ces troubles correspondent à deux ordres de phénomènes. Il y a d'une part des troubles purement idéatoires que nous retrouverons à l'étude des atteintes des fonctions psychologiques. Il y a là d'autre part des manifestations phobiques que nous envisagerons avec tous les troubles de ce genre atteignant le système nerveux.

E. — Les troubles acquis des fonctions psychologiques.

Les troubles des fonctions psychologiques que l'on peut rencontrer au cours des psychonévroses sont extrêmement variés.

D'emblée, nous pouvons les diviser *en troubles antécédents* et en *troubles consécutifs*. Nous désignons sous le nom de troubles antécédents ceux qui, constitutionnels ou acquis, ont présidé à l'éclosion des psychonévroses et de leurs accidents. Nous renvoyons leur étude à la deuxième partie de cet ouvrage. Les *troubles consécutifs*, que seuls nous envisagerons ici, se développent secondairement et donnent naissance à toute une série de manifestations, qui ne faisaient pas partie intégrante de la mentalité antérieure des malades.

Une telle distinction peut paraître subtile. Elle a cependant, comme nous le verrons plus tard, une très grosse importance. Les neurasthéniques, en effet, peuvent présenter *accidentellement* toute une série de troubles psychiques, que l'on trouve *d'une façon constitutionnelle* chez certains sujets appartenant à une famille mentale différente, et c'est très en particulier aux psychasthéniques de P. Janet, que nous faisons ici allusion.

Peut-on dire, tout d'abord, que chez l'*hystérique* il existe des troubles psychologiques acquis ? Si chez eux quelques *moyens* psychiques peuvent être accidentellement inhibés, tels par exemple les divers modes du langage, dans le fait, ainsi que nous le verrons plus loin, chez ces malades les troubles mentaux sont essentiellement constitutionnels. Et par conséquent leur description ne trouve pas sa place ici.

Il n'en est pas du tout de même chez le neurasthénique. Chez lui, au fur et à mesure que se développe son affection, toute une série de troubles secondaires apparaissent, tenant une place capitale dans la symptomatologie subjective et objective de ces malades.

L'immense majorité des neurasthéniques se plaignent de ne pouvoir, avec quelque persistance, fixer leur attention sur quelque travail intellectuel que ce soit. Tout travail, disent-ils, au bout d'un temps d'ailleurs variable suivant sa nature et suivant les jours, les *fatigue*. Très généralement, ce seront les occupations *nécessaires* qui les fatigueront le plus et le plus vite. Plus ou moins rapidement, ils se verront obligés d'abandonner la besogne qui les fait vivre ou le travail intellectuel qui les intéresse. S'agit-il là d'un déficit intellectuel pour ainsi dire organique, tenant à une fatigabilité particulière, à un épuisement plus rapide de ce que l'on pourrait appeler la contraction psychique ? Il n'en est rien et le plus souvent c'est le malade lui-même qui vous en fournit la preuve. Si certains sujets, en effet, sont suffisamment logiques pour étendre leur fatigabilité rapide à tous les modes de l'attention, il en est qui *s'oublient*.

L'on voit des malades qui se déclarent éreintés au bout de quelques minutes d'un travail attentif, et qui consacrent des heures à la solution de problèmes d'échecs ou de géométrie. Mais là surtout où la logique perd entièrement ses droits, c'est quand le malade se trouve devant son médecin. Et avec lui, le même individu qui se disait tout à l'heure incapable de tout effort intellectuel, soutiendra des discussions qui dureront des heures, qui pourront épuiser le médecin, mais dont le malade sortira frais et dispos..., pourvu qu'il ait été quelque peu réconforté.

Cette incapacité intellectuelle apparente a sa traduction objective et subjective. Tantôt le malade ne peut fixer son *attention* que pendant un temps fort court, temps pendant lequel l'activité intellectuelle est normale. Il ne s'agit donc là que de fatigue rapide. Dans d'autres circonstances, il semble que ce soient les fonctions psychologiques élémentaires qui soient troublées. Le malade est bien capable de fixer son attention pendant un temps souvent fort long; mais, le même travail qu'il accomplissait autrefois en quelques instants va lui demander des heures. Des opérations simples, le calcul mental vont se faire très péniblement. Presque toujours d'ailleurs pour ne pas dire toujours, l'opération, le calcul seront justes. C'est dire, en d'autres termes, que les phénomènes psychologiques élémentaires restent, qualitativement indemnes et que ce qui est atteint, c'est la *faculté d'association.*

D'autres malades se plaignent de *distractions,* de fugues involontaires de leur esprit. « Ils n'y sont plus » disent-ils. Mais « quand ils y sont » le travail s'accomplit qualitativement et quantitativement d'une façon normale.

D'autres encore, disent que leur *mémoire* est atteinte, en particulier pour tout ce qui concerne les souvenirs récents. « Je suis obligé de tout noter, affirment-ils, parce que, sans cela, j'oublierais tout. »

Quelques-uns ne se plaignent pas de leur mémoire à proprement parler. Ils se souviennent, mais leur *faculté d'évocation* est ralentie, d'où toute une série de troubles secondaires dans l'imagination et dans l'idéation.

Il est des sujets qui, au contraire, souffrent d'évocations, de souvenirs trop nombreux et diffus, qui se présentent à leur conscience psychologique. L'idéation est touchée, parce que dans la multitude des phénomènes de conscience le malade *ne sait plus choisir*. Il est devenu en quelque sorte un automate psychologique, il vit, dit-il, « comme dans un rêve » et se trouve incapable, à des degrés divers, de *tout contrôle cérébral*, de *tout jugement*. Tous les phénomènes de la vie lui apparaissent sur le même plan. Il est comme quelqu'un qui au théâtre ne saurait distinguer les acteurs des figurants. En quelque sorte il a perdu le *sens de la proportion*. Il grossira démesurément le détail au point que les faits importants perdront leur relief. Et l'on verra ainsi des malades qu'une chose insignifiante préoccupe exactement comme une importante. Celle-ci, il serait inexact de dire qu'il la néglige complètement. Il n'y a là souvent qu'une apparence, un rapport entre la mentalité de l'observateur et la mentalité actuelle du malade. Le médecin conscient de sa propre mentalité, se rend compte du défaut de proportion et a tendance à accuser le malade de se désintéresser des choses les plus importantes de sa vie. C'est inexact. Il ne s'en désintéresse pas, mais il s'intéresse *tout autant*, à quantité de futilités.

Ces réactions de désintéressement peuvent toutefois se produire, mais c'est quand un phénomène psychologique nouveau est apparu, à savoir quand une systématisation quelconque a pris possession du malade.

Ces systématisations ce sont les *phobies* et *les obsessions*. Ce serait en effet une erreur de croire que des manifestations de ce genre n'appartiennent pas à la neurasthénie et pour ce seul fait, de classer de tels malades dans un autre groupement pathologique — comme les psychasthénies. — Nous serions tentés au contraire de dire que le propre du neurasthénique c'est d'être un *obsédé* et un *obsédable*. Et ceci se conçoit aisément. L'obsession est-elle autre chose que l'apparition involontaire et irrésistible dans le domaine de la conscience, des phénomènes de l'automatisme psychologique. Tout individu qui n'est pas « maître de soi » est un phobique, un obsédé virtuel. Le neurasthénique n'ayant plus son contrôle cérébral, son jugement, a perdu *accidentellement* la maîtrise de soi-même, que le psychasthénique n'a jamais eue que de la plus relative des façons.

Il y a plus. Tandis que le psychasthénique se rend compte de ses obsessions, tandis que, vainement d'ailleurs, il cherche à les chasser, il arrive au neurasthénique de s'y complaire. Ici, nous entrons dans des phénomènes d'un autre ordre. C'est qu'en effet à côté des obsessions et ayant un mécanisme psychologique bien différent, se trouvent ce qu'on appelle les *préoccupations*. Ce sont, si l'on veut, des *obsessions volontaires,* en dépendance directe de l'*état moral* des malades. Chez les neurasthéniques, le pessimisme fait évidemment le fond de cet état. Aussi bien entretiendront-ils, volontairement cette fois, toutes les idées déprimantes, toutes les préoccupations hypocondriaques, que leur automatisme psychologique aura introduites dans le champ de leur conscience à titre d'incidentes, ou à titre d'obsessions. Ici il faut tenir compte de ce fait que l'état moral du moment inhibe ou excite — cela revient au même — l'automatisme psychologique. Si nous sommes gais ou tristes, notre automatisme n'introduira dans notre champ de conscience, ou notre champ de conscience ne laissera passer que des idées gaies ou tristes. Plus ou moins sidéré par son état, et plus ou moins déprimé, le neurasthénique n'aura guère que des idées pessimistes qui se cristalliseront en quelque sorte à l'état de préoccupation ou d'obsession.

Un exemple fera clairement saisir notre pensée : Nous voyons une arme à feu, un revolver, un fusil de chasse ou bien une épée, un couteau. Parmi les multiples idées qui pourront être associées à ces images, il en est de pessimistes comme celles du suicide ou de la possibilité d'un acte criminel. De ces idées-là un sujet sain n'aura cure. Un neurasthénique au contraire, en vertu de son état moral, s'y accrochera. Il pensera qu'il pourrait « avoir envie de » se suicider, qu'il pourrait « avoir l'idée de » faire du mal à quelqu'un. Cette idée l'inquiètera et le préoccupera ; il y songera longuement. Il est désormais dans un cercle vicieux. En effet, plus il y songe, plus s'enregistrent dans son automatisme psychologique des impressions vives et nombreuses, qui n'auront par conséquent que plus de chances de parcourir à nouveau le champ de la conscience, et cela d'autant plus qu'en même temps et par le simple fait des circonstances, les associations idéatoires capables de les rappeler se multiplient qualitativement pour ainsi dire. Ainsi progressivement, le neurasthénique qui n'a été d'abord qu'un préoccupé, devient, en raison même d'un mécanisme intellectuel banal, un obsédé. L'obsession volontaire, si l'on peut dire, crée directement l'obsession involontaire, l'obsession vraie. Mais celle-ci, et c'est le point capital de diagnostic, est *secondaire.*

Nous n'insisterons pas, pour l'instant, mais on se rend compte déjà que c'est là la clef de voûte de toute la construction des accidents viscéraux chez les neurasthéniques.

Quoi qu'il en soit, lorsque le neurasthénique est devenu un obsédé, il va sans dire que les incapacités mentales se multiplient et s'aggravent chez lui, parce que, par un chemin ou par un autre, il retourne toujours à son obsession. Des obsessions il en fait de tous genres, mais très spécialement ce sont des obsessions hypocondriaques que l'on rencontre chez ces malades. La phobie du suicide, la phobie du mal à faire à autrui, quelques obsessions scrupuleuses sont celles que, d'autre part, on trouve encore, quoique moins fréquemment.

Quant au mécanisme même de production des troubles mentaux sur lesquels se sont greffés ces accidents, il tient tout entier dans l'état d'émotivité entretenue où se trouvent les neurasthéniques. Nous retrouverons cette question plus loin. Mais il est évident que la succession — émotions, troubles intellectuels, préoccupations et obsessions — que nous avons établie, ne permettrait en aucune mesure d'établir dans les états neurasthéniques trois stades correspondants se développant dans le temps. Dans la réalité et presque d'emblée, les phénomènes sont complexes. A l'examen des malades on se rend compte qu'obsessions ou préoccupations et troubles intellectuels, sont en somme conditionnés réciproquement les uns par les autres. A la période d'état, et si l'on ne tenait compte du mode de début des accidents, il semblerait même que tous les troubles intellectuels fussent directement causés par les préoccupations ou les obsessions.

En effet, si chez les malades qui se plaignent de troubles intellectuels de tout ordre, on pousse un peu plus loin l'analyse, on se rend assez aisément compte que tous ces troubles ou du moins la plupart d'entre eux, ne sont en somme constitués que par une diffusion de l'attention vers les obsessions ou les préoccupations. A un malade qui se plaint de fatigue rapide dans le travail intellectuel, de distractions, d'impossibilité de l'attention, demandez : « A quoi pensez-vous quand vous travaillez. » Invariablement il vous répondra : « Je pense à ma maladie, ou à tel ou tel accident qu'elle a entraîné à sa suite. » Et si votre malade lit sans comprendre, s'il reste sur une besogne qui n'avance pas, s'il éprouve quelques difficultés idéatoires, ce n'est pas qu'il soit incapable de travailler ou de penser, *c'est qu'il pense à autre chose* et à quelque chose qui lui est particulièrement cher : à sa maladie.

Il est des malades qui arrivent *à se reprendre,* mais pour s'absorber dans leur besogne ils sont obligés à un double travail, travail d'attention vis-à-vis de l'œuvre entreprise, travail de distraction vis-à-vis de l'obsession ou de la préoccupation qui affleure toujours leur mentalité consciente. Ils se livrent ainsi à des luttes épiques qui ne laissent pas de créer chez eux une fatigue, effective celle-là. C'est là encore un de ces troubles par le mécanisme de la *dysharmonie,* comme déjà nous en avons rencontré tant d'autres.

Dans d'autres circonstances enfin, et chez ceux que nous avons déjà appelés des « neurasthéniques arrivés », la fatigue intellectuelle est réelle et n'est proportionnelle qu'à l'état général d'un sujet amaigri, affaibli, déprimé aussi bien physiquement cette fois, que moralement. Chez ces malades un phénomène très curieux se produit parfois qui peut leur donner de faux airs de circulaires. Il n'est pas absolument rare en effet que chez ces sujets et par courtes périodes, le travail intellectuel devienne presque trop aisé. C'est qu'alors un élément nouveau est entré en jeu, à savoir l'excitation psychique qui peut se rencontrer dans tous les états de dépression physique. C'est là un phénomène de nature organique, mais secondaire. Il y a grand intérêt pratique à le connaître parce que si le malade use de son excitation, s'il en profite pour faire un travail un peu ardu, il s'épuise rapidement et pour un temps plus ou moins long.

Tous ces troubles psychologiques sont susceptibles d'entraîner à leur suite des sensations assez particulières, tenant à ce fait que sous l'influence du développement plus considérable quoique complètement anormal de leur vie intérieure, les malades perdent pour ainsi dire contact avec le monde extérieur. Et dans leur conscience encombrée par les faits antérieurs, par les préoccupations de tout ordre, les excitations sensorielles n'arrivent plus qu'à l'état d'images diffuses ou lointaines. Ils écoutent sans entendre, ils regardent sans voir. En un mot « ils sont ailleurs ». Que par le hasard des choses, ou parce que trop vive, une excitation sensorielle s'élève jusqu'à la perception consciente, elle surprend le malade, elle l'éveille pour ainsi dire, mais avant qu'il reprenne complètement contact avec le monde extérieur il y a *un temps perdu* plus ou moins considérable. Chez le malade absorbé dans ses réflexions toutes les communications avec la périphérie avaient été pour ainsi dire coupées. L'excitation perçue en a rétabli une, mais avant que toutes les autres soient reconstituées il faut un moment. Et ce sont les impressions subjectives ressenties au cours de cette période de reprise, que les malades traduisent en disant qu'ils ont ce qu'ils appellent du *vide du cerveau,* ou encore quand ils se plaignent de *sensations vertigineuses.*

Dans la normale, toutes nos fonctions de relativité, d'équilibre dans le milieu, sont assurées par les excitations sensorielles plus ou moins consciemment perçues, que d'une façon continue, la périphérie projette en nous. Le neurasthénique se trouve exactement dans la situation d'un individu sain brusquement réveillé en plein sommeil. Celui-ci avant de se retrouver, de se rendre compte exactement de ce qui lui arrive, de l'endroit où il se trouve, aura, de même, un temps perdu, au cours duquel il s'efforcera de rattacher ses impressions actuelles au cours antérieur des sensations dont le sommeil a interrompu la continuité. Il sentira exactement comme le neurasthénique que son cerveau est vide, il aura l'impression que sa démarche est hésitante. De fait, il pourra même se diriger de travers, trébucher dans les obstacles, etc.

Telle est donc l'origine de ces sensations de vacuité cérébrale, de ces impressions vertigineuses qui impressionnent si fâcheusement les malades, et qui peuvent créer chez eux toute une série de phénomènes phobiques secondaires comme nous le verrons tout à l'heure. Dans la réalité, les sensations de vide cérébral exprimant, dans le domaine psychique, le même fait que les vertiges dans le domaine physique, peuvent être englobées dans une seule et même définition : *Ce sont des phénomènes de réveil, de reprise de la conscience périphérique.*

Les troubles de la volonté et du caractère que l'on rencontre chez les neurasthéniques, nous paraissent être sous la dépendance directe de leur état mental.

Il semblerait à lire les auteurs, que l'*aboulie* constituerait une manifestation psychologique capitale de la neurasthénie. C'est là une erreur complète, doublée d'une profonde injustice. En effet on confond, quand on porte sur ces malades un tel jugement, deux choses essentiellement différentes. La volonté ne s'exerce pas dans le vide ou dans l'espace. Et il y a, en somme, deux sortes de volontés : *La volonté en soi,* faculté psychologique qui suppose chez le sujet la disposition d'une quantité d'énergie déterminée, et *la volonté pratique* qui consiste en la canalisation de cette énergie dans des voies données. Or le neurasthénique possède, bien souvent, des trésors d'une énergie qu'il dépense d'ailleurs, mais qu'il dépense à tort et à travers sans profit, ni résultat utile. Il se débat — et avec quelle vigueur parfois — dans le vide. Sa volonté existe, mais manque de points d'appui ou de points d'application.

En d'autres termes il possède toujours l'instrument, mais il ne sait pas s'en servir, parce que par définition, eu égard aux troubles intellectuels et moraux qu'il présente, son activité — expression pratique de l'usage de la volonté — devient inégale et diffuse. On dit d'un homme sain « qu'il a de la volonté » quand on le voit employer une énergie plus ou moins considérable à l'atteinte d'un but déterminé et quand il concentre toute son activité dans la voie qu'il s'est fixée. Il n'y a pas de volonté là où il n'y a pas de systématisation raisonnée. C'est de cette systématisation raisonnée que le neurasthénique est incapable, parce qu'il a perdu le sens de la proportion des choses.

Puis interviennent d'autres éléments, secondaires et acquis ceux-là. Le neurasthénique peut conserver une volonté virtuelle dont il ne se sert plus, parce que, des expériences antécédentes, parce qu'un état moral mauvais, renforcent en lui la *conviction d'impuissance*. Il est arrivé à ne plus faire aucun effort parce qu'il est d'avance certain que le résultat obtenu sera nul. Puis, en ce qui concerne la volonté pratique qui s'applique aux objets extérieurs, on conçoit fort bien que l'excès de vie intérieure qu'amènent les préoccupations et les obsessions soit de nature à l'inhiber singulièrement. On ne peut pas vivre à la foi en soi et au dehors. Le neurasthénique vit « en lui » et ne laisse guère parvenir à sa conscience les sollicitations d'activité extérieure.

Tous ces éléments peuvent s'ajouter et se combiner. Ils expliquent l'*apparence* d'abouliques prise par nos malades. Ils expliquent que la volonté chez eux devienne, de fait, inégale, irrégulière, essentiellement *hésitante*. Ils font comprendre que le neurasthénique, susceptible de manifestations phobiques ou obsédantes, soit incapable d'*impulsions*.

A cet égard un petit point secondaire, mais ayant son importance, nous paraît devoir un instant retenir notre attention. A chaque instant, dans la littérature des faits divers on lit que M. ou Mme X... se sont suicidés dans un accès de neurasthénie, ou ont accompli une action criminelle quelconque. Nous avons vu la lecture de tels faits devenir pour des malades le point de départ de préoccupations et de phobies. Or jamais le neurasthénique ne se suicide, jamais il ne fait de mal à personne. Il en est bien incapable. Chez lui tout est matière à arrêts ou à recul et si chez lui la progression consciente dans une voie déterminée est extrêmement pénible, à plus forte raison toute décision impulsive est-elle, par définition, contraire à la nature même de son état. Il y a là une antinomie absolue.

Tous les troubles de la volonté chez le neurasthénique tiennent en somme, à ce fait *qu'il raisonne mal.* Ce n'est point qu'il déraisonne, mais il raisonne trop, tout le temps et sur toutes choses, et est incapable de suivre une idée, s'il n'y est pas aidé.

Mais que survienne un élément extérieur, qu'en particulier une atteinte affective un peu sérieuse vienne le rappeler à la vie normale, qu'une influence psychothérapique canalise et dirige ses efforts, tout aussitôt, cet aboulique supposé va se retrouver capable d'une énergie que vous n'auriez certes pas soupçonnée chez lui. Il suffit cependant, pour se rendre compte de ce fait, de voir ce que l'on peut obtenir de la volonté de ces malades pour peu qu'on ait gagné leur confiance. Il n'en est pas qui soient doués de plus de ténacité, d'une plus ferme volonté, d'une plus rigoureuse discipline.

Le neurasthénique n'est pas plus un aboulique, qu'il n'est un asthénique ou un épuisé. S'il est tout cela à la fois en apparence objectivement et subjectivement, c'est que tout se tient dans la mécanique psychologique et physique, et qu'essentiellement c'est un grand incoordonné, parce que sous l'influence de son état moral, le but même et la direction de la vie lui échappent. Il semblerait que chacune de ses fonctions psychologiques évolue pour son propre compte. Sur le seul terrain du pessimisme et du découragement — et parce qu'ici il y a une direction générale — les instruments s'accordent et l'harmonie se retrouve.

Quant aux *modifications du caractère* que l'on trouve chez les neurasthéniques, elles sont, au dire de leur entourage, extrêmement nombreuses. Égoïste, personnel, susceptible, grincheux, tâtillon, essentiellement irritable, d'une sensibilité excessive, pleurant pour la moindre des choses, obsédant sa famille de ses plaintes, tel est le tableau peu flatteur que l'on vous fait de lui, en vous faisant comprendre combien son commerce est rendu désagréable. Et de fait, *objectivement*, ces modifications paraissent effectives. Mais souvent il n'est ainsi qu'avec ses *intimes*, qu'avec ceux vis-à-vis desquels il n'a « pas à se gêner » et pas avec les autres. Est-ce à dire que la personnalité du malade ait été touchée et que ses qualités et ses défauts, considérés d'une façon intrinsèque, aient été profondément bouleversés ? Nous ne le croyons pas. Nos qualités et nos défauts n'apparaissent objectivement, qu'en tant que réactions de notre personnalité à des actions extérieures. Ces réactions, pour un individu donné, pour des circonstances déterminées, peuvent être considérées comme constantes. Cependant, chez l'individu le plus sain, les réactions diffèrent suivant les jours et suivant les moments. N'y a-t-il pas des jours où l'on se sent nerveux, irritable, susceptible, désagréable ? C'est qu'une même excitation ne produit pas toujours la même impression et que la réaction varie comme l'impression elle-même.

Cela tient tout d'abord à un facteur mental, intellectuel. Dans l'impression il y a une part de jugement. Et de ce fait même l'impression est faussée chez le neurasthénique. Chez lui, nous l'avons vu, il y a perte plus ou moins marquée de la faculté de proportion. De telle sorte qu'une impression pourra être altérée par excès ou par défaut. Notre malade pourra paraître s'impressionner à l'excès d'une chose insignifiante, et réagir sous forme émotive, sous forme susceptible et irritable, alors que d'autre part, on le jugera trop insensible, parce qu'il n'aura pas réagi suffisamment à une excitation qui normalement l'aurait troublé. Ce n'est pas, dans la réalité, qu'il soit devenu plus grincheux ou plus égoïste. Il a réagi à l'impression qu'il a eue, d'une façon parfaitement adaptée à son caractère antérieur. C'est cette impression qui a été modifiée de par l'état mental de notre sujet.

D'autres phénomènes interviennent encore. Ce serait une

erreur psychologique que de s'imaginer que dans la mentalité et dans l'état moral d'un individu, une impression et la réaction consécutive puissent être isolées. Dans la conscience, dans l'état moral du moment si l'on préfère, l'impression trouve des facteurs de renforcement ou d'inhibition. Si vous êtes très préoccupé, très obsédé, une impression vous laissera froid qui, dans d'autres circonstances, vous aurait fait fortement vibrer. Si vous êtes triste et découragé, vous renforcerez, par là même, toutes les impressions tristes. Il en est exactement de même chez le neurasthénique dont l'état moral, singulièrement pessimiste, contribue à grossir et à exagérer les impressions désagréables et les réactions consécutives, comme aussi les préoccupations qui l'obsèdent peuvent être de nature à inhiber et à masquer les tendances altruistes, que telle excitation déterminée aurait dû mettre à jour.

Et encore une fois ce qui nous frappe, c'est en somme l'opposition qui existe entre l'intégrité de l'organe psychologique et le trouble de la fonction. Tout le problème de la distinction entre les états neurasthéniques et d'autres états, voisins parfois dans certaines de leurs expressions symptomatiques, mais qui ont en quelque sorte une consistance organique, trouve là sa solution.

F. — Les manifestations phobiques.

Si l'on dresse un tableau rapide de bien des manifestations fonctionnelles : céphalée, vertiges, troubles des fonctions psychologiques, troubles du sommeil, troubles de l'équilibre, douleurs des reins, etc., on se rend compte de la facilité avec laquelle un grand nombre de malades peuvent se persuader qu'ils sont organiquement atteints dans leur axe cérébro-spinal.

La *peur de la folie* — et chez le neurasthénique ça n'est pas le commencement de la sagesse — est peut-être une des formes les plus fréquentes que prennent ces localisations phobiques. C'est qu'en effet, les malades se rendent aisément compte qu'ils n'ont plus la pleine maîtrise d'eux-mêmes. Les modifications de leur émotivité, celles de leur état intellectuel ne leur échappent pas. « J'ai peur de devenir fou », vous disent-ils et vous répètent-ils à satiété. Certaines phobies, phobies du suicide ou de l'acte criminel en particulier, les entretiennent dans cette conviction. Ils ont alors d'autant plus peur de n'être pas maîtres d'eux-mêmes, qu'ils craignent davantage que leur inconscience théorique ne les mène à quelque acte dangereux pour eux-mêmes ou pour les autres.

Mais sous l'influence de ces préoccupations, toute une série de phénomènes secondaires apparaissent.

C'est d'une part l'état moral qui s'affaisse encore. C'est d'autre part, résultant directement de l'auto-observation et partant de l'auto-suggestion, une aggravation singulière de toutes les manifestations psychiques. Anxieux de savoir si son intelligence est normale, si sa compréhension est intacte, si son élocution est possible, si ses explications sont suffisamment claires, le malade va du même coup inhiber la plupart de ses facultés. On conçoit aisément que ce n'est point le procédé d'élection pour aviver sa compréhension ou faciliter son élocution, que de se demander continuellement si l'on est capable de comprendre et si chacun des mots qu'on employe, correspond bien à la pensée que l'on veut exprimer. Les malades entrent de la sorte dans un cercle vicieux. Leurs inquiétudes, en s'accroissant, augmentent du même coup les diverses manifestations objectives et subjectives qui en ont été le point de départ. Et les choses peuvent aller de la sorte très loin. Par ses préoccupations le malade s'isole de son entourage, de ses affaires, de ses affections. Il peut songer aux pires résolutions. Hâtons-nous d'ajouter que jamais il ne les met à exécution. Il n'en est pas moins profondément malheureux et très digne de pitié.

Et parfois, pour aboutir à un résultat aussi lamentable, il a suffi d'un interrogatoire médical un peu trop spécialement dirigé et qui a orienté pour un temps souvent fort long, l'esprit du malade sur l'état de ses facultés psychiques.

D'ordinaire cependant les choses ne vont pas aussi loin. Il arrive alors que les malades, au lieu de s'inquiéter sur leur état mental pris en bloc, s'attachent uniquement à l'une ou l'autre de leurs facultés. Il en est qui, de la sorte, et par le même mécanisme d'inhibition sous l'influence de la préoccupation, arriveront plus ou moins à annihiler, pratiquement, telle ou telle de leurs fonctions cérébrales de réception, d'élaboration ou de transmission.

La *surdité d'attention,* la *cécité d'attention* peuvent ainsi se créer par un procédé inverse à celui de la distraction que nous avons déjà eu à signaler. Tel malade convaincu qu'il ne comprend que fort mal ce qu'on lui dit, aura en effet quelque peine à suivre une explication ou un discours parce qu'il fera trop attention. Il ne percevra plus des mots, mais des sons, comme un individu dont l'oreille est tendue pour entendre le moindre bruit, ne saisira pas les paroles qui lui seront adressées de tout près. De même, il pourra *voir* des signes dont il ne comprendra pas la signification pour des raisons identiques.

D'autres malades se déclareront incapables de *lier* leurs idées entre elles. Quelques-uns prétendront que telle ou telle de leurs facultés élaboratrices est singulièrement réduite. Celui-ci sera dans l'impossibilité de faire un calcul, tel autre ne pourra écrire une lettre de commerce. Un autre prétendra avoir perdu la mémoire. Un quatrième affirmera ne plus pouvoir s'exprimer nettement et de fait bredouillera. Tout peut se voir. Il n'est point de fonctions cérébrales qui ne puissent isolément ou avec les associations les plus variées, se trouver touchées. Non point, ici, parce que, sous l'influence de préoccupations d'un autre ordre, le malade est distrait, qu'il est « ailleurs », comme nous le disions plus haut. C'est du phénomène inverse qu'il s'agit, d'une concentration de l'attention sur la fonction elle-même, d'où résulte un trouble singulier dans l'exercice et dans la pratique objective et subjective de cette fonction.

Moins fréquemment, mais très souvent encore, on rencontre des malades orientés du côté de l'existence d'une affection organique du cerveau. La *paralysie générale*, la *congestion*, l'*hémor-*

ragie et le *ramollissement*, l'*artério-sclérose cérébrale*, sont tout autant d'affections dont certains malades se croient actuellement ou virtuellement tributaires. Et s'il existe un certain nombre de pseudo-neurasthéniques qui ne sont que des ralentis par insuffisance vasculaire, il existe un nombre bien plus considérable de malades qui, soit spontanément, soit sous des influences hétéro-suggestives, se soignent en vue d'éviter ou de guérir de tels troubles purement supposés.

Quant à l'orientation psychique du malade, elle répond à des mécanismes variables. L'intervention médicale ne joue pas un rôle négligeable. Nous avons vu bon nombre de sujets qui, simples neurasthéniques, avaient vu leurs troubles psychologiques mis sur le compte d'une artério-sclérose précoce. Le diagnostic clinique s'affirmait par la thérapeutique à laquelle ils avaient été soumis. Régime lacto-végétarien, traitement ioduré, d'arsonvalisation, etc. Si bien qu'à toute heure de la journée, le malade était obligé de se rappeler qu'il était un artérioscléreux, ce qui n'était point fait pour le remonter moralement et le distraire de son état.

Quelquefois l'intervention médicale avait encore aggravé les choses et l'on n'avait pas hésité à parler au malade de la congestion, de l'hémorragie, de la paralysie qui le guettaient s'il ne se soignait pas régulièrement. En faut-il davantage pour fixer et obséder un neurasthénique?

Dans d'autres cas, c'est la symptomatologie elle-même qui devient le point de départ des préoccupations de notre sujet. Les vertiges, à cet égard, nous ont toujours semblé jouer un rôle prépondérant. Parfois ce sont les congestions légères qui suivent les repas, parfois les insomnies, parfois les troubles de fonctions psychologiques elles-mêmes, qui jouent le rôle de « primum movens » pour cette localisation. Par ailleurs, c'est le souvenir d'une hérédité fâcheuse, d'un parent plus ou moins proche, mort effectivement d'hémorragie ou de ramollissement cérébral, qui hante le malade. Quelquefois c'est une syphilis avérée ou simplement possible qui, chez un individu instruit des conséquences cérébrales qui peuvent être la suite de cette affection, fait mettre sur le compte d'une paralysie générale en évolution, l'appareil symptomatique neurasthénique éprouvé par le malade. Un tel mécanisme des phénomènes est assez fréquent chez les médecins et nous avons vu des collègues fort instruits et fort intelligents, passer des heures à examiner leurs pupilles, à rechercher leur réflexe rotulien ou à s'écouter parler, pour voir s'ils n'étaient pas dysarthriques. Syphilitiques anciens, accidentellement fatigués, l'idée d'une paralysie générale possible les préoccupait et c'est par cette voie qu'ils entraient dans un état neurasthénique, secondaire cette fois.

Il va sans dire que, le malade une fois orienté, les symptômes de localisation vont s'accroître et se multiplier. Les vertiges vont augmenter, se répéter à toute heure dans la journée. Les troubles intellectuels vont s'accuser et seront mis, tantôt sur le compte de l'anémie, tantôt sur celui de la congestion. Toutes les petites poussées congestives si fréquentes, même chez l'homme sain, vont être soigneusement notées.

Bref, une systématisation complète du malade va se faire. Il vivra pour son affection, en orientera son existence. Il songera à sa mort prochaine, à *la possibilité d'une mort subite* en vue de laquelle il arrangera ses affaires. Il se comportera, en un mot, comme un hypocondriaque. Mais encore une fois, pas plus pour ces manifestations que pour toutes les autres que nous avons déjà étudiées, il ne s'agit d'hypocondrie à proprement parler, car l'orientation d'esprit du malade se base toujours sur des phénomènes positifs, dont l'existence est réelle, mais dont l'interprétation est fictive.

Tous ces malades sont de *faux cérébraux*. Il existe aussi de *faux médullaires*. Nous ne voulons point ici faire allusion aux paraplégies hystériques prises par erreur de diagnostic pour des affections médullaires. Nous ne voulons envisager que les manifestations phobiques faites par un neurasthénique sous des influences variées.

Syphilitique ancien, celui-ci aura peur de l'évolution d'un tabes. Neurasthénique génital, tel autre se croira atteint « dans ses moelles ». Des douleurs de reins un peu vives, de la fatigue rapide à la marche et ce sera parfois assez pour orienter l'esprit du malade vers l'existence d'une affection médullaire.

L'asthénie à elle seule, pourra être interprétée comme phénomène myélopathique. Les phénomènes de basostasophobie peuvent encore être quelquefois cause, comme aussi quelquefois effet, d'une telle fixation.

Une fois orienté, le malade vit dans la peur de la « petite voiture ». Son attention se fixant davantage sur ses membres, sur sa fatigabilité, sur ses fonctions génitales, il fait des troubles de l'équilibre plus marqués, sa fatigue devient plus rapide et son impuissance génésique s'affirme.

D'autres manifestations phobiques, à vrai dire plus fréquentes chez les petits mentaux que même chez les grands neurasthéniques, nous paraissent pouvoir cependant se produire chez ces derniers malades à titre épisodique. Nous voulons parler ici de l'*agoraphobie,* des phobies diverses concernant l'espace, la rue, les voitures. Elles peuvent avoir une commune origine dans la *peur de l'accident.* Le malade qui se croit un congestif, qui craint la perte de connaissance subite, ou bien qui se sait un vertigineux ou un épuisé rapide, n'ose progressivement plus se risquer au dehors. Tout d'abord il s'assurera de la possibilité d'un secours au cas d'accident. Il prendra toutes précautions pour que, le cas échéant, son identité puisse être rapidement établie. Dans ces conditions, il osera parcourir un certain espace. Mais il ne le fera pas sans une angoisse qui l'épuisera rapidement et le rendra plus craintif encore pour sa prochaine sortie. De proche en proche, il en arrivera à ne plus sortir de chez lui, ou bien à n'oser s'aventurer que dans des propriétés entourées de murs. Borné dans son activité, plus ou moins continuellement angoissé, il se déprimera rapidement et profondément.

Nous ne voudrions pas clore ce chapitre sans faire remarquer que toutes ces manifestations nerveuses ou psychiques, ne peuvent être que très artificiellement isolées les unes des autres. Cliniquement elles se commandent, se conditionnent, se créent et se fortifient réciproquement. Il en arrive que, parfois, dans une symptomatologie complexe et débordante, il est extrêmement difficile d'établir le cours exact pris par les manifestations successives. Et il nous paraît que c'est souvent à cette difficulté de l'analyse psychologique des choses, qu'est due l'attribution à des phénomènes de nature organique, de bien des troubles neurasthéniques. Mieux suivis, ceux-ci auraient clairement montré leur origine psychique. Le neurasthénique qui, à la synthèse, peut paraître être un organique, se révèle toujours à l'analyse comme un psychique. Le tout est de pousser l'analyse suffisamment à fond, pour qu'on se rende un compte exact de la nature des choses.

CHAPITRE XI

LES MANIFESTATIONS FONCTIONNELLES ET LES ÉTATS ORGANIQUES

Les relations qui unissent les manifestations fonctionnelles aux états organiques sont relativement très complexes. Plusieurs questions se poseront à nous en effet. Et tout d'abord *dans quelle mesure, des manifestations fonctionnelles sont-elles susceptibles de créer immédiatement ou médiatement des états organiques.*

C'est tout d'abord l'*émotion-choc* qui peut agir de deux façons différentes soit en créant à elle toute seule l'état organique consécutif, soit en n'agissant que comme cause occasionnelle présidant chez des sujets prédisposés à l'éclosion de tel ou tel accident.

C'est ainsi que chez des prédisposés, l'émotion peut être l'occasion d'une première crise d'angine de poitrine, d'une première atteinte de colique hépatique ou néphrétique, d'une hémorragie cérébrale chez des sujets dont le cœur, le foie, le rein, ou le cerveau sont loin d'être indemnes. Par les phénomènes vasomoteurs, par les contractions spasmodiques qu'une émotion vive entraîne à sa suite, des accidents peuvent être déclenchés qui existaient déjà cependant en puissance chez les individus ainsi atteints.

Le goitre exophtalmique, l'ictère dans certaines circonstances paraissent avoir pu être des résultats directs et immédiats d'émotions vives. L'ictère émotif est connu depuis fort longtemps. La canitie à développement rapide a été constatée également à la suite de l'émotion-choc.

Si la pathogénie de ces derniers cas est encore fort obscure, il n'en reste pas moins certain que l'émotion et le déséquilibre organique qu'elle crée, peuvent vraisemblablement se traduire par des états qui se prolongent, qui prennent figure organique.

C'est que dans l'émotion il y a des facteurs organiques, il y a des modifications somatiques, fonctionnelles à vrai dire, mais susceptibles d'avoir de multiples conséquences objectives. L'émotion en d'autres termes serait capable d'agir sur l'organisme tout comme une infection, tout comme une intoxication.

Au reste, le rôle du choc émotif dans la détermination d'un assez grand nombre d'accidents organiques est admis — quoique cependant légèrement suspecté — à peu près par tout le monde.

Ce qui est beaucoup plus discuté c'est l'action que des états émotifs prolongés peuvent exercer sur l'organisme. La traduction immédiate de ces états ce sont, très généralement, des manifestations fonctionnelles de tout ordre. Celles-ci nous les avons déjà pour la plupart étudiées. Et il nous reste à savoir si la manifestation fonctionnelle peut, plus ou moins tardivement, aboutir à des états organiques.

Il est certain que si l'on s'en rapportait à des statistiques, l'émotion entretenue entrerait comme facteur étiologique dans un nombre considérable d'affections. Ce n'est pas par une simple figure de rhétorique que l'on dit communément qu'il y a des gens qui « meurent de chagrin ». L'expression populaire répond à une réalité objective. Il faudrait être fort mauvais observateur, ou n'avoir point vécu, pour ne pas se rendre compte qu'effectivement un nombre considérable de personnes ont paru ne pas pouvoir « se relever » de chagrins qu'elles avaient éprouvés. Mais il nous paraît que là l'émotion n'agit pas directement. Le plus souvent c'est par l'intermédiaire d'états de dénutrition plus ou moins marqués, que des sujets devenus de la sorte moins résistants, arrivent à être une proie plus facile pour la maladie. Quant à ces états de dénutrition eux-mêmes, il n'est pas douteux qu'ils ne puissent être sous la dépendance directe d'états émotifs. Nous avons déjà dit que rien, comme l'appétit, n'était influençable par l'émotion. Aussi bien les sujets en proie à des chagrins, à des émotions, à des soucis, ne s'alimentent-ils plus d'une manière suffisante et là est le mécanisme de la dénutrition qui les atteint et des maladies qui suivent. Dans cette voie nous irions même volontiers plus loin. Il nous semble que sous des influences psycho-sécrétoires et parce que, tout en s'alimentant par raison, le dégoût de l'alimentation subsiste, il puisse chez certains sujets exister des états d'assimilation insuffisante. Ces individus ont beau se nourrir, comme on le dit vulgairement, « la nourriture ne leur profite pas ». Ils continuent à maigrir tant qu'ils restent des préoccupés, des obsédés, et c'est là un second mécanisme par lequel, d'une façon médiate à vrai dire mais non moins effective, les états émotifs continus peuvent présider à l'éclosion d'affections multiples.

Peut-on aller plus loin encore et imaginer que l'état d'émotion en lui-même, met l'individu en moindre résistance vis-à-vis de maladies aiguës, qu'en d'autres termes, l'ensemble des réactions organiques qui luttent contre la maladie puissent, du chef d'un état d'émotion entretenu, se trouver défaillantes? A en croire la tradition populaire, à lire certaines histoires d'épidémies, on serait tenté de répondre d'une façon positive. Mais il est plus que probable que ce soit par l'intermédiaire des troubles intellectuels — c'est-à-dire l'état de dépression morale — qu'apportent avec elles l'émotion ou la préoccupation, que de tels phénomènes puissent s'expliquer. Lorsqu'on est ému ou préoccupé on ne songe pas à se défendre contre la maladie, contre toutes les causes extérieures et modifiables dont elle peut dépendre. L'histoire des armées vaincues et décimées par la maladie, montre encore une fois de plus l'importance que joue le moral en tant que facteur de résistance physique.

Au reste, dans un tel domaine, il n'est point à espérer qu'on puisse jamais trouver de cas si nets qu'ils puissent emporter la conviction. Pour nous, nous pensons que c'est essentiellement par l'intermédiaire des états de dénutrition qu'elles amènent que l'émotion continue, la préoccupation si l'on préfère, sont susceptibles d'influer sur le développement éventuel d'affections organiques graves.

D'autre part, il ne nous paraît pas douteux que toute la série des mauvaises habitudes, des attitudes vicieuses, des dysharmonies de toutes sortes, que les diverses manifestations fonctionnelles sont capables de créer et d'entretenir, ne puisse dans une large mesure intervenir et favoriser le développement d'affections organiques. Il est bien évident, par exemple, qu'un sujet qui sous l'influence d'une oppression continue d'origine émotive respire mal, deviendra par ce seul fait plus aisément la proie d'une tuberculose contre laquelle il se serait, autrement, mieux défendu. Dans tous les domaines des manifestations fonctionnelles que nous avons successivement envisagées, nous pourrions trouver des exemples analogues.

N'insistons pas et contentons-nous de dire que l'état d'émotion continue ou de préoccupation n'est pas, même au point de vue organique, un état indifférent, et qu'en tous cas c'est un facteur qu'il ne faut pas négliger systématiquement.

Plus intéressante nous paraît — parce que beaucoup plus positive — la greffe d'états neurasthéniques ou de manifestations hystériques sur des états organiques antécédents.

Nous ne nous appesantirons pas sur les *associations hystéro-organiques*. On sait en quoi elles consistent. Un individu est atteint d'une hémiplégie organique. Une hémianesthésie sensitivo-sensorielle hystérique homonyme se superpose à la paralysie. Ailleurs c'est une contracture ou une paralysie hystérique qui vient compliquer une névralgie, etc... L'association n'offre en somme d'intérêt qu'au point de vue du diagnostic. En ce qui concerne la psychogénèse des accidents, tous les éléments, que nous avons déjà étudiés, renforcés par l'existence d'une épine organique, s'y retrouvent intégralement. Dans ces associations, il faut bien le dire, la part de la simulation ou de la suggestion est bien plus considérable encore, que dans les accidents hystériques qu'un traumatisme émotif a directement engendrés.

Tout à fait capitale au contraire nous apparaît l'association *organo-neurasthénique*. Elle est des plus fréquentes et présente de plus un intérêt doctrinal considérable.

C'est en effet une psychologie fort curieuse à étudier que celle de tant de médecins dont la systématisation organiciste est la plus avérée. Ceux-là même qui traitent un neurasthénique à l'état pur, par la plus complexe des thérapeutiques médicamenteuses et sans s'occuper de son état mental, s'ils se trouvent en présence d'un tuberculeux, d'un cardiaque..., s'empresseront de lui recommander le repos et le calme moral, la vie libre de soucis, d'émotions, de préoccupations. Ils admettent volontiers, que tous ces facteurs sont susceptibles de modifier et d'aggraver un état organique. Comment ne se rendent-ils pas compte que c'est admettre du même coup que ces soucis, ces émotions, ces préoccupations, sont susceptibles de créer, en dehors de toute association organique, une symptomatologie qui leur est propre. De fait, dans quel cas un médecin, dit-il à son malade, cardiaque, tuberculeux, etc. : « Voyons, ne devenez pas neurasthénique par dessus le marché » ? Est-ce quand il a constaté un trouble des glandes à sécrétion interne, un estomac dilaté, ou des fermentations intestinales ? Est-ce même quand il a remarqué chez son malade une fatigue illogique ou un épuisement rapide ? Non pas. C'est toujours — et quelle que soit la conception particulière qu'il ait des états neurasthéniques isolés, — quand il voit que l'*état moral de son malade fléchit et que son émotivité s'accroît*. Le même médecin dont il semble que la mentalité organiciste soit satisfaite par la lésion associée, fera appel à l'énergie du malade, à sa volonté, à sa raison, à sa confiance. Il le remontera. Mais s'il se trouve en présence d'un neurasthénique pur, chez lequel il ne constate aucune lésion organique, il lui donnera de l'arsenic, des phosphates, des lécithines et il épuisera tout l'arsenal médicamenteux sans s'occuper de l'état mental. C'est là la logique des choses !

Mais revenons à l'étude objective. Tout d'abord par quel mécanisme un organique deviendra-t-il, supplémentairement, un neurasthénique ? Il n'y a qu'un seul intermédiaire, constant et nécessaire. C'est *la préoccupation*. Celle-ci peut concerner l'état de santé même du malade qui craint pour sa vie ou pour son avenir. Elle peut se localiser sur un symptôme quelconque de l'affection en évolution.

En particulier toutes les manifestations douloureuses peuvent de la sorte devenir le point de départ d'obsessions. Puis, ce sont les conséquences de la maladie qui peuvent devenir facteurs de préoccupation. On se sent une gêne pour les siens, on a des affaires qui chôment ou qui périclitent, on craint de contagionner son entourage. Des sentiments d'ordre moins élevé, comme la jalousie conjugale peuvent encore jouer leur rôle.

Dès lors, sous l'influence de l'association neurasthénique, l'affection organique en évolution pourra se modifier singulièrement.

Prenons, pour fixer les idées, un tuberculeux — à cet égard Renon a écrit des choses fort justes — qui est devenu un neurasthénique. Son appétit, déjà le plus souvent touché, va s'en trouver encore diminué. Il ne s'alimentera plus, ajoutant des troubles de véritable anorexie mentale, aux troubles de l'appétit créés par la maladie elle-même. On conçoit que dans ces conditions il fléchisse bien plus hâtivement et que le pronostic s'en trouve singulièrement aggravé. A-t-il de la fièvre, une toux opiniâtre, une névralgie intercostale, il pourra s'obséder sur l'une ou l'autre de ces manifestations. Il toussera beaucoup plus souvent que besoin n'en est parce qu' « il cherchera sa toux ». Sa névralgie jusque-là supportable et intermittente, deviendra intolérable et continue, parce qu'il y songera tout le temps et qu'il souffrira du souvenir, comme il souffrirait d'une douleur actuelle.

Prenons un convalescent d'une affection aiguë. Au lieu de mettre à se rétablir complètement quelques jours ou quelques semaines, il lui faudra plusieurs mois. A l'asthénie de convalescence se superposera une asthénie de neurasthénique. Ses premiers pas seront singulièrement plus hésitants et plus fatigants s'il est craintif, que s'il se lance délibérément. Telle habitude qu'il aura prise au cours de sa maladie il ne saura s'en débarrasser. Depuis longtemps guéri de l'affection organique, il pourra rester un fonctionnel.

Voici un cardiaque qui se sait malade du cœur, qu'angoisse l'idée de la mort subite. Il est bien évident que la tachycardie émotive qu'il fera à l'occasion de la moindre palpitation, n'améliorera pas sa contraction cardiaque et que son état moral ne se trouvera pas mieux de ce qu'il prendra son pouls toute la journée.

Un urinaire qui pense à sa prostate ou au rétrécissement de son urètre, greffera sur l'état organique des manifestations fonctionnelles surajoutées. Il pourra de la sorte ajouter de nombreuses complications à sa symptomatologie organique. Si la rétention d'urine est souvent le fait des rétrécis insouciants, elle peut aussi être le fait de rétrécis phobiques qui n'osent pas uriner ou qui, par leur conviction d'impuissance, inhibent le besoin qu'ils peuvent en avoir.

C'est la banalité même de dire que, dans toutes les atteintes organiques des fonctions de locomotion, un élément fonctionnel se superpose habituellement aux troubles qui sont « de droit ». C'est sur ce principe que sont d'ailleurs basées toutes les méthodes dites de rééducation. Nombreux sont en effet les sujets atteints de paraplégie spasmodique par exemple qui, pouvant marcher très suffisamment dans leur appartement, sentent leurs jambes se dérober sous eux ou au contraire se fixer pour ainsi dire au sol, dès qu'il leur faut marcher dans la rue sans être soutenus par un aide. On voit souvent de ces malades chez lesquels la moitié au moins de leur impuissance motrice est de cause purement phobique. Il en est de même chez beaucoup d'ataxiques. Dans tous ces cas la rééducation motrice combinée avec la psychothérapie, donne de très beaux résultats.

Il n'est pas d'états organiques qui ne puissent se multiplier, se diffuser en quelque sorte, par l'adjonction de manifestations fonctionnelles, comme il n'est pas de manifestations fonctionnelles qu'on ne puisse rencontrer superposées à une épine organique.

Un point fort intéressant à étudier c'est l'avenir de ces associations morbides. L'affection organique peut par la force des choses guérir et l'état neurasthénique persister avec ses manifestations fonctionnelles. Nombre de topoalgies, de douleurs « sine materia » nous paraissent avoir une telle origine. Il est des individus qui pendant des mois, voire des années continuent à souffrir d'un organe, d'une région ou d'un point qui n'est plus le siège d'aucun trouble morbide effectif. Ce sont des sujets qui ont greffé une obsession sur un trouble passager et qui pour ainsi dire continuent à souffrir de mémoire. Parmi les très théoriques « adhérences douloureuses », un grand nombre nous paraissent relever purement et simplement de ce mécanisme.

D'autres personnes, depuis longtemps guéries, continuent indéfiniment à se soigner. Ce n'est point qu'elles aient conservé quelque douleur, ou quelque trouble morbide persistant. C'est une habitude prise dont elles ne peuvent se débarrasser.

Enfin il est des gens qui, après la maladie, et parce qu'ils ont fait une association neurasthénique, conservent une mentalité de malade. Ils ont laissé leur énergie, leur volonté, leurs aptitudes physiques, intellectuelles ou morales dans leur maladie, parce qu'ils y ont pris l'habitude de l'auto-observation, du manque de confiance dans leurs forces, la conviction de l'effort inutile et qu'ils ne savent plus se détacher de ces impressions.

C'est par des phénomènes de ce genre que doivent s'interpréter toutes les *neurasthénies consécutives*. Ce qui, dans ces cas, est consécutif à la maladie organique — fièvre typhoïde ou autre —, ce n'est pas un trouble matériel des fonctions, c'est une modification de l'état moral et psychique.

Toutes réserves faites, sur l'existence possible de troubles lésionnels d'origine émotive, ce qui constitue le gros intérêt de l'étude de ces associations organiques et fonctionnelles, c'est qu'il y apparaît clairement que les symptômes neurasthéniques ne se superposent à la symptomatologie organique, que seulement lorsque se produisent des modifications de l'état moral et psychique.

CHAPITRE XII

DIAGNOSTIC GÉNÉRAL DES MANIFESTATIONS FONCTIONNELLES

Les manifestations fonctionnelles n'ont évidemment pas une existence autonome. Elles sont étroitement liées à l'état neurasthénique ou hystérique qui les a engendrées. Il est dès lors certain que dans bien des circonstances c'est par l'état neurasthénique, par la mentalité hystérique des sujets porteurs de ces manifestations, que se fera surtout le diagnostic. Mais ce n'est pas là le point que nous voulons envisager pour l'instant, nous réservant de revenir plus loin sur cette grosse question qu'est le diagnostic de l'hystérie ou de la neurasthénie.

Pour le moment nous prendrons la manifestation fonctionnelle en elle-même ; nous rechercherons ses principaux caractères de diagnostic et nous étudierons comment à l'aide de ces caractères, on peut différencier une localisation d'origine psychique d'un trouble morbide organique qui, à tout prendre, pourrait se trouver associé à un état névropathique.

Le premier terme du diagnostic est d'ordre négatif. S'il est extrêmement fréquent que des nerveux soient pris pour des organiques, l'erreur inverse est possible aussi. Tantôt toute la symptomatologie peut relever d'une affection organique en évolution. Tantôt il existe une *épine organique* sur laquelle se sont greffées les manifestations fonctionnelles consécutives. Cette épine est parfois insignifiante, d'une importance pouvant paraître à peu près nulle. Mais malgré tout, il est tout à fait capital de la découvrir, sa méconnaissance en effet amènerait des désastres, car le malade constatant que malgré toute sa bonne volonté, il n'arrive pas à se défaire d'un symptôme déterminé, perdrait rapidement confiance et se démoraliserait complètement.

C'est pourquoi, avant même de prononcer le mot de neurasthénie, d'accident névropathique, mot qui comporte par lui-même, à notre sens, une thérapeutique exclusivement psychique, *il faut examiner son malade des pieds à la tête,* et savoir qu'une douleur rhumatoïde, un paquet hémorroïdaire gênant, un varicocèle, quelques varices, voire un cor aux pieds peuvent être, par exemple, le point de départ d'une asthénie physique à peu près absolue. La part organique est ici infinitésimale. Encore faut-il s'en rendre compte.

Une plaque eczémateuse, une chéloïde légèrement douloureuse, une névralgie, un point de synovite, peuvent servir parfois de primum movens à des manifestations fonctionnelles graves et complexes. Et si l'on ne s'est pas rendu compte de la *part organique,* il va sans dire qu'on court, thérapeutiquement parlant, à l'insuccès absolu.

Il s'agit là de manifestations organiques persistantes, qui non seulement ont pu être le point de départ des accidents, mais qui encore, en rappelant continuellement l'idée, en attirant l'attention du malade, entretiennent la localisation fonctionnelle.

Dans d'autres circonstances il faudra faire un diagnostic organique rétrospectif et se rendre compte, qu'originellement le malade était bien un organique et que la manifestation fonctionnelle est un souvenir, renforcé et diffusé à vrai dire, mais un souvenir malgré tout de quelque chose d'effectif.

Quant au diagnostic différentiel avec une affection organique, jouant dans la production de l'ensemble symptomatique le rôle capital, il est clair que c'est simple question d'examen objectif. Mais quelquefois cet examen laissera des doutes et alors il faudra pour préciser un diagnostic, s'en rapporter aux caractères positifs des manifestations fonctionnelles. Ceux-ci sont d'ailleurs suffisamment nets pour que, dans l'immense majorité des cas, le diagnostic s'impose, dès l'interrogatoire du malade.

C'est un phénomène bien curieux de la mentalité médicale,

que de voir des médecins ne jamais rechercher *à quelle occasion* un symptôme est apparu. Il semblerait qu'entre la vie morale et émotive d'une part, et la vie physique d'autre part, il y ait une barrière absolue. En présence d'un symptôme quelconque, fatigue, douleur, gastro ou entéropathie, troubles cardiaques ou urinaires, le médecin demandera à son patient, quand le phénomène est pour la première fois apparu. Il cherchera à établir le siège exact du symptôme, il en étudiera soigneusement les qualités, il s'enquerra des conditions physiques de son apparition, de ses relations avec toutes les fonctions de la vie organique. Quant à chercher une coordination quelconque entre le symptôme et l'état moral du sujet, c'est une autre affaire. L'un de nous a pu voir des milliers de malades dont la plupart avaient consulté souvent plusieurs médecins. Nous avons connu des individus qui avaient demandé les conseils de vingt, de trente médecins. Une de nos malades dont nous déjà parlé avait pu nous donner la liste de cinquante-six médecins qu'elle avait successivement entretenus de ses maux. Or lorsque nous venions à rechercher si chez nos malades l'enquête morale avait été faite côte à côte avec l'enquête physique, non pas dans la majorité mais dans l'unanimité des cas, nous nous sommes attirés une réponse négative.

Cette réponse, la voici, elle est toujours la même : « Docteur, vous êtes le premier qni me parliez de mon moral, qui m'interrogiez sur les chagrins ou les malheurs que j'ai pu avoir au cours de mon existence ». Quelques malades ajoutent : « On m'avait bien dit que c'était nerveux, que j'avais les nerfs malades » et c'est tout.

Jamais l'enquête morale n'est faite, même par ceux qui approfondissent avec le plus de soin, le plus de conscience, l'examen physique. Or, dès qu'on soupçonne à un degré quelconque, que l'on se trouve en présence d'un névropathe, la première question à poser concerne précisément une relation possible entre l'apparition du symptôme ou des symptômes dont le malade se plaint, et un événement de sa vie morale ou émotive.

Tout phénomène qui naît à l'occasion d'un émotion, d'une chagrin, de préoccupations matérielles ou affectives, a grande chance d'être un phénomène névropathiqae.

Comme nous aurons à le voir plus loin, l'immense majorité des manifestations fonctionnelles se produisent *sur un mauvais terrain moral.* Interrogez un faux gastropathe, un faux entéropathe, allez au fond des choses. Toujours vous trouverez au début des accidents une perte d'argent, une situation perdue, un chagrin. Je souffre de l'estomac depuis la mort de ma femme dira celui-ci. J'en souffre, dira cet autre, depuis que j'ai perdu ma situation. Chez les femmes, particulièrement sentimentales et scrupuleuses, il faudra aller parfois très loin dans cette recherche de la cause morale. Des sentiments de jalousie, des scrupules concernant des coïts incomplets, une infidélité effective ou même en simple pensée, et cela suffit parfois pour déclencher l'état névropathique avec toutes ses manifestations fonctionnelles secondaires.

Voici par exemple la série des faux gastropathes soignés par l'un de nous pendant un court espace de temps, avec l'origine morale de l'affection :

X., jeune homme de vingt ans, étudiant en droit, préoccupations génitales.

X., officier, trente-six ans, préoccupations de carrière.

X., femme, cinquante-six ans, préoccupée de l'avenir d'un fils.

X., femme, cinquante ans, fausse gastropathe depuis la mort de son mari.

X., femme, trente-deux ans, fausse gastro-entéropathe. Soucis conjugaux.

X., femme, vingt et un ans, fausse gastro-entéropathe. Préoccupations sur la santé de sa mère, troubles de ménage résultant de la mésentente entre le mari et la belle-mère.

X., homme, cinquante-quatre ans, publiciste, faux gastropathe par préoccupations génitales.

X., femme, trente-six ans, fausse gastro-entéropathe par soucis conjugaux.

X., homme, cinquante-quatre ans, industriel, faux gastropathe avec état de dépression accentuée, le tout consécutif à des pertes matérielles.

X., femme, trente ans, fausse gastropathe par soucis conjugaux.

X., femme, trente-sept ans, fausse gastro-entéropathe par chagrins affectifs.

X., homme, quarante ans, faux gastropathe à la suite de la perte de sa mère.

Etc., etc.

Nous pourrions poursuivre indéfiniment cette série. *Toujours la cause morale existe.* Quelquefois le malade trop réservé ou peu confiant, ne vous la révèle pas immédiatement et ce surtout quand, chez la femme en particulier, il s'agit de préoccupations concernant la sphère génitale. Mais alors, il n'est pas nécessaire d'avoir une bien grande habitude de ces malades, pour, à l'interrogatoire, sentir la réticence. Et le jour où l'on a son malade en main il vous avoue la cause que souvent il vous avait cachée.

Le premier terme du diagnostic est donc constitué par la recherche de la cause morale. Il s'en faut que ce soit là le seul élément du diagnostic et l'étude de la manifestation fonctionnelle constituée nous en fournit beaucoup d'autres. Un des plus importants nous paraît être *la variabilité* de cette dernière. Mais c'est une variabilité toute particulière, étroitement liée qu'elle est, à l'état moral du moment. Un des procédés psychothérapiques capitaux consiste, comme nous le verrons plus loin, à détourner l'attention du malade, *à le distraire* de sa localisation fonctionnelle. La vie peut bien souvent s'en charger pour un temps qui, d'ailleurs, en dehors de l'intervention thérapeutique, n'est pas toujours bien long. Il n'empêche qu'il en résulte dans l'intensité des manifestations névropathiques des variations considérables qui, une fois mises en relief, sont parfois fort utiles pour le diagnostic.

Voici par exemple un faux cardiaque se plaignant de palpitations, de battements de cœur, d'angoisses légères. « Tel mois, vous dit-il, cela allait mieux et puis ça m'a repris. » N'insistez pas immédiatement, mais arrangez-vous de manière à interroger un peu plus tard votre malade sur son mode d'existence. Établissez le bilan de sa vie pendant les semaines et les mois qui ont précédé. Constamment vous constaterez que la période d'amélioration a coïncidé avec une activité plus grande, avec quelque joie survenue. Combien existe-t-il de la même sorte de fausses gastropathies, de *fausses pathies* de tout ordre, qu'un heureux mariage, qu'une recrudescence du chiffre d'affaires, qu'un succès obtenu, ont fait disparaître pour un temps, variable avec le degré de la fixation d'une part, avec la durée de la « distraction » d'autre part.

Inversement une émotion nouvelle, un chagrin surajouté, une préoccupation morale qui s'installe, et la symptomatologie subira une recrudescence intensive. Mon mari est tombé malade il y a six ans nous disait une patiente. J'ai passé par des *alternatives d'espérance et de désespoir* au cours de sa maladie. Pendant tout ce temps-là j'ai toujours souffert *plus ou moins* de l'estomac, mais *depuis qu'il est mort c'est intolérable.*

Un magistrat faux entéropathe souffrait depuis douze ans de son tube digestif. Cinq ou six ans avant que nous le vîmes il avait passé par une très grande période d'amélioration, mais depuis deux ans les symptômes s'étaient accusés davantage. De fait à l'époque de l'amélioration il avait eu un avancement considérable, alors que depuis deux ans il s'efforçait en vain à obtenir une résidence plus recherchée.

Nous pourrions multiplier ces exemples. Tels quels, ils suffisent à préciser notre pensée et à montrer que la *manifestation fonctionnelle varie avec l'état moral.* C'est là un deuxième point de diagnostic. Il y en a d'autres encore.

L'illogisme des sensations relatées joue à cet égard un rôle qui est loin d'être négligeable. Si instruit que soit un malade de la pathologie médicale ou chirurgicale, il est assez rare qu'il ne lui arrive point de se tromper. Étudiez une algie chez un neurasthénique. Tout l'augmente, le froid et le chaud, le mouvement et le repos. Il suffit pour cela que le malade cherchant à se rendre compte des modifications que sa douleur est susceptible de subir, fixe par là même son attention sur elle. Et qui dit attention dit aggravation.

Un faux gastropathe souffrira d'un repas d'épreuve et tolérera un dîner succulent pour peu qu'il soit distrait. Un faux urinaire urinera aisément à la maison et difficilement au dehors et plus facilement le matin que dans la journée. Un faux cardiaque se sentira le cœur agité alors qu'il est assis au coin de son feu et qu'il s'examine. Est-il amené à sortir, à se donner du mouvement, à se fatiguer, son cœur sera oublié... et muet. Toutes les manifestations fonctionnelles nous offriraient à étudier de semblables phénomènes. L'illogisme n'en est d'ailleurs qu'apparent. C'est un illogisme, par rapport à ce qu'on connaît des manifestations organiques d'avec lesquelles il s'agit de poser un diagnostic. Mais quand on sait que dans une localisation fonctionnelle tout ce qui fixe l'attention du malade ramène ou renforce le symptôme, on comprend que cet illogisme soit si nécessaire et si inévitable que le malade, le plus organiquement suggestionné, s'y laisse prendre. Il fournit, du même coup, une excellente arme de diagnostic au médecin qui l'examine.

La *surcharge symptomatique* est un autre phénomène que l'on retrouve presque constamment dans le tableau des manifestations fonctionnelles. Les malades qui ont lu, qui ont pris dans les cabinets médicaux un nombre plus ou moins considérable de leçons de pathologie médicale, s'auto et s'hétérosuggestionnent progressivement. Il n'est pas un des symptômes que l'on a recherchés chez eux qu'ils ne finissent par éprouver. Et si cette symptomatologie est le plus souvent tout à fait illogique, réunissant les caractères d'affections qui ne sauraient s'associer, il arrive aussi qu'elle soit trop logique, trop classique quand un médecin est intervenu et a posé un diagnostic précis. Le cas devient alors rapidement trop beau, trop typique pour être vrai. Quand on se trouve en présence d'un malade qui vous raconte sa symptomatologie comme un élève en médecine vous exposerait « une question », s'il n'existe pas de symptômes objectifs accusés, il s'agit dans le plus grand nombre des cas de troubles fonctionnels.

Un faux gastropathe, un faux entéropathe traités par un spécialiste présenteront une symptomatologie trop précise; soignés par un médecin moins averti ils offriront une symptomatologie trop diffuse, massive en quelque sorte.

Les *associations fonctionnelles* constituent encore un autre élément de diagnostic. Il est rare en effet que ces malades soient monosymptomatiques. Seules peut-être les manifestations digestives sont assez souvent autonomes. Pour presque toutes les autres manifestations fonctionnelles elles s'accouplent, croissent et se multiplient.

Des troubles digestifs s'ajoutent aux localisations génitales, celles-ci peuvent se compliquer de phénomènes urinaires. Les troubles cardiaques, les troubles respiratoires amènent à l'asthénie générale, etc. Il n'est point d'associations simples ou complexes qui ne puissent se rencontrer.

Nous en aurons terminé avec ce chapitre du diagnostic si nous ajoutons que nous en avons omis le terme le plus important, à savoir l'état moral et l'état mental du sujet porteur d'accidents névropathiques. Mais ces états nous les envisagerons longuement plus loin, ainsi que l'habitus si particulier qu'ils donnent aux malades et qui fait que, le plus souvent, d'emblée, au premier examen du sujet, on peut être convaincu qu'on se trouve en présence d'un névropathe.

Un dernier point nous reste à étudier. Il concerne la différenciation à faire entre l'*accident hystérique et la simulation*. Quelques auteurs sont partisans d'une solution simpliste et toute l'hystérie étant faite, pour eux, de simulation plus ou moins consciente, il s'en suit qu'un diagnostic est impossible entre l'accident hystérique et la simulation. Toute la différence résiderait dans ce fait que la simulation est voulue, consciente et raisonnée, tandis que l'accident hystérique est demi-voulu, demi-conscient, demi-raisonné. La distinction est évidemment subtile et ne saurait guère servir de base à un diagnostic différentiel. Pour notre compte, si nous sommes convaincus que la suggestion joue un large rôle dans la production et dans la persistance de certains accidents, nous sommes néanmoins persuadés qu'il existe des accidents hystériques qu'on ne saurait simuler. Si le mutisme, la surdité, la paralysie peuvent être conçus comme étant de nature suggestive pure, ce qui d'ailleurs est loin d'être toujours exact, il nous semble que des accidents comme la contracture, comme l'anesthésie ne pourraient être que difficilement attribués à la même cause. L'homme le plus solide, le plus vigoureux, ne saurait maintenir que pendant un temps très court une contracture comme celles que l'on voit persister chez des hystériques pendant des semaines, des mois et même des années. L'individu le plus stoïque pourra résister suffisamment à la douleur pour ne pas crier mais, en tous cas, il ne pourra pas ne pas laisser apparaître sa souffrance sur sa physionomie et rester en état apparent d'indifférence parfaite.

A notre avis, tous les phénomènes que l'émotion choc est susceptible de créer, l'hystérie peut les recréer ou les maintenir.

C'est dire qu'il y a de grandes chances pour que soient *des phénomènes simulés tout ce que l'émotion à elle seule n'est pas capable de produire*. La plupart des accidents trophiques de l'hystérie, que nous n'avons d'ailleurs fait entrer que d'une façon très réservée parmi les manifestations fonctionnelles, sont donc des faits de simulation.

Pour les autres accidents tels que paralysies, contractures, anesthésies, etc., est-il possible de dépister la simulation qui peut évidemment exister? Une enquête approfondie sur le mode de production des localisations fonctionnelles, une étude serrée de près de ces accidents eux-mêmes, nous paraît pouvoir dans la grande majorité des cas, permettre de résoudre le problème.

Tout d'abord les accidents hystériques qui se produisent *en même temps* que le choc émotif, sans période de maturation, — et on en a cité un certain nombre d'exemples — n'admettent guère une pathogénie de simulation. Mais ces accidents sont, en somme, la rareté. Très habituellement l'accident pour se traduire — *au complet* — a besoin d'un temps de maturation. Mais il s'en faut que cette période de maturation soit, au point de vue symptomatique, absolument blanche, dans les cas où l'émotion est en jeu. L'accident s'esquisse déjà au cours de cette période. Avant de faire sa paraplégie, le malade, par exemple, ne se sentira pas sûr de ses jambes. Si le trouble se renforce progressivement, il n'en a pas moins d'emblée une existence déjà plus que virtuelle. Le malade qui vous décrira cette survenue progressive des accidents n'est pas un simulateur.

En présence de l'accident une fois constitué, le gros point de diagnostic nous paraît reposer sur la persistance des actes instinctifs dans le domaine lésé chez l'hystérique et sur l'absence de ces actes chez le simulateur qui se surveille. Les mouvements instinctifs de défense persisteront chez l'hystérique qui disparaîtront chez le simulateur. En d'autres termes, dans les troubles fonctionnels créés, l'accident hystérique vrai est toujours *moins logique* que l'accident simulé.

Mais l'élément capital réside, à coup sûr, dans l'état mental du malade vis-à-vis de son accident. *L'accident hystérique vrai ne préoccupe pas le malade.* Il s'en arrange en quelque sorte. Chez le simulateur rien de tel. Toujours il paraît très obsédé de sa localisation fonctionnelle et c'est là un fait banal chez les « accidentés du travail ». Des réserves cependant s'imposent. C'est qu'en effet il existe des associations morbides qualifiées hystéro-neurasthénie et qui appartiennent surtout à l'hystérie traumatique où le malade s'affecte considérablement de son état. Mais si l'on examine ces malades d'un peu près, lorsque ce ne sont pas des simulateurs on constate qu'ils s'inquiètent de tout sauf de leur accident considéré en lui-même. Ils se déclarent épuisés, incapables de travailler. Ils se verront réduits à la misère. Ils ne diront jamais qu'ils craignent de rester définitivement paralysés ou contracturés, ou de faire des accidents plus graves. Ils s'obsèdent sur les résultats de l'accident, non sur l'accident en lui-même. Tout autre est le simulateur, dans la mentalité duquel la localisation fonctionnelle occupe la place de premier plan.

Dans quelques circonstances cependant la solution diagnostique devient plus délicate. C'est qu'en effet, de par leur mentalité, certains hystériques sont des simulateurs. Mais il s'agit alors de ces *hystéries de carrière,* où l'état mental n'a pas été décroché par un choc émotif, mais a existé de tout temps. Ce n'est plus à proprement parler de l'hystérie, c'est de la mythomanie. Et il n'est pas douteux qu'un certain nombre de malades — mais non pas certes tous — ni même le plus grand nombre, doivent être distraits du cadre nosologique de l'hystérie pour rentrer dans celui de la mythomanie.

Quoi qu'il en soit, avec le mode de début brusque ou nettement progressif, avec la persistance des actes instinctifs, avec l'indifférence psychique vis-à-vis de l'accident, on a, ce nous semble, les caractères cardinaux qui permettent de différencier un accident hystérique vrai d'un phénomène de simulation.

Quant au diagnostic entre un accident hystérique et un accident organique, il est presque toujours extrêmement facile. L'aide des méthodes de laboratoire pourra dans quelques circonstances être nécessaire (ponction lombaire), surtout en présence de troubles de la marche, mais dans l'immense majorité des cas les seuls caractères cliniques suffiront à établir ce diagnostic différentiel, d'autant que depuis un certain nombre d'années, la sémiologie s'est enrichie d'un nombre si considérable de signes positifs des affections organiques que l'erreur n'est plus guère possible. Dans les seules associations hystéro-organiques, il peut être parfois délicat de faire la part des troubles fonctionnels et des troubles de cause organique.

Au reste, aussi bien pour les localisations fonctionnelles neurasthéniques que pour les accidents hystériques il est un dernier critère. C'est le traitement. *Tout symptôme fonctionnel guérit par la psychothérapie* qui reste évidemment impuissante devant les résultats de la lésion organique. Mais c'est là un procédé de diagnostic auquel il ne faut faire appel qu'en dernier ressort, après un examen approfondi au cours duquel on n'a dépisté aucune source organique possible des symptômes présentés.

Pour nous-mêmes qui avons une conception élargie de la pathologie névropathique, nous considérons comme d'une mentalité aussi mauvaise voire plus dangereuse que la systématisation organiciste, la mentalité inverse qui consiste à dire inconsidérément à des malades dont l'examen n'a été qu'esquissé, et qui se plaignent de troubles variés : « C'est nerveux ». Ceci on a le droit, et le devoir de le dire en en tirant les conséquences thérapeutiques, mais seulement quand on est *sûr* que ce n'est pas organique.

DEUXIÈME PARTIE

ÉTUDE SYNTHÉTIQUE DES PSYCHONÉVROSES ET DE LEURS MANIFESTATIONS FONCTIONNELLES

La première partie de cet ouvrage a été consacrée à l'étude analytique de tous les phénomènes dont se plaignent les malades atteints d'affections nerveuses fonctionnelles. A propos de chacun des symptômes objectifs ou subjectifs dont ils peuvent être atteints, nous avons présenté une interprétation. Nous avons été amenés de la sorte à entrevoir déjà le rôle considérable que l'émotion, que l'attention, que la suggestion, jouaient dans la production des accidents et des incidents de l'évolution des psychonévroses. Faire ressortir de ces analyses particulières une conception d'ensemble, montrer ce qu'à notre sens sont les psychonévroses, la façon dont elles se produisent, les mécanismes généraux qui enclenchent les accidents particuliers, faire en un mot la synthèse, après avoir fait l'analyse, tel sera l'objet de la seconde partie de cet ouvrage. Nous nous attacherons surtout à donner de la neurasthénie une conception nette et précise, à isoler la neurasthénie avec ses caractères généraux de toute une série d'autres états physiques et psychiques qu'on confond trop volontiers avec elle. Il nous apparaîtra de la sorte que la neurasthénie est bien, et quoiqu'on en ait dit, une psychonévrose *autonome,* se reliant peut-être par une série d'intermédiaires à d'autres états psychologiques, mais ayant cependant des caractères suffisamment accusés pour pouvoir être considérée comme une véritable entité morbide. Nous passerons un peu plus rapidement sur l'hystérie. Pour elle, non pas certes théoriquement, mais au moins pratiquement, tout le monde est à peu près d'accord. Il n'empêche que la comparaison entre les manifestations hystériques et les manifestations neurasthéniques est extrêmement instructive, et c'est à ce titre surtout que nous consacrerons quelques pages à une conception d'ensemble de l'hystérie et de ses accidents.

CHAPITRE I

LA NEURASTHÉNIE ET LES CONCEPTIONS ORGANICISTES

Pour tout le monde la neurasthénie est une névrose, c'est-à-dire une maladie nerveuse sans lésions connues. Il est très naturel que sur cette notion générale se soient greffées de nombreuses conceptions particulières, tendant à interpréter le mécanisme pathogénique des états neurasthéniques. Par la force des choses la neurasthénie devait passer par les phases mêmes qui, progressivement, ont distrait du cadre des névroses un certain nombre d'affections dont la nature organique effective a pu, par les progrès de la science, être mise en lumière. Il est bien certain qu'à une époque où tous les progrès de la médecine sont sortis de l'anatomie pathologique et du laboratoire, où l'on a vu se définir anatomiquement et pathogéniquement un certain nombre de maladies jusque-là non classées, l'esprit médical est rebelle à la conception de maladies sans lésion, sans tout au moins ce minimum de lésion que représente une altération humorale, un trouble sécrétoire, une atteinte des fonctions réciproques des glandes vasculaires sanguines.

Si, comme tout ce qui précède l'a suffisamment fait pressentir, notre conception est qu'il faut isoler des névroses, maladies à lésions indéterminées mais non indéterminables, les psychonévroses que caractérise le seul trouble psychologique, nous ne songeons pas à nous étonner qu'une telle manière de voir rencontre l'opposition de beaucoup de bons esprits. De fait, parmi tous les auteurs qui se sont efforcés d'interpréter la neurasthénie, l'immense majorité d'entre eux rattache cette affection à un trouble organique. Il n'y a là qu'une question de mentalité, d'époque, de méthode, et l'on conçoit fort bien que la neurasthénie « psychonévrose », heurte une des systématisations médicales les plus ancrées et les plus légitimes qui se soient dressées au cours des siècles.

Il n'empêche que dès l'abord on est frappé par la *multitude* des interprétations organicistes qui ont prétendu fournir une suffisante explication des faits observés. La neurasthénie peut bien être essentiellement polymorphe et multisymptomatique, il n'en est pas moins curieux de voir les orientations essentiellement différentes prises par les divers auteurs, dans leurs conceptions pathogéniques. Jamais, peut-être, maladie n'a prêté à d'aussi discordantes interprétations.

Nous ne retiendrons ni la théorie génitale, ni même la théorie vaso-motrice. Celle-ci, de toutes façons, n'aurait que le mérite d'interpréter certains des phénomènes présentés par les neurasthéniques. Elle reculerait le problème sans en donner la solution.

Nous signalerons simplement les théories de la dyscrasie acide, de la déminéralisation, des troubles chimiques divers de la nutrition. Nous citerons la théorie de la neurasthénie d'origine hépatique ou cholémique, de la neurasthénie par ptose viscérale, de la neurasthénie d'origine cérébelleuse. Une simple mention nous paraît devoir être accordée aux théories thyroïdiennes ou aux théories rattachant la neurasthénie à un trouble complexe dans le fonctionnement des glandes vasculaires sanguines.

A la vérité deux grandes doctrines résument à peu près complètement toutes les interprétations organicistes modernes de la neurasthénie, à savoir la *théorie de l'intoxication* et la *théorie de l'épuisement*. Ces deux théories ne sont d'ailleurs pas incompatibles et pour certains auteurs les neurasthéniques peuvent être soit des épuisés, soit des intoxiqués, soit être l'un et l'autre à la fois.

Les partisans de la *neurasthénie maladie par intoxication*, ne font le plus souvent entrer en jeu que les intoxications d'origine endogène, à savoir les auto-intoxications. Les faits sur lesquels cette doctrine cherche à s'appuyer sont d'ordres divers. C'est tout d'abord l'existence fréquente de *troubles digestifs* chez les neurasthéniques. A l'époque où dominait la doctrine de la dilatation de l'estomac, c'est à celle-ci par l'intermédiaire des fermentations gastriques et des résorptions toxiques secondaires, que l'on attribuait le rôle capital dans la production des états neurasthéniques. Il va sans dire, que l'absence d'états neurasthéniques chez les grands dilatés organiques de l'estomac, comme aussi l'absence fréquente de troubles digestifs chez les neurasthéniques, ne permettent pas d'attacher une importance sérieuse à une telle conception. Des théories analogues basées sur l'*insuffisante élaboration des matières albuminoïdes par des fonctions digestives viciées*, ne résistent pas davantage aux mêmes objections.

Les *modifications effectives des urines* constatées chez les neurasthéniques ont servi de base à toute une série de théories, diathésiques si l'on peut dire, de la neurasthénie. Le malheur est que les variations observées sont extrêmement inconstantes et différentes d'un sujet à un autre. Les urines de tel neurasthénique sont hyperacides, celles de tel autre hypoacides. L'urée est tantôt diminuée tantôt augmentée, comme aussi l'acide urique. Les rapports urinaires sont variables à l'infini. La présence accidentelle et rare du reste, de produits pathologiques dans l'urine — sucre, urobiline, indican, albumines variées — ne constitue qu'un épiphénomène sans relation pathogénique avec l'état neurasthénique en cours. Bref, il n'y a pas d'urologie de la neurasthénie.

La *tension artérielle* a encore été invoquée. Mais elle est si variable, que les auteurs mêmes qui y ont attaché une certaine importance ont été obligés de diviser les neurasthéniques en deux classes : celle des *hypertendus* — ce seraient les intoxiqués — celle des *hypotendus* — ce seraient les épuisés. Ils n'omettent que la classe intermédiaire et c'est la plus nombreuse, celle des neurasthéniques dont la tension est normale.

Existe-t-il donc quelque signe positif d'une auto-intoxication quelconque à laquelle puissent être attribués les états neurasthéniques ? A vrai dire il nous paraît qu'il n'en est point un seul qui s'applique à un nombre de malades suffisant, pour qu'une théorie quelconque de la neurasthénie par auto-intoxication puisse faire fond sur lui. Et c'est vraiment une solution par trop simpliste que de supposer ou d'admettre comme on l'a fait, en l'absence d'une pathogénie définie, une pathogénie multiple. La neurasthénie est un syndrome disent en effet certains auteurs, ayant à sa source les auto-intoxications les plus diverses se manifestant intrinsèquement par les phénomènes les plus variés.

Ne serait-il pas plus simple d'avouer franchement qu'une théorie auto-toxique de la neurasthénie ne saurait, à l'heure actuelle, être soutenue avec quelque vraisemblance. On pourrait aussi bien soutenir l'origine toxique de l'hystérie. Quel ques auteurs, à vrai dire, y ont pensé; il en est peu qui s'y soient arrêtés. Et l'on saisit mal les raisons qui font qu'au contraire en ce qui concerne la neurasthénie, les médecins s'obstinent à creuser une voie pathogénique qui ne paraît pas pouvoir aboutir.

La *théorie de l'épuisement* se confond dans une certaine mesure avec la théorie de l'auto-intoxication. Mais ici il s'agit d'une auto-intoxication bien spéciale, d'une intoxication causée directement par le surmenage et par les déchets de désassimilation qu'il produit en excès.

Pour les partisans de cette théorie le neurasthénique est un épuisé du système nerveux, tout comme l'individu qui a produit un effort physique trop considérable est un épuisé du système musculaire et a besoin de repos avant de pouvoir reprendre son travail.

Mais la grosse différence entre le neurasthénique et le fatigué ou l'épuisé, c'est que celui-ci spontanément sous l'influence du repos récupérera une énergie que le neurasthénique ne recouvrera pas. Tout au moins à ce dernier malade faudra-t-il un temps bien plus considérable. Le système nerveux étant épuisé il y aura une moindre activité fonctionnelle de tous les organes qui se traduira, se répercutera jusque dans la conscience, jusque dans l'esprit du malade. Ainsi se créera l'état mental du neurasthénique.

Cette théorie qui n'explique pas grand'chose, qui est beaucoup plus étiologique que pathogénique, a au moins le mérite de se baser sur un certain nombre de faits cliniques.

C'est tout d'abord dans l'étiologie de la neurasthénie le *rôle du surmenage physique, intellectuel ou moral,* qui a été le point de départ probablement capital d'une telle conception. Or ce rôle même nous paraît pour le moins douteux. Le surmenage à lui seul n'a *jamais* créé d'états neurasthéniques et nous apprendrons plus loin à distinguer les états de fatigue qu'il amène effectivement, des états neurasthéniques qui ne le suivent que dans des circonstances bien spéciales. C'est qu'en effet quand on se surmène ce n'est généralement pas pour rien. Les sujets qui s'agitent dans le vide, sans but et sans direction sont déjà des neurasthéniques virtuels, présentant un trouble psychologique antécédent au surmenage proprement dit. Ceux au contraire pour lesquels le surmenage est un moyen — et c'est la généralité — ajoutent constamment à leur travail intellectuel ou physiqne des *préoccupations* de tout ordre. Comme l'écrivait déjà l'un de nous en 1886 « c'est le travail cérébral doublé d'inquiétude » qui crée la neurasthénie. Ici c'est l'avenir qui est en jeu, là c'est l'amour-propre, ailleurs c'est la fortune d'une famille, le pain de ses enfants que l'on défend. Toujours au surmenage s'ajoutent des *éléments psychologiques de préoccupation.*

Nous verrons plus loin comment ce sont ces éléments, et non pas le surmenage en lui-même, qui créent la neurasthénie. De fait, et pour ne parler que du surmenage physique, il suffit d'interroger des médecins militaires pour se convaincre de la réalité de ce que nous avançons. Dans les manœuvres, dans les guerres, quelles que soient les fatigues imposées non seulement aux jeunes soldats, mais encore aux réservistes, aux territoriaux, on ne voit jamais d'états neurasthéniques, c'est-à-dire suivant la conception, d'états de fatigue non réparable, d'états d'épuisement. En revanche, on voit fréquemment des sujets éreintés, qu'un repos de quelques jours voire de quelques heures remet sur pieds.

Nous ne croyons pas davantage qu'on puisse nous citer un cas, *nous disons un seul cas,* d'état neurasthénique survenu à la suite de travail intellectuel passif, c'est-à-dire non accompagné de soucis, d'inquiétudes. Le comptable surmené ne devient neurasthénique qu'au tant qu'il craint de perdre sa place. Dans toute cette catégorie de gros travailleurs d'intellectualité moyenne, la neurasthénie est infiniment rare si du moins n'interviennent pas des éléments tout différents, mettant en jeu des troubles psychologiques de tout ordre.

Quant au fait même — autre élément de la théorie — qu'il y a des neurasthéniques qui sont des épuisés ou, en d'autres termes, des fatigués qu'un repos proportionnel à la fatigue ne suffit pas à remettre en route, il ne saurait être contesté. Ces malades-là existent et en grand nombre. Mais il faut s'entendre. Ici nous ne nous trouvons plus simplement en présence de neurasthéniques. Nous nous trouvons en face de malades chez lesquels l'épuisement est un phénomène secondaire, en relation avec l'anorexie mentale au petit pied dont tant de ces malades sont tributaires.

Il est bien certain qu'un repos de huit jours, de quinze jours, d'un mois, ne suffira pas à rendre toutes ses forces à un malade qui depuis des semaines, des mois, des années, s'est insuffisamment alimenté et a eu, aussi bien d'ailleurs au point de vue moral et intellectuel qu'au point de vue physique, la plus déplorable des hygiènes. Ce sont ces malades que nous avons déjà appelés des « neurasthéniques arrivés ». Leur histoire ne peut servir en rien à échafauder une théorie pathogénique de la neurasthénie parce qu'ici l'édifice est complexe. Pour comprendre la neurasthénie, c'est au début même de l'état névropathique qu'il faut s'adresser, quand le malade est encore exempt de tout trouble surajouté.

Encore ne faut-il pas s'y tromper et dans l'épuisement même de ces « neurasthéniques arrivés » les facteurs psychiques jouent peut-être un rôle moins considérable qu'on ne l'a dit, beaucoup plus important en tout cas que les organicistes ne le supposent. Nous n'insistons pas et nous renvoyons le lecteur à ce que nous avons dit de l'asthénie des névropathes (Voir page 159 et suiv.).

En somme pas plus que la théorie de l'intoxication trouble primordial, la théorie de l'épuisement avec ou sans intoxication secondaire ne répond à la réalité des faits cliniques.

Pour nous la neurasthénie n'a que des facteurs psychologiques et ces facteurs psychologiques c'est essentiellement, sinon exclusivement, l'émotion qui les détermine. C'est à elle que nous consacrerons le chapitre suivant.

CHAPITRE II

L'ÉMOTION ET L'ÉMOTIVITÉ. LEUR ROLE DANS LA GENÈSE DES PSYCHONÉVROSES

Dans la première partie de cet ouvrage, nous avons été amenés à mettre fréquemment en relief le rôle capital joué par l'émotion dans la production des manifestations fonctionnelles des névropathes. Nous avons vu qu'un grand nombre d'entre elles pouvaient en quelque sorte être considérées comme des *cristallisations de phénomènes émotifs*. Nous voudrions ici pousser un peu plus loin notre étude, tirer des faits déjà exposés les conclusions qu'ils comportent, et montrer aussi dans quelle mesure l'émotion préside à la constitution non seulement des accidents des psychonévroses, mais à la genèse même du terrain mental sur lequel se greffent ces accidents.

Mais tout d'abord il nous faut prendre de l'émotion une conception un peu précise. Jusqu'où s'étend-elle, quels sont les phénomènes qui rentrent dans son cadre, quelles sont les réactions physiques et mentales qu'elle amène ; qu'est-ce que l'émotivité, sous quelles influences se développe-t-elle, à quoi répond-elle, voilà tout autant de problèmes — et singulièrement complexes — qu'il nous faut tenter non pas de résoudre, mais tout au moins d'éclaircir.

Tout d'abord en ce qui concerne la production des excitations émotives, il nous paraît qu'une première et très importante division doit être faite. L'émotion peut, en effet, être d'*origine extérieure* ou d'*origine intérieure*.

Les excitations émotives d'origine extérieure. L'émotion-choc.

Un sujet est pris dans un accident de chemin de fer, apprend brutalement la nouvelle de la mort d'un parent, ou se voit soudainement ruiné, voilà prises en exemples toute une série d'*excitations émotives extérieures,* créant ce que l'on a appelé le *choc émotif,* c'est-à-dire une émotion brusque, intense, survenant sans préparation aucune chez un sujet en pleine quiétude d'esprit. Mais le choc émotif ne se rapporte pas seulement aux événements négatifs de la vie. Une grande joie, la réussite inattendue d'un projet qui vous est cher, une fortune inespérée qui vous tombe sur les bras peuvent, de la même sorte, constituer un choc émotif. Le fait commun dans ces phénomènes c'est donc de faire passer, par un véritable coup de surprise, un sujet, d'une situation morale, matérielle ou affective, dans une autre toute différente, à laquelle il est insuffisamment préparé et pour laquelle sa mentalité présente n'est nullement adaptée.

Mais il ne faudrait pas s'imaginer que les actions émotives extérieures se bornent aux grands chocs de l'existence. Il y a entre le grand choc émotif et les petites excitations émotives, tous les intermédiaires, toutes les nuances. Si l'on tient compte de ce fait qu'il n'existe pas forcément de rapport nécessaire, entre la gravité intrinsèque de l'excitation émotive et la réaction que constitue l'émotion, on conçoit de suite quel intérêt il peut y avoir à connaître chez un malade l'existence d'excitations émotives parfois minimes en elles-mêmes, mais qui peuvent causer de considérables réactions. Une surprise désagréable, un petit événement inattendu — fût-il indifférent en soi — une atteinte à la susceptibilité ou à l'amour-propre individuel, la mise en jeu de certains côtés parfois considérablement exagérés et complètement disproportionnés d'une personnalité, voilà tout autant de petites causes qui peuvent provoquer de petites, voire aussi de grandes émotions. D'autre part, des réactions émotives, mais d'un ordre particulier, peuvent être amenées par certaines excitations, telles qu'une impression artistique vive, la découverte d'un paysage rare, une lecture palpitante, un petit succès obtenu par soi ou par les siens, etc.

D'une façon générale, dans la vie, il y a deux sortes de phénomènes. D'une part ceux qui sont réglés, prévus, attendus, auxquels on « est fait », pour lesquels on est adapté, d'autre part ceux qu'on n'attend pas, qui surprennent, étonnent et détonnent. Ceux-là ne sont jamais producteurs de réactions émotives. Ceux-ci sont toujours susceptibles de provoquer ces réactions. Ce n'est plus une question d'excitation ; c'est le terrain sur lequel s'exerce l'action émotive qui entre en jeu, avec toutes ses variations. Comme nous le verrons plus loin, pour créer une même réaction, la valeur intrinsèque de l'action émotive d'une part, l'émotivité du sujet d'autre part, sont deux facteurs qui varient en sens inverse l'un de l'autre.

Les excitations émotives d'origine intérieure.

L'émotion n'a pas nécessairement une cause extérieure. Nous dirions même volontiers que comme nombre, sinon comme intensité, les *excitations émotives d'origine intérieure* jouent un rôle prépondérant. Tantôt ce sera le rappel, le *souvenir* d'un choc émotif antérieur qui sera le point de départ de l'excitation émotive. N'est-il pas d'usage courant de dire qu'on ne peut se rappeler une chose sans en être ému. Mais l'existence même d'un choc émotif antérieurement éprouvé n'est nullement nécessaire. On peut faire de l'émotion pour une simple idée qui franchit le seuil de la conscience. Songer à la mort d'un être qui vous est cher, à la ruine qui vous guette, au déshonneur possible, à la maladie imminente, et, sans qu'à de telles pensées il y ait quelque fondement objectif que ce soit — cela suffit à créer des réactions émotives.

A la vérité, il est fort difficile de délimiter d'une façon un peu précise, ce qui appartient à l'émotion intérieure ou ce qui est susceptible de la faire naître ? Quelle différence y a-t-il entre un état sentimental et un état émotif ? Il n'y en a certes aucune de bien nette. L'émotion religieuse de l'être qui prie, l'émotion esthétique de l'artiste qui crée, l'émotion — intellectuelle si l'on peut dire — du penseur qui produit, voilà encore des phénomènes émotifs, mais qui nous éloignent singulièrement du choc émotif intérieur. Le rêve même peut, dans quelques cas, s'il introduit dans la conscience des images suffisamment vives, être considéré comme une excitation émotive.

Nous irions volontiers plus loin encore et pour nous toutes les manifestations de l'activité psychologique individuelle qui ne sont pas du domaine de la connaissance pure, peuvent, en somme, apparaître comme touchant au domaine des excitations émotives. L'idée elle-même ne tire sa valeur créatrice, sa force d'action, que du renforcement émotif qu'elle peut subir, du fait qu'elle s'accroche, en quelque sorte, à quelque point intime, profond, inconscient et irraisonné de notre personnalité.

D'une façon très générale l'*émotion est une réaction de la personnalité*. Elle est dite *sthénique* quand l'excitation émotive agit dans le sens du développement de la personnalité. Elle est dite *déprimante* quand cette excitation au contraire exerce sur la personnalité une action d'arrêt ou de réduction.

Quelles sont maintenant les modifications psychologiques produites par l'excitation émotive. — Ces modifications sont évidemment variables suivant la nature et l'intensité de l'excitation. Elles varient encore suivant qu'on en considère les résultats immédiats ou tardifs.

Modifications psychologiques immédiates produites par l'excitation émotive.

L'émotion peut exercer une *action sidérante* sur la mentalité du sujet qui la subit. Celui-ci sous l'influence de l'émotion devient incapable de connaissance, incapable de jugement : *Il est affolé*. C'est là surtout le propre des chocs émotifs intenses qui font, pour ainsi dire, une invasion brusque et totale dans la conscience individuelle. Privé des perceptions même élémentaires, ne sentant plus, ne voyant plus, n'entendant plus, transformé en un simple automate, le sujet est, pour ainsi dire, en état de syncope psychologique.

Si cette modification peut, dans quelques circonstances rares, être durable, si la désorientation psychique consécutive à l'émotion peut se fixer sous la forme d'une affection mentale caractérisée, le plus souvent il n'en est pas de même et la syncope est suivie d'un réveil progressif. Mais la reprise de conscience est loin d'être régulière. Elle se fait par oscillations successives. Le sujet arrive d'abord à se ressaisir pour quelques instants, puis il est envahi de nouveau par l'émotion. Il passe ainsi par des alternatives successives. Si dans la majorité des cas, les moments de conscience vont en s'allongeant pour arriver après un certain temps à rendre l'individu entièrement maître de lui, il n'en va pas toujours ainsi et il arrive que, pendant des semaines, des mois, voire des années, la même succession d'états de conscience et d'états d'émotion continue à se produire. C'est qu'alors l'émotion se renouvelle par le mécanisme du souvenir. Mais indépendamment même du souvenir, cette série d'oscillations qui tendent vers l'équilibre peut se prolonger très longtemps.

Il serait inexact de croire que toujours l'excitation émotive produit brutalement et immédiatement cette sidération absolue de la conscience. Il arrive que même la plus grosse émotion demande, pour produire ce résultat, un certain temps. Il semblerait que pour donner son plein effet, l'excitation émotive ait besoin d'être renforcée par l'émotion intérieure surajoutée, que l'excitation extérieure fasse pour ainsi dire boule de neige avec l'excitation intérieure.

L'action des petits chocs émotifs, c'est-à-dire des excitations émotives d'origine extérieure de moindre importance, varie d'un sujet à l'autre. Il en est qui se comporteront pour des émotions insignifiantes par elles-mêmes, comme ils se comporteraient pour un choc grave de leur existence. La qualité de l'émotion intervient ici d'une façon toute particulière et chaque individu a son domaine de susceptibilité spéciale. C'est qu'ici encore le choc émotif ne prend sa pleine importance que par l'adjonction de l'émotion intérieure, par le réveil, sous l'influence émotive, de tendances plus ou moins profondes de l'intimité personnelle. Celui-ci réagira considérablement à un choc émotif qui l'atteindra même légèrement dans son domaine affectif, qui ne réagira que peu ou prou s'il est atteint dans sa situation matérielle ou dans ses ambitions. L'importance du coefficient personnel croît, au fur et à mesure que décroît l'importance intrinsèque du choc émotif.

Les émotions extérieures même les plus minimes peuvent avoir une action considérable, moins peut-être sur les fonctions intellectuelles proprement dites, que sur l'état moral. Il arrive constamment que sous une action émotive *une mentalité « vire »*. Tous, à des degrés divers, nous sommes plus ou moins des circulaires passant rapidement d'états de dépression plus ou moins prononcés, à des états d'excitation plus ou moins marqués. Sans transition, les excitations émotives peuvent vous faire passer d'un état à l'autre et ceci est aussi vrai pour les chocs émotifs légers de l'ordre positif, que pour ceux de l'ordre négatif. Il est d'observation fréquente de constater qu'un plaisir inattendu puisse vous rendre triste et pessimiste. Cette constatation a d'ailleurs, dans l'histoire des psychonévroses, une importance beaucoup plus thérapeutique que pathogénique.

D'une façon générale, toutes les petites émotions déprimantes se traduisent par un état moral particulier auquel correspondent bien les sensations diverses d'insécurité, d'anxiété plus ou moins marquée, les impressions dites d'incomplétude, pour employer l'expression de Janet. Il semblerait que quand on vient de subir un choc émotif, on en attend un autre. Comme nous le verrons plus loin, l'émotion engendre l'émotivité.

Quant aux actions psychologiques immédiates exercées par les émotions que nous avons qualifiées d'intérieures, elles ne diffèrent que par leur origine de celles qu'exercent les émotions d'origine externe. Ce qui distingue essentiellement l'émotion extérieure de l'émotion intérieure, cette dernière pouvant d'ailleurs être un reliquat de celle-là, c'est surtout la moindre continuité d'action. En effet, l'émotion intérieure étant en rapport avec la mentalité du sujet, étant secondaire à elle, il va sans dire qu'elle a toute chance de se reproduire, de s'entretenir par elle-même avec une rare fréquence. L'émotion intérieure crée, en somme, des états émotifs subintrants, dont l'action dissolvante sur la mentalité au lieu d'être brutale comme dans le choc émotif, ne se fait qu'à la longue, en laissant à toute une série de phénomènes surajoutés, le temps de s'installer.

Après avoir vu quelles étaient les actions psychologiques immédiates, nous voudrions poursuivre cet exposé par la recherche des *actions psychologiques tardives, exercées par les émotions*.

Actions psychologiques tardives exercées par l'émotion. La préoccupation.

Dans le domaine de la connaissance pure, les acquisitions de l'esprit passent par un certain nombre de stades : stade de réception, stade de jugement ou, si l'on préfère, d'adaptation de notre esprit à la notion nouvelle introduite, phase enfin d'acquisition proprement dite où cette notion est intégrée dans notre personnalité psychique. Le propre des actions émotives c'est de ne pouvoir être jugées. C'est qu'en effet, elles diffèrent essentiellement des phénomènes de la connaissance pure. Elles se heurtent non seulement à notre intellectualité, mais encore à notre personnalité intime, à nos tendances profondes. Elles agissent sur des domaines qui comprennent des notions aussi profondes que l'instinct vital, que les tendances affectives par exemple. L'introduction des phénomènes émotifs dans la conscience est une introduction à laquelle on ne se fait pas. On ne se fait pas ou du moins on ne se fait que difficilement à l'idée de la maladie, à l'idée de la mort prochaine, à l'idée du danger, à l'idée de la ruine ou de la mort d'un être aimé. Disons en d'autres termes — d'ailleurs classiquement adoptés — qu'on ne s'*adapte* pas aux idées émotives, parce qu'elles se heurtent à ce qui constitue le fond même, les cadres de notre personnalité. L'intelligence ne s'adapte pas mieux aux notions qui heurtent les cadres de la connaissance. Une émotion qui est jugée, qui est intégrée dans le domaine de la connaissance acquise, par cela même n'est plus une émotion. Si le heurt émotif de notre personnalité intime peut se traduire par des réactions violentes telles que la colère, telles que l'impulsion, à tout le moins se manifestera-t-il par la persistance de l'idée émotive dans la conscience. Tant que nous nous révoltons intérieurement contre une idée émotive, celle-ci reste à l'état de ce qu'on appelle alors une *préoccupation*. Ici nous entrons dans le mécanisme même de la genèse des psychonévroses et l'on conçoit déjà que *l'émotion facteur de préoccupation y joue un rôle capital.*

Mais l'émotion agit encore d'une façon différente et précisément parce qu'elle fait perdre aux sujets qui en sont le jouet leurs facultés de jugement et de contrôle intellectuel. Dès qu'il se livre en nous un conflit entre nos tendances intimes et des actions d'origine extérieure ou intérieure, l'intelligence perd ses droits. *Tout individu en état d'émotion devient par cela même auto et hétéro-suggestible,* puisque la suggestibilité consiste en la possibilité de l'admission par la conscience d'idées, de notions non contrôlées par la raison. C'est par ce mécanisme que l'émotion prend encore la première place dans l'histoire des psychonévroses.

Ce qui précède nous permet de comprendre l'action excitante et sthénogène de certaines excitations émotives. Ce sont celles qui s'adaptant aisément à nos tendances intimes, les renforcent et qui au lieu de diminuer la personnalité l'augmentent en quelque sorte. Ces émotions nous les retrouverons plus loin. Nous en tiendrons grand compte quand nous aurons à envisager le traitement des psychonévroses. Pour l'instant nous ne les signalons que pour mémoire.

Retenons donc de tout ceci qu'en dehors des chocs émotifs qui sidèrent, on peut dire que le territoire de l'émotion est à peu près tout le domaine de la vie. Rappelons-nous que parmi les émotions il en est qui s'adaptent à nos tendances intimes, qu'il en est d'autres qui les heurtent plus ou moins brutalement. Ce sont ces dernières qui, facteurs de préoccupation et de suggestibilité, dominent la pathogénie des psychonévroses.

Les phénomènes physiques produits par l'émotion. L'angoisse. La crise hystérique.

Arrivons-en aux phénomènes physiques produits par les excitations émotives. Ces phénomènes sont innombrables et produisent à titre passager, à peu près toutes les manifestations qui prolongées, *installées*, constituent la plupart des troubles fonctionnels que nous avons étudiés dans la première partie de cet ouvrage. Aussi bien n'insisterons-nous pas ni sur les troubles digestifs, cardiaques ou respiratoires, ni sur les inhibitions motrices ou sensitives, ni sur les actions vaso-motrices ou sécrétoires que directement, immédiatement ou après une période de rumination plus ou moins prolongée, l'émotion peut créer.

Mais il existe encore deux troubles très importants, en relation de cause à effet avec les excitations émotives et que nous n'avons pas encore envisagés, à savoir d'une part les phénomènes de l'angoisse, d'autre part les phénomènes de la crise hystérique.

L'angoisse est une impression physique qui s'oppose à l'anxiété impression psychique. Elle est constituée tantôt par des sensations cœnesthésiques de constriction thoracique, avec sensation d'étouffement, tantôt par des impressions de douleur profonde, sourde, térébrante ou pongitive, très fréquemment localisée au creux épigastrique et pouvant se cristalliser sous forme d'algie nerveuse.

L'angoisse est créée bien moins souvent par les chocs émotifs que par les excitations émotives intérieures progressives. C'est une diffusion physique d'une émotion psychique qui s'amplifie progressivement dans la conscience, et qui créée psychiquement l'anxiété à laquelle l'angoisse est souvent liée. Prenons, par exemple, une idée de ruine, de mort, de déshonneur, qui traverse involontairement notre esprit. Cette idée peut ne faire que passer, produisant une simple impression désagréable. Chez certains sujets cette idée, si l'on veut nous passer l'expression, va s'accrocher, rester à l'état de préoccupation progressive et bientôt anxieuse. Quand toute la conscience aura été envahie par cette idée, quand ayant perdu de la sorte tout contrôle cérébral, l'individu se trouve pris par l'idée comme il se trouverait pris par sa réalisation, l'angoisse physique naît. Elle n'est dans ces circonstances qu'une traduction physique de l'anxiété psychique. L'émotion qu'on attend et pour laquelle on se sent de plus en plus mal préparé, crée l'angoisse par un mécanisme analogue. Quant au choc émotif il ne crée guère l'angoisse que tardivement, quand le sujet se rappelle les phases émotives par où il y a passé, et quand il revit les moments pénibles qu'il a traversés.

D'autre part les sensations d'angoisse sont capables de se fixer à l'état de souvenirs plus ou moins continuellement, plus ou moins fréquemment évoqués. Le souvenir de l'angoisse recrée l'angoisse, parce que les impressions angoissantes sont si pénibles que leur rappel seul ramène l'émotion anxieuse et parce que aussi, dans certaines circonstances et chez certains individus, le souvenir, au point de vue des impressions subjectives, équivant à la chose elle-même. Ce sont là des phénomènes que nous avons déjà vus quand nous avons étudié les algies nerveuses. Les phénomènes d'angoisse par toutes les interprétations auxquels ils prêtent, peuvent devenir le point de départ de toute une série de manifestations fonctionnelles secondaires : gastriques, respiratoires, intestinales, etc...

Sur la crise hystérique nous ne nous étendrons pas longtemps.

La crise à phases réglées telle qu'elle existait à la Salpêtrière au temps de la grande hystérie éduquée, n'est plus connue de nos jours. Mais ce qui existe toujours c'est *la crise nerveuse, décharge émotive,* présentant tous les degrés et tous les aspects. Elle comporte des éléments de divers ordres qui peuvent ou non s'associer! Eléments d'angoisse, éléments d'agitation motrice avec convulsions toniques ou cloniques, rire ou pleurs spasmodiques, dyspnée, éléments syncopaux avec perte de connaissance plus ou moins complète. Dans la majorité des cas la crise débute par les phénomènes d'angoisse, se poursuit par des phénomènes syncopaux, pour se terminer par les diverses modalités de l'agitation motrice.

Débarrassée de ses éléments surajoutés et dus à la culture, attitudes passionnelles, etc... la crise hystérique n'est *à aucun degré un phénomène de suggestion ou de simulation.* Elle est liée directement à l'émotion, et survient souvent chez des sujets qui n'ont jamais su ce que c'était qu'une crise nerveuse, qui n'en ont jamais vu et qui, le choc émotif une fois passé, n'en auront plus jamais de leur vie entière.

La crise hystérique survient le plus habituellement à la suite d'un choc émotif, mais non pas toujours d'une façon absolument immédiate. Il faut quelquefois à l'émotion pour se développer d'une façon suffisamment intense, comme nous l'avons déjà dit, un temps de maturation plus ou moins long et la crise pourra ne se produire que quand, en présence d'une émotion progressive, celle-ci aura atteint son intensité maxima. C'est en effet une erreur psychologique assez grossière, que de croire qu'il y a toujours un rapport immédiat entre la cause émotive et la réaction émotive individuelle. Un fait, cause d'émotion, peut être d'abord accepté par le sujet comme un simple fait de connaissance, pour ne devenir que plus tardivement un fait causal d'émotion. Il y a une adaptation primitive au fait en lui-même et sa connaissance approfondie seule, par le heurt intime qu'elle cause, devient facteur d'émotion. Nous pourrions en citer de nombreux cas. Nous avons vu des individus pris dans des accidents, accablés par des chagrins domestiques, ne pas réagir d'emblée aux chocs émotifs et n'y réagir souvent qu'assez longtemps après. En veut-on un exemple. Voici un homme de soixante-cinq ans, ancien militaire, ayant fait plusieurs campagnes, décoré sur le champ de bataille en 1870, et ayant couru beaucoup de dangers sans jamais avoir fait le moindre phénomène émotif. Rentré dans la vie civile, ses occupations l'amènent sur un bateau dragueur. Il se trouve happé par la drague que l'on peut arrêter au moment où il allait être écrasé. Il sort en somme indemne de son accident, n'en éprouve qu'une émotion relative. Mais petit à petit le souvenir de son accident crée en lui un état progressif d'émotion intérieure. Il devient anorexique, maigrit dans des proportions considérables. Il fait, en somme, des phénomènes émotifs tardifs qui le rendent profondément neurasthénique.

Tous les auteurs qui, pour fonder une théorie suggestive ou simulatrice des accidents hystériques, ont voulu s'appuyer sur le temps qui souvent s'écoule entre le choc émotif et l'apparition des accidents, nous paraissent avoir eu le grand tort de ne pas tenir compte de l'*émotion intérieure* qui, dans la genèse des accidents névropathiques, joue un rôle aussi ou plus considérable que l'émotion extérieure. Nous rendons ainsi à la pathogénie émotive toute une série de faits, qu'à tort selon nous on a cherché à en distraire.

Y a-t-il une relation entre la modalité des troubles physiques réalisés par l'émotion et la nature même de l'émotion? — Comme nous le verrons plus loin, nous pensons qu'il s'agit là surtout de *réactions individuelles,* variant plus avec les individus qu'avec les causes émotives elles-mêmes. Toutefois, mais sans qu'on puisse à aucun titre élever cette proposition jusqu'à une thèse génerale, il nous semble que l'émotion intérieure crée surtout des phénomènes qui à des degrés divers se relient à l'angoisse. Les manifestations physiques de sidération, d'inhibition ou d'excitation intense, ressortent surtout de l'émotion-choc à laquelle le plus souvent elles succèdent rapidement. Mais répétons que ce n'est nullement une règle. Quant aux troubles vaso-moteurs, aux troubles digestifs, cardiaques ou respiratoires, ils nous paraissent appartenir indifféremment à l'une ou l'autre modalité émotive. Nous en dirons autant des troubles génito-urinaires et seuls peut être les phénomènes syncopaux et les phobies de la marche, appartiennent-ils d'une façon à peu près exclusive aux chocs émotifs.

Rapports entre les troubles psychiques et les troubles physiques.

Existe-t-il un rapport, une superposition quelconque entre les troubles psychologiques et les troubles physiques de l'émotion? — La réponse nous paraît devoir être affirmative et il nous semble qu'un parallélisme étroit relie ces deux sortes de phénomènes. Il n'y a pas de troubles physiques accentués sans l'existence simultanée de troubles psychiques. La réciproque toutefois n'est pas vraie et chez certains sujets, l'émotion peut ne produire que des réactions purement psychiques, en dehors de tout trouble physique immédiat associé. Constamment le trouble psychique est antécédent au trouble physique. Même dans les émotions sidérantes, la perte de conscience psychologique est antérieure à la perte de connaissance physique. L'existence de l'atteinte primitive de la conscience psychologique se manifeste d'une façon objective. Ne voit-on pas les sujets avant de tomber en état syncopal, ébaucher des mouvements qui sont des gestes de défense, qui manifestent la tentative d'ailleurs vaine, faite pour se reprendre, pour se défendre? Nous dirions volontiers que le trouble psychique est la condition même du trouble physique. Si l'émotion, en particulier par ses réactions vaso-motrices, peut apparaître comme un trouble bulbaire ce n'est déjà là qu'un phénomène second. Une représentation mentale quelconque ne suffit-elle pas d'ailleurs à produire des troubles vaso-moteurs comme la rougeur de la face, comme la pâleur? On peut, pour employer l'expression populaire « avoir chaud » rien que de penser à quelque chose. Ceci nous amène à concevoir — notion purement hypothétique d'ailleurs, mais plus que vraisemblable et extrêmement importante au point de vue de la pathogénie des manifestations fonctionnelles — à concevoir disons-nous que les champs de la conscience intellectuelle voisinent avec les champs de la conscience organique, et qu'il y a une action réciproque évidente des phénomènes de mentalité sur les phénomènes organiques considérés comme causes ou comme effets. Et ceci nous explique pourquoi et comment, une préoccupation émotive concernant un organe déterminé trouble le fonctionnement de cet organe. C'est l'explication aussi de ce fait que des phénomènes d'excitation ou de dépression psychique diffuse, soient susceptibles d'influencer la marche générale des fonctions organiques, et ce tout naturellement d'une façon plus manifeste, en ce qui concerne les fonctions plus particulièrement soumises à des actions nerveuses.

L'émotion suivant les individus.

Il est hors de doute que tous nous sommes fort inégalement résistants aux diverses excitations émotives. Chacun selon sa constitution mentale individuelle fait ou non des réactions émotives avec une plus ou moins grande facilité. Ces réactions émotives elles-mêmes, dans l'ordre psychologique comme dans l'ordre physique, varient, suivant les sujets, de nature et d'intensité. Le *degré de l'émotivité* individuelle mesure l'intensité des réactions pour des excitations émotives données. Comment et suivant quelles lois, quantitativement et qualitativement, l'émotivité individuelle varie-t-elle?

Il est d'abord un fait bien évident, c'est qu'il n'est pas d'excitation émotive qui aît une valeur intrinsèque absolue et qui soit susceptible de provoquer chez tous les individus une réaction identique. *Toute réaction émotive est fonction de la personnalité particulière.* Celle-ci se décompose elle-même en tendances d'ordres différents. Les unes sont instinctives, congénitales, héréditaires, communes à l'immense majorité des sujets issus d'une même souche. Les autres sont acquises, particulières, résultent de développements excentriques pris par la personnalité et sont individuelles.

Voici par exemple des instincts comme l'instinct de conservation, comme l'instinct maternel, voire comme l'instinct sexuel, qui entrent comme partie intégrante, dans l'immense majorité des constitutions mentales que nous sommes habitués à considérer. Il est de fait que toute atteinte dans ce domaine est d'une façon générale, quoique avec bien des variations quantitatives et qualitatives, créatrice de réactions émotives.

Voici d'autre part, un avare, un jaloux, un ambitieux..., il est bien certain qu'ils réagiront d'une façon toute spéciale aux actions émotives qui s'exerceront dans le domaine précis où leur personnalité s'est hypertrophiée. Harpagon se désespérera de la perte de sa cassette et restera assez indifférent à ses désillusions matrimoniales. Celui-ci subira de sang-froid de grosses pertes d'argent qu'une atteinte affective sidèrera. Tel autre verra, sans s'en affecter outre mesure la mort le séparer des siens, qui s'affolera de la perte d'une place convoitée.

C'est dire, en d'autres termes, que la réaction émotive varie, suivant la personnalité des sujets, avec le domaine où s'exerce l'excitation émotive. Mais c'est dire aussi, que tout développement de la personnalité dans un sens déterminé inhibe en quelque sorte l'émotivité dans les autres domaines, à la condition toutefois que, dans sa zone ainsi hypertrophiée, la personnalité soit entièrement respectée par l'excitation émotive en cause.

C'est donc qu'aux deux pôles opposés des constitutions mentales, ce seront les individus dont la personnalité est la plus diffuse et la moins marquée et ceux aussi dont la personnalité *monoidéiste* est la plus accusée, qui réagiront le moins aux actions émotives banales. Il va sans dire que ces derniers réagiront au contraire avec une extrême intensité s'ils sont touchés dans leur sphère de développement particulier. C'est ainsi que le soldat qui croit aller à la victoire se moque du danger et de la mort et que dans la défaite, il s'affole et connaît la peur extrême.

Mais il existe des monoidéismes que la vie n'atteint guère. Ce sont les monoïdéismes religieux, moraux ou philosophiques et de là vient que les individus qui ont une direction de vie dans le domaine de l'idée, qui en d'autres termes ont un idéal, prennent du même coup une assurance contre l'émotion et contre les psychonévroses qui en découlent. La vie et la mort des martyrs de leur foi, des philosophes idéalistes, en fourniraient de nombreux et frappants exemples. Ceux-là possédaient la sérénité d'âme, et en matière de psychonévroses c'est encore la meilleure des prophylaxies.

Il est, d'autre part, des constitutions mentales qui se défendent fort bien contre les excitations émotives même lorsqu'elles les atteignent dans leurs œuvres vives. Il s'agit là d'individus qui ressentent bien les chocs émotifs, mais qui ne les prolongent pas par le mécanisme de l'émotion intérieure. Ils savent *extérioriser, objectiver les choses,* les transformer rapidement en phénomènes de connaissance. Chez eux l'émotion se résout en un problème intellectuel qui se pose. Ceux-là sont rares, à vrai dire, et plutôt que de leur faire un mérite de la solidité de leur constitution mentale, nous leur reprocherions volontiers, si vigoureuse que soit leur intelligence active ou passive, de ne pas savoir s'émouvoir, parce qu'aussi ils ne savent pas souffrir et que leur personnalité est plus ou moins réduite et dégénérée. Il n'en reste pas moins vrai que ce mécanisme, s'il ne s'érige pas en système de vie, ouvre, à la thérapeutique et à la prophylaxie des émotivités exagérées, une voie qui ne saurait être négligée.

Dans le fait, la clinique des psychonévroses nous met généralement en présence de malades dont l'émotivité est singulièrement exagérée et a progressivement diffusé dans tous les domaines. Et ce sont les divers facteurs qui créent cette exagération et cette diffusion de l'émotivité qu'il nous faut maintenant envisager.

L'ÉMOTIVITÉ ET SES FACTEURS.

Dans bien des cas l'émotivité est constitutionnellement exagérée. Déjà chez les très jeunes enfants des différences s'établissent entre sujets qu'un rien émeut, qui rougissent ou pâlissent, s'inquiètent ou s'affolent pour la moindre des choses et ceux qui plus résistants, paraissent déjà et d'emblée être des bons vivants. Nous verrons plus loin la part qu'il faut faire à l'état physique dans ces états. Mais il n'est pas douteux que l'hérédité intervienne et qu'il existe des constitutions émotives ou du moins des constitutions qui manifestent par des phénomènes physiques de tout ordre leurs réactions à l'émotion. Mais il est infiniment rare que cet excès d'émotivité ne soit pas en relation avec une structure particulière, et souvent accusée, de la personnalité. Ce sont les enfants dont on dit qu'ils ont une « nature sensible ». Ce sont ceux qui, si petits, semblent déjà « prendre les choses à cœur ».

Le *fonds,* chez l'enfant, est très susceptible d'être modifié par l'éducation morale et physique; malheureusement le plus souvent l'éducation moderne l'entretient quand elle ne le développe et ne l'amplifie pas.

Au point de vue physique on habitue les enfants à s'observer, à s'examiner. On veut les protéger, c'est bien. On leur apprend à avoir peur, à se sentir en état d'insécurité physique. En un mot, on les élève trop dans « du coton ». Ceci est particulièrement dangereux. Il nous a paru bien souvent que dans de telles pratiques il fallait voir l'origine d'inquiétudes émotives concernant la santé, qui plus tard devenaient des préoccupations hypocondriaques, sources d'états neurasthéniques souvent fort graves.

Au point de vue moral il en va de même et de pousser les enfants dans la voie des sentimentalités excessives, de les habituer au scrupule et à l'incertitude morale, on risque fort de les préparer à devenir des inquiets, des scrupuleux, et par là même des grands émotifs. L'adaptation à la vie normale, à ses chocs, aux déceptions qu'elle cause, aux entraves qu'elle comporte, ne pourra se faire plus tard qu'autant que d'assez bonne heure l'enfant aura pris conscience de sa personnalité, et sera soutenu soit par une direction morale extérieure à lui-même, soit par une suffisante confiance en soi-même. Il est constant que bien souvent l'éducation moderne ne satisfait qu'insuffisamment à l'un ou à l'autre de ces desiderata.

Parfois l'éducation aboutit à un résultat différent et c'est parce que l'enfant a vu sa personnalité s'accuser exagérément, parce qu'il a trop confiance en lui-même, que la première désillusion ruinera tout l'édifice. Par des voies différentes on aura abouti au même résultat.

Mais l'éducation se prolonge en somme toute la vie et l'individu, à une étape donnée de l'existence, n'est jamais que le résultat d'un rapport entre sa personnalité antécédente et les événements sucessifs qui ont pu la modifier.

L'individu le plus sûr de lui ne résistera pas indéfiniment aux chocs de l'existence si ceux-ci se multiplient et se précipitent et le jour où il aura perdu sa sécurité il sera, du même coup, devenu un grand émotif. C'est dire qu'il peut y avoir des émotivités, partant des psychonévroses, qu'en dehors de toute constitution mentale antérieure, la vie seule suffit à créer.

Mais en dehors de ces cas-là, malheureusement trop nombreux, il en est d'autres, où c'est par l'entourage, par la direction morale subie, souvent aussi — nous dirions volontiers surtout — par de fâcheuses interventions médicales, que l'insécurité physique ou morale aura été secondairement acquise, que la préoccupation ou le scrupule sera né et que l'émotivité aura suivi.

Tous ces derniers développements peuvent se résumer en disant que : *les réactions émotives sont directement proportionnelles à l'atteinte subie par la personnalité, et inversement proportionnelles au degré de la conservation par le sujet de son contrôle intellectuel.* Il va sans dire que le manque de confiance en soi, que l'insécurité physique, l'incertitude morale qui diminuent pour un individu la valeur de son contrôle intellectuel, sont eux-mêmes en relation avec toutes les émotions antérieurement subies.

Et déjà l'on conçoit le cercle vicieux dans lequel pénètrent nos malades qui moins conscients parce que trop émotifs, deviennent plus émotifs parce que moins conscients. C'est le mécanisme même qui préside à l'évolution presque fatalement progressive, sauf intervention favorable, des psychonévroses à forme neurasthénique.

Les conditions physiques qui exagèrent l'émotivité.

Les fonctions de la vie physique et les fonctions de la vie psychique, ne sont pas dans la nature humaine séparées par des cloisons étanches. Et si nous estimons, contrairement à ce qui est habituellement admis, que bien des troubles de la vie physique sont commandés par des troubles antécédents de la vie psychique, nous savons aussi reconnaître qu'il est de multiples circonstances, où des modifications dans les fonctions organiques, sont susceptibles d'entraîner des modifications psychologiques. Si nous nous refusons d'une façon absolue à admettre que la fatigue, le surmenage, l'épuisement, la maladie organique, soient des facteurs pathogéniques immédiats des psychonévroses, il nous paraît néanmoins constant que ces éléments puissent jouer un rôle étiologique important dans le développement de telles affections. Mais toujours c'est par l'intermédiaire de troubles psychologiques qu'ils agissent, sur terrain prédisposé et en présence de causes émotives surajoutées. Nous ne connaissons pas de cas d'individus qui, en dehors de toute cause émotive, aient été rendus neurasthéniques par un surmenage en quelque sorte passif. Nous n'avons jamais rencontré, en dehors de préoccupations hypocondriaques plus ou moins justifiées ou de causes émotives surajoutées, de sujets faisant des états neurasthéniques dans la convalescence des pyrexies graves. Ce sont là des notions que nous avons déjà développées. Mais il n'en est pas moins vrai que les diverses causes ci-dessus mentionnées, *en présence d'une cause émotive,* sont capables d'en augmenter, d'en renforcer l'action.

Pour le comprendre il n'y a qu'à s'adresser à l'auto-observation individuelle. Quel est le sujet qui fatigué, éreinté, ne se sente plus irritable, moins maître de lui, plus capable de s'obséder? Très spécialement, on saisit que la fatigue cérébrale qui, par la force des choses, diminue en valeur et en durée le contrôle intellectuel, soit capable de jouer un rôle étiologique effectif dans la genèse des psychonévroses.

Mais encore faut-il que la cause émotive existe, encore faut-il que le sujet ait une raison de se préoccuper, de s'obséder. Comme nous le verrons plus loin, *à aucun degré* les états de fatigue simple, les états de surmenage, les états dits d'épuisement, ne se confondent avec les états neurasthéniques pas plus qu'ils ne les engendrent. Ils peuvent dans la mesure où nous venons de l'indiquer, contribuer à la genèse de ces états qui ne reconnaissent, à la vérité, qu'un seul facteur pathogénique vrai, à savoir l'émotion. Le surmenage, la fatigue, ne sont pas plus cause de neurasthénie qu'ils ne sont cause de tuberculose. Ils créent un état de prédisposition à la tuberculose, ils favorisent l'ensemencement et la prolifération du bacille tuberculeux qui reste la seule cause pathogénique effective. De même par l'infériorité psychique et physique où ils mettent le sujet, ils peuvent devenir facteurs d'émotivité plus grande d'une part, comme constituer aussi d'autre part et par eux-mêmes, de véritables causes émotives. Mais sans l'émotion il n'y a pas de psychonévroses.

Nous voudrions encore signaler en passant et sans y insister autrement, la relation fréquente qui unit l'augmentation de l'émotivité individuelle aux troubles de la vie génitale. Si ceux-ci agissent le plus habituellement par l'intermédiaire de troubles d'ordre psychologique, il nous a paru que dans certains cas il pouvait y avoir un rapport direct — physique en quelque sorte — entre le trouble génital et l'émotivité du sujet. Tout en particulier, et souvent même sans que le facteur scrupule, regret ou remords pût être invoqué, nous avons pu nous convaincre que les pratiques du coït incomplet, comme aussi certaines pratiques sexuelles anormales, pouvaient agir d'une façon immédiate sur l'émotivité des individus.

Spécificité individuelle des réactions physiques d'origine émotive.

Les modalités physiques des réactions émotives *sont variables selon les individus*. C'est là une donnée extrêmement importante, car elle est la clef du mécanisme à l'aide duquel se produisent les différentes manifestations fonctionnelles. Chacun réagit à l'émotion suivant une manière qui lui est propre. Celui-ci fait des troubles vaso-moteurs, pâlit ou rougit. Tel autre a des réactions sudorales ou du ptyalisme. Un troisième aura des vomissements, alors que son voisin ressentira une constriction de la gorge et de la sécheresse de la bouche. Un sujet verra son appétit diminuer et ses fonctions digestives se troubler, un autre sera sous l'influence émotive pris de diarrhée, un autre d'une sensation de tension périnéale avec ou sans pollakiurie, avec ou sans polyurie. Cet individu sera pris de palpitations, cet autre aura des tendances syncopales. Il en est chez lesquels l'émotion se traduira physiquement par de l'agitation motrice, ou au contraire par une sensation de dérobement, de paralysie des jambes ou des bras. Tout peut se voir et tout peut s'observer, et là est bien moins le phénomène curieux et gros de conséquences, que dans cette loi qui nous paraît fort générale de *la persistance de l'orientation de la réaction émotive*. Nous voulons dire par là que pour un sujet déterminé, quelle que soit la nature de l'émotion, celle-ci, chaque fois qu'elle se reproduira, amènera des réactions physiques qualitativement sinon quantitativement *toujours semblables*. Un sujet chez lequel l'émotion s'est une fois manifestée par un trouble gastrique, dyspnéique, cardiaque, etc... s'il éprouve une nouvelle émotion ou si simplement par l'émotion intérieure il entretient le souvenir de l'émotion subie, éprouvera à nouveau ou continuera à éprouver les mêmes phénomènes qu'il a une première fois ressentis. Nous en avons vu de très nombreux exemples. Nous avons entendu des sujets atteints de paraplégie hystérique nous dire que d'une façon régulière et constante, « l'émotion leur tombait dans les jambes ». Bon nombre de nos faux gastropathes nous ont confié que le trouble digestif était la manière unique et ancienne dont, chez eux, se traduisaient les réactions émotives.

S'agit-il là de phénomènes d'auto-suggestion ? Nous ne le croyons certainement pas, du moins pour la première fois que ces manifestations se produisent. Faut-il invoquer des prédispositions individuelles ? La chose est possible, mais ce que nous tenons à mettre en évidence, c'est que ces réactions physiques de l'émotion sont, lorsqu'elles se manifestent pour la première fois, *complètement subconscientes*. L'important c'est que le fait soit connu, car il éclaire d'une lumière singulière le pourquoi et le comment de la localisation des troubles fonctionnels.

Les émotions. L'hystérie et la neurasthénie.

Si dans la genèse de l'hystérie et de ses accidents, la grosse émotion, l'émotion-choc nous paraît jouer un rôle prépondérant, en ce qui concerne le développement des états neurasthéniques il en est bien rarement de même. Ici et d'une façon presque constante le rôle de l'émotion-choc en tant qu'action immédiate est minime. Quand même, dans les antécédents d'un malade on trouve un traumatisme émotif considérable, ce n'est pas toujours et nécessairement à ce traumatisme en lui-même qu'il faut attribuer l'éclosion de l'accès neurasthénique. L'individu qui, en pleine santé, est surpris par un choc émotif, n'entre que bien rarement d'une façon immédiate dans l'état neurasthénique. Il n'y arrive qu'à la longue et parce qu'il n'a pu se dégager du *souvenir* de l'émotion qu'il a subie. La désintégration mentale brutale que crée le choc émotif peut aboutir à l'accident hystérique. En matière d'états neurasthéniques, la dislocation mentale et morale du sujet ne se fait en général que progressiment. C'est qu'en effet l'hystérique n'a qu'une mentalité particulière et son état moral n'est que relativement peu modifié. Le neurasthénique, au contraire, touché il est vrai dans sa mentalité, est surtout, cependant, frappé dans son état moral. Or, si l'erreur de représentation mentale, si les décharges émotives de tout ordre qui constituent, à proprement parler, les accidents hystériques, peuvent, comme on le conçoit aisément, s'installer d'emblée, les modifications de l'état moral sont presque nécessairement, très progressives. Une grosse émotion n'aboutit pas rapidement au pessimisme général qui forme le fond de l'état moral du neurasthénique. Pour créer cet état il faut que les phénomènes émotifs se prolongent, se superposent, en additionnant et en multipliant leur action. De fait, alors que, très schématiquement, l'hystérique se présente comme un *inhibé,* le neurasthénique s'offre d'une façon constante à l'observation comme un *préoccupé,* nous dirions volontiers comme un obsédé, si ce mot n'avait en pathologie mentale une signification trop particulière.

Un exemple fera plus clairement comprendre notre pensée. Voici par exemple une jeune femme qui apprend brutalement la mort de sa mère. A cette nouvelle, elle pourra faire une décharge émotive sous forme de crise hystérique; elle pourra, faisant ou non de l'émotion progressive, réagir brusquement ou tardivement par un accident hystérique, paralysie ou contracture par exemple, que l'erreur de représentation mentale fixée dans son esprit, à la faveur de l'état émotif intense, entretiendra plus ou moins longtemps. Sous l'action émotive, elle est devenue un être passif qui enregistre et admet sans discussion les divers phénomènes physiques résultats du choc émotif. Nous avons observé plusieurs de ces cas.

Que cette même jeune femme se trouve au contraire auprès d'une mère gravement malade qu'elle voit décliner tous les jours, qu'à chaque instant elle sente l'issue fatale se rapprocher, et des phénomènes tout différents vont se produire — si, du moins, elle possède une constitution émotive suffisante, congénitale ou acquise. Elle sera d'abord inquiète, préoccupée, et sans que pour cela son contrôle intellectuel, son état moral, son énergie, se trouvent diminués ou affaissés. Puis les excitations émotives que cause la préoccupation continue se poursuivant, pour vivre d'une façon qui n'est déjà plus normale, elle aura besoin *de se reprendre, de se ressaisir*. Plus tard, l'action dissolvante de l'émotion persistant, *elle ne pourra même plus se reprendre, elle ne pourra plus se ressaisir*. La préoccupation émotive entrera comme facteur constant, inévitable, dans toutes ses pensées, dans tous ses actes. Désorientée au point de vue mental, désorientée au point de vue moral, elle est devenue une neurasthénique n'ayant plus de contrôle intellectuel suffisant, et capable de présenter toutes les manifestations fonctionnelles. Il faut y ajouter encore cette notion fort importante, c'est que par elle-même, physiquement et moralement, l'émotion fatigue et que par conséquent, des phénomènes effectifs de dépression intellectuelle et physique vont compliquer la situation.

C'est là un fait dont il nous paraît qu'on a généralement tenu très insuffisamment compte. Et c'est cependant là que réside peut-être, la seule part organique effective existant à la base des états neurasthéniques. Tout le monde sait qu'une émotion un peu sérieuse et surtout un peu prolongée, même quand elle est en quelque sorte passivement supportée, *brise* physiquement et intellectuellement l'individu qu'elle atteint. L'émotion fatigue autant et bien plus que l'exercice le plus violent, que le travail intellectuel le plus intense. Mais l'action qu'exerce la préoccupation émotive est encore bien plus marquée. Le travail intellectuel qui, pour s'accomplir, suppose la lutte constante contre la préoccupation obsédante, en devient singulièrement plus pénible, plus fatigant. Toute action, toute décision, le plus simple des phénomènes de la vie ne peuvent s'exécuter qu'autant que pour un temps, le sujet aura su se dégager de la cause émotive qui tend sans cesse à l'envahir. Ceux qui, à quelque degré que ce soit, n'ont point passé par là, ne peuvent se douter des trésors d'énergie dépensés par certains malades, avant cette faillite de l'être que constitue l'état neurasthénique.

Il n'est point de plus claire pathogénie des états neurasthéniques, que celle que spontanément donnent certains sujets qui en proie à des préoccupations obsédantes « *sentent,* à certains moments, *qu'ils vont devenir neurasthéniques* ». C'est qu'en effet ils éprouvent que leur pouvoir énergétique est rompu, non pas le plus souvent parce qu'il était originellement insuffisant — c'est cependant un facteur effectif dans bien des cas — mais parce qu'il est mis à une trop rude épreuve. A partir du moment où la volonté, mot qui exprime le potentiel physique et moral d'un individu, minée par les actions émotives successives, disloquée et désintégrée par les efforts répétés faits pour se ressaisir, devient entièrement impuissante, à partir du moment où le sujet est dominé par sa préoccupation et ne la domine plus, en d'autres termes, à partir du moment où chez lui l'*émotion l'emporte sur la raison,* il est un neurasthénique et détient en lui-même, virtuellement, toutes les manifestations de cette affection.

En quelques mots et pour donner une définition, la *neurasthénie est constituée par l'ensemble des phénomènes qui résultent de la non-adaptation de l'être à une cause émotive continue et de la lutte de l'être pour cette adaptation.* On sent combien une telle conception nous éloigne des interprétations organicistes de la neurasthénie, mais il serait néanmoins abusif de ne pas tenir compte des éléments de fatigue effective qu'engendre directement l'excitation émotive.

Quelles sont donc les causes émotives que l'on trouve à la base des états neurasthéniques ? Comment se prolongent-elles et pourquoi ? Quels sont les facteurs qui renforcent l'action émotive ? Telles sont les questions que maintenant nous avons à nous poser.

La nature des causes émotives qui engendrent les psychonévroses.

Nous posons en règle générale, ne souffrant à notre sens *aucune* exception, que dans la genèse des états névropathiques, *il existe toujours une cause émotive.* Cette cause, si vous ne la trouvez pas, c'est qu'ou bien votre diagnostic est en défaut et que votre malade n'est ni un hystérique ni un neurasthénique, ou bien c'est que votre sujet vous la dissimule. Ajoutons que malheureusement trop souvent — et ceci explique le manque d'unité dans la compréhension médicale des psychonévroses — cette cause n'est même pas recherchée par le médecin qui s'attache trop volontiers à l'étude des symptômes subjectifs ou objectifs présentés par les malades, pour négliger complètement l'origine morale et émotive des choses. Puis il faut dire que les accidents des psychonévroses continuant, comme nous le verrons plus loin, à évoluer pour leur propre compte, même lorsque la cause émotive a disparu du champ de la conscience du sujet, il arrive que, même pour le malade, son action en paraisse inopérante et ineffective et qu'il néglige de parti pris de la relater. Enfin, si nombre de malades étaient assez volontiers aux yeux du médecin leur vie antérieure, s'ils racontent sans déplaisir les diverses épreuves qu'ils ont pu subir, il en est d'autres qui ont la pudeur de leur intimité, et qui prêts à narrer tous les détails de leur vie physique, se refusent à découvrir les misères de leur vie morale. C'est que souvent aussi les causes, supposant la mise en jeu de personnes multiples, sont d'ordre si intime, que le malade hésite tout naturellement à les confier au médecin, dans la fonction duquel il ne croit pas qu'il soit de connaître ce qui dépend de sa vie morale. C'est donc tout un art pour le médecin que de savoir dépister chez des patients un peu fermés et parfois même singulièrement récalcitrants, l'origine effective des accidents. Ce n'est que par un interrogatoire extrêmement poussé, en sentant de la part du sujet une hésitation à lui répondre, qu'il se rendra compte du territoire particulier où il faut serrer l'interrogatoire, jusqu'à ce que le malade se décide à confesser ce qui *existe toujours,* à savoir la cause morale de son état.

Les causes émotives qui seront le moins aisément avouées sont toutes celles qui tiennent au scrupule ou à la vie génitale. Nous avons vu des sujets devenir des neurasthéniques parce qu'ils entretenaient en eux des préoccupations émotives concernant des actes antérieurs de leur vie. Ces actes remontaient souvent à des années, parfois à l'enfance ou à l'adolescence, et cependant poursuivaient depuis ce laps de temps leur action dissolvante sur le moral des malades. Celui-ci avait trompé sa femme quelques dix ans auparavant et conservait, singulièrement obsédant, le remords de l'acte accompli. Cet autre s'était masturbé vers l'âge de quinze ou seize ans et conservait l'impression déprimante qu'il s'était de la sorte diminué moralement et physiquement. Ce malade est devenu neurasthénique parce que, ayant entraîné de bonne foi des amis dans des affaires désastreuses quelques années auparavant, il conservait, vibrant, le souvenir du préjudice causé. Cette autre en se mariant avait négligé de confesser à son mari une tare héréditaire existant dans sa famille et s'en faisait de violents reproches. Cette autre avait épousé son mari sans lui confier qu'un de ses frères avait été condamné à une peine infamante. Nous pourrions multiplier ces exemples et l'on conçoit que dans des cas de ce genre la libération, en quelque sorte, par l'aveu, soit singulièrement pénible. Combien d'autres en avons-nous vus qui conservaient de la sorte à titre de souvenirs et à titre de re mords, quelque défaillance de leur vie antérieure. Il n'en faut pas davantage pour qu'à la longue, moralement, physiquement, intellectuellement, un être se désagrège et devienne un neurasthénique.

Souvent la cause émotive doit être recherchée dans la zone génitale. C'est un attentat à la pudeur, une tentative de viol, une défloraison restée secrète, parfois des désirs inassouvis, parfois chez la femme comme chez l'homme et avec une fréquence peut-être égale, les insuffisances ou les excès de la vie génitale qui entrent, par l'importance morale qu'ils peuvent prendre chez certains sujets, comme facteurs pathogéniques d'états neurasthéniques graves consécutifs. Nous avons vu des femmes qui désireuses d'avoir des enfants, se neurasthénisaient parce que le mari s'obstinait au coït incomplet. Nous avons rencontré — le fait est habituel chez les neurasthéniques génitaux — des hommes qu'une impuissance accidentelle avait complètement déprimés. Dans ce domaine-là aussi, la recherche de la cause est parfois fort ardue.

Souvent c'est dans la vie affective qu'on trouvera la cause émotive. Des désillusions d'amour, un ménage qui ne va pas, un enfant malade ou qui tourne mal, une famille insuffisamment affectueuse, et des états neurasthéniques suivent d'autant plus graves que la cause émotive est persistante.

Moins graves peut-être, mais non moins efficients sont les souvenirs auxquels on ne se fait pas. La perte d'un enfant, d'une mère, d'un mari, dans l'ordre affectif, la perte d'une situation ou d'une fortune dans l'ordre matériel, et cela suffit pour que l'individu hanté par le souvenir de ce qui n'est plus et de ce qui aurait pu être, se déprime et s'affaisse.

Parfois c'est l'avenir qui est en jeu, le sien ou celui d'êtres qui vous sont chers. Ce sont des situations qui ne se dessinent pas, des vies menacées dans leur sécurité par des soucis moraux ou matériels.

Ce sont encore toutes les infériorités réelles ou supposées dans le domaine de la santé, qui peuvent intervenir comme facteurs d'émotivité et d'émotions. Nous avons vu des gens fatigués à la suite de surmenage, de travail exagéré, devenir neurasthéniques non pas du fait même de ce surmenage, mais par l'inquiétude où ils se trouvaient de voir désormais leur existence réduite et limitée.

Nous pourrions prolonger indéfiniment cette sorte de nomenclature des causes émotives. Ce sont tous les accidents, voire pour les gens mal trempés, tous les incidents de la vie qu'il nous faudrait passer en revue. Nous pensons en avoir suffisamment dit pour montrer que l'inconstance apparente de la cause émotive, tient à la difficulté de sa recherche. Mais nous ne saurions trop répéter que cette cause, évidente ou dissimulée, *existe toujours* et que tout est de savoir la dépister.

Peut-on dans ces causes émotives établir un ordre de fréquence relatif? La chose nous paraît difficile et l'importance pathogénique de ces causes varie essentiellement suivant les milieux. Les préoccupations d'ordre social et matériel se rencontrent évidemment d'une façon plus fréquente dans les classes pauvres de la société. La causes émotives par scrupules fins et subtils appartiennent plus volontiers aux milieux éduqués. On conçoit donc combien une statistique faite sur ces causes pourrait varier suivant le milieu considéré, suivant les races, suivant les pays et les directions particulières des mentalités.

Cette statistique nous avons néanmoins tenté de l'établir et nous la donnons pour ce qu'elle vaut. En négligeant les grands traumatismes émotifs notre statistique nous donne dans la série des causes émotives, le tableau suivant :

Psychonévroses où la cause émotive est constituée par :

1° Préoccupations d'ordre physique.	27 pour 100.
2° Préoccupations affectives.	24 pour 100.
3° Préoccupations génitales.	22 pour 100.
4° Scrupules de tout ordre.	14 pour 100.
5° Préoccupations matérielles.	13 pour 100.

La seule donnée vraiment intéressante qui nous semble résulter de ce tableau, c'est l'importance du facteur génital dans la genèse des psychonévroses. Il est d'autre part assez inattendu de voir les scrupules de tout ordre prendre comme causes émotives le pas sur les préoccupations d'ordre matériel. S'il faut en croire notre expérience personnelle, l'homme tient beaucoup à sa santé, beaucoup à ses affections et pas mal à sa génitalité. Sa situation matérielle le préoccupe moins. En l'état actuel des esprits c'est là une notion assez inattendue et qui n'est pas peu propre à relever le neurasthénique dans notre estime, puisqu'il est dans sa personnalité de mettre ses affections avant ses intérêts.

Les facteurs de la persistance de l'idée émotive dans la conscience.

Les expressions « s'y faire — oublier — abandonner — renoncer — prendre son parti — se résigner, etc., » expriment la façon dont les sujets normaux se comportent en présence des différentes épreuves de l'existence.

L'action même de préoccupations persistantes chez l'individu sain n'est pas nécessairement inhibitrice de l'activité. Un sujet d'une mentalité bien construite tend et arrive à se distraire. Nous avons déjà vu que suivant la qualité même de l'émotion et suivant la personnalité de l'individu qui en était l'objet, la résistance à l'envahissement émotif total était plus ou moins aisée. Mais, quelle que soit la direction particulière prise par sa mentalité et quelle que soit la nature même des causes émotives qui l'étreignent, le neurasthénique présente, nous l'avons déjà signalé, une constitution mentale qui le rend particulièrement susceptible aux actions émotives devant lesquelles il se trouve parfois complètement désarmé. En grosse partie constitutionnelle, et partiellement aussi acquise par l'éducation, par l'hygiène morale de la vie, par les épreuves diverses dont celle-ci a pu être semée, la mentalité du sujet capable de devenir neurasthénique se résume en deux mots : *Émotivité, obsédabilité.* Dans quelle mesure ces deux termes sont-il unis. Au premier abord il semble qu'il s'agisse là de phénomènes assez différents. L'hystérique en effet qui est un grand émotif n'est pas en général un obsédable.

Cependant on conçoit aisément que l'obsédabilité soit en raison inverse chez un sujet de sa faculté d'adaptation. Il est certain que les notions qui ne s'intègrent pas à la personnalité ont chance de persister dans le champ de la conscience. Si, pour se rallier aux idées de Janet on considère l'émotion comme une réaction d'inadaptation, l'obsédabilité dès lors se résout en quelque sorte dans l'émotivité. Elle n'est qu'une des réactions — psychique celle-là — de l'émotion. Et nous dirions volontiers que le propre du candidat à la neurasthénie, c'est de répondre aux actions émotives sous la forme très particulière de l'obsession.

Sans insister sur ce problème psychologique assez délicat, nous voudrions montrer quelles sont les circonstances extrinsèques à l'idée émotive, qui favorisent sa persistance dans le champ de la conscience individuelle. En d'autres termes, en dehors de la constitution mentale même du neurasthénique qui fait que plus volontiers qu'un autre il s'accroche à une préoccupation et l'exagère, en dehors du déficit psychologique que l'état émotif cause à la longue, en dehors de la valeur — extrinsèque ou relative à la personnalité du sujet atteint — de l'émotion en jeu, quels sont les mécanismes communs qui chez tout individu, neurasthénique ou non, entretiennent une idée, maintiennent une préoccupation ?

Tout d'abord une question de temps entre en jeu. Il est bien évident que plus longtemps une idée aura occupé le champ de la conscience, plus pénible elle sera à déraciner, plus difficile il sera de l'oublier. C'est qu'en effet, la préoccupation s'associant à toutes les acquisitions mentales de la vie journalière, aura d'autant plus de chances d'être évoquée que ces associations seront plus multipliées. C'est ainsi que le milieu, le cadre dans lequel la préoccupation se sera développée, la rappellera constamment parce que toutes les images que ce milieu, que ce cadre peuvent fournir, ont été antérieurement déjà associées à l'idée qui obsède. Et ce pouvoir d'évocation des êtres et des choses n'est nullement négligeable, car toute une série de règles thérapeutiques en découlent ainsi que nous le verrons plus tard.

Mais en ce qui concerne certaines préoccupations, telles les préoccupations hypocondriaques, il arrive que chez certains sujets leur évocation soit en quelque sorte volontaire et en relation directe avec une hygiène morale mal comprise. Tous les individus qui par habitude, par éducation, s'observent et se scrutent physiquement et moralement, entretiendront par là même toute préoccupation d'ordre physique, tout scrupule d'ordre moral qui, autrement, auraient pu n'être dans leur vie qu'un épiphénomène.

Il arrive encore que cette évocation soit provoquée extérieurement au sujet même. Voici un individu faux gastropathe, faux entéropathe, à qui un médecin conseille d'analyser ses sensations, d'examiner soigneusement ses déjections. Comment veut-on qu'avec de tels procédés la préoccupation hypocondriaque ne s'implante pas journellement davantage. Voici, d'autre part, un scrupuleux qu'on encourage, par une direction morale insuffisante ou mal comprise, dans la voie des examens de conscience répétés. L'inquiétude scrupuleuse en augmentera nécessairement. Bien plus, nous dirions volontiers que chez certains sujets à mentalité peu résistante, de tels procédés de direction médicale ou morale sont capables de créer de toutes pièces la préoccupation émotive, facteur d'états neurasthéniques secondaires. Toutes ces notions, sur lesquelles nous passons rapidement, nous les retrouverons plus tard, quand nous envisagerons le traitement prophylactique des psychonévroses. Elles ont une importance considérable pour le médecin comme pour le directeur de conscience, qui veulent bien faire leur règle de l'adage « Primum non nocere ».

CHAPITRE III

CE QUI N'EST PAS DE LA NEURASTHÉNIE
CE QUI N'EST PAS DE L'HYSTÉRIE

Nous étudierons d'ensemble plus loin, le mécanisme constitutif des divers accidents hystériques, des diverses manifestations neurasthéniques. Mais avant d'aborder cette étude, il nous semble utile de préciser l'extension et la compréhension que nous donnons aux deux termes d'hystérie et de neurasthénie. Il nous paraît, en effet, qu'un certain nombre d'états morbides qui ont avec la neurasthénie ou l'hystérie une parenté plus apparente que réelle, ont été, à tort et trop souvent, intégrés dans ces psychonévroses. Dans la description de ces affections on a peut-être trop souvent oublié, que seuls doivent être réunis des phénomènes pathologiques qu'unit un même lien pathogénique.

Or il n'est pas douteux que dans la conception commune de l'hystérie comme dans celle de la neurasthénie, on fait rentrer des troubles d'origine extrêmement diverse et qui n'ont avec les psychonévroses que des rapports d'association plus ou moins fréquente.

Tout d'abord en ce qui concerne la neurasthénie, ce sont tous les phénomènes de *fatigue simple* qui nous semblent n'avoir avec l'état neurasthénique aucune parenté pathogénique. L'individu qui physiquement ou intellectuellement se surmène, si son surmenage surtout est brusque et si par conséquent il est insuffisamment entraîné, arrivera bien au bout d'un temps plus ou moins long à s'épuiser, à se « *claquer* ». L'effort physique lui deviendra impossible ou douloureux, l'effort intellectuel sera pénible et souvent non adéquat au travail poursuivi. Entre ces états extrêmes et la simple sensation du sujet qui voit les vacances arriver avec plaisir parce qu'il se trouve un peu fatigué, tous les intermédiaires existent. Mais pas plus qu'il ne nous viendrait à l'idée de qualifier de neurasthénique l'individu qui, pour avoir *beaucoup* travaillé, éprouve le besoin du repos, pas plus il ne nous semble légitime de qualifier de neurasthénique l'être qui, pour avoir *trop* travaillé, présente à un moment donné tous les signes d'une fatigue physique ou cérébrale intensive qui l'oblige à s'arrêter. Entre la fatigue légère et l'épuisement toutes les transitions se trouvent. Il n'y a aucune raison pour que, en se basant sur une simple question de degré, on fasse passer un malade d'un cadre nosologique dans un autre.

Le soldat qui après des marches prolongées, l'homme de sport qui après des ascensions répétées tombent épuisés, ne sont pas plus des neurasthéniques, que le sujet qui pour avoir trop lu à la lumière, pour avoir prodigué sa voix à l'excès, se trouve contraint au repos de l'organe visuel ou de l'organe phonateur.

Il se peut que d'avoir dépassé brusquement sa limite d'entraînement un sujet se trouve brusquement rompu dans son essor, parce que sont intervenus tous les phénomènes d'intoxication dus à une fatigue excessive. Il se peut qu'alors il soit tenu à un repos plus prolongé que ne le supposerait à priori le travail effectif rempli par lui. Il n'en est pas pour cela davantage un neurasthénique.

Il pourra le devenir, si aux phénomènes de la fatigue vient s'ajouter un état d'émotion continu, sur lequel se grefferont des préoccupations obsédantes. Que la fatigue intervienne dans une certaine mesure en renforçant l'émotivité, c'est entendu, mais si elle peut constituer de la sorte un facteur étiologique de la neurasthénie comme de bien d'autres affections, elle n'en est pas un facteur pathogénique direct, elle ne constitue pas à elle seule, un phénomène neurasthénique.

Est-ce à dire que les phénomènes qu'objectivement ou subjectivement on observe chez les épuisés, diffèrent essentiellement des symptômes dits d'épuisement que l'on peut physiquement ou psychiquement trouver chez les neurasthéniques? A coup sûr non. Mais l'organisme ne répond à ces causes différentes que par un certain nombre de réactions simples. Que l'impression de fatigue tienne au surmenage effectif, qu'elle soit en relation avec une cause émotive continue, qu'elle constitue même un phénomène purement subjectif, les malades traduiront évidemment leurs impressions par des termes identiques. C'est ainsi pour prendre une comparaison qu'une impression de chaleur, qu'elle soit due à la température extérieure, qu'elle soit due à la fièvre, ou qu'elle soit en relation avec une simple auto-suggestion, sera exprimée de la même façon par un même ou par divers sujets.

Nous avons déjà insisté à plusieurs reprises sur ce fait que le surmenage suivi ou non de fatigue ou d'épuisement, n'entrait pas comme facteur pathogénique de la neurasthénie. Mais nous avons aussi dit que dans le plus grand nombre des cas, le surmenage s'accompagnait — de fait — d'états émotifs associés. Là se trouve, à notre sens l'explication du rôle tout à fait excessif que l'on a fait jouer à la fatigue ou à l'épuisement, dans la genèse de la neurasthénie. C'est l'état émotif associé et non le surmenage en lui-même qui est en cause, et l'importance de la cause émotive est d'autant plus considérable que, intrinsèquement, ou du fait de la fatigue, l'émotivité du sujet est plus accusée.

Fatigue, épuisement, neurasthénie, sont donc des termes qui dans l'histoire des malades peuvent se trouver associés. Mais comme il est une quantité de neurasthéniques qui n'ont pas été originellement des fatigués, comme il est une non moins grande quantité de surmenés qui ne sont pas devenus des neurasthéniques, il nous semble tout à fait légitime et nécessaire de distraire les phénomènes de fatigue ou d'épuisement simple du cadre de la neurasthénie.

Dans la discussion sur le rôle de l'émotion dans la genèse de la neurasthénie (in *Revue Neurologique,* 30 décembre 1909, page 1633) nous relevons les lignes suivantes dues à Babinski : « La forme type de la maladie (la neurasthénie) est représentée par la neurasthénie dite constitutionnelle, qui apparaît dans l'adolescence chez des sujets qui jusqu'alors avaient pu travailler intellectuellement et physiquement d'une manière normale. Le moindre effort les fatigue ; lire quelques pages ou écrire une lettre les épuise. Cette forme de l'affection peut se développer sans qu'il y ait eu surmenage préalable, chez des individus qui n'ont pas été spécialement ébranlés par les émotions. »

Le type des malades auquel Babinski fait allusion est bien connu, mais il comprend des cas fort divers dont quelques-uns seulement rentrent dans le cadre des phénomènes neurasthéniques vrais. Il existe des sujets qui, grands émotifs constitutionnels, se préoccupent à l'excès — et émotivement — de l'examen ou du concours qu'ils vont avoir à passer. Ceux-là peuvent devenir des neurasthéniques effectifs. Il en est d'autres qui excusent par une impuissance purement subjective et quelquefois franchement simulée, une infériorité prévue. C'est de la neurasthénie à l'usage des maîtres ou des parents. Ce ne sont peut-être pas les cas les moins fréquents.

Mais le point de diagnostic intéressant se rapporte à certains sujets qui, effectivement, sans auto-suggestion, sans simulation, sans surmenage marqué, sans émotions, font un état de fatigue ou d'épuisement que rien ne semble expliquer. Il nous semble que c'est une solution un peu hâtive que de dire, comme le fait Babinski que ces jeunes gens, qui souvent plus tard dans la vie se comporteront en êtres énergiques, sont atteints d'épuisement nerveux et qu'il s'agit de neurasthénie dite constitutionnelle. Il nous paraît qu'il y a là un déficit purement organique. Ces troubles se passent à l'âge même où les jeunes filles deviennent de grandes chlorotiques et coïncident souvent chez elles avec de l'aménorrhée. C'est l'âge aussi où si fréquemment s'installe la tuberculose, où le rétrécissement mitral, fontionnellement parlant, devient une véritable maladie du cœur. C'est un âge enfin où se manifestent des troubles, qui n'ont rien à faire avec la neurasthénie et qui sont des *troubles d'évolution*. Par débilité constitutionnelle ou par anomalie de développement, le sujet ne peut pas faire les frais de la *poussée organique* qui se produit à ce moment, et qui se traduit d'autre part par des troubles des glandes vasculaires sanguines qu'une observation attentive met en relief. Si en effet, on approfondit l'examen de ces malades, on leur trouve des anomalies dans le développement du système pileux, on constate des troubles cardiaques le plus habituellement par tachycardie, on observe des phénomènes vaso-moteurs, congestions, rougeurs, chaleurs, etc.

Ce sont là, si l'on veut, des états organiques mal définis. Ce serait une faute que de les intégrer aux états neurasthéniques, comme ce serait aussi une erreur que de se servir de leur existence pour établir une pathogénie endocrine des psychonévroses.

Nous en dirons tout autant de ce que l'on a appelé la neurasthénie de la ménopause, la neurasthénie de l'âge critique de l'homme. Il n'est pas douteux que cette période qui sépare l'âge mûr de la vieillesse proprement dite, ne soit une période *organiquement* dangereuse. Les statistiques le prouvent qui montrent une recrudescence de la mortalité vers la cinquantaine, époque après laquelle il semble que les humains fassent un nouveau bail avec l'existence. Qu'à ce moment de la vie les oscillations de l'organisme qui cherche son équilibre puissent se traduire par des états de dépression, d'épuisement et de fatigue, là n'est pas la question. Tout à l'heure nous avions à faire à des troubles organiques d'évolution ; ici des *troubles d'involution* sont en cause. Que des états neurasthéniques vrais, par préoccupations hypocondriaques, puissent s'installer à cette période de la vie à la faveur d'une émotivité exagérée, la chose est encore possible. Mais nous ne croyons pas que l'on puisse intégrer dans la neurasthénie, ces états de fatigue qui disparaissent spontanément quand l'équilibre organique a été assuré. Il ne nous semblerait pas plus logique de considérer comme un neurasthénique le paralytique général au début, ou l'artério-scléreux. Et chez ces malades cependant, les mêmes phénomènes d'épuisement physique, de débilité psychique peuvent s'observer. On ne les considère pas comme neurasthéniques parce qu'à leur symptomatologie subjective se superposent des signes objectifs, pupillaires ou réflexes pour ceux-là, artériels, cardiaques, urinaires pour ceux-ci. On parle de la *fausse* neurasthénie des paralytiques généraux ou des artério-scléreux. Il nous paraît tout aussi légitime de considérer comme autonomes et sans relations avec la neurasthénie vraie, les *fausses neurasthénies* de la ménopause masculine ou féminine. Leur substratum organique est mal défini. Les glandes vasculaires sanguines doivent bien certainement intervenir aussi et, en somme, tous ces états se rapprochent d'assez près, de manifestations analogues que l'on peut observer d'une façon courante dans l'addisonisme ou dans le basedowisme.

Au reste l'évolution de ces pseudo-neurasthénies d'évolution ou d'involution montre bien leur nature. Tantôt elles cèdent spontanément et disparaissent d'une façon complète après un temps plus ou moins long. Tantôt elles disparaissent encore mais c'est pour faire place à une psychose dépressive nettement définie ou à une maladie organique. Mais d'une façon générale, dans tout le cours de leur évolution, elles offrent une constance symptomatique qui ne se retrouve jamais dans la neurasthénie vraie, dont les symptômes ont la variabilité pour première caractéristique.

Combien d'autres malades sont encore considérés comme des neurasthéniques, sous prétexte qu'ils sont épuisés, et qui en réalité sont de purs organiques, ainsi que ne le montre que trop souvent l'évolution ultérieure. Il faudrait si l'on était logique et pour rester dans la conception classique des états neurasthéniques, décrire des neurasthénies biliaires, uricémiques, surrénales, thyroïdiennes, etc. Des descriptions de ce genre ont du reste été faites. L'intoxiqué par l'opium, par le chloral, par la cocaïne, devient à ce compte un neurasthénique s'il est privé de son poison et le saturnin que menace l'encéphalopathie, devrait rentrer lui aussi dans le même cadre nosologique.

Ces développements nous amènent à concevoir que l'état d'épuisement, aboutissant commun de phénomènes extrêmement divers, ne définit que très insuffisamment l'état neurasthénique. Celui-ci trouvera-t-il sa spécificité dans l'état mental des sujets? Sera-t-on nécessairement un neurasthénique parce qu'on aura de la dépression, des obsessions, des phobies? Pas davantage. Et ici l'erreur de diagnostic est de tous les jours et la confusion — banale — est commise, même par les médecins les plus avertis.

C'est ainsi que bien souvent de *petits états mélancoliques* sont confondus avec de la neurasthénie. Nous ne faisons pas ici allusion à cet usage qui veut que, par politesse, on qualifie de neurasthénie grave ou aiguë, des psychoses caractérisées. Dans la presse politique par exemple, il n'est pas de jour où l'on ne puisse lire qu'un sujet s'est suicidé dans un accès de neurasthénie aiguë. Il est évident que les familles préfèrent compter dans leurs membres un neurasthénique plutôt qu'un aliéné. Mais cet abus de terme est véritablement dangereux. Nous avons vu nombre de neurasthéniques que la lecture de ces faits divers impressionnait d'une façon singulièrement défavorable. Ils en faisaient des états émotifs intenses et la phobie du suicide suivait. Ce que nous avons en vue, c'est le petit état mélancolique sans grandes angoisses, sans insomnie absolue, sans une dépression physique et morale extrêmement accusée. A vrai dire, le diagnostic est parfois difficile et se fait surtout par l'évolution des symptômes et par l'histoire de la maladie. L'existence de crises antérieures, sous la forme maniaque ou dépressive, permettra souvent de dépister la nature du mal, mais le vrai terme de ce diagnostic résulte surtout de la constance, de la continuité des symptômes psychiques présentés par ces malades, *quoi qu'on fasse*. Chez eux la psychothérapie est purement illusoire car ils sont convaincus de l'incurabilité de leur état. Et quand on se trouve en présence d'un malade qu'il est absolument impossible de réconforter, qui présente une systématisation mentale et morale dans laquelle on ne peut pas pénétrer, il y a plus que des probabilités pour que ce malade ne soit pas un neurasthénique et pour qu'il soit atteint de psychose dépressive. Souvent aussi c'est la brusquerie du début qui est caractéristique de l'état mélancolique. Mais ce n'est pas là une règle absolue.

La *constitution cyclothymiste* fournit matière à de nombreuses erreurs de diagnostic. Mais ici on se trouve assez fréquemment en présence d'états associés. Ce sont des sujets qui de voir leur mentalité, leur état moral changer brusquement, qui de se sentir ainsi constamment entravés et arrêtés dans une activité qui tend à être débordante dans les périodes intercalaires, s'émeuvent, se préoccupent et se dépriment. Il y a ici superposition de la psychonévrose émotive continue qu'est la neurasthénie et d'un état psychopathique organique. Le départ entre ce qui relève de l'un et l'autre des deux termes de ce complexus pathologique, ne peut se faire qu'en se rapportant aux antécédents du malade.

La confusion se fait aussi — et dans les deux sens — entre l'état neurasthénique et les *états hypocondriaques,* soit qu'on taxe un neurasthénique vrai d'hypocondrie, soit qu'au contraire on considère comme un neurasthénique, le mental qu'est l'hypocondriaque. Si l'erreur est difficile à commettre dans un certain nombre de cas, et lorsque l'obsession hypocondriaque est nettement caractérisée et se hausse jusqu'à l'idée délirante, par contre il se présente bien souvent des malades dont l'hypocondrie plus diffuse est beaucoup plus pénible à définir. Ce n'est pas que de nombreux éléments d'un diagnostic différentiel ne puissent être établis. Si l'on interroge un petit hypocondriaque qui se plaint de la tête et qu'on lui affirme l'intégrité de son système nerveux, il commencera par douter de votre véracité et par vous poser une série de questions dont la plupart commenceront par ces mots : « Mais alors comment se fait-il que..... » Ceci n'a rien de caractéristique et se retrouve chez le neurasthénique. Mais ce qui est tout à fait spécifique, c'est de voir, sans que nul état émotif soit intervenu, le malade abandonner hâtivement sa systématisation cérébrale et dire : « Si ce n'est pas la tête, c'est le cœur, le poumon, l'estomac ou l'intestin que j'ai malades. » Il parcourera ainsi tout le champ des possibilités pathologiques, et si vous avez eu la patience de le poursuivre dans ses retranchements successifs, vous abandonnerez le siège quand, le cycle parcouru, le malade revenant à son point initial recommencera à vous parler de sa tête.

Chez le neurasthénique, rien de tel. Il peut avoir une ou plusieurs préoccupations, ne disons pas hypocondriaques, mais organiques. Mais ces préoccupations ont en somme leur raison d'être. Le faux gastropathe a des digestions pénibles, le faux cardiaque de la tachycardie, le faux pulmonaire de la dyspnée, le faux urinaire des sensations urétrales ou vésicales anormales. Les troubles ressentis par ces malades sont de nature fonctionnelle, c'est entendu; ils sont d'origine émotive ou d'origine subjective et psychique. Tels quels ils suffisent à assurer une systématisation suffisamment nette, pour que le faux gastropathe une fois guéri ne devienne pas un faux cérébral, un faux urinaire, etc....

Là n'est pas d'ailleurs à notre sens l'élément le plus important du diagnostic. Cet élément réside surtout dans l'origine même des accidents. Il est effectif que sous l'influence des émotions, des épreuves de la vie, les états hypocondriaques puissent s'exagérer. Mais ils s'exagèrent d'ensemble. Quant à la préoccupation hypocondriaque, elle-même, localisée, elle constitue originellement une conception purement intellectuelle à propos de laquelle, mais *secondairement,* le malade peut bien faire de l'émotion, mais qui n'est pas d'origine émotive. Chez le neurasthénique c'est l'inverse qui se passe. La localisation est toujours de cause émotive et si des interprétations intellectuelles peuvent suivre, ce sont *elles* et non pas les phénomènes émotifs qui sont secondaires.

Aussi bien, quand on vient nous dire que nos malades atteints de *fausses pathies* sont des hypocondriaques et non pas des neurasthéniques, nous ne pouvons nous empêcher de penser que c'est à un insuffisant examen des malades, et à une conception inexacte des choses, que peuvent seulement être attribuées de telles affirmations.

Il nous reste à parler d'une dernière catégorie de malades, réunis par Janet dans un même cadre nosologique, la *psychasthénie.* Dans quelle mesure la psychasthénie se confond-elle avec la psychose maniaque dépressive, avec les syndromes de dégénérescence mentale de Magnan, c'est là un problème qui reste à résoudre. Mais, qu'à quelque titre que ce soit, ces malades puissent être rapprochés des neurasthéniques voilà ce que nous ne saurions admettre. Il nous paraît que considérer la psychasthénie. « *comme une forme psychique de la neurasthénie* » (Dupré) c'est vouloir intégrer dans cette psychonévrose. des phénomènes qui, quelle que soit la façon dont on les interprète, n'ont rien à faire avec elle. Qu'une perversion, que des obsessions, puissent servir de *cause* émotive continue et présider de la sorte à l'établissement d'états neurasthéniques *surajoutés,* la chose nous paraît évidente. Qu'il y ait des psychasthéniques dont l'existence se trouve traumatisée par les troubles mentaux qu'ils présentent et qui, partant, puissent associer à leur état mental plus ou moins constitutionnel un état neurasthénique, qu'en d'autres termes, il y ait des malades *mixtes,* la chose ne nous semble pas douteuse et nous en avons vu de nombreux exemples.

Il est non moins certain que les émotions par le trouble mental qu'elles créent directement, peuvent accuser et renforcer les diverses manifestations psychasthéniques. Mais ce qui nous paraît un élément de distinction capitale c'est que les obsessions, les phobies, les doutes du psychasthénique, n'ont pas par eux-mêmes une origine ou une nature émotive.

On sait que les psychiâtres ont longuement discuté sur l'origine intellectuelle ou sur l'origine émotive des obsessions. Il nous paraît tout à fait légitime de distinguer l'*obsession phénomène intellectuel, de la préoccupation phénomène d'origine émotive.* Or si le neurasthénique fait des préoccupations il ne fait pas d'obsessions. De fait le neurasthénique ne présente jamais ces obsessions banales du psychasthénique, et qui résultent d'associations d'idées hâtives que ne réunit nul élément logique, mais qui persistent dans la conscience du malade. Voici par exemple une psychasthénique qui associe psychiquement une idée d'alimentation ou une idée de toilette à une notion de mort pour elle ou pour un des siens, et qui fait de cette association une obsession ou une phobie. Voici un douteur qui se livre à des calculs, à des interrogations indéfinies. En quoi les manifestations présentées par ces malades, se rapprochent-elles de celles que l'on observe chez le neurasthénique? Celui-ci peut être hanté de la peur du suicide, de la peur de faire du mal à quelqu'un, il peut se fixer sur un scrupule. Mais toutes ces préoccupations sont d'origine franchement émotive et comportent en elles-mêmes, et d'une façon intrinsèque et non pas seulement consécutive comme chez le psychasthénique, un élément émotif.

Le psychasthénique peut bien avoir une constitution émotive qui n'est qu'un des éléments de sa débilité psychologique générale. Mais il a surtout une constitution mentale *anormale*, alors que la constitution émotive n'est en somme et d'une façon générale que l'exagération d'un état normal. La psychasthénie a sa place marquée dans l'échelle des psychoses. Elle n'est pas une psychonévrose.

Si maintenant, nous envisageons les manifestations hystériques, il nous paraît encore qu'il y a intérêt à établir quelques distinctions. A vrai dire il n'en est qu'une qui nous paraisse réellement importante. Et nous pensons qu'il est peut-être abusif d'intégrer dans l'hystérie, l'ensemble des phénomènes qui résultent d'une simulation consciente ou inconsciente. Peut-on considérer comme atteints de psychonévrose des malades qui poussent l'idée, en somme délirante, jusqu'à se laisser mutiler ou à se mutiler eux-mêmes? Ces malades-là sont de véritables mentaux, ce sont des mythomanes. Il est bien évident que les accidents divers qu'ils présenteront objectivement dans le domaine organique, se faisant suivant le schême de représentations mentales, offriront un tableau clinique qui se rapprochera de celui des manifestations hystériques, comme tout à l'heure il se trouvait que nos épuisés, qu'ils fussent ou non neurasthéniques, traduisaient leur fatigue par les mêmes impressions subjectives, par les mêmes impossibilités effectives. Mais ici encore il y a un élément de différenciation qu'il faut rechercher dans l'origine même des accidents. Tout accident qui n'a pas son origine dans un traumatisme émotif, qui ne se rapporte pas aux diverses modalités de l'émotion physique ou qui n'est pas dû à l'inhibition émotive d'un certain nombre de représentations mentales, n'est pas, à notre sens, un accident hystérique. Que des associations puissent se rencontrer, que la fragilité mentale du mythomane le prédispose aux accidents hystériques, nous n'en disconvenons pas, mais nous ne croyons pas que mythomanie et hystérie puissent cliniquement être confondus. Et pour expliquer clairement notre opinion, nous dirions volontiers que les opinions de Babinski sur l'hystérie, se rapportent à la mythomanie et non à l'hystérie, qu'à aucun titre nous ne saurions confondre avec cette dernière psychose.

Ayant ainsi parachevé notre travail de désintégration, il nous semble que nous pouvons maintenant poursuivre notre étude et montrer ce que sont, en elles-mêmes, et dans leurs diverses manifestations, ces deux psychonévroses autonomes, entités morbides non discutables et qui ont nom : hystérie et neurasthénie.

CHAPITRE IV

COMMENT ON DEVIENT NEURASTHÉNIQUE

Le premier facteur des états neurasthéniques dont le rôle est extrêmement important à définir, c'est à coup sûr, *la prédisposition constitutionnelle.* Mais, tout d'abord, existe-t-il des individus qui de par leur constitution, puissent d'une façon absolue être considérés comme étant à l'abri de toute atteinte neurasthénique. Il nous paraît que si certains sujets paraissent mieux armés, il n'en est pas qui un jour ou l'autre, sous les coups répétés, ne puisse fléchir. Nous avons vu d'assez nombreux exemples de malades ayant pendant toute leur vie montré une résistance extraordinaire, qui, tout en ayant eu l'existence la plus agitée que l'on put imaginer, avaient conservé la pleine maîtrise d'eux-mêmes. Et ces mêmes sujets, atteints souvent d'une façon qui de prime abord peut paraître médiocre auprès des chocs antérieurs, voilà qu'ils se dépriment, qu'ils deviennent de grands émotifs, qu'ils perdent leur contrôle intellectuel et sombrent dans des états neurasthéniques intenses. Mais ici un élément différent intervient et nous pensons qu'à côté des prédispositions constitutionnelles, d'autres éléments peuvent intervenir à titre accidentel, pour créer *passagèrement* chez un sujet, une constitution mentale et affective telle, qu'il puisse devenir un neurasthénique.

C'est dire, en d'autres termes, que nous pensons qu'*il n'y a pas d'états neurasthéniques possibles sans une constitution psychologique particulière antécédente.* Mais nous reconnaissons d'autre part, très volontiers, que cette constitution psychologique peut être ou *constitutionnelle ou accidentelle.*

Quels sont donc les éléments de cet état constitutionnel particulier. On dit habituellement et c'est l'expression même de la vérité, que le neurasthénique ressort de ce que l'on dénomme la *constitution émotive*. Encore faut-il s'entendre sur la valeur de ce terme et en distinguer les caractéristiques. Que le neurasthénique soit un émotif, dans le sens physique de ce terme, la chose n'est pas contestable et nous avons déjà suffisamment indiqué notre manière de voir à cet égard. C'est cette constitution émotive physique qui domine la pathogénie des accidents des psychonévroses, qu'il s'agisse d'hystérie ou de neurasthénie. C'est par l'existence nécessaire de cette constitution antécédente aussi bien chez le neurasthénique que chez l'hystérique, que se trouve assurée la parenté entre ces deux psychonévroses par ailleurs autonomes, parce qu'à cet élément constitutionnel commun s'associent, chez l'hystérique ou le neurasthénique, des éléments constitutionnels surajoutés et ceux-là singulièrement divergents, suivant que l'on envisage l'une ou l'autre catégorie de ces malades.

Ce qui nous paraît caractériser la constitution psychologique particulière du neurasthénique, c'est l'absence absolue du *pouvoir d'indifférence*. Interrogez un malade à cet égard. Il vous répondra que toujours il a pris les *choses à cœur*. Si dans le domaine de la connaissance pure, il est capable d'un raisonnement précis et serré, dans tout le domaine de l'application, dans tout ce qui, à proprement parler, est la vie, il *sent* plus qu'il ne raisonne. Tout lui est affaire personnelle. Il vibre à l'excès, il vibre en tous cas beaucoup trop pour pouvoir réfléchir sans être obligé de faire d'abord un effort pour se dominer lui-même. Sa vie est une lutte perpétuelle entre son pouvoir de direction, sa volonté si l'on préfère, et son sentiment. Très généralement, d'ailleurs, et dans le sens banal du mot, le candidat à la neurasthénie est un grand sentimental. Il a — et à l'excès — ce qu'on est convenu d'appeler *du cœur*. Ses affections sont trop vives et parfois un peu jalouses. Et dans tout le domaine de l'affectivité il ressentira une susceptibilité spéciale.

Ce serait à la fois une erreur et une injustice que de taxer de tels sujets de manque de volonté ou de pusillanimité. Ils ont autant et souvent plus de courage et de volonté que bien d'autres et, dans la réalité, ce n'est guère que celui qui a une constitution du neurasthénique qui fera quelque chose dans la vie. Mais s'il a cette qualité qui consiste à prendre la vie au sérieux, l'excès même de cette qualité devient pour lui un défaut et un redoutable danger. C'est qu'en effet sa volonté, si vigoureuse soit-elle considérée d'une façon intrinsèque, n'en est pas moins mise à des épreuves souvent trop rudes et trop répétées. En tant que sentimental il a une tendance manifeste à être, dans la vie, un passif, et toute action suppose chez lui une lutte préalable et une mise en jeu de sa volonté. L'action n'est point pour lui une réaction instinctive et presque irraisonnée. Elle est le résultat de la tension de tout son être dans lequel la volonté raisonnée entre en conflit avec le sentiment.

Il y a bien loin d'une telle constitution mentale à la constitution d'un psychasthénique. Celui-ci est un débile et un dégénéré à bien des égards. Il est rare qu'il pèche par excès de sentimentalité. Il suffit pour s'en rendre compte d'en appeler aux impressions mêmes des personnes qui sont en contact avec des sujets psychasthéniques ou avec des individus devenus neurasthéniques. Ceux-ci ont toujours dans la vie été considérés comme de braves gens, trop scrupuleux et trop loyaux, ayant su se faire de vives et solides amitiés ; ceux-là, égoïstes et indifférents, n'ont su s'attirer qu'un minimum de sympathie. La différence s'accuse même pour les médecins qui soignent ces malades. Ils s'attachent au neurasthénique, mais quelque effort qu'ils fassent il est rare qu'ils deviennent des amis pour des psychasthéniques. Réciproquement le neurasthénique est un malade reconnaissant. On n'en saurait toujours dire autant du psychasthénique.

Ceci nous amène à mettre en relief la différence qui sépare la constitution de l'émotif et de l'affectif qu'a été et que reste le neurasthénique, d'avec la constitution du psychasthénique. Celui-ci peut être un émotif, c'est entendu. Il l'est même, de fait, le plus souvent. Inversement le neurasthénique, comme le psychasthénique peut devenir, mais plus ou moins tardivement, un phobique et un obsédé. Mais comme nous l'avons déjà dit, alors que les obsessions et les phobies du psychasthénique tiennent à un défaut de la mécanique mentale, défaut que l'émotion peut exagérer mais qu'elle ne crée pas directement, il en va tout autrement chez le neurasthénique. Celui-ci ne devient, non pas à proprement parler un obsédé, mais plutôt un préoccupé, que secondairement, quand son contrôle intellectuel, quand sa volonté devenus déficients, il accueille ses impressions et ses sensations et les laisse diffuser dans sa conscience parce qu'il est incapable de se reprendre. Il serait profondément inexact de considérer le neurasthénique comme ayant une constitution mentale de phobique ou d'obsédé. Et ainsi que nous l'avons déjà dit, il ne nous paraît pas que l'on puisse regarder la psychasthénie comme une forme particulière, constitutionnelle celle-là, de la neurasthénie. Le futur neurasthénique a bien une prédisposition constitutionnelle, mais cette prédisposition diffère essentiellement de celle du psychasthénique qui d'emblée est déjà un malade, alors que d'emblée le futur neurasthénique n'a qu'un défaut, celui d'être un émotif doublé de trop de qualités de cœur.

Il est hors de doute qu'une exagération manifeste de l'émotivité, alliée à un développement marqué de la sensiblerie et non pas de la sentimentalité, ne puisse survenir à titre accidentel chez certains individus et favoriser de la sorte le développement d'états neurasthéniques secondaires. Et ceci d'autant plus aisément, qu'il s'agit là de sujets atteints *organiquement* dans l'ensemble de leurs facultés psychiques. Si l'émotivité exagérée, si la sentimentalité larmoyante, constituent des facteurs de ces états, il s'y associe très fréquemment une diminution plus ou moins marquée de l'intelligence et un déficit presque constant de la volonté. De tels processus peuvent s'observer soit à titre épisodique, soit à titre définitif. Voici par exemple un homme de cinquante ans, qui jusque-là n'a offert aucun des éléments constitutionnels que l'on rencontre chez les futurs neurasthéniques et qui présente cependant des accidents nettement superposables à ceux de la neurasthénie. Si porté que l'on soit à faire jouer dans la genèse des psychonévroses un rôle capital aux éléments psychologiques, il serait abusif de considérer un tel malade autrement que comme un malade mixte, présentant des symptômes fonctionnels en relation avec des troubles psychologiques, qui, eux, sont d'origine organique. L'artériosclérose, une insuffisance rénale, etc... peuvent être en cause... et, plus on avance dans l'étude des névropathes plus on se rend compte que si parmi les soi-disant organiques il y a beaucoup de fonctionnels, parmi les nerveux ou prétendus tels il en est beaucoup aussi qui sont organiquement atteints. Mais qu'en somme l'atteinte psychique soit constitutionnelle ou secondaire, ses résultats peuvent rester identiques. Il n'en est pas moins vrai qu'au point de vue pathogénique comme au point de vue du pronostic, il y a une distinction capitale à faire entre le neurasthénique vrai dont tous les symptômes sont de nature fonctionnelle, et tels malades qui ajoutent une symptomatologie fonctionnelle à une symptomatologie organique qui a souvent toutes chances de s'aggraver par la suite.

Que de pareils états de débilité psychologique diffuse puissent se produire à la suite de maladies graves, la chose est possible théoriquement. Pratiquement elle nous paraît tout à fait exceptionnelle.

Ce qui est plus curieux et moins rare, c'est la modification psychologique diffuse, que peut causer à un individu la survenue d'une émotion brusque et intense. Nous avons vu des sujets jusque-là remarquablement résistants qui, pris dans des accidents ou atteints dans leurs sentiments affectifs, subissaient une modification non moins brusque et non moins intense que l'émotion même qui l'avait causée. Des états neurasthéniques graves pouvaient suivre se développant à la faveur des troubles ainsi créés. Jusque-là calmes, raisonnables, pleins de sang-froid, parfois même plutôt indifférents, sous l'influence de l'émotion ces sujets devenaient de grands émotifs, de grands sensibles.

Mais ce qu'il y a de particulier dans tous ces états, c'est l'atteinte simultanée du contrôle intellectuel et de la volonté, tandis que dans la neurasthénie banale, il s'agit de sujets qui, ayant toujours été des émotifs et des sentimentaux, n'ont perdu que très tardivement et souvent après des luttes épiques, la maîtrise d'eux-mêmes. Celle-ci, dans les cas de neurasthénie survenant à la suite d'émotion brusque a été perdue, en même temps que le caractère du sujet se modifiait dans le sens tout à l'heure indiqué.

Il nous semble donc qu'il y a ici encore quelque chose de particulier et que de telles affections ne doivent pas, si l'on veut conserver à la neurasthénie une unité pathogénique, rentrer dans le cadre de notre étude.

Étudions donc notre candidat à la neurasthénie avec sa constitution émotive, affective et sentimentale, avec sa tendance à exagérer et à grossir les choses, à les prendre, comme nous disions tout à l'heure, trop à cœur, et voyons-le aux prises avec la vie. Quand et comment deviendra-t-il un neurasthénique ?

Il est évident que les différents éléments que nous avons envisagés dans les pages précédentes vont entrer en jeu et que ses chances de devenir un neurasthénique vont être proportionnelles au nombre d'à-coups émotifs subis, au nombre des atteintes dans son domaine de susceptibilité particulière, et à la durée de chacune de ses préoccupations émotives. Elles seront, au contraire, inversement proportionnelles au degré de conservation de son contrôle intellectuel et à la résistance de sa volonté Ici il y a évidemment toute une série de variations individuelles et, dans la maîtrise de soi-même du sujet qui constitutionnellement est un prédisposé à la neurasthénie, tous les degrés peuvent se rencontrer. Mais le propre du prédisposé c'est d'avoir une résistance qui n'est pas indéfinie. Un prédisposé ne peut jamais affirmer qu'il ne deviendra pas un neurasthénique. Il a même toutes chances de le devenir s'il subit des excitations émotives suffisantes en nombre ou en durée.

Celles-ci nous paraissent surtout agir dans un certain nombre de circonstances déterminées. Voici par exemple un sujet ayant de grosses préoccupations qui ne lui ont cependant point enlevé sa maîtrise de lui-même. Survient une nouvelle excitation émotive. Il se produit alors pour la volonté consciente, quelque chose de très analogue à ce qui se passe pour la contraction provoquée du muscle cardiaque. On sait que celui-ci pendant toute sa période de contraction ne réagit pas aux excitations par une contraction nouvelle. C'est ce qu'on a appelé la loi de l'inexcitabilité périodique du cœur. Il en est de même pour la volonté de notre sujet qui, tendue au moment où survint la nouvelle excitation émotive, est incapable d'opposer à l'excitation nouvelle une nouvelle contraction. On conçoit dès lors que sous l'influence d'excitations émotives successives et différentes, dont l'une est continue et dont l'autre est épisodique, le sujet qui a résisté à celle-là devienne incapable de réagir à celle-ci, fût-elle en soi de valeur médiocre. Il suffit en effet parfois d'une action émotive minime surajoutée, pour faire chavirer complètement une mentalité jusque-là résistante. Ceci nous permet de concevoir le mécanisme d'action des petites excitations émotives, dans la production de la neurasthénie chez des individus dont la volonté était tendue par ailleurs. Ce fait a son importance car cliniquement, on s'étonne bien souvent de voir des états neurasthéniques intenses, rapportés par des malades à de bien faibles causes émotives.

Au reste ce mécanisme d'action est relativement rare et le plus souvent la vie se charge de fournir aux prédisposés, des causes d'excitation émotive continue suffisamment importantes par elles-mêmes, pour que le sujet après avoir résisté un temps plus ou moins long, finisse par se sentir envahi et dominé par la cause émotive.

Il n'est pas fréquent que les états neurasthéniques aient d'emblée une marche progressivement et régulièrement envahissante. Très généralement au contraire des à-coups successifs se produisent en présence d'une cause émotive continue. Le sujet se raidit contre l'émotion dont il sent sur lui-même l'emprise être de plus en plus profonde. Mais la durée de sa contraction volontaire est d'autant plus courte qu'elle a été plus brutale, qu'elle a exigé un effort plus considérable. Au fur et à mesure que les excitations émotives se répètent la reprise de soi-même devient plus difficile. Finalement l'individu devient incapable de réaction. Il n'est plus maître de lui-même. Son contrôle intellectuel fléchit. Il est dès lors capable en puissance de faire toutes les manifestations psychiques ou physiques de la neurasthénie. Il est déjà un neurasthénique, parce qu'il s'engage dans un état qui répond à la définition que nous avons donnée de la neurasthénie, à savoir : *l'ensemble des phénomènes qui résultent de la non-adaptation de l'être à une cause émotive et de la lutte de l'être pour cette adaptation.*

Il va sans dire que dès que l'émotion, fût-elle d'origine extérieure, est arrivée à dominer la volonté et la raison du malade, elle s'entretient par elle-même du chef de l'émotion intérieure.

Toutes ces notions, nous les avions, en somme, déjà indiquées dans les chapitres précédents. Ce qu'il nous faut maintenant, c'est en partant de ce point de départ qui nous paraît acquis, montrer comment se constituent les diverses manifestations classiques ou rares des états neurasthéniques.

Ce qui fait que le médecin ne se rend généralement que péniblement compte du mécanisme qui a présidé à la genèse des divers accidents présentés par les neurasthéniques, c'est qu'il se trouve le plus habituellement en présence de malades appartenant à la catégorie très spéciale de ceux que nous avons déjà appelés des « *neurasthéniques arrivés* ». Ceux-ci présentent une symptomatologie si touffue et si complexe, qu'une pathogénie aussi univoque que la pathogénie psychique semble difficilement acceptable. C'est que le médecin ne voit que rarement le neurasthénique au début de son affection. En effet, le sujet qui, ayant une cause effective de préoccupation continue, se laisse envahir par l'émotion, est déjà, virtuellement et même actuellement, un neurasthénique. Il ne se considère cependant pas encore comme un malade et n'a recours au médecin que plus tard, quand toute une série de symptômes secondaires sont apparus dont la relation de cause à effet avec l'état émotif du sujet, souvent n'apparaît clairement ni au médecin, ni au malade. Toute la difficulté consiste donc à préciser exactement le moment du début de l'affection en cause. Avant de devenir franchement un neurasthénique avec toute la symptomatologie classique de cette psychonévrose, un sujet peut pendant des temps parfois fort longs rester en équilibre instable, si bien que, souvent il ne fait remonter sa maladie qu'à quelques mois alors que parfois, dans le fait, si l'on veut comprendre la succession des phénomènes, c'est à plusieurs années en arrière qu'il faut remonter.

Si l'on voulait sérier les manifestations diverses présentées par les neurasthéniques, on pourrait dire que ceux-ci offrent à considérer :

1° *D'abord des phénomènes de simple fatigue émotive et des troubles psychiques et physiques en relation directe et immédiate avec les excitations émotives.*

2° *Secondairement et à la faveur de ces premiers troubles, des manifestations par auto et hétéro-suggestion, par attitudes vicieuses et dysharmonie.*

3° *Plus ou moins tardivement des phénomènes de tous ordres, résultats immédiats ou lointains des troubles fonctionnels antécédemment créés.*

En d'autres termes, nous dirions volontiers que tout neurasthénique passe par trois phases, une première phase de troubles émotifs simples, une deuxième phase de troubles fonctionnels, une troisième phase enfin où apparaissent les conséquences diverses, sur la marche générale de l'organisme, des troubles fonctionnels antérieurs. Il va sans dire qu'une telle division est un peu schématique et que dans cette succession de phénomènes, il n'y a au cours d'une période donnée, ni coexistence ni exclusion nécessaire des troubles présentés pendant les périodes antécédentes. Et c'est à cela même que tient la variabilité extrême de la symptomatologie présentée par ces malades. Entre le neurasthénique au début, le neurasthénique arrivé et l'individu qui ne présente plus que des reliquats d'un état neurasthénique ancien, tous les types de transition peuvent exister.

Nous émettons donc en règle générale que lorsqu'on se trouve en présence d'un neurasthénique et qu'on cherche à interpréter ses accidents, il faut toujours remonter jusqu'à la cause émotive, dût-on la chercher à dix ans, à quinze ans, à vingt ans de distance. Car c'est elle qui a engendré toute la série des manifestations consécutives présentées par le malade et si le temps d'éclosion peut parfois être très court, il peut parfois être aussi fort long.

Voici par exemple une dame de cinquante ans, fausse gastropathe, assez amaigrie, qui se dit malade depuis deux ans. Si l'on recherche à cette époque de sa vie l'existence d'une cause émotive on ne trouve rien. C'est vingt ans plus loin dans son histoire qu'il faut remonter. En effet vers la trentaine elle a perdu son mari qu'elle aimait beaucoup. A ce moment elle a fait beaucoup d'émotion. Elle a présenté toute une série de troubles fonctionnels, en particulier de l'anorexie émotive (phénomène émotif immédiat).

Depuis ce temps-là elle ne s'est jamais faite à l'idée de la mort de son mari ; son émotivité s'est considérablement accrue, elle est devenue une grande suggestible et, sous une influence accidentelle, elle est entrée de la sorte dans la fausse gastropathie (phase de troubles secondaires). Enfin s'alimentant insuffisamment elle s'est amaigrie et affaiblie (phase tardive).

Voici donc une malade qui, présentant d'ailleurs toute une série d'autres troubles, apparaît au premier abord comme une neurasthénique relativement récente. En réalité, psychologiquement parlant, elle était neurasthénique depuis le jour où sous l'influence émotive, elle avait perdu la pleine disposition de son contrôle intellectuel. Pour nous et nous ne saurions trop le répéter, on est neurasthénique à partir du moment où en nous et pour un temps durable, l'*émotion l'emporte sur la raison*. On peut ou non faire des accidents. C'est affaire de milieu, d'organisation antérieure de vie... Mais dans la neurasthénie, à part les troubles psychologiques initiaux qui sont *nécessaires*, sinon tout, du moins à peu près tout, est *contingent*.

Ceci dit, prenons un malade répondant au type du neurasthénique arrivé dont nous parlions tout à l'heure, grand asthénique physique et psychique, offrant des troubles fonctionnels de tout ordre, très amaigri, insomnique, ayant de la céphalée, de la douleur dans les reins, bref un malade idéal, présentant au complet l'excessive symptomatologie du grand neurasthénique, et voyons comment chez lui et par quel mécanisme, se sont succédés tous les phénomènes qu'il présente. Interrogez-le. Vous apprendrez tout d'abord qu'il a toujours été un émotif, un impressionnable et qu'il a toujours pris les choses trop à cœur. Son état remonte au moins à dix-huit mois ou deux ans. C'est en effet le temps habituellement nécessaire pour qu'une symptomatologie aussi diffuse puisse se développer. A cette époque est intervenue dans sa vie une grosse préoccupation. Mettons que, sans fortune et chargé de famille, il ait été menacé de perdre la situation qui le faisait vivre lui et les siens. Sa femme a un caractère un peu léger et il ne trouve personne auprès de qui il puisse trouver un appui et un réconfort moral. Il garde sa préoccupation pour lui. Pendant un certain temps rien de bien particulier n'apparaît, il peut continuer son travail, mais déjà cependant ce travail lui demande plus d'effort. De temps à autre il a eu des fugues. Il perd de vue la besogne actuelle et songe au danger qui le menace. Son sommeil est moins bon, souvent agité, traversé de cauchemars qui traduisent, la nuit, les inquiétudes de la journée. Progressivement son état émotif s'accroît. Les fugues de son esprit sont plus fréquentes. Son travail devient extrêmement pénible et fatigant parce qu'il pense de plus en plus à son sujet de préoccupation et qu'il lui devient de plus en plus difficile de se maîtriser. Le moindre bruit l'exaspère, une interrogation directe le fait sursauter. Le sommeil devient tout à fait mauvais ; parfois même des nuits entières se passent sans dormir.

Des phénomènes émotifs physiques de tout ordre apparaissent. Chaque fois qu'il songe à sa situation notre sujet sent son estomac qui se serre. Il devient pâle ou au contraire se congestionne et a des sueurs abondantes. Parfois il sera pris de polyurie. A table son appétit sera nul et il se forcera pour manger. Il mangera par raison.

Il va sans dire que cette lutte contre l'émotion envahissante ne va pas sans amener une fatigue physique et intellectuelle assez notable, se traduisant à cette période par une impression de fatigue, dans l'effort physique ou intellectuel, beaucoup plus rapide qu'à l'état normal. Dès cette époque peut apparaître *la céphalée de fatigue,* qui se traduit par une sensation de tension ou au contraire de vide cérébral. Ce sont les impressions mêmes qu'éprouve un sujet sain après un travail intellectuel trop prolongé.

Tels sont, très schématiquement, les troubles que dans une première phase notre malade va présenter. Ils se résument en quelques mots : phénomènes physiques et psychiques dus directement à l'excitation émotive, phénomènes de fatigue émotive et fatigue effective, due au surcroît de travail qu'impose la lutte contre la cause émotive.

Cette situation se prolonge. Notre patient va se débattre, il se tendra de toute son énergie pour ne pas se laisser envahir complètement par l'émotion. Cependant il s'aperçoit que malgré tous ses efforts son travail est moins bien fait. Comptable il a fait une erreur de chiffres, rédacteur il a oublié un membre de phrase dans la copie d'une lettre. Il s'inquiète, il s'affole, se voit incapable de travailler non parce qu'on l'aura renvoyé, mais de son propre chef parce que malade. C'en est fait, le coup de pouce, si l'on peut dire, est donné et notre malade, incapable de se reprendre, entre dans la deuxième phase de sa maladie. Il va de soi que tous les phénomènes présentés jusque-là n'en disparaîtront pas pour cela, bien au contraire. Mais des manifestations nouvelles vont apparaître. Elles résulteront d'un double mécanisme : *auto-observation, auto* et *hétéro-suggestion.*

Notre malade atteint dans son contrôle intellectuel devient

incapable de juger ses impressions, d'apprécier dans leur nature et dans leur origine ses diverses sensations.

Les notions que son automatisme cérébral introduit dans le champ de sa conscience sont toutes conservées, mises sur le même plan. Le filtre de la conscience volontaire ne fonctionne plus et notre sujet prend pour un fait, ce qui n'est souvent qu'un souvenir évoqué mécaniquement en quelque sorte. Par ce procédé il peut devenir un phobique; l'idée de la mort subite, l'idée du suicide traversant son esprit, ces idées prennent pour lui la valeur qu'elles ont d'une façon intrinsèque. Il a peur de mourir subitement, il a peur d'avoir envie de se suicider. Il a peur de faire du mal à autrui. Il n'est point dans ce domaine de l'idée, normalement fugitive mais fixée chez le neurasthénique parce que non jugée, de phénomènes que l'on ne puisse voir. Par elles-mêmes ces manifestations phobiques deviennent facteurs d'excitations émotives surajoutées.

Tout effort intellectuel devient une fatigue, rapidement tout travail devient impossible. La mémoire paraît diminuer parce que l'évocation, dans un cerveau ainsi désorienté, est de toute évidence extrêmement pénible. Notre malade prétend même que son intelligence est diminuée, que sa compréhension est atteinte, qu'il ne peut plus suivre la pensée d'un interlocuteur ou de l'auteur qu'il lit. Cela se conçoit: il est perpétuellement ailleurs, perpétuellement distrait de ce qui se passe *autour de lui*, par ce qui se passe *en lui*. Il est tout le temps absorbé sur son état.

Attribuera-t-il tous les symptômes qu'il ressent à leur véritable cause: la préoccupation émotive? Très rarement et ceci se conçoit, car déjà chez un tel malade la préoccupation émotive causale est noyée dans un ensemble de phénomènes surajoutés. Physiquement et intellectuellement il faiblit, c'est donc, dira-t-il, qu'il est malade. Et notre sujet de s'observer, de s'examiner. Bien entendu il éprouve des sensations variées, ne seraient-ce que celles qui résultent directement de l'excitation émotive, Nous avons déjà parlé plus haut de l'orientation particulière prise par les excitations émotives suivant les cas particuliers. Nous avons dit que les individus normaux réagissaient somatiquement d'une façon variable, à l'émotion. Chez les uns c'est l'estomac « qui se noue, qui se ferme », chez d'autres certaine sensation désagréable qui apparaît au périnée et dans la vessie. Chez d'autres encore l'émotion détermine des palpitations de cœur, de la diarrhée ou de la polyurie. Celui-ci sent ses jambes devenir « comme du coton »... Que même le sujet se ressaisisse, il reste le *souvenir* de ces sensations Qu'il ne se ressaisisse pas et il va s'auto-suggestionner sur les sensations qu'il vient de subir. Et, en effet, c'est le plus habituellement l'orientation particulière qu'a prise chez lui la réaction physique consécutive à l'émotion, qui va orienter l'auto-observation de notre malade. Il va s'auto-suggestionner sur son estomac, sur son intestin, sur son cœur, sur son poumon, sur ses voies urinaires. Il va se croire atteint d'une affection mentale ou médullaire. Il va se dire cardiaque, tuberculeux, dyspeptique, entéro-colitique, etc... Il pourra se croire tout cela à la fois. Qu'interviennent alors des lectures dangereuses, des conversations suggestives sur la matière, qu'intervienne surtout une mauvaise orientation médicale et notre sujet, qui souvent d'abord a eu un peu peur de tout, se fixe d'une façon définitive sur tel ou tel organe qui devient pour lui le centre de divergence de tous les troubles présentés.

Ainsi, par auto-observation, par auto et hétéro-suggestion, notre malade va faire une ou plusieurs localisations somatiques. Mais ici il faut s'entendre sur la compréhension exacte du trouble fonctionnel. Nous avons désigné sous ce nom, l'*ensemble des phénomènes qui peuvent résulter de l'intervention du psychisme dans des fonctions normalement automatiques.* Mais est-ce à dire que ces troubles ressentis par notre malade n'aient aucune réalité objective, que ce soient, en un mot, des troubles imaginaires? A coup sûr non et notre sujet souffre exactement comme s'il était un organique. La différence entre ce qu'il éprouve subjectivement et ce qu'éprouverait un individu ayant des lésions effectives est purement pathogénique. La tachycardie, la dysurie, l'impuissance, l'atonie gastro-intestinale qui ont créé des impressions psychiques, n'en sont pas pour cela imaginaires. Le sujet a bien réellement des palpitations, de la difficulté à uriner et une insuffisance génitale plus ou moins complète, des troubles digestifs, tout comme s'il était un basedowien, un rétréci, un châtré, tout comme s'il avait un cancer de l'estomac par exemple. Le trouble pour être d'origine psychique, suggestive, ou émotive, n'en est pas moins pour cela un trouble très réel.

Mais en dehors de l'action directe exercée par une excitation psychique — qui elle-même peut être excitatrice ou inhibitrice — sur la fonction, d'autres troubles se produisent qui ressortent d'un mécanisme très particulier et que dans la première partie de cet ouvrage, nous avons souvent rencontré. Nous faisons allusion ici aux troubles par *dysharmonie*. Ce sont tous les troubles qui résultent directement de l'intervention de l'*attention* dans la production des actes habituellement automatiques. Nous avons vu ce mécanisme intervenir dans la production des troubles respiratoires, des troubles digestifs, des troubles du sommeil. Nous l'avons vu jouer un rôle considérable dans la production de l'asthénie physique du neurasthénique et de tous les symptômes de fatigue douloureuse dont il se plaint si souvent. Nous n'y reviendrons pas.

Il reste encore toute une série de manifestations morbides dont la nature psychique est plus exclusive. Nous voulons parler des « *souvenirs fixés* ». C'est une impression d'angoisse qui se fixe pour un temps parfois extrêmement long sous forme d'algie. C'est un souvenir de fatigue qui prolonge une impression d'impuissance que le sujet ne se décide pas à perdre. C'est par ce procédé que s'entretiennent bien souvent chez les neurasthéniques, des manifestations qui, a un moment donné, peuvent rester isolées, sans autre phénomène surajouté.

En somme, notre malade par les mécanismes divers que nous venons d'envisager, notre malade, disons-nous, est devenu un grand neurasthénique présentant toute une série de troubles fonctionnels. Il en est arrivé de la sorte à la deuxième phase de son affection.

Il peut passer à une *troisième phase*, c'est celle où commencent à se faire ressentir toutes les conséquences des troubles fonctionnels qu'il a jusque-là présentés. Si, anorexique, dyspeptique, il a réduit son alimentation dans des proportions suffisantes, on conçoit qu'un amaigrissement considérable ait pu suivre entraînant une dépression générale, tout à fait effective celle-là, de son organisme. Que cet état persiste plus longtemps et il deviendra de toute évidence un moins résistant capable de toutes les infections, capable en particulier, de se tuberculiser.

Il ne nous paraît, d'autre part, nullement démontré qu'un trouble fonctionnel, fût-il de la plus pure origine psychique, ne puisse à la longue créer de véritables lésions organiques. Et quand les vieux auteurs faisaient entrer les causes émotives dans l'étiologie d'un certain nombre d'affections chroniques, ils ne faisaient peut-être qu'exprimer une vérité que notre siècle trop organiciste a sans doute eu tort de mépriser. Le dicton : « c'est le chagrin, c'est l'émotion qui l'a tué » nous semble correspondre à quelque chose de plus réel qu'à une simple fiction populaire.

A cette période notre malade pourra donc être parfois un *mixte,* présentant encore toute une série de manifestations fonctionnelles, mais pouvant aussi offrir à considérer des symptômes résultant tardivement des modifications organiques que les troubles fonctionnels ont pu créer. Mais c'est là, somme toute, une éventualité rare.

Résumons-nous et nous voyons que notre malade, par un enchaînement rigoureux et en partant de ce simple point de départ : *préoccupation émotive envahissante avec perte du contrôle intellectuel,* devait *nécessairement* présenter tous les phénomènes qui forment le cadre classique de la neurasthénie.

Est-il dans cette affection une seule manifestation — *nous disons une seule* — qui puisse sembler échapper au mécanisme pathogénique que nous venons de développer? Nous ne le croyons pas. Il suffit du reste de s'en rapporter à la première partie de cet ouvrage où nous avons, à l'occasion de chacune des manifestations fonctionnelles, tenté de mettre en lumière sa pathogénie particulière. *Émotion, — auto-observation, auto* et *hétéro-suggestion, production de troubles fonctionnels, parfois possibilité d'associations organiques tardives* —, c'est là toute l'histoire de la neurasthénie. Et si la neurasthénie est une affection si polymorphe, c'est que d'une part on peut la voir à toutes les périodes de son évolution. C'est qu'aussi la diversité des manifestations présentées est en rapport avec la multiplicité des orientations psychiques possibles.

C'est qu'enfin si la symptomatologie du neurasthénique peut être parfois extrêmement complexe, elle peut aussi dans certains cas être relativement simple et se borner à des troubles fonctionnels dans un système organique déterminé. Il s'agit dans ce dernier cas beaucoup moins de neurasthénie à proprement parler, que de reliquats d'états neurasthéniques. Ce sont des manifestations qui ont continué à évoluer pour leur compte quand, la cause émotive disparue, le sujet ayant retrouvé son contrôle intellectuel, il subsiste, concernant un organe ou une fonction, une telle conviction d'impuissance qu'ont renforcée les auto et les hétéro-suggestions accumulées, que les troubles persistent quand la cause même qui les a originellement créés a disparu.

C'est ainsi qu'on peut voir, et à distance plus ou moins éloignée de toute cause émotive, des sujets qui restent de faux gastropathes, de faux urinaires, de faux cardiaques, de faux génitaux, etc. Leur intelligence est saine, leur émotivité n'est pas actuellement exagérée, leur contrôle intellectuel est normal pour tout ce qui ne concerne pas le trouble fonctionnel en cause. Mais il suffit d'interroger ces malades pour retrouver la cause émotive, pour saisir qu'à un moment donné ils avaient perdu la maîtrise d'eux-mêmes et que c'est de la sorte qu'une affection purement fonctionnelle a pu se développer chez eux.

Aussi bien tous ces malades, si précise et si localisée que soit leur symptomatologie actuelle, rentrent-ils pour nous dans le cadre de la neurasthénie. Et celle-ci, si elle ne constitue que difficilement par la variabilité de ses manifestations une entité symptomatique, nous paraît cependant avoir une autonomie pathogénique absolue. Il n'est pas un des phénomènes que peuvent présenter les neurasthéniques qui, directement ou par les intermédiaires que nous avons envisagés, ne ressorte de l'*insuffisante adaptation de l'être à une cause émotive et de la lutte de l'être pour cette adaptation.* Insuffisante adaptation de l'être à une émotion et ce sont tous les phénomènes qui résultent de la *perte du contrôle intellectuel base spécifique de la neurasthénie*; lutte pour cette adaptation et ce sont tous les symptômes en rapport avec les tentatives désordonnées faites par le sujet pour se reprendre, pour obvier aux diverses manifestations fonctionnelles qu'il présente. Il n'existe donc pas *des* états neurasthéniques. Il n'y a pas une neurasthénie digestive, génitale, urinaire, etc. La neurasthénie est *une entité,* et si comme n'importe quelle maladie, par des troubles plus accusés dans un domaine déterminé, elle peut prendre des aspects, des formes particulières, elle n'en a pas moins pour cela sa pleine et entière autonomie.

CHAPITRE V

CONCEPTION GÉNÉRALE DES ACCIDENTS HYSTÉRIQUES

Lorsque dans les pages précédentes, nous avons exposé notre conception générale de la neurasthénie et de ses accidents, nous avons été amenés à concevoir que la neurasthénie ne se développait guère qu'en terrain prédisposé. En est-il de même de l'hystérie et ses accidents n'apparaissent-ils que chez des sujets présentant une constitution mentale particulière, spécifique pour ainsi dire? Ici un certain nombre de distinctions nous paraissent devoir tout d'abord être faites. Nous avons déjà dit que nous ne considérions à aucun degré les mythomanes comme des hystériques. L'état mental très particulier de ces malades ne saurait donc, à notre sens, être regardé comme formant une prédisposition constitutionnelle à l'hystérie et à ses accidents. Ce qui, de fait, est beaucoup plus constitutionnel chez l'hystérique, c'est le degré excessif de son émotivité physique, et c'est encore l'action très particulière que l'émotion exerce sur son psychisme. L'hystérie se décompose en deux grandes classes d'accidents. Ce sont tous ceux d'une part qui tiennent à la crise hystérique, décharge émotive, et ce sont d'autre part tous ceux qui brusquement ou lentement, mais toujours consécutivement à une émotion, s'établissent d'une façon généralement durable en dehors de toute crise proprement dite.

Cette distinction nous paraît avoir son importance, car si certains auteurs réduisent toute l'hystérie à la crise, nous sommes loin d'être de cet avis. Nous dirions volontiers au contraire que la crise est dans l'hystérie ce qu'il y a de moins spécifique. Entre la syncope émotive ou l'agitation motrice que sous l'influence d'un grand choc émotif l'individu le mieux constitué est susceptible de faire, et la plus caractérisée des crises hystériques tous les intermédiaires existent. Il est des sujets qui font une seule crise d'hystérie dans leur vie sous le coup d'une grosse excitation émotive. Ni avant cette crise, ni plus tard jamais, ils n'ont présenté ou ne présenteront quelque manifestation hystérique que ce soit. En somme la crise hystérique n'est qu'une décharge émotive. Sous l'influence d'une émotion elle aura évidemment d'autant plus de chances de se produire, que le sujet en cause aura une émotivité plus accentuée. Mais en matière de crise nerveuse nous ne sommes pas du tout convaincus qu'il y ait des sujets absolument réfractaires. Il en est pour qui une émotion minime sera suffisante pour déclencher la crise. Il en est d'autres qui ne réagiront sous forme de crise qu'en présence d'une émotion excessive. En somme il semblerait qu'à cet égard il n'y ait pas de différences qualitatives entre les sujets, mais que ce soit simplement une question de quantum émotif, variable celui-là, suivant les individus. Dans cette mesure, et dans cette mesure seulement, on peut admettre en ce qui concerne la crise hystérique, l'existence de prédispositions individuelles que caractérise une réaction plus vive à des excitations émotives moindres. Bien entendu nous n'avons pas en vue ici les sujets, amis du drame ou de la comédie, qui, pour la moindre contrariété, dessinent une crise hystérique en la réalité de laquelle ils n'ont eux-mêmes qu'une confiance des plus médiocres. Ces malades, nous l'avons déjà dit, sont des mythomanes si l'on veut, mais non pas des hystériques dans le sens très particulier que nous attachons à cette dénomination.

Il n'en va pas du tout de même en ce qui regarde les accidents hystériques proprement dits. Et ici, au contraire, nous sommes très portés à accorder une influence considérable à une constitution mentale particulière du sujet.

Tout d'abord le candidat à l'accident hystérique possède, à

un degré encore beaucoup plus marqué que le neurasthénique éventuel, une spécificité de ses réactions émotives physiques. Outre qu'il réagit beaucoup plus vivement qu'un sujet normal à des excitations émotives parfois minimes, il réagit encore et le plus souvent dans un domaine physique déterminé, à peu près constant pour un sujet donné, quelle que soit l'émotion en jeu. Cette hystérique qui plus tard fera une paraplégie fonctionnelle a *toujours* senti sous n'importe quelle action émotive ses jambes se dérober sous elle. Cette autre a toujours traduit ses réactions émotives par une sensation de faiblesse dans le côté gauche. Que survienne une émotion un peu forte elle présentera une hémiplégie hystérique. C'est là un phénomène extrêmement fréquent et qu'il nous a été donné de retrouver un grand nombre de fois, chez des malades porteurs d'accidents hystériques.

Ce qui est encore beaucoup plus caractéristique, c'est l'action dissociante de l'émotion chez l'hystérique. Chez le neurasthénique l'excitation émotive avec les réactions physiques qu'elle provoque, sert de point de départ à une *fixation psychique*. Tous les phénomènes consécutifs ressortent, comme nous l'avons vu, de cette fixation psychique, de l'intervention dans le fonctionnement des organes, de phénomènes tels que l'observation, tels que l'attention. Chez l'hystérique c'est tout le contraire qui se produit. Il semblerait que son psychisme soit formé de parties mal assemblées que l'excitation émotive est capable de dissocier, soustrayant un organe, un groupe fonctionnel, à l'action de la volonté. C'est là d'ailleurs le propre de la mentalité générale des hystériques. Ils sont instables, incoordonnés, psychiquement parlant, à des degrés évidemment divers suivant les sujets, mais toujours assez nettement marqués. On a comparé et non sans raison leur mentalité à celle de l'enfant. Leurs conceptions sont successives et ne se fondent pas. Les mécanismes psychologiques de coordination, les conceptions de relation de temps, de succession, de causalité leur sont à peu près étrangères. Ils sont, qu'on nous pardonne l'expression « mal liés ». De fait, leurs centres de représentations mentales des diverses fonctions organiques se comportent en présence d'une émotion, comme s'ils étaient indépendants les uns des autres. De là d'ailleurs provient chez ces malades la très grande spécificité des réactions émotives et, en dehors des phénomènes qui touchent à la crise, le peu de diffusion et la localisation de leurs accidents.

Tous ces accidents ont un caractère commun. Ce sont des phénomènes d'immobilisation, d'oubli psychique si l'on peut dire. Un hystérique qui fait une paraplégie se comporte comme s'il oubliait qu'il a des jambes. De même une hémiplégique hystérique a perdu les représentations mentales qui correspondent à toute une moitié de son corps. C'est là la règle. Elle est cependant loin d'être absolue et il peut arriver au contraire, que s'ajoute et se superpose aux représentations mentales antécédentes concernant un organe ou une fonction, une représentation nouvelle qu'a fournie l'excitation émotive. Cette représentation, sans lutte de la part du sujet, sans qu'en quelque sorte il en prenne connaissance, est intégrée dans sa mentalité et tend à en faire partie définitive. Ce qui caractérise donc la mentalité constitutionnelle de l'hystérique, *c'est avec son défaut plus ou moins marqué de coordination, son absolue passivité.*

Cette passivité se retrouve chez l'hystérique, l'accident une fois créé. Alors que le neurasthénique est un inquiet, un préoccupé, alors que ses accidents l'obsèdent et lui donnent un manque complet de sécurité, rien de tel chez l'hystérique ne peut s'observer. Fût-il quadriplégique, il ne s'en frappe pas autrement et l'indifférence de l'hystérique vis-à-vis de son accident, constitue quelque chose de tout à fait particulier à ce malade. Mais sa mentalité très spéciale résulte très naturellement du mécanisme de dissociation ou d'intégration passive qui a présidé à la production de son accident. L'hystérique, paraplégique a *oublié* en quelque sorte qu'il avait des jambes. Il ne sait plus qu'il en a. C'est en somme comme s'il n'en avait jamais eu, comme s'il ne savait pas ce que c'était que de marcher. Les mêmes observations pourraient être faites à propos de la surdité, de l'amaurose, de la mutité, de la contracture hystériques.

Avant, comme après son accident, l'hystérique *n'est à aucun degré un préoccupé, un obsédable.* En cela encore, il diffère profondément du neurasthénique.

Cette fragilité mentale, ce manque de cohérence psychique, cette passivité de l'hystérique, expliquent suffisamment qu'il soit un *suggestible*. Il pourra admettre sans contrôle les notions que par le mécanisme de l'association d'idées et du souvenir, son automatisme psychologique introduira dans sa conscience. Il pourra de même considérer comme réelles les données qu'une hétéro-suggestion aura cherché à faire pénétrer en lui. Encore faut-il à cet égard faire quelques réserves. Les automates psychologiques qui ont servi d'objet d'études à nombre de médecins et à quelques psychologues ne constituent, dans l'observation médicale courante, qu'une infime exception, en dehors, bien entendu, des sujets longuement et soigneusement éduqués. Ces individus à personnalité dédoublée, tour à tour automates ou conscients, le médecin le plus expérimenté n'en rencontre qu'un très petit nombre dans sa carrière. De la suggestibilité dans l'état de sommeil hypnotique nous n'avons rien à dire. Nous sommes de ceux qui pensons que l'hypnotisme est en soi une méthode que l'on ne doit pas employer. Et aussi bien le sommeil hypnotique ne constitue-t-il pas, à notre sens, quelque chose de spécifique à l'hystérie. Car, à ce compte, et à des degrés divers tout le monde serait plus ou moins hystérique. Nous n'envisageons donc ici que la suggestibilité à l'état de veille. Or il s'en faut qu'elle soit aussi considérable que certains auteurs, désireux de trouver dans une extrême suggestibilité un appui à leurs conceptions doctrinales sur l'hystérie, ont bien voulu le prétendre. On ne peut du reste baser une distinction nosologique chez les névropathes en se basant sur la suggestibilité. Tout être est plus ou moins suggestible à l'état de veille et à ce compte-là, nous l'avons déjà dit précédemment, tout le monde serait plus ou moins hystérique. Le neurasthénique lui est encore *beau-*

coup plus auto et hétéro-suggestible que l'hystérique, mais la mentalité est complètement différente dans les deux cas. Le premier est trop préoccupé des symptômes dont il est atteint, le second au contraire n'y fait pas assez attention.

Et du reste, par la suggestion, on ne produit pas à volonté des accidents chez les hystériques, pas plus qu'on ne guérit à volonté ces mêmes accidents. L'émotion seule, beaucoup plus puissante que toutes les suggestions, est capable chez des sujets prédisposés par leur mentalité, de créer par dissociation ou par addition et à peu près à coup sûr, des accidents dans un domaine, antérieurement déterminé par la spécificité émotive du sujet. Mais que sans provoquer d'états émotifs, par suggestion mentale pure et dans un domaine où un hystérique n'a jamais été antérieurement atteint, on puisse créer des accidents tels que contractures, paralysies, la chose nous semble loin d'être aisée, exception faite — il s'entend — pour les mythomanes et pour les grands éduqués.

Il n'en est pas moins vrai que dans la persistance de certains accidents hystériques, dans la continuité de la dissociation que l'émotion a primitivement produite, nous admettrions très volontiers l'intervention non certes pas constante, mais fréquente de l'auto-suggestion. Souvent cette auto-suggestion sera plus ou moins directement créée par le souvenir de la cause émotive et des phénomènes ressentis sous l'action du choc émotif. C'est qu'en effet si l'hystérique est indifférent aux symptômes qu'il présente, il s'en faut qu'il soit insensible à la cause même qui les a déterminés et c'est par cet intermédiaire qu'un renforcement suggestif des accidents peut parfois se produire.

Dans l'immense majorité des cas l'accident hystérique succède à une émotion-choc. Cette émotion peut agir de deux manières différentes. Elle peut créer directement l'accident, mais elle peut aussi agir en exagérant la prédisposition mentale constitutionnelle du sujet. Il n'est point douteux qu'une émotion extrêmement vive exerce une action dissociante sur la mentalité et que dans une très large mesure, elle puisse créer ce terrain psychique particulier sur lequel se développera l'accident hystérique. Nous ne pensons pas cependant qu'il en soit ainsi dans la majorité des cas et nous reconnaissons que dans le fait, la prédisposition mentale est plus souvent constitutionnelle qu'acquise.

L'exagération même par rapport à la normale de la susceptibilité émotive, le terrain émotif si l'on préfère, qui constitue une des conditions de la production des accidents hystériques, peut lui aussi être une acquisition accidentelle dont est responsable l'action d'émotions vives et répétées ou même simplement une préoccupation émotive continue. Mais ce sont là des cas rares et précisément parce qu'en vertu de sa mentalité habituelle, l'hystérique, s'il réagit vivement aux chocs émotifs extérieurs, fait difficilement de la préoccupation émotive, de l'émotion intérieure. Des cas de ce genre existent néanmoins, mais répondent beaucoup plutôt aux associations hystéro-neurasthéniques qu'à l'hystérie pure.

Si nous résumons ce qui précède nous dirons donc : *Il existe des sujets plus volontiers hystérisables que d'autres en vertu de leur constitution émotive, en vertu de leur constitution mentale, congénitale le plus souvent, mais pouvant aussi être acquise. Cette constitution mentale ne se confond pas avec la suggestibilité si du moins on éloigne de l'idée suggérée tout renforcement émotif. Enfin la prédisposition individuelle par la spécificité de l'orientation émotive du sujet, peut dans une grande mesure, fixer le siège de l'accident hystérique éventuel.*

Mais dans la genèse d'un accident hystérique, il ne faut pas tenir compte seulement des facteurs propres au sujet porteur de l'accident.

Le rôle du choc émotif dans la localisation de l'accident hystérique n'est pas moins considérable. Une femme apprend brusquement la nouvelle de la mort d'un des siens, assiste à un accident. Voilà des cas, où dans la localisation des symptômes seule sera mise en jeu la spécificité individuelle de la réaction émotive. Si les chocs émotifs se sont jusque-là traduits par un dérobement des jambes, par une difficulté de la parole, par une sensation d'engourdissement du côté gauche, le sujet fera une paraplégie, du mutisme ou une hémianesthésie.

Voici au contraire une femme qui présente une contracture du bras droit survenue subitement, alors que dans un mouvement de colère elle voulait frapper son mari. Voici d'autre part une jeune fille dont les membres inférieurs sont dans un état de contracture en adduction. Cette contracture est consécutive à une tentative de viol. Il est évident que dans ces deux cas, c'est la nature même du traumatisme émotif qui a déterminé le siège de l'accident et la malade s'est immobilisée ici en position de défense, là en position d'attaque. Que dans d'autres circonstances, une paralysie hystérique siège sur un membre atteint au cours d'un traumatisme, et ici encore ce sera la nature même du choc subi qui aura déterminé le siège de l'accident hystérique. Il y a donc là un second facteur de localisation des accidents hystériques qui a sa très grosse importance.

Si nous sommes très mal armés pour comprendre le pourquoi et le comment de la spécificité des réactions émotives individuelles, pouvons-nous mieux saisir le mode général d'action de la cause émotive. Ce n'est pas chose commode. C'est néanmoins chose faisable, en restant toutefois dans le domaine de l'hypothèse.

Il nous paraît que c'est en se rapportant aux cas en somme assez nombreux où l'accident hystérique succède immédiatement au choc *émotif*, que l'on peut le plus aisément se rendre compte du mécanisme qui a présidé à la constitution des troubles présentés par nos malades. Nous avons déjà dit que nous considérions les accidents hystériques comme étant le plus souvent des phénomènes de dissociation. Or les choses se passent exactement comme si, *l'ensemble qui est formé par le centre psychique et le membre ou l'organe qui en dépend et que le choc émotif a dissocié de la conscience générale, continuait à fonctionner d'une façon autonome et suivant l'impulsion subie au moment où la dissociation s'est établie.*

C'est là une règle qui nous paraît s'appliquer non seulement aux accidents qui tirent leur localisation d'une excitation émotive particulière, mais encore à ceux qui doivent leur localisation à la spécificité émotive individuelle, celle-ci étant elle-même d'un mécanisme plus mystérieux.

Prenons le sujet qui sous l'influence d'une excitation émotive sent ses jambes se dérober sous lui et qui fait de la paraplégie. Ici la dissociation s'est faite, les membres inférieurs ont échappé en quelque sorte à l'action volontaire de notre malade alors qu'ils étaient sous une influence inhibitrice. Il s'est ainsi établi une paraplégie flasque.

Considérons la malade qui au contraire a fait une contracture en adduction comme suite à une tentative de viol. Ses membres lui ont été soustraits alors qu'ils subissaient une excitation motrice de défense. Ce n'est plus de la paraplégie c'est de la contracture que l'on observe alors.

Les mêmes procédés de raisonnement pourraient, ce nous semble, s'appliquer à l'immense majorité des accidents hystériques. Il n'est pas, à l'extrême rigueur, jusqu'aux troubles trophiques ou cutanés qui ne pourraient, dans une certaine mesure, s'expliquer par la continuité d'actions vaso-motrices ou tropho-névrotiques.

Il est bien certain que c'est là de la théorie et nous n'avons pas la prétention d'émettre autre chose qu'une hypothèse satisfaisante pour l'esprit.

Nous avons déjà dit, ailleurs, ce que nous pensions de la période d'incubation des accidents hystériques. Nous avons montré que dans la réalité c'était surtout une période d'incubation émotive, et que le temps perdu représentait non pas le temps nécessaire pour que le sujet s'adapte à un accident hystérique déterminé, mais bien le temps qui permettait à l'émotion de développer, d'étendre et d'accentuer son action.

Quant à la systématisation même des accidents hystériques, nous avons déjà, par ailleurs indiqué, qu'elle se faisait suivant le schème des représentations mentales, Et il en ressort que bien avant d'être un phénomène bulbaire, l'émotion est un phénomène à localisation psychique. La très grande majorité des accidents hystériques, tout particulièrement les anesthésies, les contractures, les paralysies, se font d'après une topographie qui correspond aux acquisitions intellectuelles et non pas suivant une topographie anatomique ou fonctionnelle. Ce n'est pas le territoire d'un nerf, d'un segment médullaire, d'une région de la corticalité psycho-motrice qui est atteint, c'est le territoire d'une, de plusieurs ou d'un grand nombre de représentations mentales. Ce sont par exemple, toutes les notions conscientes ou subconscientes qui président au mouvement ou à la sensibilité dans un segment de membre, dans un membre, dans une moitié du corps, qui ne sont plus capables d'être évoquées ou qui ne parviennent plus dans le champ de la conscience générale, parce que, comme nous venons de le dire, il y a eu sous l'influence du choc émotif, dissociation, exclusion en quelque sorte du psychisme du sujet, de toutes les notions afférentes à la zone ainsi atteinte. L'émotion agit en somme, comme agirait la suggestion, par dissociation, par retranchement, par exclusion. Il n'y a donc rien d'extraordinaire à constater que les manifestations hystériques puissent, objectivement, se comporter comme des phénomènes de suggestion. C'est une telle apparence qui a permis, selon nous, à la théorie suggestive de l'hystérie, de s'établir avec quelques semblants de vraisemblance. Mais de ce que des effets soient identiques il n'est nullement légitime d'en inférer qu'ils ont une cause unique.

Il se peut que, dans certaines circonstances, un mécanisme différent intervienne et qu'à la faveur d'un traumatisme émotif, des notions provenant du subsconscient, de l'automatisme psychologique, et provoquées elles-mêmes plus ou moins directement par le choc émotif, pénètrent et envahissent le champ de la conscience, où non jugées, puisque le sujet à ce moment est incapable de tout contrôle intellectuel, elles sont admises. L'accident naît alors de l'addition à la mentalité antérieure de l'individu d'une notion nouvelle non jugée et se fera suivant le schème des représentations mentales. Ici encore le parallélisme avec certains phénomènes de suggestion se retrouve.

Mais dans un cas comme dans l'autre, *toujours* l'accident hystérique apparaît comme étant un *résidu*, un *reliquat émotif*.

Quoi qu'il en soit, il nous paraît que le *domaine* de l'hystérie peut en somme être limité au domaine même des réactions émotives physiques et psychiques. *Tout ce que l'émotion peut créer à titre accidentel et passager, l'hystérie peut le faire à titre durable.* C'est là une doctrine que nous avons déjà eu occasion de proposer au cours de cet ouvrage et, dans les différentes manifestations fonctionnelles d'ordre hystérique que nous avons eu occasion d'envisager, nous avons essayé de mettre en valeur une telle délimitation des accidents hystériques.

Nous n'insisterons pas davantage sur ce chapitre nécessairement un peu théorique de la conception générale des accidents hystériques. Chemin faisant, nous avons déjà eu de nombreuses occasions de développer notre manière de voir. Nous avons montré que si nous admettions l'intervention secondaire de la suggestion dans la persistance des accidents hystériques, elle ne jouait pour nous dans la genèse même de ces accidents qu'un rôle tout à fait infime sinon nul. Nous avons dit et répété qu'à la base de l'hystérie il fallait mettre comme facteur pathogénique capital, quasi-exclusif, le choc émotif. Nous avons montré que de nombreuses confusions résultaient de ce qu'on classait parmi les hystériques des malades qu'une éducation, un dressage, longtemps poursuivis, avaient complètement modifiés, ou bien des mythomanes dont la parenté avec les hystériques ne nous paraît que bien effacée.

Il nous resterait à compléter cette étude par des considérations étiologiques sur la fréquence relative de l'hystérie chez l'homme et la femme, sur la nature et la fréquence des causes émotives capables d'engendrer les accidents qui nous occupent. Mais toutes ces dernières questions ont été si souvent et si complètement traitées par tant d'auteurs, qu'il nous paraît inutile d'y insister à nouveau.

Ayant quelque hâte d'arriver à la partie pratique, thérapeutique, de cet ouvrage, nous pensons pouvoir résumer tout ce qui précède en disant que, de même qu'en pathologie générale on groupe sous un vocable unique tous les troubles qui reconnaissent une cause pathogénique identique, de même en neurologie, il nous paraît tout à fait légitime d'étudier sous la dénomination commune de *psychonévroses*, les appareils symptomatiques qui reconnaissent l'émotion comme facteur pathogénique général et immédiat.

Selon le terrain sur lequel l'émotion exercera son action, tantôt c'est la neurasthénie qui se développera, tantôt ce sera l'hystérie avec ses accidents qui se manifestera.

Les psychonévroses ont donc une pathogénie commune, l'émotion. Mais avec une même cause des effets très divers peuvent suivre selon les prédispositions individuelles et, s'il y a une autonomie des psychonévroses, il y a aussi une autonomie des deux types qu'elles peuvent présenter : neurasthénie et hystérie ont chacune leur entité pathologique. Le neurasthénique et l'hystérique sont des individus distincts, entièrement et complètement développés, qui appartiennent néanmoins à une même famille.

CHAPITRE VI

CONCEPTION GÉNÉRALE DES MANIFESTATIONS FONCTIONNELLES

Avant de terminer cette deuxième partie de notre ouvrage, il nous paraît utile de définir clairement quelle est notre conception des manifestations fonctionnelles.

En médecine générale on qualifie de symptômes fonctionnels — et on les étudie à peu près dans toute affection à côté des symptômes locaux et des symptômes généraux — l'ensemble des troubles qu'une lésion quelconque occasionne à une fonction. Si, par exemple nous considérons une sténose pylorique de nature organique, la stase gastrique, les vomissements consécutifs, seront dénommés symptômes fonctionnels.

De tout ce que nous avons dit précédemment, il résulte clairement que la manifestation fonctionnelle du névropathe n'a aucune espèce de point de contact — en dehors de l'atteinte même de la fonction — avec le symptôme fonctionnel du malade atteint d'une affection organique.

Dans une définition provisoire, destinée simplement à limiter le sujet de notre travail, nous avons considéré comme manifestations fonctionnelles, l'*ensemble des troubles et des symptômes persistants accusés par les névropathes et se créant chez ces malades en dehors de toute lésion somatique antécédente*.

Il nous paraît qu'à présent nous sommes suffisamment armés pour donner des manifestations fonctionnelles une définition à la fois plus courte, plus précise et plus complète. Elles sont constituées par *tous les troubles d'origine psychique qui sont suscep-*

tibles d'atteindre les fonctions. Elles représentent toutes l'*action du psychisme sur le physique.*

C'est cette action du psychisme sur le physique qui est généralement très mal comprise. Il y a là des notions qui pour les générations médicales actuelles habituées à une systématisation organiciste, constituent une sorte de point mort.

On admettra bien que dans certains cas une symptomatologie soit purement subjective, qu'elle n'ait aucun fondement objectif, aucune réalité organique. Mais alors on considérera que les sujets qui offrent cette symptomatologie sont des malades imaginaires, sont des hypocondriaques.

On voudra bien reconnaître, d'autre part, qu'il existe des troubles névropathiques d'un organe que n'a créés aucune altération organique de l'organe en question. Mais alors on rapportera les symptômes considérés à un trouble d'innervation. Les ganglions nerveux, le grand sympathique tout entier seront mis en cause. On expliquera tel ou tel symptôme par une névralgie du plexus solaire ou du ganglion cœliaque. On se servira pour appuyer une telle doctrine de l'existence de zones douloureuses, plus ou moins nettement superposées aux régions du sympathique que l'on prétend atteintes. Et l'on ne se rend pas compte, que par l'intermédiaire d'un nombre plus ou moins considérable de neurones, il y a à l'extrémité de chaque filet nerveux une cellule psychique. Que celle-ci soit modifiée dans son dynamisme — et ce n'est là qu'un mot — ou qu'elle soit atteinte de quelque altération que ce soit, il n'en est pas moins constant que tout l'appareil nerveux dont elle dépend, *mais qui aussi en dépend,* souffrira dans son fonctionnement et avec lui l'organe auquel il se rend.

Prenons un phénomène simple comme la douleur. Il est notoire que l'attention l'augmente, que la distraction la diminue, la cause organique de la souffrance restant cependant constante. La douleur phénomène subjectif n'apparaît donc que comme un rapport entre le degré de l'excitation physique et le degré de réceptivité psychique. Mais l'excitation physique n'est pas même nécessaire pour provoquer la douleur. Il suffit qu'il s'exerce une excitation psychique par le mécanisme banal du souvenir, par l'intermédiaire encore de l'angoisse émotive, responsables de tant d'algies localisées, pour que l'impression douloureuse se produise dans le centre psychique, et pour que la périphérie soit hyperesthésiée, parce qu'alors la sensation normale est perçue sous forme douloureuse.

Que, par ailleurs, il existe dans les fonctions, toute une série de troubles psycho-sécrétoires, psycho-moteurs, psycho-trophiques, la chose n'est même pas contestable et est entrée dans le domaine des faits au moins en ce qui concerne les fonctions digestives. Quelle nécessité y a-t-il d'interposer entre le trouble de la périphérie organique et le trouble du centre psychique en cause, une altération, ou une modification quelconque du conducteur nerveux qui relie ce centre à cette périphérie.

En pathologie nerveuse l'idée vaut la chose au point de vue subjectif et, dans une très large mesure, *est capable de la créer objectivement.*

Aussi bien quand, par exemple, nous avons exposé notre conception des fausses gastropathies, serait-il complètement inexact de nous faire dire qu'il n'existe pas de dilatation de l'estomac, pas d'hyperchlorhydrie, pas d'hypochlorhydrie, etc... Mais nous admettons qu'un individu fixé psychiquement sur son estomac et suivant qu'il est un inhibé, et c'est le cas le plus fréquent, ou un excité, est susceptible de faire consécutivement à ses impressions psychiques, de l'atonie gastro-intestinale avec large dilatation et hypochlorhydrie, ou au contraire des phénomènes d'excitation sécrétoire amenant l'hyperchlorhydrie. Que nous envisagions les faux intestinaux, les faux cardiaques, les faux pulmonaires, etc... et des phénomènes du même ordre se retrouveront. Ce n'est pas la réalité objective des symptômes présentés par les malades que nous contestons, c'est la réalité de leur origine périphérique.

Ne nous a-t-on pas vu d'ailleurs admettre que dans certains cas, consécutivement aux troubles fonctionnels, des affections organiques pouvaient s'installer causées directement par eux. N'est-ce pas là la preuve même que nous ne saurions à aucun degré confondre la manifestation fonctionnelle avec un phénomène purement et simplement imaginaire.

Nous pensons, en d'autres termes que, dans l'harmonie qui tend à s'établir entre la représentation mentale et l'état périphérique, *si la représentation mentale est primitive, le trouble périphérique sera secondaire.*

Une telle conception n'est à aucun degré une pure vue de l'esprit. Elle est admise par tout le monde en ce qui concerne par exemple la sécrétion gastrique. Elle est à la base même du fonctionnement normal des organes génitaux. L'extension que nous lui avons donnée nous paraît entièrement légitime. Les faits nous obligeant à admettre qu'une modification psychique est capable de modifier le fonctionnement d'organes déterminés, nous ne voyons vraiment pas alors comment dans les rapports entre le psychisme et les fonctions organiques, on pourrait limiter étroitement à des fonctions données ce qui doit de toute évidence être une loi générale.

Ainsi donc, la manifestation fonctionnelle se caractérise par un trouble psychique antécédent, *mais aussi par des troubles périphériques consécutifs.*

Cette donnée est pour la thérapeutique d'une importance capitale. Mais ici, même les auteurs qui admettent la nature psychique primitive des manifestations fonctionnelles, se divisent en deux écoles. L'une veut que les malades soient traités d'une façon bilatérale, c'est-à-dire et pour les troubles périphériques qu'ils présentent et pour l'état psychique qui en est la cause. L'autre, pour des raisons définies, pense qu'à une pathogénie psychique il faut une thérapeutique également psychique. Et ceci nous amène directement à la troisième et dernière partie de notre ouvrage, où nous étudierons le traitement et tout en particulier le traitement psychothérapique des psychonévroses et de leurs accidents.

TROISIÈME PARTIE

LE TRAITEMENT DES PSYCHONÉVROSES
LA PSYCHOTHÉRAPIE
ET LES PROCÉDÉS ADJUVANTS

CHAPITRE PREMIER

ÉTUDE CRITIQUE DES TRAITEMENTS DES PSYCHONÉVROSES[1]

La thérapeutique depuis un certain nombre d'années subit une évolution marquée. De symptomatique qu'elle était, elle tend, de plus en plus, actuellement, à devenir pathogénique. Le médecin ne s'attaque plus au symptôme qui, considéré isolément, n'a qu'une valeur d'indication minime ; il s'en prend aux causes mêmes des troubles en présence desquels il se trouve. Traitements pathogéniques que celui de la syphilis ou de la malaria par le mercure ou la quinine, traitement pathogénique que la sérothérapie, traitement pathogénique encore que la psychothérapie qui, en présence d'affections d'origine psychique, prétend les guérir par action psychique. Bref on voit de plus en plus qu'il ne subsistera de l'ancien arsenal théra-

1. C'est délibérément que nous négligerons l'étude de la « Psycho-analyse ». La méthode de Breuer-Freud, si elle peut offrir un certain intérêt au point de vue psychologique, nous paraît, dans ses applications thérapeutiques, présenter d'incontestables dangers. Quant aux conclusions tirées de cette méthode — origine génitale des psychonévroses — conclusions qui ne nous paraissent pas admissibles, nous avons pensé qu'elles ne devaient pas trouver un écho ici.

peutique, à mesure que progressera la médecine, que les remèdes qui étaient pathogéniques sans qu'on le sût. C'est déjà le cas pour le mercure et pour la quinine.

C'est dire que dans notre conception des psychonévroses, nous ne voyons nulle place pour une thérapeutique médicamenteuse. Que celle-ci puisse, de temps à autre, trouver une indication dans un phénomène surajouté, ne dépendant pas directement des causes psychiques, la chose est possible ; que parfois pour *aider* un malade on en soit amené à pallier un symptôme à l'aide d'un médicament, cela peut encore arriver, mais de toutes façons le temps n'est plus, où l'on pouvait prétendre faire bonne œuvre médicale en saturant un hystérique ou un neurasthénique de bromure ou de phosphore. Cette thérapeutique-là a vécu et il nous paraît que, sans ambages et sans restrictions, on est en droit de la condamner.

Évidemment il sera toujours plus facile au médecin de donner à un malade une ordonnance avec les conclusions thérapeutiques que de telles pratiques comportent, que de tirer au clair la cause psychique ou morale des troubles présentés par un patient. Évidemment, et dans la mentalité actuelle, il est des malades qui, s'ils quittent un médecin sans lui avoir — nous dirions volontiers — extirpé une ordonnance ou un régime, imagineront que le résultat de leur consultation a été purement négatif. Qu'on ne s'y trompe pas cependant, une évolution fort nette est en train de se faire, même dans le grand public des malades. On commence à savoir un peu partout que les affections nerveuses fonctionnelles se soignent psychiquement. Si actuellement encore un grand nombre des névropathes a quelque tendance à aller chercher la bonne parole chez le magnétiseur, voire chez le sorcier de l'endroit ou du quartier, nous sommes convaincus qu'il ne faudra plus encore bien longtemps, pour que *tous les malades nerveux* demandent *à tous les médecins*, de savoir les soigner par la psychothérapie.

Il est entendu que la thérapeutique médicamenteuse peut, dans une certaine mesure, être considérée comme une thérapeutique psychique — mais dans le mauvais sens du mot. Et bien des médecins, parmi ceux mêmes qui sont persuadés de l'origine effectivement psychique des psychonévroses, en préconisent l'emploi.

Elle a, disent-ils, sa valeur, ne serait-elle que suggestive. Que vous ordonniez du bromure, des glycéro-phosphates, ou que vous prescriviez, décorés d'un nom grec ou latin plus ou moins ronflant, pompeux et très long, des pilules de mie de pain ou de pissenlit, vous agissez exactement de la même façon. Si vous arrivez à convaincre votre malade que le médicament ordonné lui fera du bien, il y a grandes chances pour que ce bien soit ressenti et pour que par des voies indirectes et par des médicaments, vous arriviez à améliorer son état.

Cependant de telles pratiques ne nous disent rien qui vaille. Tout d'abord nous estimons qu'on n'a pas le droit de *tromper* les malades, d'abuser de leur crédulité. En outre pour que de tels médicaments aient une action suggestive suffisante, il faudra qu'ils coûtent cher. L'inconvénient est minime, dira-t-on. Soit, encore ne faut-il pas oublier qu'il existe des psychonévroses dans les classes pauvres tout comme dans les classes riches, et quand à l'aide de médicaments multiples et de prescriptions répétées vous aurez « amélioré » successivement tous les symptômes présentés par votre patient, vous le retrouverez plus profondément neurasthénique que jamais, parce que, incapable de travailler, il aura disposé de toutes ses petites économies pour acheter des médicaments. Combien de ces navrants exemples ne voyons-nous pas dans la clientèle hospitalière. Mais, même chez le malade riche la méthode est également dangereuse et du reste tout aussi inefficace.

Par le médicament vous améliorerez l'état gastrique ou l'état intestinal. Votre malade se plaindra moins de sa tête, de ses reins, de ses jambes, de son asthénie. Il aura à sa portée toute une série de petits flacons à action suggestive spécifique. Il ordonnancera soigneusement dans une armoire fermant à clef les cachets qui guérissent le mal de tête, ceux qui facilitent la digestion, ceux qui hâtent le sommeil et souvent il n'hésitera pas à se faire faire tous les mois, une série d'injections sous-cutanées de toniques divers qui lui feront le même effet qu'un coup de fouet à un cheval fatigué.

L'action suggestive du médicament s'est poursuivie tout ce temps et le médecin triomphera quand, demandant à son malade : « Eh bien, comment va votre estomac, comment vont vos reins, dormez-vous mieux, etc. ? » celui-ci lui répondra : « Docteur il me *semble* que cela va mieux *de ce côté-là.* » Cela ira mieux en effet jusqu'au jour où le patient s'apercevra qu'à force d'aller mieux de tous les côtés successivement, il reste dans l'ensemble aussi malade. Ce jour-là il se désespérera et, n'ayez crainte, il saura s'en prendre au médecin qui l'aura « amusé », l'aura « occupé » jusqu'à arrêter son activité par la fréquence des prescriptions quotidiennes. Nous avons vu des malades dont toute la journée était prise par les soins qu'ils devaient se prodiguer. Nous en avons rencontré qui pesaient leurs aliments, qui mesuraient au centilitre près leurs boissons, parce qu'une insidieuse analyse d'urine avait décelé un excès de tel produit et des insuffisances de tel autre qu'il fallait compenser par des excès ou des insuffisances inverses dans l'alimentation. Certes, pendant le temps qu'ils se livraient à ces petits exercices, les malades étaient distraits et oubliaient pour les soins la cause même qui les nécessitait.

Mais tout a une fin et lorsque le malade las et découragé renoncera à ses médicaments... et à son médecin, il ne renoncera pas du même coup aux habitudes d'auto-observation qu'il aura prises, il ne renoncera pas non plus à cette conviction que l'on a implantée en lui, que c'est en dehors de lui-même et dans les ressources thérapeutiques que fournit à la médecine la chimie ou la physique, qu'il doit trouver sa guérison. Il répudiera ses médicaments et son médecin, mais ce sera pour se retourner vers un autre médecin pour avoir d'autres médicaments.

On ne se figure que difficilement le temps qui, de la sorte, peut être perdu par les malades. Nous en avons vu qui traînaient une santé misérable depuis cinq, depuis dix, vingt ans. Il en est qui se droguent toute leur vie. Il est des sujets qui ont, à coup sûr, absorbé la valeur du contenu d'une bonne pharmacie d'une petite ville de province et qui de ce fait, ont un estomac délabré et souffrent de ce que l'on appelé à juste titre la « gastrite médicamenteuse ».

Qu'on n'imagine pas non plus qu'à de tels procédés le médecin gagne la confiance de son malade et qu'à varier les ordonnances, à changer les médicaments dont l'action devient inefficace, il s'assure la fidélité de son client. Rien n'est plus faux. Nous avons connu des névropathes qui avaient consulté dix, vingt, trente médecins. Ce n'est encore rien. Nous avons vu une liste de cinquante-six médecins consultés par une fausse gastropathe en l'espace de quelques années, et telle malade que nous connaissons, neurasthénique à coup sûr et non pas hypocondriaque, use en moyenne un médecin tous les deux mois. Elle est malade depuis seize ans. Qu'on fasse le compte.

Donc *pas de médicaments aux névropathes*. La méthode est dangereuse, inefficace, et son inconvénient capital est de donner au psychisme du malade, une orientation directement opposée à celle qu'on serait désireux de lui voir prendre. Pas de médicaments, disons-nous, si ce n'est à titre tout à fait épisodique et il est bien évident que l'on aura le droit de donner quelques décigrammes de quinine au neurasthénique qui se sera grippé. Mais le médicament du médecin *thaumaturge* qui veut exercer une action suggestive, le médicament du médecin *organiciste* qui prétend réduire un épuisement nerveux théorique ou une irritabilité de surface, sont également dangereux et doivent être également proscrits.

Quant à la physiothérapie, mauvaise si elle prétend être une thérapeutique pathogénique, elle peut par contre avoir ses indications et donner de bons résultats, si elle consent à n'être que pratiques d'hygiène générale convenant à certaines constitutions déterminées.

Aux psychonévroses convient donc le seul traitement psychique. Là-dessus non certes pas tous, mais un très grand nombre de neurologistes se trouvent d'accord. Les divergences réapparaissent sur la question même des méthodes psychothérapiques à employer.

Nous ne nous étendrons pas sur les méthodes par *suggestion indirecte*. Ce sont celles qui, précisément, se servent d'un médicament, d'un procédé thérapeutique quelconque pour produire chez un sujet en dehors de sa raison et de sa volonté et en dehors de l'action directe du médecin, une suggestion qui doit être favorable. Ce sont là manœuvres de thaumaturge. Il ne faut pas oublier en effet qu'il ne suffit pas de faire disparaître un symptôme chez un névropathe pour faire œuvre de véritable thérapeute. Il faut lui changer son état mental, lui expliquer comment et pourquoi il est tombé malade et comment et pourquoi une fois guéri il ne retombera pas, et cela parce qu'il aura récupéré la maîtrise de lui-même. Avec les procédés thaumaturgiques on ne traite que le symptôme, ce qui, à notre avis, est absolument insuffisant. Il n'est à notre sens qu'une seule série de cas, où un médecin puisse avoir quelquefois le droit de se servir de procédés de ce genre, c'est en ce qui concerne certains neurasthéniques génitaux. Nous verrons plus loin pourquoi.

D'une façon générale les méthodes psychothérapiques se divisent en deux grandes classes à savoir d'une part, les *méthodes de suggestion directe*, d'autre part les *méthodes de persuasion*. La différence qui existe entre ces deux méthodes est capitale. Celles-là prétendent introduire dans la conscience d'un sujet des idées nouvelles ou détruire des notions existantes, en dehors de son consentement et de son jugement. Celles-ci veulent que l'idée nouvellement introduite soit consentie par le sujet et que, s'il abandonne une conception à la faveur du traitement, cet abandon soit fait volontairement, après réflexion et en toute connaissance de cause.

La suggestion directe.

La *suggestion directe* ne s'adresse qu'à l'automatisme psychologique et théoriquement elle sera d'autant plus parfaite, plus facile, que le sujet à qui elle s'adresse fera intervenir au cours de l'acte de suggestion, une moins grande quantité de phénomènes de conscience.

Les partisans de la suggestion directe sont donc logiques avec eux-mêmes, quand ils demandent à ce que leur action thérapeutique s'exerce dans le *sommeil hypnotique*. Dans ces conditions les évocations comme aussi les acquisitions, se font indépendamment de toute volonté consciente de la part du malade. L'action du médecin est toute puissante et il peut à son gré ajouter ou retrancher au psychisme du malade les notions qui lui semblent utiles ou dangereuses. L'action suggestive ne se bornerait pas à la suppression des accidents somatiques divers présentés par les malades, mais pourrait encore être une action pédagogique. On pourrait dans le sommeil hypnotique faire l'éducation de l'émotivité, l'éducation de la volonté, analyser et modifier les réactions psychologiques spécifiques de chaque individu. Telle est du moins la conception des médecins hypnologues. Elle demande à être discutée.

L'hypnotisme soulève d'abord de graves questions d'ordre moral et d'ordre social. Ce n'est pas un mince problème en effet que de se demander, si un médecin a le droit de supprimer le libre arbitre d'un sujet et d'en disposer en sa faveur, fût-ce dans un but thérapeutique. Mais là encore n'est pas, selon nous, le problème capital. Celui-ci réside surtout dans l'*éducation de l'automatisme*, qui à notre sens, est le résultat sinon constant au moins extrêmement fréquent, des pratiques hypnotiques répétées. Il suffit, pour s'en convaincre, de voir ce que sont devenues les hystériques éduquées d'autrefois. Ce sont pour la plupart de bien pauvres sujets incapables de se guider seuls dans l'existence. Depuis l'époque où elles servaient de terrains d'expérience, il n'en est qu'un tout petit nombre qui ait pu reprendre une vie normale. Ce n'est pas impunément qu'on habitue un sujet à accepter des suggestions étrangères. C'est une atteinte directe et négative à la personnalité individuelle qui est ainsi pratiquée et si celle-ci peut être modifiée par l'hypnotisme, ce n'est à coup sûr pas dans le sens de son développement, mais bien dans le sens de sa diminution et de sa déchéance. Si l'on a pu pendant un certain nombre d'années ne pas se rendre compte des dangers de l'hypnotisme, c'est qu'on n'en voyait pas les résultats lointains. De nos jours, plus éloignés du début de la méthode, nous pouvons affirmer qu'elle offre de nombreux dangers, qui compensent et au delà les avantages qu'elle peut présenter. Il est entendu qu'avec la persuasion on ne fera pas toujours disparaître certains accidents névropathiques avec la même rapidité que par la suggestion hypnotique. Mais quel avantage y a-t-il à supprimer un accident si le terrain reste, si bien plus, ce terrain est modifié de telle façon que de nouveaux accidents aient la plus grande chance de s'y développer?

L'hypnotisme soulève encore une question sociale et l'automatisme des grands hypnotisés peut être poussé si loin, que ces sujets peuvent devenir un véritable danger pour la société s'ils rencontrent dans leur vie quelqu'un prêt à disposer en sa faveur de leur automatisme. On connaît les discussions qui à propos d'une cause célèbre ont partagé les neurologistes des deux écoles adverses, celle de la Salpêtrière et celle de Nancy. Il semble bien, qu'au moins pour certains sujets, ce soit l'école de Nancy qui ait eu raison et qu'un grand hypnotisé puisse par la volonté d'autrui être poussé jusqu'au crime inclus. Pour notre part, nous en sommes convaincus.

Que l'hypnotisme offre d'autre part certains dangers pour les médecins, la chronique judiciaire suffirait à nous le rappeler. Nombre de femmes endormies ont prétendu que ce n'était pas seulement de leur libre arbitre psychologique, que le médecin les avait forcées à se départir en sa faveur. Dans cet ordre d'idées les dangers sont multiples non seulement pour le médecin, mais aussi pour la malade qui, à force d'accepter des suggestions étrangères, finit par admettre à titre de convictions secondaires, les plus invraisemblables auto-suggestions. C'est là d'ailleurs ce qui prouve le danger psychologique de l'hypnotisme. Car en somme si le médecin avait simplement et dans un but thérapeutique donné un narcotique à son malade, il pourrait être l'objet des mêmes accusations. Mais ce qu'il a fait en pratiquant l'hypnotisme c'est développer le pouvoir de l'automatisme psychologique, c'est diminuer la valeur et l'intensité du contrôle intellectuel et, dans une très large mesure, il est responsable de la faculté d'auto-suggestion qu'acquiert ainsi son patient. Les idées les plus saugrenues qui, à titre d'évocation involontaire, traversent le champ de la conscience d'un sujet ainsi éduqué, tendent à être admises sans discussion par lui comme phénomènes effectifs et démontrés. Sa mécanique mentale n'a-t-elle pas pris sous l'influence des hétéro-suggestions répétées, l'habitude d'admettre sans contrôle les notions qu'une volonté étrangère cherchait à y introduire. Pourquoi veut-on dès lors que les notions qui, provenant de l'automatisme psychologique franchissent le seuil de la conscience, ne tendent pas à retourner dans cet automatisme sous forme de faits de mémoire admis comme s'ils avaient été contrôlés, admis exactement comme ont pu l'être les suggestions hypnotiques? Quoi qu'on en dise, la méthode hypnotique, par définition, ne s'adresse qu'à l'automatisme psychologique, elle tend à le développer aux dépens des fonctions de conscience et de jugement. L'hypnotisme n'est une méthode logique que pour ceux qui croient à un déterminisme étroit des fonctions psychiques et qui niant l'existence de phénomènes psychiques supérieurs, considèrent la mécanique humaine comme un outil qu'on peut régler et détraquer à sa guise. Nous ne sommes pas de ceux-là. L'hypnotisme nous paraît être pour les psychonévroses, ce que certaines thérapeutiques symptomatiques peuvent être par exemple pour une maladie infectieuse. Que penserait-on d'un médecin qui pour atténuer un symptôme, la fièvre par exemple, ordonnerait telles médications qui en même temps qu'elles feraient tomber la température, diminueraient la résistance du malade à l'infection?

Mais ce n'est pas tout. D'abord il s'en faut que la méthode hypnotique puisse être indifféremment employée avec toutes espèces de malades. Il est des sujets et nombreux qui ne sont pas hypnotisables. Il en est d'autres plus nombreux encore, pour lesquels l'idée de remettre leur libre arbitre entre les mains d'un médecin, même de celui en qui ils auront le plus de confiance, est singulièrement déprimante. On n'abandonne pas sa volonté et sa personnalité si aisément, et nous avons connu des sujets chez lesquels l'émotion seule qu'avaient pu causer certaines tentatives d'hypnose, avait engendré de nouvelles et importantes manifestations névropathiques.

D'autre part il faudrait encore s'entendre sur la valeur exacte de la suggestion hypnotique. Voici un individu à qui, dans le sommeil hypnotique, vous faites une suggestion à distance. Vous lui ordonnez, par exemple, d'écrire une lettre, de faire une visite, à quelques semaines ou à quelques mois de là. L'échéance suggestive arrivée, notre sujet accomplira bien la suggestion, mais il l'accomplira en état second, c'est-à-dire en état automatique pur. L'acte une fois accompli, il ne lui en reste aucun souvenir. A aucun moment il n'y aura eu ni dans la suggestion, ni dans l'exécution de l'acte suggéré, aucun phénomène de conscience. La suggestion, en d'autres termes, n'a pu agir qu'autant que les facultés de conscience étaient perdues. A ces deux temps, ordre et exécution, la suppression de la conscience est la condition même de la suggestion. Dans quelle mesure la suggestion hypnotique a-t-elle donc une action persistante sur l'individu redevenu conscient? C'est une question que l'on est en droit de se poser et dont la solution négative, rendrait illusoire l'action pédagogique de la suggestion hypnotique. Au reste et dans le fait, l'action effective de l'hypnose nous a toujours paru être bornée aux accidents névropathiques dépendant plus ou moins directement de l'automatisme psychologique. Les manifestations hystériques, en tant qu'accidents, peuvent parfois disparaître rapidement sous l'influence de la suggestion hypnotique. Nous avons vu au contraire de nombreux neurasthéniques qui n'avaient jamais trouvé, dans une telle thérapeutique, quelque sédation que ce fût des symptômes fonctionnels présentés par eux. C'est qu'ici il s'agit de troubles qu'engendre la préoccupation et dans lesquels l'intervention de l'automatisme psychologique n'est que secondaire.

Dans ce même ordre d'idées de l'influence pédagogique ou si l'on préfère de la modification possible du terrain — chose capitale en matière de psychothérapie — que peut exercer la suggestion hypnotique, il faut tenir compte aussi de la mécanique mentale habituelle. Il est bien évident que la valeur d'une acquisition psychique se mesure au nombre et à l'importance des idées auxquelles elle s'associe. Pour un sujet religieux, il est certain qu'une notion qui s'associera à ses convictions aura une valeur de direction énorme. Pour un sujet pusillanime, une acquisition se rapportant à une idée de maladie ou de mort aura une valeur considérable. D'autre part et par action de répétition, une notion qui s'associera à un grand nombre de faits de la vie, prendra progressivement dans le psychisme du sujet une importance de plus en plus grande. Or le propre de la suggestion hypnotique c'est de se faire, en quelque sorte, sur une page blanche, de ne s'associer à rien, de ne se relier à rien. Quelle valeur peut-elle avoir, dans ces conditions, sur l'orientation psychique ou morale d'un malade ?

Par ailleurs, il nous a semblé, dans quelques cas, que la suggestion hypnotique pouvait dépasser le but et tendre continuellement à mettre le sujet dans des états de subconscience, se rapprochant des états seconds où l'action suggestive devient alors prépondérante.

Quoi qu'il en soit, l'hypnose n'en est pas moins extrêmement intéressante au point de vue de l'analyse psychologique. N'eût-elle permis que la dissociation entre les fonctions automatiques et les fonctions de conscience, que la reconnaissance des médecins devrait, de ce seul chef, lui être acquise. Car du même coup, elle permet d'entrevoir que toute thérapeutique psychique devant et avant tout, s'adresser aux fonctions de conscience, une méthode telle que la suggestion hypnotique qui s'adresse aux fonctions de l'automatisme n'est plus de mise à l'heure actuelle. Les résultats de l'analyse psychologique que permet le sommeil hypnotique condamnent, en d'autres termes, son emploi comme méthode thérapeutique.

Assez différente de la suggestion hypnotique est *la suggestion à l'état de veille.* Celle-ci se pratique dans des conditions assez particulières. Dans une semi-obscurité, dans une pièce à l'abri des bruits de la rue, le médecin installe confortablement son malade. Il faut qu'il n'ait aucune contrainte physique et que son attention ne soit attirée par aucun phénomène extérieur. Puis le médecin lui recommande de fermer les yeux et de se mettre dans un état tel, qu'aucune pensée, qu'aucune sensation, ne vienne interposer son action entre le psychisme du sujet et la suggestion que le médecin va alors tenter. Il est entendu que le patient placé dans un état de réceptivité, volontaire cette fois, n'est pas admis à discuter. Il doit, sans raisonnement, sans réaction psychique quelconque, *accepter* la suggestion. Celle-ci se fera surtout sous la forme d'affirmations répétées. Elle ne pourra naturellement à aucun degré être une argumentation ou une démonstration, dont le premier résultat serait de *réveiller* le psychisme du malade. On pourra, à l'extrême rigueur, multiplier et diviser ses affirmations. On pourra subdiviser l'appareil symptomatique présenté par le malade en une série de symptômes élémentaires, à chacun desquels s'opposera l'affirmation suggestive. Entourée d'un peu de thaumaturgisme et, par la force des choses, compliquée de phénomènes d'auto-suggestion, n'ayant peut-être même d'action que par l'intermédiaire de cette auto-suggestion, il est hors de doute que cette pratique compte à son actif un assez grand nombre de bons résultats dans la thérapeutique des *accidents* névropathiques.

Il est bien certain que cette méthode n'a pas les inconvénients préalables de la suggestion hypnotique. Elle n'impressionne pas aussi désagréablement le malade, qui n'a point peur, comme dans l'hypnose, de se sentir psychiquement et physiquement abandonné aux mains de son médecin. Celui-ci a d'ailleurs eu soin de rassurer son patient à cet égard et lui a promis de le réveiller s'il lui arrivait de s'endormir du sommeil hypnotique. De fait, il advient en effet, assez souvent, qu'au cours de ces pratiques le malade s'endorme et tombe en état d'hypnose.

Aussi bien se trouve-t-il nombre de médecins qui ne voient entre la suggestion à l'état de veille et la suggestion hypnotique qu'une question de degré, et qui considèrent l'état particulier dans lequel doit être mis le malade pour subir la suggestion, comme un état d'hypnose moins marqué.

Quoi qu'il en soit nous ferons à cette méthode, tout en la reconnaissant à tous égards comme moins dangereuse que la suggestion hypnotique, bon nombre des objections que celle-ci nous a paru devoir susciter. Evidemment l'objection capitale est surtout qu'ici délibérément, on ne s'adresse qu'à l'accident et qu'on néglige complètement le terrain. On atténue par la suggestion directe, au lieu de l'exalter, le pouvoir critique du malade. A aucun degré on ne l'habitue à juger ses impressions, à reconnaître la valeur de ses sensations. Ici encore améliorer l'accident ou le guérir par une suggestion étrangère, c'est renforcer l'auto et l'hétéro-suggestibilité du malade, source même des accidents.

Intermédiaires entre la suggestion directe et la persuasion, il existe des procédés thérapeutiques assez particuliers, qui tendent à provoquer chez les malades, par action directe ou médiate, des auto-suggestions curatrices. C'est ainsi que partant du pouvoir suggestif du mot écrit, lu, répété mentalement ou à haute voix, on fera écrire, lire, dire à un malade atteint de céphalée neurasthénique ou de paralysie hystérique : « Je n'ai pas mal à la tête ; je peux marcher. »

Une telle méthode peut être variée à l'infini, et s'appuyer sur tout ce qui comme le mot, comme encore le geste, constitue par rapport au psychisme du malade, une virtualité d'idée ou d'action.

Ici la suggestion extrinsèque étant nulle, il est certain que l'action défavorable exercée sur le terrain par la méthode, est moindre. Il faut ajouter qu'au point de vue thérapeutique les résultats sont moins brillants aussi et que malgré tout, une méthode qui habitue à des opérations psychiques intercalaires, n'est pas non plus sans inconvénient pour la constitution mentale du sujet en expérience. Nous avons vu de la sorte des malades qui ne pouvaient se décider à une action quelconque sans se répéter à eux-mêmes un nombre considérable de fois : « Je veux faire telle ou telle chose. » Le mot, pour eux, était devenu le moyen d'action, l'intermédiaire nécessaire entre l'acte et la conception. C'était là le résultat éloigné de pratiques thérapeutiques telles que celles que nous venons d'envisager.

Nous venons succinctement[1] d'analyser différents procédés psychothérapiques qui, tous en somme — mais en supprimant la conscience à des degrés divers — s'adressent à l'automatisme cérébral et pratiquement mènent à la rechute.

La persuasion.

Nous arrivons maintenant à la *psychothérapie par persuasion*. Ici, plus de mise en scène, plus de rideaux clos, plus de volets fermés, rien qui soit destiné à impressionner le malade. L'attitude de la conversation, de la causerie familière, un entretien à cœur ouvert où il faut que le médecin mette un peu de bon sens et de sentiment et le malade beaucoup de confiance, voilà le ton de la psychothérapie par persuasion. Elle consiste à *expliquer* au malade les raisons précises de son état et des différentes manifestations fonctionnelles qu'il présente. Elle consiste, d'autre part et nous dirions presque surtout, à remettre le patient en confiance vis-à-vis de lui-même, à *réveiller les différents éléments de sa personnalité* capables de devenir le point de départ de l'effort qui lui rendra sa maîtrise de lui-même. La compréhension précise des phénomènes qu'il présente il faut que le malade se l'intègre par son propre raisonnement. Les éléments généraux qui peuvent en quelque sorte reconstituer sa synthèse psychique, il est nécessaire que ce soit de son

1. Pour tout ce qui concerne l'exposé précis des différents procédés psychothérapiques, nous renvoyons le lecteur à l'ouvrage : *Isolement et psychothérapie* de J. Camus et P. Pagniez, publié sous la direction de l'un de nous (Paris, 1904, Alcan).

propre fond qu'il les tire. Dans le rôle du médecin tout est rappel, réveil, direction, rien et à aucun degré n'est suggestion. Toute conception, toute idée émise par le médecin doit être acceptée par la raison du malade, ne se heurter ni à ses convictions ni à ses sentiments. Quand le médecin montre au malade en quoi il a erré, quelles sont les fautes de son caractère, de son état moral, de son raisonnement, qui sont en cause dans la genèse de son affection, il ne lui demande pas d'accepter ce qu'il lui dit comme un article de foi, il ne lui demande qu'une chose, *de s'efforcer de réfléchir et de comprendre.*

Loin d'agir comme les méthodes de suggestion directe par restriction de la personnalité, la persuasion tend au contraire à permettre à cette personnalité de se développer en la libérant de toutes les actions frénatrices qu'ont pu constituer soit une mauvaise hygiène morale, soit des attitudes physiques ou psychiques vicieuses. Et si, comme c'est la règle, le sujet guérit, il doit lui sembler que c'est par lui-même qu'il s'est évadé de son état névropathique, que c'est lui-même qui, successivement, a coupé ou dénoué tous les liens qui l'y retenaient. On conçoit combien, de ce chef, est augmentée la confiance en soi-même du malade guéri. Sa sécurité est complète s'il a été bien traité, toujours assez complète en tous cas pour que le malade, conscient des fautes qu'il a commises, connaissant les dangers qui le menacent, sache qu'il peut et qu'il doit se garer des unes et des autres. Le risque de rechute du neurasthénique guéri par la persuasion est à peu près nul. Il pourra avoir des défaillances, mais il se rappellera, se souviendra et se reprendra.

Il va de soi que la persuasion ne s'appliquera jamais qu'à des individus dont la mécanique mentale est virtuellement saine. Si elle s'attaque à des sujets dont congénitalement, ou accidentellement et organiquement les fonctions psychiques sont atteintes, elle court à des échecs certains. Il n'y a pas de psychothérapie telle que nous la comprenons, des grands obsédés, des mélancoliques, des circulaires, pas plus qu'il n'y a de psychothérapie des aliénés. Nous estimons que c'est discréditer la méthode que de vouloir l'appliquer à cette classe de malades. On ne peut pas réorienter une mentalité qui s'est pour ainsi dire cristallisée dans une situation définie. Et si quelques auteurs ont pu avoir des améliorations ou des guérisons chez des malades atteints d'une telle classe d'affections mentales, c'est que par un hasard heureux pour leurs sujets, mais malheureux pour eux car il a été le point de départ de leurs erreurs, ils se sont trouvés en présence des périodes de rémission naturelles et spontanées, que présentent la grande majorité des sujets atteints de ces affections mentales.

D'autre part, et même en ce qui concerne les psychonévroses, il est des cas particuliers que nous aurons à envisager au cours de cette étude, où la persuasion perd ses droits. Souvent c'est encore une question de mentalité presque pathologique de certains sujets. D'autrefois aussi, c'est qu'avant de recourir à la psychothérapie, des indications péremptoires, tirées par exemple de l'état général du sujet, vous obligent à des actes d'abord..., à des discours après et parfois beaucoup plus tard.

Si cependant la psychothérapie est la méthode de choix qui s'applique à la quasi-unanimité des malades, il faut encore reconnaître qu'il est des cas et fort nombreux où elle ne peut s'exercer que dans des conditions déterminées, *nécessaires et préalables*. La plus fréquente de ces conditions c'est encore l'isolement et il est des nerveux pour lesquels, sans l'isolement, toute action psychothérapique serait illusoire. Il y a donc dans le traitement des psychonévroses des *adjuvants de la psychothérapie* que nous aurons à étudier.

Essentiellement une psychonévrose se compose comme nous l'avons vu :

1° *D'un fond mental et moral* constitutionnel ou acquis à la faveur des excitations émotives.

2° *D'accidents névropathiques proprement dits ou manifestations fonctionnelles*, greffés sur le terrain psychique préalablement constitué.

3° *De phénomènes surajoutés*, traduisant sur les organes la persistance des manifestations fonctionnelles.

Pour la commodité de la description et après avoir consacré quelques pages à l'examen médical des névropathes, nous envisagerons successivement le traitement de chacun de ces éléments constitutifs des psychonévroses. Mais c'est là une division évidemment schématique et purement artificielle, car de même que dans la maladie, il y a évidemment dans le traitement intrication de tous ces phénomènes. Enfin, les actions exercées sur les différents troubles présentés par les malades se conditionnent les unes les autres.

Chemin faisant nous aurons eu à envisager les adjuvants de la psychothérapie. Enfin, dans un dernier chapitre qui clora cet ouvrage, nous aurons à voir comment et dans quelle mesure les psychonévroses sont susceptibles d'un traitement préventif, et comment la médecine qui, en matière prophylactique, s'est jusqu'à présent cantonnée dans l'hygiène physique, a peut-être aussi le droit de s'occuper de cette hygiène morale qui conditionne d'ailleurs si souvent l'hygiène physique individuelle, comme elle conditionne aussi et là dans une très large mesure, la santé générale des sociétés.

CHAPITRE II

EXAMEN ET INTERROGATOIRE D'UN NÉVROPATHE

Des premières armes échangées entre le médecin et le névropathe dépend tout le sort du combat. Si des premiers entretiens que vous avez pu avoir avec votre malade il n'est pas né une sympathie réciproque et si vous n'avez pas su obtenir sa confiance, il est inutile d'aller plus loin. Le résultat que vous obtiendrez sera nul ou médiocre.

Mais ce serait un tort que de s'imaginer que cela soit chose extrêmement malaisée de conquérir la confiance d'un névropathe. La gent nerveuse est habituellement extrêmement susceptible, elle refuse assez volontiers sa confiance à qui n'a pas su la gagner, mais elle est aussi extrêmement sensible aux bons procédés, toute prête à se confier à ceux qu'elle voit s'intéresser à son sort. Aussi bien, si dans ses explications le névropathe est souvent prolixe, s'il entre dans des descriptions qui vous semblent oiseuses, ne vous en impatientez pas. Il arrivera parfois qu'un détail, indifférent au premier abord, puisse dans la suite vous être extrêmement utile. Il arrivera surtout, qu'entraîné par son propre sujet, le malade se découvrira beaucoup plus complètement si vous le laissez aller que si, comme ayant hâte d'être débarrassé de lui, vous tentez de le forcer à une concision dont il est incapable. Non seulement il faut le laisser parler, mais encore il faut l'écouter. Il faut au besoin noter, dans sa mémoire, et, si celle-ci est infidèle, par écrit, toutes les conceptions que le malade peut avoir sur la nature et sur les causes de son état. Ces notes vous les retrouverez plus tard. Elles vous serviront souvent à acculer un malade à ses propres contradictions et l'on s'imagine difficilement combien souvent est péremptoire, l'argument qui commence par : « Mais vous m'avez dit il y a quelques jours que... »

Avant d'entrer avec vôtre malade en aucune discussion, il faut que vous-même médecin vous ayiez pris une notion aussi complète que possible de son état et du mécanisme de ses symptômes. Il n'y a pas lieu, *avant,* d'essayer d'entamer par votre raisonnement, quelque systématisation que ce soit. Vous courriez trop le risque de tomber à faux et d'entamer la confiance et non pas les convictions du malade.

Donc, lorsque vous donnez rendez-vous à votre patient, tâchez d'avoir au moins une heure devant vous. Ce n'est que rarement de trop. Souvent ce n'est pas assez. Si dans cette heure vous n'avez pas terminé votre examen, renvoyez votre malade au lendemain. Faites, au besoin, votre examen en trois ou quatre fois, mais ne commencez nulle thérapeutique avant que de l'avoir terminé. Dans ce premier entretien arrangez-vous de manière à connaître à fond le caractère de votre malade. Ceci est encore très important car chez les névropathes, aussi atteints qu'ils puissent l'être, vous retrouvez presque toujours, par un interrogatoire serré, une tendance ancienne plus ou moins marquée à l'émotivité ; ce qui fait que l'on peut dire que chez ces malades il ne s'est rien créé de nouveau et que tous les symptômes dont ils se plaignent, ne sont qu'une exagération souvent énorme et partant maladive de leur caractère antérieur.

Enfin, et surtout au début du traitement, le psychothérapeute devra peser soigneusement ses paroles. Le névropathe en effet, est en général doué d'une excellente mémoire pour tout ce qui se rapporte à son état de sa santé et, prenant bonne note des paroles de son médecin, il saisirait dans la suite la moindre contradiction apparente ou réelle par rapport à ce qui lui a été dit antérieurement. De ce fait, la confiance en son médecin pourrait être ébranlée et les résultats du traitement sinon compromis, tout au moins retardés.

Le plus habituellement le malade qui arrivera au neurologiste aura déjà été vu par un certain nombre de médecins, qui auront toujours ou du moins presque toujours et d'une façon exclusive, orienté leur examen dans le sens physique. Aussi votre patient va-t-il d'abord vous narrer les différents troubles qu'il suppose entraver le fonctionnement général de son organisme et auxquels il rapporte l'ensemble de son état.

Il vous parlera de son asthénie, de ses douleurs, de sa céphalée, de ses troubles gastriques ou intestinaux. Lorsqu'il aura épuisé la série de ses manifestations physiques, prenez à votre tour la parole et cherchez si du côté des organes non mentionnés dans cet exposé, le malade n'a jamais présenté quelque trouble que ce soit. Vous éviterez de la sorte que le lendemain votre malade vienne nous dire « Docteur j'ai oublié que... » En paroles il s'attribuera cet oubli, en fait et dans son for intérieur il pourra juger que vous l'avez mal examiné. N'oubliez donc dans cette première phase de votre interrogatoire aucun organe, aucune fonction. Qu'il s'agisse d'un homme ou d'une femme, n'oubliez pas surtout de poser un certain nombre de questions concernant l'état des fonctions génitales. Ces troubles-là les malades les dissimulent volontiers et d'avoir pu vous les cacher, il considèrent qu'ils ont remporté sur vous une première victoire. Ils ont pris l'avantage, vous le ressaisirez difficilement.

Arrivé au bout de cet examen de conscience, physique si l'on peut dire, résumez tout ce qui vous semble en résulter sous forme de faits qui vous paraissent acquis. « En somme, direz-vous à votre malade, vous vous plaignez de souffrir d'insomnies caractérisées par... ; survenant d'une façon régulière au intermittente... accompagnées de... ; vous avez des troubles gastriques apparaissant à tel moment de la journée, dans telles ou telles conditions, influencés ou non par l'alimentation... etc ». Il faut que dès ce moment votre sujet ait l'impression très nette que vous avez pleine connaissance de son état physique. Il faut aussi que dès cet instant vous ayiez, par devers vous, noté les illogismes divers de la symptomatologie décrite. Enfin cette partie de l'interrogatoire ne sera terminée que quand devant votre exposé, refait s'il le faut à plusieurs reprises, votre malade vous dira : « C'est tout à fait ça. »

Il vous proposera aussitôt de l'examiner. Mais le moment de cet examen n'est pas encore venu. La part capitale de votre besogne reste à faire. C'est que dès ce moment — et pour vous-même — il faut que vous établissiez l'enchaînement des faits. Il faut savoir comment tous les troubles relatés se sont succédés, il est de toute nécessité de rechercher leurs relations avec les causes émotives, les phénomènes d'auto et d'hétéro-suggestion qui ont pu les créer, les accidents affectifs et passagers de la vie physique qui ont pu, par le mécanisme de la cristallisation psychique du souvenir, donner naissance aux symptômes actuels. Une femme présente-t-elle par exemple des troubles gastriques, n'oubliez pas que ces troubles ont pu être justifiés à l'origine par une grossesse. Chez l'homme c'est à un état d'alcoolisme passager, datant parfois d'années, qu'il faut faire remonter les manifestations maintenant enregistrées. Ici c'est une action médicamenteuse transitoire, là c'est une intoxication alimentaire, chez tel autre c'est une conversation ou une lecture, chez celui-ci c'est le contact de malades effectivement ou fonctionnellement atteints, chez celui-là, c'est un souvenir d'hérédité qui est en cause. On ne s'imagine que difficilement la variété des causes qui, dans quelque genre de manifestation fonctionnelle que ce soit, peuvent engendrer des effets très analogues. Cette analyse, cette recherche de l'origine psychique de l'accident ou des accidents, il faudra la pousser jusqu'à ce que vous arriviez à un résultat. C'est la condition même du traitement. Il arrivera que du premier coup vous ne la trouverez pas. Il faudra quelquefois trois, quatre interrogatoires pour arriver à une suffisante précision. Ne vous en inquiétez pas, votre malade ne vous en voudra pas, car déjà de se sentir ainsi fouillé, il est plein de confiance en vous.

Vous aurez à établir ensuite les conditions qui président à la variabilité — fait à peu près constant — des accidents de votre névropathe. L'influence immédiatement ou tardivement heureuse ou fâcheuse, de la distraction, des émotions, des préoccupations étrangères à l'accident en cours, tout cela devra être mis en relief par votre interrogatoire. Notez que dès ce moment et involontairement vous faites de la thérapeutique. Votre malade en vous quittant songera à toutes les questions que vous lui avez posées. Il en subira déjà une orientation mentale qui ne peut être que favorable. C'est assez souvent qu'après un simple interrogatoire, nous avons vu des malades nous revenir le lendemain et nous dire : « Docteur, j'ai songé à toutes les questions que vous m'avez posées hier et je me demande si tout ce que j'ai n'est pas purement nerveux et si je ne me suis pas un peu monté la tête. »

En avez-vous fini à ce moment avec votre interrogatoire ? Certes non pas, nous sommes encore loin de compte. Il faut à présent rechercher la cause générale de l'état du malade. Souvent, d'emblée, il ne vous l'aurait pas dite. Mais induit en confiance, parce qu'il constate que vous vous intéressez à lui, que vous consentez à lui consacrer de votre temps, ce que d'autres médecins n'ont pas eu le courage de faire, il s'ouvrira à vous plus volontiers. Et lorsque vous lui demanderez : « Voyons, avant que tous ces accidents apparaissent est-ce que vous n'avez pas eu un chagrin, des émotions, de grosses préoccupations », le plus souvent il répondra par l'affirmative et vous dira ce qui en est. Il arrivera que la cause émotive soit d'ordre trop intime, qu'elle engage parfois des responsabilités autres que celles du malade. Ce n'est qu'un peu plus tard que vous la connaîtrez quand vous serez devenu pour lui un véritable ami. Mais d'emblée vous pouvez affirmer qu'elle existe, même si le malade la dissimule. Pour peu en effet que vous l'examiniez attentivement au moment où vous lui posez telle ou telle question, vous le verrez hésiter, pâlir ou rougir légèrement, faire quelques phénomènes d'émotion physique, au souvenir que vous venez d'évoquer en lui. Vous verrez parfois votre malade s'agiter un peu, sa parole devenir brève, son visage se contracter comme s'il voulait refouler des pleurs qui ne demandent qu'à couler. Il suffit parfois à ce moment d'une bonne parole qui lui prouve que vous êtes tout prêt à lui donner un peu d'affection et un peu de vous-même. Il se laissera alors aller et vous dira ce qui en est. Votre malade est déjà aux trois quarts guéri.

Il vous faudra alors connaître toute la vie de votre patient, toutes les satisfactions qu'il a pu y trouver, toutes les rancœurs qu'il a pu accumuler. Il faut que le moindre détail de sa vie familiale, de sa vie conjugale vous soit connu. Il faut que par ses goûts, par ses actions, par ses réactions, vous preniez une notion complète et cohérente de son état mental, de son état moral. Il faut que vous sachiez si c'est un sentimental, un grand affectif ou au contraire un indifférent. A-t-il, ou a-t-il eu, de l'amour-propre, de l'orgueil ? Est-il un inquiet, un scrupuleux ? A-t-il des convictions religieuses ou philosophiques ? Quelles sont-elles ? Il est de toute nécessité de tout savoir pour tout comprendre. Le malade dont vous « tenez » tous les ressorts, ce malade-là déjà, qu'on nous pardonne l'expression « vous l'avez ». Pour ce dernier examen point n'est besoin d'une psychologie profonde. La psychologie banale à l'usage des gens du monde, voire à l'usage du bon ouvrier ou du brave paysan est bien suffisante. Mais il est évident que les termes que vous emploierez dans votre interrogatoire varieront suivant la mentalité et l'éducation qu'a reçues le sujet. Mais qu'il s'agisse d'un prince de la science, d'un baron de la finance, d'un héritier du trône ou du plus modeste de ses sujets, les sentiments qui seuls font agir les hommes, sont extrêmement simples et tout à fait semblables. C'est affaire à la psychologie scientifique que de les décomposer jusqu'en leurs ions psychologiques, le médecin praticien peut n'en avoir cure. Il n'a besoin que de connaître les corps simples qui, changeant de dénomination suivant les langues et suivant les latitudes, n'en sont pas moins toujours identiques à eux-mêmes.

Ce serait une erreur que de s'imaginer que pour obtenir la confession complète d'un malade, il soit indispensable de posséder un grand âge ou une grande autorité. Évidemment suivant sa respectabilité, suivant son âge, suivant son renom, le médecin en imposera plus ou moins au malade. Mais le médecin le plus jeune, exerçant dans le plus petit trou de campagne pourra arriver, avec quelquefois un peu plus de temps, exactement au même résultat, à une condition toutefois, inéluctable celle-là, c'est que prenant à cœur sa profession et la considérant un peu comme autre chose qu'un métier, *il sache se faire aimer*.

Quoi qu'il en soit, votre interrogatoire ainsi parachevé il vous restera à pratiquer l'examen physique de votre malade. Cet examen doit être absolument complet. Votre sujet doit être entièrement déshabillé et vu de préférence couché. Tous les organes, toutes les fonctions, par tous les procédés d'examen à votre disposition doivent être scrutés. Une analyse d'urine doit être pratiquée. Bref il faut qu'au sortir de cet examen votre malade se sente dépouillé physiquement comme il l'a été psychiquement.

Il arrivera parfois qu'au cours de cet examen vous découvriez quelque part une épine organique. Elle vous donnera la clef de bien des phénomènes surajoutés dont autrement vous n'auriez jamais tenu l'explication. L'existence de cette épine il ne faudra pas la dissimuler au malade. Il ne faudra surtout pas lui soutenir qu'il n'y a rien là où il y a quelque chose. Pour vouloir tout guérir, vous ne guéririez rien.

Par ailleurs il faudra pratiquer cet examen de telle façon qu'il n'impressionne pas votre malade. Il est utile qu'il se rende compte que cet examen vous le faites par acquit de conscience et non pas parce que vous le soupçonnez atteint de quelque grave affection. Au besoin, au fur et à mesure que cet examen se poursuit et pour éviter au malade un doute angoissant, vous pouvez affirmer l'intégrité de tel organe ou de telle fonction que vous venez de scruter.

Mais ici comme pour l'interrogatoire, il faut qu'il n'y ait nulle réserve, rien qui reste mystérieux. Il faut, en d'autres termes, cet examen une fois terminé, qu'une pleine confiance règne entre votre malade et vous et que de même qu'il n'a eu rien de caché pour vous, de même vous ne lui dissimuliez rien de ce qui concerne son état.

Vous avez ainsi pris contact avec votre patient, vous le connaissez psychiquement, moralement, physiquement comme si depuis de longues années vous aviez vécu à ses côtés. Alors, et alors seulement, vous êtes en droit d'entreprendre la partie thérapeutique de votre œuvre. Celle-ci, si vous avez suivi la marche que nous venons d'indiquer, sera singulièrement simplifiée. Cette entrée en matière sera évidemment fort longue. Vous serez peut-être obligé de vous y reprendre à plusieurs fois soit que votre malade, soit que vous-même soyiez fatigué. Il n'importe, ce n'est pas du temps perdu. Toute la clef des succès psychothérapiques se trouve dans une compréhension claire et primitive des choses. Et d'une façon absolue, à ceux qui ne savent pas, ou n'ont pas la patience d'opérer de la sorte, nous dénions le droit de juger la psychothérapie par persuasion. Si entre leurs mains elle ne donne que peu de résultats, c'est parce qu'ils n'y consacrent pas un temps suffisant pour guérir leurs malades.

CHAPITRE III

LE FONDS MORAL ET MENTAL. — SA PSYCHOTHÉRAPIE

Au début de cette étude, une division s'impose. La neurasthénie et l'hystérie s'accompagnent, comme nous l'avons vu, d'états moraux et mentaux très différents. Leur thérapeutique ne saurait donc prêter à une vue d'ensemble et nous envisagerons successivement à cet égard, le neurasthénique et l'hystérique.

Pour bien comprendre ce qu'est l'état mental et moral du neurasthénique, quelques notions préalables nous paraissent être encore nécessaires. Tous les phénomènes de la vie se rapportent à un certain nombre de phases que l'on peut résumer de la façon suivante. D'abord excitation, d'origine extérieure ou par évocation d'origine intérieure. Puis phase de connaissance où le sujet, grâce à son contrôle intellectuel, juge l'excitation subie. Ensuite phase d'appréciation si l'on peut dire, où les impressions après n'avoir eu qu'une valeur intellectuelle en quelque sorte absolue, prennent, par rapport à la personnalité du sujet en cause une valeur relative, enfin phase de réaction de la personnalité pouvant ou non se manifester sous forme d'action. Excitation et réception, compréhension ou jugement, constituent des phénomènes passifs, dans lesquels entrent seules en jeu les qualités mêmes de l'excitation subie et les facultés intellectuelles du sujet. C'est en un mot la phase de connaissance. Chez le sujet normal, la personnalité n'intervient que secondairement pour juger la valeur relative de la connaissance ainsi acquise, se l'intégrer sans réaction si elle est en somme indifférente, ou sinon en poursuivre l'adaptation.

Nous apprenons un fait quelconque. Nous l'envisageons d'abord intellectuellement sous ses aspects divers, nous l'enregistrons dans notre mémoire à titre de simple phénomène de connaissance s'il ne peut nous nuire ou ne nous servir en rien. S'il se trouve pouvoir nous être utile en quelque manière, nous l'intégrons à notre personnalité dont la direction générale peut s'en trouver modifiée. S'il nous est nuisible et que nous l'ayons jugé intangible, nous nous efforçons par des modifications dans notre orientation de nous y adapter. Si nous jugeons au contraire que nous pouvons avoir une action sinon sur le fait, au moins sur ses conséquences, nous nous efforçons, par des réactions diverses, d'agir directement soit sur ce fait soit sur ces conséquences.

Telle est la façon dont doit se comporter un sujet qui est moralement et mentalement parfaitement sain. Chez ce sujet, par suite du jugement purement intellectuel préalable, les réactions de la personnalité se trouvent en somme réduites au minimum et l'adaptation le cas échéant sera, d'autre part, d'autant plus aisée, que l'appréciation intellectuelle aura été plus complète et plus parfaite. Pour lutter contre un ennemi, suivant la formule banale, l'important est tout d'abord de le connaître, de savoir les forces dont il dispose, le terrain sur lequel il évolue, la face suivant laquelle il doit vous attaquer.

En somme l'homme, à cet égard complet, est celui qui peut, avant toute action, avant toute intervention de sa personnalité, *objectiver* les choses, les considérer comme si elles lui étaient étrangères et oublier au moins pour un instant que, s'il est juge, il est aussi partie.

Dans le fait cet individu idéal n'a été réalisé par la nature qu'à un très petit nombre d'exemplaires. Et de cet idéal, le neurasthénique actuel ou virtuel est le sujet qui s'en éloigne à coup sûr, au maximum,

Quand on parle de la constitution émotive du neurasthénique, on ne fait pas seulement allusion par là aux réactions diverses qu'avec une spécificité individuelle plus ou moins grande, il est susceptible de faire dans le domaine de la vie physique. Le neurasthénique a, en plus, *une très grande émotivité morale*. Celle-ci se mesure par l'intervention hâtive et trop intéressée de la personnalité, dans les cas même où il semblerait à priori qu'elle dût rester indifférente. Quand on dit que le neurasthénique prend les choses trop à cœur, qu'il met à peu près tout sur un même pied, on ne veut pas affirmer par là que sa valeur intellectuelle soit atteinte. Le plus subtil problème de géométrie pourra être résolu par un neurasthénique, la page la plus fine pourra être écrite par lui. On veut seulement dire qu'il ne sait pas interposer entre les événements divers qui peuvent l'atteindre, même sans le toucher de fait, et la réaction de sa personnalité, un temps consacré à l'examen purement spéculatif des choses. Sa personnalité entre en jeu, alors qu'intellectuellement parlant, les phénomènes survenus sont à peine subconscients. Il en ressort de toute évidence que, comme l'on ne peut pas s'adapter à des choses que l'on ne connaît pas, chez lui les réactions de la personnalité seront diffuses et plus ou moins incohérentes. Elles se traduiront de la sorte par des hésitations, de l'indécision, du scrupule, enfin de la *préoccupation*. En d'autres termes, le degré de la persistance et de l'utilisation du contrôle intellectuel, mesurera le degré et la valeur absolue des réactions personnelles. A contrôle intellectuel insuffisant, réactions nécessairement inadaptées et inadaptables et phénomènes mentaux et surtout moraux, résultant de la conscience de cette inadaptation. Impressions d'insécurité, d'incomplétude, pour employer l'expression de Janet, phénomènes d'anxiété légère et diffuse, sensation d'impuissance et de déficit. Il va sans dire que consécutivement, le neurasthénique se rendant compte de son incapacité à réagir utilement, en tire une conception générale de dépression psychique et morale et de pessimisme en quelque sorte expérimental. Toutes ces insuffisances du neurasthénique ne sont donc pas pure illusion, mais ressortent simplement d'une mauvaise hygiène psychique et morale.

Nous avons maintenant à nous demander, quels sont les éléments qui peuvent contribuer à rendre ainsi déficient le contrôle intellectuel des sujets. La plupart d'entre eux nous sont d'ailleurs déjà connus,

C'est ainsi que nous avons vu que certaines causes émotives par l'intensité même de leur action, par la brusquerie de leur survenue, ne comportaient pas la possibilité d'une adaptation immédiate ou même rapide. Nous avons d'autre part développé cette idée que, de même que certains sujets possédaient des réactions spécifiques d'émotivité physique, de même il était dans leur personnalité des zones particulièrement sensibles aux excitations émotives qui peuvent les atteindre.

C'est encore un fait qu'il existe des gens qui, constitutionnellement, sont des *inquiets*, qui sont en état d'émotivité subcontinue et qui de la sorte affaiblissent par une action d'origine intérieure, la valeur de leur contrôle intellectuel. Tous les phénomènes extérieurs deviennent pour eux facteurs d'émotion, parce qu'ayant une vie trop exclusivement intérieure sans pour cela avoir une direction religieuse, morale, philosophique ou pratique, suffisamment intense pour inhiber les excitations d'origine extérieure, celles-ci les surprennent, les troublent, parce qu'ils n'y sont jamais préparés.

Puis ce sont tous les vaincus de la vie qui, ayant pendant des mois, des années, lutté contre les événements, n'ont pas su en triompher. Ils sont en défiance d'eux-mêmes, en état d'inquiétude subcontinue. Mais il ne s'agit pas là d'un défaut constitutionnel. Ils n'utilisent plus leur contrôle intellectuel, tout comme ils négligeraient l'emploi d'un instrument dont l'imprécision, le mauvais état leur aurait été expérimentalement démontré. Pour ces individus, le déficit du contrôle intellectuel constitue *une véritable réaction d'abandon*, un aveu de défaite. Désormais les sujets se laisseront porter par les événements et les seules réactions, inadaptées par définition, qu'ils présenteront, résulteront du heurt par les excitations extérieures, de leur personnalité ici complètement subconsciente et non plus volontairement érigée. Mais ces sujets-là ne deviennent pas à proprement parler des neurasthéniques. Ce sont des épaves de la vie et lorsque la réaction d'abandon est absolument complète, du fait même que chez eux il n'y a aucune tentative, aucune lutte pour l'adaptation, les divers phénomènes de l'état neurasthénique ne sauraient suivre, et cela d'après la conception même que nous avons donnée de cette psychonévrose. Pour qu'un sujet présente au complet l'état moral et mental habituel du neurasthénique, il faut qu'il ait plus ou moins perdu son contrôle intellectuel, mais il faut aussi qu'il s'efforce de retrouver la maîtrise de lui-même.

Dans la réalité, le facteur étiologique qui nous semble capital et dont résulte la participation de la personnalité intime à toute une série de faits qui devraient lui rester étrangers, ainsi que l'intervention du subconscient dans les phénomènes qui normalement ne dépendent que du conscient, c'est essentiellement le *manque de direction générale.*

La personnalité, le subsconscient si l'on préfère, débordera continuellement, si l'on peut dire, les phénomènes de conscience, si précisément ce subconscient n'est pas endigué par la puissance d'une idée générale, si la personnalité toute entière n'est pas tendue vers un but à remplir, un idéal à satisfaire. L'individu qui sait ce qu'il veut et où il veut aller, l'homme à qui suffit un idéal religieux ou philosophique, l'être que dirige simplement telle ou telle tendance affective, le sujet enfin qui pour trouver une ligne de vie, se repose d'une façon absolue sur un chef ou sur un directeur de conscience, celui-là ne peut pas devenir un neurasthénique. Que, comme l'enfant qu'accompagnent ses parents, comme le soldat qui a confiance dans son chef, on fasse abstraction de sa personnalité ou que la personnalité soit en quelque sorte extériorisée vers un but ou vers un idéal, le résultat est le même, l'individu est *moralement soutenu.*

A cet égard deux catégories de sujets sont à mentionner. Il en est qui, par éducation, par insuffisance constitutionnelle, n'ont jamais su s'orienter de la sorte. Il en est d'autres qui, pour une cause extérieure, perdent cette orientation. Si le but qu'ils se proposaient s'éloigne soudainement et devient intangible, si l'affection sur laquelle ils se reposaient disparaît, si l'idéal qui les guidait et les soutenait se trouve brusquement diminué, alors, mais alors seulement, complètement désemparés ils sont susceptibles de devenir neurasthéniques. L'expérience nous en montre tous les jours de nombreux exemples. Le prêtre qui a perdu sa foi, l'ambitieux définitivement supplanté, l'amoureux éconduit, voilà tout autant de malades éventuels. Encore faut-il ajouter que bien certainement l'idéal religieux ou philosophique, singulièrement plus à l'abri des vicissitudes humaines, donne de toutes autres garanties que la poursuite d'un but matériel ou affectif.

Quoi qu'il en soit, le propre du neurasthénique, parfois constitutionnellement, plus souvent accidentellement, c'est d'avoir une *personnalité désorientée*. Son contrôle intellectuel s'en trouve singulièrement affaibli et les manifestations diverses de la psychonévrose suivent à bref délai : inquiétude, insécurité, pessimisme, qui n'expriment en somme que l'absence de direction et de but.

On cataloguait autrefois les émotions et on les divisait en émotions asthéniques ou déprimantes et en émotions sthéniques ou réconfortantes. Cette division nous paraît devoir subsister et a même à notre sens un gros intérêt thérapeutique. Encore faut-il tout d'abord s'entendre sur ce qu'il faut considérer comme émotion déprimante ou comme émotion sthénique. A notre sens, une excitation émotive n'a pas de valeur intrinsèque. On ne peut pas dire à priori, qu'une émotion de telle ou telle nature — à quelques exceptions près s'entend, — exercera nécessairement chez tout individu, une action sthénique ou une action déprimante. Une bonne nouvelle peut, dans certaines conditions, exercer une action déprimante, et une mauvaise être au contraire sthénogène. Nous pouvons, arrivés à ce point de notre étude, nous expliquer à cet égard plus aisément. Il est évident que *pourra être considérée comme déprimante, toute émotion qui tendra à disloquer, à désorienter la personnalité,* et que *pourra au contraire être envisagée comme sthénique, toute excitation émotive qui agira dans le sens de la réorientation ou de la plus complète orientation de la personnalité.*

Or, en ce qui concerne le fond mental et moral du neurasthénique, l'action thérapeutique de l'émotion sthénique nous paraît absolument prépondérante, nous dirions volontiers presque exclusive.

En dehors même de toute action thérapeutique médicale, ne voit-on pas des sujets plus ou moins profondément neurasthéniques, se trouvant brusquement en présence d'une situation nouvelle, oublier complètement, sous l'influence de l'excitation émotive, qu'ils sont des neurasthéniques et retrouver une santé morale et mentale tout à l'heure chancelante. L'excitation émotive a exercé en somme sur la personnalité du sujet, une action de synthèse et d'orientation. Ayant retrouvé un but, il a cessé d'être un neurasthénique. Des faits de ce genre, les médecins n'ont peut-être pas l'occasion d'en observer souvent ; mais si l'on regarde autour de soi dans la vie banale, c'est monnaie courante. Tous nous connaissons des gens qui étaient en train de se neurasthéniser, qui dans le fait, aux accidents tardifs près, étaient déjà des neurasthéniques, et qu'une excitation émotive a remis sur pieds. La rareté, purement apparente de ces cas, tient donc à ce que le médecin ne voit pas souvent les neurasthéniques au début de l'évolution de leur maladie, et qu'il n'entre en contact avec ces malades que lorsque sont survenus des accidents de tout ordre qui modifient l'aspect de l'affection.

Est-ce donc que de tels sujets n'ont connu les bienfaits de l'émotion réparatrice, que parce que préalablement ils ont fait de longs raisonnements ? Certes non. Les phénomènes de cet ordre se passent, comme les phénomènes de l'émotion dislocatrice, dans le subconscient. L'individu ne s'en rend pas compte. Il se reprend *d'abord* et raisonne *ensuite*. Il nous semble même, quand on entre dans le domaine de la thérapeutique, qu'il y a quelque illogisme à penser que chez des sujets qui, par définition ont un contrôle intellectuel affaibli et au contraire des réactions émotives exagérées, la raison puisse être tout alors que l'émotion sthénique ne serait rien. Aussi bien nous semble-t-il que le psychothérapeute doit, s'il veut modifier la mentalité et le moral de son malade, s'adresser à peu près uniquement au sentiment et ne fréquenter qu'assez rarement les hauts sommets de la raison pure. Si l'état neurasthénique naît en somme au moment où l'émotion l'emporte sur la raison, il ne nous semble pas tout à fait légitime d'en induire que thérapeutiquement, c'est par le raisonnement qu'on arrivera chez le malade à rétablir la prépondérance de la raison.

Est-ce à dire que nous considérions le raisonnement comme inopérant. Nous nous en voudrions d'aller jusque-là. Nous pensons au contraire qu'au moins en ce qui concerne toutes les manifestations fonctionnelles, même celles qui comme certaines phobies sont d'ordre purement mental, il est nécessaire de fournir au malade une si claire explication des choses, qu'il puisse lui-même en prendre l'exacte notion.

Mais en ce qui concerne le fond moral du neurasthénique, franchement nous ne pensons pas que des considérations générales sur l'éthique, l'aient jamais *directement* modifié. Au reste le neurasthénique, en tout ce qui concerne son état, ne s'élève guère au-dessus du cas particulier. Il n'en est pas moins sensible aux beautés d'un raisonnement, mais non pas qu'il considère ce raisonnement en lui-même et qu'il lui attribue une valeur thérapeutique immédiate. En psychothérapie le raisonnement est indifférent. Mais ce qui n'est pas indifférent c'est *la confiance* que pourra inspirer à un malade, un médecin qu'il sent moralement et intellectuellement supérieur. Et la valeur du raisonnement réside toute entière dans *l'impression de confiance* et de sécurité introduite dans la mentalité du malade qui, de se sentir en bonnes mains, se trouve tout réconforté. Et c'est ici le cas de rappeler la pensée de Pascal : « Le cœur a des raisons que la raison ne connaît pas. »

Il serait en effet par trop naïf de croire que le psychothérapeute ait à sa disposition un mode de raisonnement spécial, inconnu jusqu'à lui, une dialectique d'une puissance invincible. C'est la confiance qu'il inspire, c'est *la manière de dire,* qui sont la cause de ses succès. N'avons-nous pas plus d'une fois entendu des malades nous faire les réflexions suivantes : « C'est tout de même curieux, Docteur, ce que vous me dites-là on me l'avait déjà plus ou moins dit, je l'avais bien compris et cependant je n'avais pas été convaincu. » Et pourquoi leur demandions-nous ? La réponse est toujours la même. « Avec les autres je n'avais pas confiance, tandis qu'avec vous c'est différent. » *Toute l'explication des résultats que donne la psychothérapie est dans cette réponse*[1].

1. Ce qui montre bien encore le rôle joué par la confiance dans le traitement psychothérapique c'est, ainsi que l'un de nous l'indiquait déjà en 1902*, la différence qui existe quant à la longueur de la cure, selon qu'il s'agit de la pratique privée ou de la pratique hospitalière. Les névropathes que nous traitons par l'isolement à la Salpêtrière dans la salle Pinel nous arrivent, et la raison en est facile à comprendre, dans un état en général beaucoup plus grave — car ils ont lutté jusqu'au bout — que les malades des classes riches ou aisées. Et cependant ils guérissent en moyenne plus vite que ces derniers. La raison en est la suivante. Ces sujets tout aussi intelligents et ayant souvent plus de bon sens que bien des gens du monde, ont été tout d'abord moins gâtés par leurs médecins et se font une idée plus élevée de la valeur d'un chef de service hospitalier ; mais là n'est pas la raison principale. C'est le milieu qui ici crée tout de suite l'atmosphère de confiance. En effet, l'affirmation de la guérison se fait en public, devant un nombre plus ou moins considérable d'élèves, partant dans des conditions toutes différentes de celles qui sont réalisées soit dans le cabinet du médecin, soit dans la chambre d'isolement d'une maison de santé où l'entretien se fait à deux et sans témoins. Que de fois des malades de la pratique privée ne nous ont-ils pas dit après quelques semaines de traitement : « Maintenant, docteur je suis convaincu, mais je vous avoue qu'au début je ne l'étais guère, car tant de fois on m'avait déjà dit que je guérirais. »

Dans la pratique hospitalière il est arrivé plus d'une fois à l'un de nous après une ou deux conversations en public à la consultation externe de la Salpêtrière, de guérir d'une manière complète et définitive des algies intenses de divers ordres datant de plusieurs années. Lorsque par la suite on demandait à ces malades comment et pourquoi la foi en leur guérison leur était survenue, leur réponse était invariablement la même : « J'ai d'abord été tellement stupéfait de m'entendre dire que je n'avais pas de lésion et, que pour me débarrasser de ma douleur il suffisait de la mépriser, qu'en m'en allant je me disais, ce médecin n'a pas vu clair dans mon cas. Puis à la réflexion je me disais ensuite qu'il était impossible qu'un médecin entouré d'un aussi grand nombre d'élèves, ne fût pas un homme très capable. Et c'est ainsi que naquit en moi la confiance dans la certitude de ma guérison ». Et, nous avons pris cet exemple des algies, parce qu'il s'agit là d'une manifestation névropathique souvent des plus rebelles et des plus difficiles à guérir ; nous ne comptons pas en effet le nombre de faux gastropathes, faux entéropathes, faux cardiaques, faux urinaires, etc., que nous avons guéris dans les mêmes conditions, c'est-à-dire après une ou deux conversations en public.

Il est encore une raison qui fait que les névropathes guérissent plus vite à l'hôpital que dans la pratique privée c'est que, dans la salle d'isolement, il y a des malades plus ou moins avancés dans leur guérison et dont la présence donne confiance aux

* J. Dejerine, Le traitement des Psychonévroses à l'Hôpital par la méthode de l'isolement. *Revue Neurologique*, 1902, p. 1145.

Il est clair, d'après tout ce que nous venons de dire, que l'œuvre première du psychothérapeute devra être de reconstituer une personnalité à son malade et que, pour effectuer cette reconstitution, c'est à peu près uniquement aux émotions sthéniques qu'il aura à s'adresser. Comment donc va-t-il s'y prendre ?

Une connaissance approfondie de la personnalité et de la vie de son malade, lui est évidemment absolument nécessaire pour qu'il puisse savoir à peu près à coup sûr quelles sont les cordes qui sont susceptibles de vibrer et partant de reconstituer de la sorte la synthèse de la personnalité désintégrée. Mais il est tout d'abord une règle très générale et qui celle-là ne nécessite pas un interrogatoire très approfondi. A titre secondaire, mais néanmoins très-effectif, c'est le fait même de sa maladie qui a servi et qui sert au malade de cause émotive continue, exagérant les phénomènes préexistants, assurant tout au moins leur continuité. Si par l'interrogatoire et l'examen physique de votre sujet, vous vous êtes rendu compte de la nature purement fonctionnelle de tous les troubles présentés par lui, vous avez le devoir de lui affirmer d'emblée, la certitude où vous êtes de sa guérison et de lui en fixer le terme d'une façon approximative. On ne saurait croire à quel point une simple affirmation de ce genre faite par un médecin, qui a la confiance de son malade, est susceptible de faire changer complètement et rapidement l'état moral de ce malade. Nous avons vu des sujets malades depuis des années et qui, à la seule idée que dans quelques semaines, voire dans quelques mois, ils retrouveraient l'intégrité de leur personnalité physique et psychique, faisaient un état émotif intense, mais celui-là singulièrement favorable. Nous en avons connu que cette seule conviction de leur guérison prochaine et nécessaire, réorientait suffisamment

nouvelles entrantes. Enfin des malades guéries depuis un temps plus ou moins long, souvent depuis plusieurs années viennent parfois rendre visite à la surveillante et sont montrées à celles de la salle. Ce sont là encore des éléments qui déterminent une confiance rapide dans la guérison et qui, dans la pratique privée, nous font naturellement défaut.

pour que faisant à nouveau des projets, prenant des décisions, ils fussent en quelque sorte guéris avant même que d'être soignés. Est-ce là du raisonnement? Certes non pas, c'est la simple introduction dans l'esprit du malade, mais cette fois à l'état de certitude, d'une chose dont jusque-là il avait à peine osé envisager la possibilité. Cette notion, indépendamment de toute action médicale nouvelle, poursuit son action sthénique parce qu'avec elle sont apparus des éléments qui comme la foi, l'espérance, la confiance, ont, avec une valeur intellectuelle à peu près nulle, une valeur émotive considérable.

La deuxième action psychothérapique que le médecin aura à exercer, sera ce que nous appellerions volontiers l'*action libératrice*. Beaucoup de malades, entre autres causes multiples de dépression morale, entretiennent des états de scrupule, de remords, de reproches. Celui-ci s'en veut d'être malade et de ne pouvoir de la sorte, nourrir sa famille, assurer l'avenir des siens. Tel autre a eu une part de responsabilité dans des catastrophes morales ou matérielles et vit avec la notion du dommage causé, avec l'impression de l'irréparable. Celui-là se fera des reproches parce qu'il a trompé sa femme, parce qu'il lui a caché l'existence d'un enfant naturel..... On ne saurait croire la quantité et parfois l'étrangeté des douloureux secrets qui entretiennent ainsi la dépression morale de tant de malades.

La reconstitution, la réorientation de la personnalité du neurasthénique, ne peut se faire qu'autant que le malade arrive à faire table rase de toutes les causes émotives continues, facteurs de la persistance de son état. Or nous ne pensons pas qu'ici, le rôle du raisonnement soit encore bien considérable. Évidemment le médecin sera en droit de montrer à son malade combien ses préoccupations, ses reproches, ses remords, sont exagérés ou en tout cas inutiles. Il aura le devoir de lui dire que le meilleur moyen mis à sa disposition pour *réparer*, c'est encore de considérer le passé comme acquis, et de repartir à nouveau avec courage. Mais, ce qui exerce surtout l'action libératrice, c'est le fait même de la confession. Tous les efforts du médecin doivent se diriger de ce côté-là quand il sent « *qu'il y a quelque chose* ». C'est l'état émotif que provoque l'aveu, qui exerce ici son action sthénique et ils étaient de profonds psychologues, ceux qui instituèrent la confession comme une pratique religieuse capitale. On dit communément qu'une faute avouée est à moitié pardonnée. Nous dirions volontiers qu'*on se pardonne* la faute qu'on a avouée. Et c'est cette action libératrice que le médecin doit avant tout rechercher. Elle se fait en quelque sorte indépendamment de lui-même une fois qu'il a su provoquer l'aveu, et le rôle du raisonnement est encore ici sinon absolument négatif, tout au moins d'une importance très relative.

Voici donc le malade croyant à la possibilité d'un avenir normal puisqu'il croit à sa guérison, et soulagé par la confession du poids qui pesait sur sa conscience. Le rôle du psychothérapeute n'en est point pour cela terminé, si une part importante en est déjà accomplie. Le médecin a réalisé les conditions qui permettent à la personnalité de son malade d'être réorientée. C'est le sens de cette orientation, la direction générale à donner au malade qu'il importe maintenant de préciser. Un avenir quel qu'il soit ne s'établit pas dans le vide. Si dans quelques circonstances, la personnalité du malade a repris spontanément sa direction ancienne, il est bien des cas où l'action désintégratrice a été suffisamment profonde pour qu'il n'en soit pas ainsi. Il est encore bien des sujets qui sont devenus neurasthéniques précisément parce que, dans une plus ou moins large mesure et par le jeu même de la vie, ce qui faisait la base de direction de leur existence a disparu.

C'est ici que principalement intervient le tact du psychothérapeute. Nous émettons, en principe, qu'à cette époque du traitement, c'est exclusivement dans la personnalité antérieure du malade qu'il faut chercher les éléments de direction, de réorientation de la personnalité et de l'existence. En présence de sujets dont le contrôle intellectuel est déficient, qui ayant confiance dans leur médecin sont, par conséquent, souvent très disposés à admettre comme articles de foi tout ce que celui-ci peut leur dire, nous ne pensons pas qu'on ait le droit d'imposer sa propre manière de voir et de comprendre l'existence. La puissance du raisonnement chez ces malades est beaucoup plus destructrice que créatrice. On risquerait en tentant d'exercer par quelque théorie philosophique une action directrice sur un sujet, d'ébranler ou de détruire des éléments qui réveillés, sont capables, telle la foi religieuse par exemple, d'exercer sur lui la plus merveilleuse des actions curatrices. Une telle action laisserait les malades plus déséquilibrés et plus désorientés que jamais.

Il ne faut, à notre avis, faire vibrer que les cordes qui autrefois ont été sensibles. Ainsi et ainsi seulement, non par raisonnement déductif, mais par simple indication devenant pour le malade le point de départ d'une émotion sthénique, la personnalité ancienne, actuellement déchue, peut se reconstituer.

Vous êtes en présence d'un sujet dont toute la vie a été consacrée à l'altruisme, qui s'est dévoué à une mère, à une femme, à des enfants et dont l'état neurasthénique a été causé soit par une désillusion affective, soit par la mort de l'être, objet de toutes ses préoccupations. C'est à ces tendances affectives générales que vous devrez vous adresser. Vous devrez lui faire comprendre qu'il existe pour lui d'autres êtres, d'autres œuvres qui peuvent réclamer son activité. Au besoin, examinant exactement la vie, les moyens d'action de votre malade, vous pouvez tenter d'entrer à cet égard dans quelques précisions. Vous aurez de la sorte en créant chez lui une émotion, sthénique parce que conforme à ses tendances anciennes, exercé la plus réconfortante des actions. Mais votre personnalité à vous, votre conception de la vie et des choses n'y sera entrée pour rien, parce qu'elle doit n'y entrer pour rien. Votre fonction n'aura été que de *comprendre* votre malade.

Cet autre a des croyances religieuses. N'hésitez pas à lui dire de s'appuyer sur elles. Celui-ci est un ambitieux déçu. Faites-lui comprendre la possibilité de reporter ses vues vers quelque autre but. Et si même celui-là enfin, est un jouisseur et un matérialiste — de tels êtres deviennent d'ailleurs rarement neurasthéniques — vous avez le droit de lui faire saisir que la vie peut encore lui réserver les plaisirs qu'il préfère.

Plus tard, votre malade une fois guéri, une fois revenu à l'état primitif, si vous jugez qu'il a de l'existence une conception malsaine et dangereuse, vous pourrez et parfois même vous devrez entrer en discussion avec lui, faire ressortir les inconvénients ou les illogismes de sa façon de voir ou de se comporter. A ce moment vous serez à armes égales avec votre malade. Vous n'aurez pas à craindre d'augmenter ses doutes et ses incertitudes déprimantes. Vous ne risquerez pas d'éloigner la guérison pour l'avoir voulue trop complète. Vous pourrez alors à ce moment, mais à ce moment-là seulement, faire œuvre de moraliste.

Même pour les individus dont les conceptions sont directement responsables de leur neurasthénie consécutive, l'intervention doit se faire en deux temps : Reconstitution tout d'abord de la personnalité ancienne, même avec ses tares et ses infériorités morales ; ce n'est que plus tardivement que l'on sera en droit et que l'on aura même le devoir, de tenter de combler les déficits et de redresser les orientations mauvaises. Ceci ressort d'ailleurs de la conception même que nous avons donnée des émotions sthéniques, dont l'action nous a toujours paru prépondérante dans la psychothérapie du fonds moral du neurasthénique. L'émotion dont on cherche l'utilisation thérapeutique, ne s'exerce qu'autant qu'elle agit dans le sens de la réorientation de la personnalité même du malade.

On saisit combien le rôle du médecin doit être ici profondément humain. Il faut qu'il se soit adapté complètement à la mentalité de son malade, que plein de bonté, de pitié ou d'indulgence, il sache comprendre les sentimentalités les plus subtiles comme aussi parfois, les plus flagrantes immoralités. Sa fonction est toute de consolation, de soulagement, d'espoir rendu, de reconstitution de vie possible. Il faut pour que son œuvre soit féconde, qu'il y mette beaucoup de lui-même et qu'il ressente quelque peu de l'émotion qu'il cherche à faire naître. Son rôle est celui d'un confesseur laïque, d'un directeur moral, jugeant les choses non plus au point de vue du dogme, mais au point de vue même de la vie. Il doit tout comprendre et tout absoudre. Il doit savoir que d'ailleurs pour la plupart, ses malades sont de trop braves gens péchant par excès de conscience, par scrupule excessif, par sentimentalité exaltée. Leurs défaillances ne doivent être ni ironisées, ni ridiculisées. Elles méritent la pitié, nous dirions presque le respect. Il n'est nul doute qu'une telle conception de la fonction du médecin s'éloigne singulièrement de la pratique médicale habituelle. Il n'est nul doute cependant qu'extrêmement simple, ne demandant ni conceptions philosophiques d'une rigoureuse logique, ni même une bien grande subtilité psychologique, elle ne soit à la portée de tous ceux qui veulent bien se rendre compte de la valeur de l'action morale qu'ils peuvent exercer.

Qu'il nous soit permis de citer quelques lignes où, mieux que nous ne saurions peut-être le faire, Bernardin de Saint-Pierre définit fort exactement et par une sorte de prescience, le rôle précis que nous voudrions que, pour nos malades, le médecin consente à jouer :

« Je souhaiterais qu'il se formât, dans les grandes villes, quelque établissement semblable à ceux que de charitables médecins et de sages jurisconsultes ont formés à Paris, pour remédier aux maux du corps et de la fortune : je veux dire, des conseils de consolation, où un infortuné, sûr du secret et même de l'incognito, pût porter le sujet de ses peines. Nous avons, à la vérité, des confesseurs et des prédicateurs, à qui la sublime fonction de consoler les malheureux semble réservée. Mais les confesseurs ne sont pas toujours à la disposition de leurs pénitents... Quant aux prédicateurs, leurs sermons sont plus la nourriture de l'âme qu'ils n'en sont le remède ; car on ne prêche point contre l'ennui, la tristesse, les scrupules, la mélancolie, le chagrin et tant d'autres maladies qui affectent l'âme. Il n'est pas aisé de trouver dans une âme navrée et timide le point précis de sa douleur et de mettre sur sa blessure le baume et la main du Samaritain. C'est un art qui n'est connu que des âmes sensibles...

« Ah ! si des hommes qui ont la science de la douleur... présentaient aux malheureux leur expérience et leur sensibilité, plus d'un infortuné viendrait chercher auprès d'eux des consolations, que les prédicateurs, les livres et toute la philosophie du monde ne sauraient donner. Souvent pour soulager les peines de l'homme, il lui suffirait de trouver à qui s'en plaindre. » (Bernardin de Saint-Pierre. *Études de la nature* 1784.)

On ne saurait mieux dire et mieux affirmer ce que nous ne cesserons de soutenir, si peu scientifique que cela puisse paraître de prime-abord, *l'action thérapeutique effective de la bonté.*

Libéré moralement, ayant repris conscience de lui-même, débarrassé par ailleurs de ses manifestations fonctionnelles par les procédés appropriés que nous aurons à envisager plus loin, le malade est guéri. Il est guéri de sa crise actuelle. Mais son fonds mental, sa constitution psychologique reste encore celle qui lui a permis, sous des influences émotives, de devenir un neurasthénique. Le rôle du médecin n'est donc pas terminé. Il lui reste encore à exercer une action de consolidation et de prophylaxie. Cette action il est en droit de l'exercer non seulement chez le malade, mais encore chez tout sujet que sa constitution morale et mentale prédestine à la psychonévrose neurasthénique. Bien plus, il nous paraît même que dans l'éducation de l'enfant, il y a place pour une hygiène morale singulièrement prophylactique de toute atteinte névropathique. A cette étude nous réserverons un chapitre spécial. Ici d'ailleurs la thérapeutique deviendra toute différente et le rôle du raisonnement, de l'explication deviendra prépondérant.

Existe-t-il une psychothérapie générale de l'hystérie comme il existe une psychothérapie générale de la neurasthénie ? Nous avons vu dans un chapitre précédent (IIe Partie, Chap. v) que l'accident hystérique était en rapport beaucoup plus avec une constitution mentale qu'avec un état moral très particulier. A coup sûr il existe une thérapeutique *rééducatrice* de cette constitution mentale particulière que nous envisagerons avec l'étude de la prophylaxie générale des psychonévroses.

Mais indépendamment de ce rôle très particulier et qui concerne l'avenir plus que le présent, des actions thérapeutiques immédiates ressortent encore de la psychothérapie. Nous avons mentionné en effet l'action exercée par les causes émotives permanentes sur la production, ou, par le mécanisme du souvenir et de l'évocation, sur la persistance des accidents hystériques. Ici donc l'action libératrice de la confession devra s'exercer encore et nous avons vu de nombreux accidents hystériques jusque-là rebelles, céder et d'une manière définitive quand le sujet qui en était porteur avait avoué quelle en était l'origine. Ce fait nous paraît avoir une grande importance doctrinale, car il montre combien est effective l'action de synthèse qu'une émotion sthénique peut exercer sur une personnalité. C'est d'ailleurs à des mécanismes semblables qu'il faut attribuer l'influence thérapeutique de certains lieux de pèlerinage. L'émotion sthénique refait aussi bien un état mental qu'un état moral, de même que l'émotion déprimante exerce son action dissolvante, aussi bien sur le moral que sur l'état mental des sujets qu'elle atteint.

Il y a donc là un agent thérapeutique d'une efficacité évidemment moins générale chez l'hystérique que chez le neurasthénique, mais qui n'en doit pas pour cela être négligé. Nous pensons donc qu'il y a lieu de chercher à provoquer chez l'hystérique à peu près les mêmes émotions sthéniques que chez le neurasthénique ; qu'il y a lieu, comme chez ce dernier malade, de s'enquérir de son état moral, de chercher à s'assurer que sa personnalité n'a pas été plus ou moins complètement désorientée par les excitations émotives subies et conservées à titre de souvenir fréquemment évoqué. Dans l'immense majorité des cas l'enquête sur l'état moral, la libération complète de la conscience par la confession, sont les conditions nécessaires — sine qua non — de la guérison des accidents hystériques.

Il n'en est pas moins vrai que ce qui, à un moment donné, domine la symptomatologie de l'hystérie, c'est l'accident symptomatique. Un fonds mental particulier a permis à cet accident de se produire. Et la thérapeutique du fonds mental étant nécessairement liée à celle de l'accident, nous en poursuivrons l'étude au chapitre consacré au traitement des accidents hystériques. Disons toutefois d'emblée, car c'est là un point sur lequel nous reviendrons longuement par la suite, que c'est faire une œuvre thérapeutique bien incomplète que de se borner à faire disparaître l'accident, en d'autres termes à traiter le symptôme sans s'occuper de l'état mental, sans mettre, par une psychothérapie bien conduite, le malade à l'abri de nouvelles manifestations de son affection. Cette thérapeutique purement symptomatique, est en effet comparable à celle qui consisterait à combattre une céphalée syphilitique par de l'antipyrine et qui négligerait de traiter la syphilis.

CHAPITRE IV

PSYCHOTHÉRAPIE GÉNÉRALE DES MANIFESTATIONS FONCTIONNELLES

Il s'en faut qu'en présence d'un sujet atteint de manifestations fonctionnelles, l'œuvre du médecin soit toujours extrêmement aisée. Le procédé psychothérapique qui consisterait à dire au malade : « Vous n'avez rien, vous n'avez que des troubles nerveux.... ne vous en occupez pas... » nous paraît vraiment un peu trop simpliste et surtout par trop inefficace. C'est à cela cependant que dans la majorité des cas les médecins bornent leur action psychothérapique. Ils ne tiennent aucun compte ni du mécanisme même qui a engendré les troubles fonctionnels, ni de toute la série des phénomènes surajoutés qui sont venus compliquer la situation. Si le mécanisme n'est pas démonté pièce à pièce, il a toutes chances de se reconstituer, et d'entraîner la réapparition de tous les troubles que l'affirmation d'un médecin autorisé a pu, parfois, momentanément faire disparaître. Si, d'autre part, et c'est le cas ordinaire, les troubles sujaroutés subsistent par l'impossibilité où se trouve le malade, même convaincu de la nature névropathique fondamentale de son état, de se débarrasser complètement de ses troubles, l'ensemble symptomatique persiste. En matière de manifestations fonctionnelles, le « Connais-toi toi-même », de la doctrine socratique, est encore ce qui réalise pour le malade le maximum de chances de guérison définitive.

Le rôle du médecin est donc tout d'abord un rôle d'*interprétation* et d'*explication*. Il faudra qu'il tienne compte de tous les éléments constitutifs de la manifestation fonctionnelle. Y a-t-il un clou organique, il sera utile d'en faire ressortir l'existence, de montrer au malade quelle est la symptomatologie habituelle que présentent les sujets qui, comme eux, sont atteints d'une lésion réellement effective. Par une sorte de soustraction on arrivera de la sorte à dégager dans l'ensemble des symptômes dont se plaint le malade, ce qui est légitime et ce qui ne l'est pas.

Ce serait à notre sens une grossière erreur que de méconnaître le rôle joué, dans certains cas, par le clou organique; ce serait encore une erreur que de dissimuler à un malade, lorsqu'elle existe, la part organique réelle de son état. Comme il y aurait pour lui impossibilité matérielle de se défaire de tous ses symptômes, il y aurait gros à parier qu'il ne se débarrasserait d'aucun.

En dehors des manifestations fontionnelles qui ont leur point de départ dans un clou organique actuel, il en est qui ont trouvé leur origine dans un phénomène organique passager. Il faudra encore en tenir compte, expliquer au malade qu'originellement ses symptômes tenaient à un trouble effectif. C'est qu'en effet, il arrive que certaines manifestations fonctionnelles soient en rapport avec une tare organique définitive ou passagère, antécédente même à l'état neurasthénique. Le malade, qui sait quelle a été chez lui la succession des phénomènes, admettrait assez difficilement, sans explication préalable, que ce qu'il présente actuellement soit purement névropathique, et pour vouloir trop prouver, l'on ne prouverait rien du tout.

Enfin il existe chez le grand neurasthénique toute une série de manifestations dont les unes tiennent à la fatigue émotive, dont les autres sont en rapport avec les déchéances organiques tardives. Le médecin est en droit d'expliquer à son sujet non seulement l'origine névropathique des accidents, mais aussi la nature, effective actuellement, des troubles dont il se plaint. Ce qu'il doit montrer alors au malade c'est la curabilité directe de ces troubles et ce qu'il doit éviter, tout en faisant évidemment ses réserves sur les exagérations et les prolongations d'origine mentale, c'est d'affirmer au malade leur nature purement psychique.

Il y a là toute une série d'écueils thérapeutiques contre lesquels une systématisation trop grande pourrait précipiter le médecin, mais qu'avec un peu de tact et de bon sens il est, somme toute, fort possible d'éviter.

Ce n'est d'ailleurs pas encore toute la part des phénomènes effectifs. Il faut tenir le plus grand compte de ce que nous avons déjà dénommé par ailleurs les *troubles dysharmoniques*. Voici un organe ou une fonction qui pendant des semaines, des mois, des années parfois, sous l'influence des troubles névropathiques, ont été immobilisés en attitude vicieuse ou n'ont fonctionné que d'une façon tout à fait anormale. Il est clair que des phénomènes se produisent qui résultent directement des mauvaises habitudes prises, et qu'il convient de dégager des manifestations purement psychiques. A ces derniers phénomènes s'applique d'ailleurs une thérapeutique particulière. Cette thérapeutique c'est *la rééducation,* méthode qui par des procédés divers et variables, suivant la manifestation fontionnelle en cause, redresse progressivement les attitudes vicieuses et dégage le malade des mauvaises habitudes qu'il a prises. Autant d'organes, autant de fonctions atteintes de la sorte, autant de rééducations particulières. Mais, d'une façon générale, ici encore la part de l'explication est considérable et il faut montrer au malade en quoi et comment il pèche et quel est le rôle précis que, dans l'ensemble des phénomènes par lui éprouvés, jouent les troubles dysharmoniques.

Toutes ces éliminations faites, nous en arrivons à *la part proprement dite du psychisme*. Celle-ci est évidemment très considérable. Mais l'erreur la plus dangereuse et aussi la plus fréquente, consisterait à confondre *manifestation psychique* et *manifestation imaginaire*. L'hypocondriaque seul a des manifestations imaginaires qui se créent de toutes pièces dans son esprit, parfois au courant même d'un interrogatoire médical. La manifestation du neurasthénique est légitimement ressentie, tout aussi légitimement que le serait une atteinte organique ;

seulement au lieu d'avoir une origine à la périphérie, elle a un point de départ central, psychique. Que le neurasthénique exagère volontiers ses souffrances, c'est entendu et encore faut-il tenir compte de ce fait, vrai même pour les malades organiques, que la douleur, phénomène purement subjectif, est ressentie au prorata de l'attention qu'on y prête. Mais dire au neurasténique que ce qu'il ressent « ce sont des idées » c'est bien mal comprendre le mécanisme exact des troubles qu'il présente. Il sera donc de toute utilité de faire saisir au malade que les phénomènes psychiques et les phénomènes organiques ne sont nullement indépendants les uns des autres, et que leur action réciproque s'exerce dans les deux sens, soit qu'un trouble organique crée une impression psychique, soit, et ce qui correspond au cas particulier, qu'une impression psychique antécédente trouble une fonction organique. Le trouble fonctionnel d'origine psychique ainsi réalisé est susceptible lui-même d'avoir sa traduction psychique et de renforcer les convictions pathologiques du malade, facteurs, à leur tour, de troubles encore plus marqués. Ainsi se forme le cercle vicieux dans lequel la psychothérapie doit pénétrer. Le patient, du moment que vous ne le traitez pas en malade imaginaire, est tout disposé à admettre le mécanisme très rassurant que vous lui exposez. Il conviendra dès lors de lui montrer quelle est l'origine exacte et précise de ses auto ou de ses hétéro-suggestions, quelle est l'influence qu'exercent sur lui les causes émotives. Il faudra lui démontrer le rôle de toutes les associations d'idées, de tous les souvenirs qui, reliés par des liens de succession ou de causalité à l'idée pathologique, sont susceptibles de la rappeler et avec elle tous les troubles qui en dépendent. C'est ainsi que vous interpréterez la régularité apparente de certaines manifestations qui se réveillent toujours au même moment parce que, suivant le mécanisme psychologique banal que l'on conçoit aisément, c'est à des instants identiques que le psychisme du malade se trouve orienté vers la manifestation qu'il présente.

Le rôle de l'association d'idées, du réveil de l'idée pathologique par le souvenir nous a toujours paru capital. C'est ainsi, qu'à notre sens, se prolongent, se compliquent et s'exagèrent un grand nombre de manifestations fonctionnelles. C'est aussi, pour ne pas tenir compte de ce fait, que tant de procédés thérapeutiques, basés sur la rééducation d'une volonté qui d'ailleurs souvent n'est nullement déficiente, n'aboutissent qu'à des résultats bien incertains. *L'essentiel pour un neurasthénique ce n'est pas tout d'abord de lutter, mais bien de s'efforcer d'oublier.* Et quand on conseille l'isolement à certains malades, c'est précisément pour réduire au minimum les chances de rappel de l'idée pathologique. Ce rappel se produit au cours du traitement, par l'intervention d'associations psychologiques, dont les objets et les choses au milieu desquelles le malade a vécu, constituent un des termes et dont la manifestation fonctionnelle forme l'autre. Que plus tard on conseille au malade devenu fort et instruit, de lutter contre toute reprise, contre tout souvenir qui tendrait de nouveau à devenir envahissant, rien de mieux. Mais, au début du traitement, contre toute manifestation fonctionnelle — avec cependant des indications plus précises pour certaines d'entre elles — ce qu'il faut organiser c'est la conspiration du silence, au moins dans l'intimité psychologique du malade.

On n'oublie, on ne peut oublier, que ce qui ne vous préoccupe, que ce qui ne vous inquiète plus. Connaître son ennemi c'est déjà ne plus le craindre. Ne plus le craindre, pratiquement c'est déjà presque le négliger. *Tout le traitement des troubles fonctionnels hors quelques cas particuliers, réside en l'organisation dans l'esprit du malade d'une* SÉCURITÉ INTELLIGENTE *vis-à-vis des symptômes dont il est atteint.*

Un malade ne sera guéri qu'autant que de toute bonne foi, il pourra vous dire en parlant de ses troubles : « Je n'y songe plus. »

Dans quelques circonstances et en présence de convictions trop ancrées chez le malade, on pourra être amené à pénétrer par surprise dans sa systématisation. Le principe de ce procédé consiste à faire faire par le sujet, sans qu'il s'en aperçoive, un acte quelconque qu'il se croit incapable d'accomplir, ou encore à éviter, par une intervention propice, le retour habituel d'un phénomène pathologique. L'emploi de tels procédés ne sera pas sans nécessiter une certaine ingéniosité de la part du médecin car il est d'importance capitale qu'il réussisse. Il risquerait en cas d'échec d'augmenter les troubles contre lesquels il veut lutter.

Lorsqu'il est arrivé par exemple à faire faire à un grand asthénique une promenade en sa compagnie, lorsqu'il a pu par une conversation prolongée supprimer l'apparition à une heure déterminée de tel ou tel trouble gastrique, il ne faut pas qu'il se hâte de triompher. Le malade chercherait immédiatement des excuses à la défaillance... de son trouble fonctionnel et il y aurait grandes chances, pour que le lendemain il vous revînt complètement harassé ou plus dyspeptique que jamais. « Docteur, vous dirait-il, vous m'avez fait faire une jolie imprudence » ou encore « J'ai commencé à souffrir de l'estomac en sortant de chez vous et cela ne m'a pas quitté de la journée ». Que votre triomphe reste donc provisoirement secret et si le lendemain, le surlendemain, rien de nouveau n'est survenu, alors, alors seulement mettez votre malade en présence de l'illogisme des troubles que la distraction peut faire disparaître.

Mais qu'on ne s'y trompe pas. Ce « truquage » si l'on veut nous permettre cette expression, n'est que bien rarement nécessaire et n'est pas toujours sans danger. Il n'est guère à employer d'une façon systématique qu'en désespoir de cause. Il rencontre encore des indications assez précises comme nous le verrons plus loin, dans les manifestations très particulières que sont les troubles génitaux.

Est-ce à dire que dans le traitement des manifestations fonctionnelles, les éléments émotifs dont nous avons vu l'action être prépondérante dans la psychothérapie de l'état moral du neurasthénique, perdent complètement leurs droits ? Il n'en est rien. Tout d'abord une explication quelconque ne sera admise par un malade qu'autant qu'il aura confiance en son médecin. Mais, si même en présence d'arguments péremptoires la raison du malade « marche », il peut arriver que son sentiment ne suive pas le mouvement. Il se rendra compte qu'il est déraisonnable qu'il se comporte de telle ou telle façon, mais il acceptera d'être déraisonnable plutôt que de se modifier, si des éléments émotifs qui, au fond, ont seuls une valeur de détermination ne sont pas intervenus. Il saura qu'il a tort de souffrir, mais il continuera à souffrir et cela ne changera rien à sa situation. Si, au contraire, et qu'on nous passe l'expression il est « emballé », que plein de confiance dans son médecin il soit plein de foi en la disparition éventuelle de ses accidents, alors on obtiendra de lui à peu près tout ce qu'on voudra. Tous les efforts nécessaires pour se dégager du cercle vicieux où l'ont engagé ses troubles fonctionnels, il les fera, dût-il transitoirement en souffrir beaucoup. Sa guérison sera alors très rapide parce que beaucoup plus que par sa raison il aura été orienté, poussé, par son sentiment.

C'est qu'en effet, dans la thérapeutique des manifestations fonctionnelles, le médecin n'a pas seulement à lutter contre des convictions pathologiques, contre des erreurs d'interprétation, il a aussi à combattre des appréhensions. Celles-ci résultent évidemment de celles-là. Mais lorsque la manifestation fonctionnelle a été suffisamment prolongée, l'appréhension devient subconsciente, involontaire, et tend à persister même quand dans l'esprit, dans la raison pure du malade, les convictions ont été détruites et les erreurs réparées. Et ce n'est guère que sous l'influence d'actions émotives sthéniques que le malade devient maître de ses appréhensions et arrive, plus ou moins rapidement, à les oublier.

Le traitement des manifestations fonctionnelles demande plus d'explications, plus de raisonnements, que le traitement du fonds moral du neurasthénique. Mais dans un cas comme dans l'autre, nous ne saurions trop affirmer *qu'il n'y a pas de psychothérapie à froid*.

Et si cela est vrai pour le traitement de la manifestation fonctionnelle considérée en elle-même, c'est encore plus vrai si l'on envisage le fonds mental même qui a permis à ces manifestations de s'installer et qui contribue à les rendre persistantes. Les convictions générales d'impuissance, l'habitude de l'auto-analyse et de l'auto-observation, la recherche et le grossissement du symptôme, éléments d'ailleurs autant d'ordre moral que d'ordre psychique, ont participé à la genèse de tous les symptômes qu'offre le neurasthénique. Il est bien certain que par l'explication et le raisonnement, qui permettent au malade de se rassurer sur l'origine de tous ses troubles, tous ces phénomènes psychologiques auront grande chance de s'atténuer. Mais il restera toujours quelque chose, une sensation de vague insécurité, une impression d'anxiété du retour des troubles disparus. Voilà qui ne finira complètement que sous l'influence de la poussée émotive sthénique. C'est dire du même coup que l'on ne saurait soigner isolément un trouble fonctionnel même par la plus persuasive, par la plus incisive des psychothérapies, sans s'occuper simultanément de l'état moral général du malade et sans chercher à le modifier — et cela seule l'action sentimentale peut le faire.

CHAPITRE V

LES ADJUVANTS DE LA PSYCHOTHÉRAPIE

Avant d'aborder l'étude du traitement particulier des manifestations fonctionnelles, il nous paraît utile d'envisager le rôle et de préciser les indications générales de quelques agents thérapeutiques, *isolement, repos, suralimentation,* que l'on aura souvent occasion d'utiliser et qui, dans certaines circonstances, sont les adjuvants nécessaires de la psychothérapie par persuasion.

Il fut un temps où, associé au repos et à la suralimentation, l'*isolement* constituait la base nécessaire et suffisante de toute la thérapeutique des psychonévroses. A notre avis l'isolement, aidé du repos et de la suralimentation, n'est jamais suffisant. Il n'est pas non plus, et de loin s'en faut, toujours nécessaire. Pas plus qu'il ne peut y avoir « une cure libre » systématique des psychonévroses, pas plus il ne nous paraît louable de considérer l'isolement des névropathes comme une formule thérapeutique dont on ne saurait se départir. Ce n'est qu'une question de cas particuliers soumis à quelques règles générales.

Mais tout d'abord que faut-il entendre par isolement? On se représente banalement l'isolement comme devant *toujours* être constitué par l'enclaustrement à peu près total du malade, que seule peut réaliser la maison de santé ou l'hôpital. Le malade est enfermé dans une chambre où ne pénètrent que le médecin et la garde-malade ou l'infirmière. Il ne reçoit ni lettres, ni visites, n'entre en relations avec qui que ce soit d'autre que les personnes préposées à son traitement.

Un degré de plus dans l'isolement, qui à la vérité est plutôt un degré de plus dans le repos, peut résulter de ce fait qu'on établit dans la chambre du malade une demi-obscurité et qu'on ne lui laisse rien entrevoir de ce qui se passe au dehors du milieu confiné dans lequel il vit.

Un degré de moins et, sans y prendre part, le malade pourra assister à la vie du dehors, l'observer, s'y attacher. Il y a déjà là un commencement d'extériorisation.

Soit que l'on y arrive d'une façon régulière et petit à petit, soit qu'au contraire on s'en contente d'emblée, on peut aller extrêmement loin dans cette voie du moindre isolement et jusqu'à demander simplement au malade de *s'isoler de son cadre et de son milieu habituels*.

C'est qu'en effet l'isolement n'est pas un agent thérapeutique simple. Ce n'est pas un but, ce n'est qu'un moyen, absolument nécessaire dans un assez grand nombre de cas pour pouvoir appliquer avec succès la psychothérapie. Des raisons d'ordre extrêmement variés et parfois complètement étrangères au malade considéré en lui-même, peuvent le commander.

Voici par exemple un sujet qui possède un mauvais milieu familial, qui souvent a trouvé dans ce milieu même la cause de sa neurasthénie. Voici d'autre part une famille qui traite un neurasthénique comme un malade imaginaire et qui exagère de la sorte les souffrances d'un pauvre hère qui souvent « *voudrait bien mais qui ne peut pas* », ou bien inversement et le cas est plus fréquent, une famille qui, par des soins trop précis, des inquiétudes trop répétées, entretient un sujet dans ses idées déprimantes et dans ses conceptions maladives. Voilà pour le médecin psychothérapeute autant de raisons qui constituent des indications précises d'un *isolement du milieu*.

Prenons une mère de famille qui, quoique neurasthénique, a conservé l'amour-propre de son intérieur. Pour autant qu'elle y vit elle ne peut se dispenser de remplir ses devoirs de femme et de maîtresse d'intérieur. L'éducation, la santé de ses enfants la préoccupent continuellement. Quelle action psychothérapique sérieuse pouvez-vous entreprendre sur elle dans ces conditions ? Il est bien évident qu'il y aura une dérivation continuelle de sa pensée vers son foyer et vers les siens. Ici encore l'isolement, la séparation du milieu seront indiqués d'une façon formelle. La gravité de l'état de la malade n'est pas ici la principale cause de l'isolement.

Supposons par ailleurs un sujet qui, neurasthénique depuis des années, plus ou moins phobique, atteint de multiples manifestations fonctionnelles, a toujours vécu dans le même cadre. Comment ne comprendrait-on pas que dans ces conditions sa maladie est en quelque sorte, accrochée aux murs mêmes qui l'entourent. Chacun des meubles, le moindre des objets qui se trouvent à portée de sa main, ont été dans le fait associés à quelque moment pénible de son existence. N'est-il pas clair que par le mécanisme banal de l'association d'idées, le cadre rappellera continuellement au malade et sa maladie et ses symptômes ? Allez donc, dans ces conditions, lui demander *d'oublier,* puisque c'est là comme nous le verrons plus loin le fin mot de la psychothérapie des manifestations fonctionnelles. Ici encore l'isolement, l'*isolement du cadre* est obligatoire.

Un individu est devenu neurasthénique parce qu'il a perdu l'un des siens, mari, femme, enfant. Ne conçoit-on pas que s'il reste dans le milieu même où il a subi ces épreuves, la cause émotive aura toutes chances de prolonger son action dissolvante d'une façon à peu près indéfinie ? Jusqu'à ce qu'il soit en pleine reprise de lui-même ce sujet devra encore être isolé de son cadre.

Voici une hystérique qui a des crises, une paralysie, une contracture. Comment peut-on espérer une sédation des symptômes en la laissant dans sa famille ?

Voici encore un cas d'anorexie mentale avec dénutrition excessive. Comment en laissant la malade dans le milieu familial, arriver à un résultat favorable ? Ici comme dans le cas précédent c'est l'isolement claustral qui s'impose.

Dans tous ces cas, l'isolement du cadre et du milieu est la condition même du traitement psychothérapique dont l'action autrement serait rendue complètement illusoire.

Il est d'autre part des sujets qui sont en pleine crise morale, en état, si l'on peut dire, de grande hypertension émotive. La moindre des choses les déprime, leur irritabilité est extrême. Ici l'isolement s'indique, non plus seulement l'isolement du milieu et du cadre, mais encore l'isolement complet, à l'abri à peu près absolu de toute excitation extérieure. Avec de tels sujets nous entrons dans la série des cas où l'isolement n'est plus seulement une condition de la psychothérapie. Il devient la condition du repos absolu qui est nécessaire à certains malades. Tel est le cas par exemple pour les grands épuisés. L'affirmation de cette formule qu'*il n'y a de repos complet que dans l'isolement,* nous donne à peu près la clef de toutes les indications de l'*isolement claustral.*

Ce même *isolement claustral* pourra dans certaines circonstances être utilisé comme un véritable moyen psychothérapique. Certains sujets à volonté débile, beaucoup d'hystériques, les enfants d'une façon générale, pour faire cesser un isolement qui leur pèse, se trouvent capables de mobilisations d'idées, qu'on n'aurait pu obtenir autrement ou que très difficilement.

Mais, nous dira-t-on, dans cet isolement claustral les malades doivent s'inquiéter, se préoccuper de la santé des leurs. Comment une mère de famille pourra-t-elle être privée des nouvelles de ses enfants ? Vos sujets n'auront pas l'esprit libre, tranquille, et seront par conséquent dans de mauvaises conditions pour guérir. Si les choses se passaient ainsi cette objection serait très juste, mais ce n'est pas le cas. A tout sujet soumis à l'isolement claustral, par conséquent privé de lettres et de visites, on donnera chaque jour des nouvelles *absolument exactes* sur ce qui se passe dans sa famille. En outre, il sait et on le lui a dit dès le début, que si un des siens vient à tomber malade, il en sera immédiatement prévenu et qu'il pourra interrompre sa cure et rentrer chez lui. C'est de cette manière seulement que l'isolement claustral peut se faire, sans troubler en quoi que ce soit la quiétude morale de ceux qui y sont soumis.

Nous n'insisterons ni sur l'isolement à la maison de santé, ni sur l'isolement à l'hôpital lequel, du chef même qu'un assez grand nombre de malades à des périodes différentes de leur maladie se trouvent réunis, nécessite une discipline particulière[1]. Disons cependant que chaque fois que l'isolement claustral sera indiqué, il ne pourra se pratiquer qu'à l'hôpital ou à la maison de santé, parce que là et là seulement, les malades trouveront un personnel suffisamment adapté aux soins divers que réclame leur état. En effet, pour que l'action psychothérapique du médecin soit suffisamment continue, il est tout à fait capital qu'elle ne soit pas interrompue par des interventions maladroites du personnel secondaire. Par des infractions à la discipline de l'isolement claustral, par des conversations fâcheuses ou simplement prolongées, le garde-malade ou l'infirmier peut être aussi dangereux pour le névropathe, qu'il le serait pour le pneumonique auquel il distribuerait des boissons glacées, ou pour le typhique auquel il donnerait une alimentation surabondante. Le choix de ce personnel secondaire est donc d'une importance capitale.

Pour nous résumer nous dirons que l'isolement comporte trois degrés à savoir :

1° *Isolement claustral.*

2° *Isolement absolu du cadre et du milieu.*

3° *Isolement du cadre seul ou du milieu seul.* Ici, ou bien on éloigne le malade de chez lui en lui permettant de se faire accompagner par quelqu'un des siens, ou bien on le laisse seul chez lui en éloignant son entourage habituel.

Il est évident que le troisième degré ne diffère que quantitativement du second, puisqu'en somme le milieu fait partie constitutive du cadre et que ce sont des cas particuliers qui indiqueront, suivant les causes mêmes de l'état du malade et les symptômes qu'il présente, suivant aussi la valeur thérapeutique positive ou négative de son entourage, la nécessité de l'isolement absolu du cadre et du milieu ou seulement d'un de ces deux éléments.

Pratiquement, l'isolement claustral ne pourra être réalisé qu'à

1. On trouvera dans l'ouvrage de Camus et Pagniez, *loc. cit.*, des détails très complets sur l'organisation de l'isolement à l'hôpital tel qu'il est pratiqué par l'un de nous depuis quinze ans dans son service de la Salpêtrière à la salle Pinel.

la maison de santé ou à l'hôpital. C'est encore la maison de santé ou l'hôpital qui, dans la majorité des cas, satisfera le mieux aux nécessités de l'isolement du second degré. On pourra encore dans certaines circonstances envoyer le malade dans un établissement hydrothérapique, dans une station thermale. dans un séjour de campagne, partout enfin — mais c'est là la condition *sine qua non* — où il trouvera des secours psychothérapiques suffisants.

L'isolement du cadre seul pourra encore se faire dans ces mêmes conditions, en autorisant un malade à se faire accompagner par quelqu'un des siens.

Quant à l'isolement du milieu seul, il ne se réalise que dans un tout petit nombre de cas et est commandé par des raisons très particulières. Le plus habituellement il sera beaucoup plus simple de séparer à la fois le malade de son milieu et de son cadre, par les procédés que nous avons tout à l'heure indiqués.

Pouvons-nous d'une façon approximative indiquer parmi les malades atteints des manifestations névropathiques les plus diverses, quelle est la proportion de ceux pour lesquels l'isolement à ses divers degrés est nécessaire ? Ici c'est évidemment une question d'espèces. Néanmoins pour fixer les idées et pour montrer combien notre expérience nous oriente peu vers un isolement érigé en thérapeutique systématique des psychonévroses, nous pouvons dire qu'au moins pour un tiers des névropathes femmes qui sont soignées par l'un de nous à la Salpêtrière, l'isolement ne nous a pas paru nécessaire. Encore faut-il ajouter que sur le chiffre de malades admises, un certain nombre ont été reçues à l'hôpital et naturellement soumises à la discipline que comporte une salle d'isolement, beaucoup plus pour des raisons humanitaires et sociales, que parce que l'isolement absolu paraissait formellement indiqué.

Le *repos*, pas plus que l'isolement, ne constitue une notion thérapeutique si simple qu'il soit inutile de l'analyser. C'est la banalité même en apparence que de donner à un malade le conseil de se reposer. Dans le fait il n'y a que bien peu d'agents thérapeutiques qui soient aussi mal maniés que celui-là.

Le repos comporte des éléments d'ordres divers : il y a le repos physique, le repos psychique, le repos moral, qui ne sont pas du tout nécessairement associés.

Envisageons tout d'abord le repos physique. Son maximum est évidemment réalisé par l'alitement complet et permanent du malade. Dans certaines circonstances, il pourra se trouver imposé d'une façon absolue, mais il se trouve surtout indiqué parce qu'en dehors du repos absolu, tout dosage d'un repos relatif est extrêmement difficile. Il semblerait à priori que l'on puisse graduer le repos en ordonnant à un malade de rester douze, quatorze, dix-huit, vingt heures couché. Mais ce qu'il importe alors de considérer ce n'est pas le temps que le malade passe couché ou étendu, c'est l'usage qu'il fait des moments où il lui est permis de se mobiliser. Voici par exemple un asthénique convaincu de son impuissance physique qui, comme nous l'avons vu lorsque nous avons étudié le mécanisme de cette manifestation fonctionnelle, introduit dans sa marche, dans ses mouvements, des éléments dysharmoniques de tout ordre et en quelques minutes se fatigue effectivement, comme un homme normal se fatiguerait en un temps dix ou vingt fois plus long. Qu'importe alors que vous lui ordonniez un repos très prolongé si dans l'intervalle il en perd le bénéfice ?

D'autre part on voit des malades qui se remuent dans leur lit, qui s'agitent, qui changent continuellement de place, qui défont et remettent leur couverture, qui dérangent cent fois leur oreiller de position. Où est alors le repos physique que vous cherchez à obtenir ?

Cet autre s'immobilise bien dans son lit, mais il le fait dans une attitude vicieuse qui, à bref délai, amènera de l'engourdissement d'un membre, de la congestion de la tête, du refroidissement des pieds, tous symptômes dont il souffrira, dont il s'exaspérera et qui, par un mécanisme différent, lui feront encore perdre le bénéfice de son repos.

Ceci veut dire que mettre un malade au repos absolu ou relatif ce n'est pas seulement lui ordonner de s'immobiliser physiquement pendant un nombre d'heures plus ou moins considérable, c'est encore établir une discipline pour les intervalles du repos, c'est encore s'assurer des conditions mêmes dans lesquelles ce repos sera réalisé.

Dans le cas de repos absolu, pendant combien de temps fera-t-on garder continuellement le lit au malade ? Ici encore c'est une question de cas particuliers. Chez les grands épuisés, les grands amaigris, et c'est surtout chez ceux-là que le repos absolu est indiqué, le séjour complet au lit pourra varier de quelques semaines à plusieurs mois. D'une manière générale nous estimons que c'est surtout l'augmentation du poids du malade qui doit ici guider le médecin. Plus l'engraissement s'effectuera rapidement et plus le séjour complet au lit sera court et, progressivement on le ramènera aux limites de la vie normale.

Passons au repos intellectuel. La formule consiste à défendre au malade tout travail cérébral. Notre sujet va donc abandonner ses occupations, déserter son cabinet de travail, fuir sa bibliothèque. Il n'en sera pas plus avancé pour cela, bien au contraire, s'il pense d'une façon continue, si mille idées se croisent et s'entrechoquent dans son cerveau agité. Il faut donc que la prescription du repos intellectuel s'accompagne d'un certain nombre d'indications. Nous avons l'habitude de dire à beaucoup de nos malades de se mettre à peu près continuellement *dans la situation du sujet qui cherche à s'endormir*. Certains malades se révoltent parce qu'ils trouvent que de la sorte la journée leur paraît interminable. Faites-leur alors comprendre que cette apparence correspond à une réalité thérapeutique et que si la journée leur paraît avoir quarante-huit heures, c'est effectivement au point de vue de l'*éloignement* des phénomènes pathologiques, au point de vue de l'*oubli* des symptômes présentés, comme si elle avait duré ce temps apparent. Dans quelques cas et chez des malades qui n'arrivent pas à éteindre de la sorte leur pensée, on peut être amené à assurer le repos intellectuel par le travail, si paradoxal que cela puisse paraître. Vous occuperez votre patient à des travaux intellectuels en quelque sorte mécaniques. Il semblerait que le bienheureux jeu de patience de notre jeunesse ait été rénové sous le nom de *puzzle*, pour l'usage même des neurasthéniques. Quelquefois la lecture d'un roman facile constituera un repos intellectuel suffisant. Mais pour le repos mental comme pour le repos physique, l'important est de tenir compte de ce fait, à savoir que le grand facteur de fatigue chez tous les individus normaux ou malades, ce n'est ni le mouvement, ni le travail, mais bien l'agitation ou la tension cérébrale.

Si nous en arrivons maintenant au repos moral, certains médecins pensent résoudre tous le problème en disant à leurs patients : « Distrayez-vous, voyagez. » Il en est qui se contentent de leur dire simplement : « Evitez les préoccupations. » Le conseil est bon, mais bien souvent peu aisé à suivre ! Ici l'intervention du médecin doit être beaucoup plus directe. Il faut qu'au courant de la vie de son malade il s'efforce de lui arranger son existence d'une façon provisoire, mais pour le temps nécessaire à la guérison. Le malade a-t-il une situation sociale déterminée, il demandera un congé de telle façon que de ce côté sa tranquillité soit complète. A-t-il des enfants, il les confiera à un parent en qui il ait une confiance absolue... De tous ces éléments le médecin doit se préoccuper, afin d'être sûr que le repos moral jugé nécessaire puisse être effectivement réalisé et pour que le malade en sécurité pour le présent, n'ait plus qu'à oublier le passé et à se consolider pour l'avenir.

Toutes ces notions sont évidemment de simple bon sens, mais si nous en croyons ce que nous avons pu voir, elles ne sont pas souvent mises en pratique. Nous avons vu en effet de nombreux malades auxquels on avait donné des conseils, mais non les moyens de les suivre.

Pratiquement le repos absolu ne peut guère être réalisé que par l'isolement claustral. Le malade à qui l'on a promis — et qui a confiance dans la parole donnée — que s'il arrivait quoique ce soit aux siens il en serait aussitôt averti, mais qui ne reçoit de quelque nature qu'elle soit aucune excitation d'origine extérieure, se trouve évidemment dans la situation la meilleure pour conquérir le calme intérieur, forme idéale du repos.

A de moindres degrés le repos peut s'appliquer partout. C'est une question de détails, d'arrangements pris, de soins minutieux de la part du médecin.

La suralimentation est un adjuvant dont on peut, quand on en rencontre l'indication, beaucoup mieux systématiser l'application.

Dans l'immense majorité des cas, c'est encore avec le régime lacté partiel ou absolu que l'on obtiendra les meilleurs résultats.

Les cas d'intolérance pour le lait ne se rencontrent qu'en nombre tout à fait infime. D'intolérance suffisamment prolongée et suffisamment marquée pour être obligé d'interrompre le régime lacté, l'un de nous dans une expérience portant sur des milliers de malades ne l'a guère rencontrée que dans la proportion d'un sur deux ou trois cents cas. Ce que l'on voit plus souvent ce sont des malades qui se plaignent d'aigreurs, de ballonnement, d'empâtement de la bouche, de diarrhée ou de constipation. Ces phénomènes ne durant en général que quelques jours sont par conséquent négligeables.

Notre habitude est de faire prendre le lait d'heure en heure par doses progressives 12 fois par jour. On commencera par faire prendre au malade 3 litres le premier jour soit 250 grammes par heure, puis on augmente la dose horaire de manière à arriver à 3 litres 1/2, puis à 4, pour arriver à une dose rarement dépassée de 5 litres par jour. On arrive à cette dernière dose en huit ou dix jours.

Le grand avantage du régime lacté c'est que pour être pris il ne nécessite pas un effort considérable. Une tasse de lait est vite avalée. Les malades consentent volontiers à ce régime de suralimentation qui se refuseraient à faire des repas copieux ou répétés.

Il ne faut pas oublier en effet que le plus souvent nos malades sont dans un état de dénutrition marquée et parfois même excessivement accusée. Or ils ont plus ou moins perdu l'appétit et, dans ces conditions si, au début du traitement, il leur est difficile sinon impossible, d'absorber des aliments solides en quantité suffisante non seulement pour se maintenir mais surtout pour augmenter de poids, par contre il leur est toujours facile de boire. L'usage du régime lacté intégral au début du traitement, est du reste le seul procédé qui puisse donner des accroissements de poids aussi remarquables — nous dirions volontiers fantastiques — que ceux que nous obtenons constamment et qui, d'une façon très régulière, atteignent 15 à 1800 grammes par semaine pour s'élever dans des cas plus rares, mais non exceptionnels, à 3, 4 et même jusqu'à 5 kilogrammes la première semaine.

Est-ce à dire que nous attachons à l'emploi de la suralimentation lactée une valeur doctrinale? A aucun degré. Notre expérience nous a simplement prouvé que c'était le procédé le plus commode, le plus sûr et le plus efficace.

Les autres procédés de suralimentation, outre qu'ils ne sont pas toujours sans danger pour le foie et pour le rein des malades, ne donnent presque jamais des résultats comparables.

Ajoutons enfin que dans un certain nombre de cas, en particulier ceux où la suralimentation ne se présente pas comme une thérapeutique d'urgence, nous consentons très volontiers à borner les règles de cette suralimentation à des repas plus copieux ou plus fréquents, sans même aucune autre indication de régime.

Pas plus que l'isolement, le repos physique et intellectuel ainsi que la suralimentation ne constituent des éléments nécessaires de la cure des psychonévroses. C'est une question de cas particuliers et les indications sont déterminées par l'existence de telle ou telle manifestation fonctionnelle. Seul le repos moral, l'effort fait par le médecin et par le malade pour éviter la survenue d'émotions nouvelles, capables de bouleverser à nouveau le sujet et d'interrompre l'action psychothérapique, nous paraissent absolument et constamment nécessaires. Il est impossible de réorienter un malade, de le canaliser pour ainsi dire dans une voie déterminée s'il subit l'action répétée de préoccupations actuelles répondant à une cause effective. Il s'entend que dans bien des cas les choses ne sont pas commodes à arranger. On sera amené alors à exiger du malade qu'il se désintéresse transitoirement de toute une série de faits capables d'ajouter aux préoccupations, aux causes émotives anciennes, génératrices de la maladie, leur déprimante action. En faisant miroiter à ses yeux l'espoir de la guérison on arrive assez souvent à obtenir de lui ce sacrifice, qui se traduit d'ailleurs presque toujours pratiquement par l'isolement qui rend seul ce désintéressement véritablement effectif.

Il existe de nombreux autres adjuvants de la thérapeutique des psychonévroses. Nous aurons occasion de les signaler chemin faisant, quand tout à l'heure nous entreprendrons l'étude du traitement des manifestations fonctionnelles. Mais ce que nous voudrions que l'on retienne des pages préccédentes c'est que dans la cure des psychonévroses, en dehors de l'action psychothérapique qui seule est absolument fondamentale et dont l'emploi est toujours indiqué, il n'y a pas de systématisation thérapeutique possible.

Si nous avons consacré un chapitre particulier à l'étude de l'isolement, du repos, de la suralimentation, c'est que ce sont là des agents qui trouvent leur emploi dans un très grand nombre de circonstances. A eux seuls ils ne constituent jamais une thérapeutique suffisante, alors qu'inversement le traitement psychothérapique peut, sans autre adjuvant, guérir un assez grand nombre de malades.

Cure libre — traitement uniquement diététique — isolement et repos érigés en méthode systématique, ce sont là des formules simplistes qui ne répondent nullement aux nécessités multiples et variables du traitement de nos malades.

CHAPITRE VI

THÉRAPEUTIQUE SPÉCIALE DES DIVERSES MANIFESTATIONS FONCTIONNELLES APPAREIL DIGESTIF, APPAREIL GÉNITO-URINAIRE

Si la psychothérapie générale du fond mental et moral du neurasthénique constitue une thérapeutique univoque commune à tous les malades atteints de cette psychonévrose, si les principes mêmes du traitement des manifestations fonctionnelles sont susceptibles d'une application générale, il n'en est pas moins vrai que chaque manifestation fonctionnelle particulière comporte des indications spéciales. Ceci est particulièrement exact en ce qui concerne les procédés de rééducation qui ne seront évidemment pas les mêmes, suivant que l'on se trouvera en présence d'un asthénique, d'un faux gastropathe ou d'un faux urinaire.

Reprenant toute la série des manifestations fonctionnelles, telles que nous les avons décrites dans la première partie de cet ouvrage, nous les envisagerons successivement au point de vue des indications thérapeutiques particulières dont elles nous paraissent justiciables. Il va sans dire que le traitement du trouble fonctionnel doit aller de pair avec le traitement du fonds moral et mental sur lequel l'accident s'est greffé.

I. — MANIFESTATIONS FONCTIONNELLES DANS L'APPAREIL DIGESTIF

A. — *Troubles de l'appétit.*

De toutes les manifestations fonctionnelles qui ont l'appareil et la fonction digestive pour siège, la plus grave et celle qui comporte aussi les indications immédiates les plus précises, c'est à coup sûr l'*anorexie mentale*. C'est que si l'anorexie mentale est une psychonévrose par ses causes, elle confine par ses résultats aux états organiques les plus sérieux. Aussi bien quand on se trouve en présence d'un malade extrêmement amaigri, que son anorexie soit primitive ou secondaire, avant toute espèce de traitement psychothérapique, il faut d'extrême urgence *isoler* le malade et l'*alimenter*.

Nous n'hésitons pas à affirmer que le traitement de l'anorexie mentale est *impossible* dans le milieu familial et que le tenter c'est courir à un échec certain dont la mort même du malade peut être l'expression. C'est qu'en effet les familles transigent trop avec leurs malades et ne savent pas leur imposer l'alimentation qui est nécessaire. De plus il arrive souvent que l'anorexique trouve des satisfactions de tout ordre à se faire plaindre, à se faire supplier par les siens et cela même quand il n'est pas encore assez systématisé, pour qu'une perte de poids continue soit pour lui un véritable triomphe. L'isolement doit donc être toujours pratiqué et cet isolement sera claustral. Le désir d'en raccourcir la durée sera parfois suffisant pour que le malade consente rapidement à s'alimenter.

En ce qui concerne cette alimentation elle-même, deux classes de malades peuvent se rencontrer. Les uns sont si faibles qu'on ose à peine les remuer. Ici il faudra suivre dans l'alimentation une marche très lente et très progressive. On sera amené quelquefois à ne donner le premier jour que du lait par cuillerées à café toutes les cinq, toutes les dix minutes, ou tous les quarts d'heure, pour augmenter ensuite petit à petit, mais d'une façon néanmoins rapide, l'importance individuelle des prises alimentaires. Si le premier jour il n'a été possible de donner aux malades que 2 ou 300 grammes de lait, le second il leur en faudra prendre trois quarts de litre, le troisième 1 litre et demi pour en arriver en huit à dix jours à la dose définitive de 5 litres de lait, dose qui sera maintenue jusqu'à ce que le malade soit revenu à un poids normal, c'est-à-dire pendant un nombre de semaines variable selon les cas. A ce moment et du jour au lendemain on le mettra au régime alimentaire ordinaire.

Chez les sujets encore vigoureux comme le sont le plus souvent les anorexiques primitifs, c'est en trois ou quatre jours au plus, qu'il faudra arriver à la dose classique de la suralimentation lactée. Au besoin, si le malade se refuse à absorber de lui-même la quantité de lait qui lui est prescrite, on est autorisé à user d'énergie. On peut menacer le malade de la sonde et au besoin s'en servir. Se force-t-il à vomir ensuite comme on le voit parfois, on en sera quitte pour recommencer le gavage. La notion absolue c'est qu'il ne faut pas céder. Au reste quand l'autorité du médecin s'affirme suffisamment, il est très rare qu'on soit obligé de recourir à des moyens extrêmes, car lorsqu'il sent qu'il a affaire à plus fort que lui, le malade se soumet.

Il peut arriver que chez certains sujets extrêmement affaiblis on soit en outre obligé de chercher un secours dans la thérapeutique médicale usuelle. On sera ainsi amené à pratiquer des injections de sérum, à faire des piqûres de caféïne ou d'huile camphrée, à réchauffer le malade par des moyens artificiels. C'est là de la thérapeutique d'urgence, celle-là même qui s'adresserait à de grands inanitiés, à des sujets qui seraient « in articulo mortis ».

Chez de tels malades la psychothérapie ne perd pas ses droits et d'emblée, si les malades sont suffisamment forts, ou lorsqu'arrivés aux périodes extrêmes de la maladie le danger d'une issue fâcheuse sera complètement écarté, il faudra rechercher dans les différentes voies que nous avons indiquées, les causes émotives, morales ou psychiques de l'état anorexique. Nous n'insistons pas sur ce point. C'est la psychothérapie générale des psychonévroses qui entre ici en jeu.

Mais la thérapeutique psychique des anorexiques comporte quelques indications particulières. Il faut faire comprendre à ces malades que tant qu'ils auront envie de « tricher » sur leur alimentation ils ne seront pas guéris. Nous avons coutume de dire à nos malades que le triomphe pour eux ce n'est pas, en se trouvant en présence d'un plat de viande de réussir à prendre le plus petit morceau, mais bien d'arriver à choisir volontairement d'abord, spontanément ensuite, sinon le plus gros au moins un qui soit de dimensions raisonnables.

Si les malades ont bien compris le mécanisme de leur maladie que d'autre part vous vous êtes efforcé de leur expliquer, si vous avez réussi par action émotive, à pénétrer suffisamment dans leur mentalité, il est rare qu'ils n'entrent pas assez rapidement dans vos vues. D'abord avec effort, plus tard tout naturellement, ils s'alimenteront d'une façon très large et très suffisante.

Dans ces conditions la rechute n'est pas à craindre. Elle serait au contraire presque fatale si, même après avoir fait gagner de nombreux kilogrammes à vos malades, vous les abandonniez sans avoir modifié leur mentalité.

Quand vous rendez ces malades à leur famille, il faudra les avertir que jamais, quoi qu'il arrive, quels que soient les conseils que l'on aura pu leur donner — hors le cas de maladie grave, s'entend — ils ne devront consentir à restreindre leur alimentation.

En dehors des anorexies mentales nettement constituées, il existe de nombreux cas d'anorexie au petit pied, où tout doucement, sans s'en rendre compte, par la restriction lente mais progressive de l'alimentation, les sujets sont en train d'évoluer vers l'anorexie caractérisée. Ici une thérapeutique sévère n'est plus de mise, du moins d'emblée, et il suffira de faire comprendre au patient le danger qui le menace et de lui imposer une ration alimentaire suffisante, pour lui rendre rapidement les quelques livres qu'il a perdues.

Pour ce qui est des *boulimies*, des *anorexies électives*, elles ne comportent d'indications particulières qu'en ce qui concerne la rééducation qui devra se faire d'une façon progressive. On restreindra, en ce qui concerne les boulimiques, la quantité d'aliments prise à chaque repas. Puis on diminuera le nombre des repas. Pour les anorexies électives, on demandera d'abord aux malades d'ajouter à leur alimentation qualitativement restreinte d'abord en petit nombre et en petite quantité, puis en plus grand nombre et en plus grande quantité, les aliments dont ils s'étaient déshabitués.

B. — *Troubles des trois premiers temps de la digestion.*

Nous avons vu qu'à cette classe de manifestations fonctionnelles correspondaient essentiellement deux catégories de malades, l'une de beaucoup la plus nombreuse composée de véritables phobiques de la déglutition *qui n'osent pas avaler*, l'autre comprenant un nombre infiniment moindre de sujets qui, après avoir dégluti leurs aliments, sont pris de *spasme œsophagien*. Pour le premier groupe de malades trois cas peuvent se présenter. Il peut arriver que la restriction alimentaire en relation avec les phénomènes phobiques ait été suffisante pour que le malade soit en état de véritable anorexie mentale. L'isolement et les procédés de traitement appliqués à cette dernière manifestation s'imposeront alors.

Dans d'autres circonstances l'isolement sera encore indiqué, parce que dans son milieu le malade trouve des éléments de rappel qui évoquent et entretiennent la manifestation fonctionnelle. Jusqu'à guérison il faudra qu'il fuie le cadre où se sont créés les premiers accidents. Enfin un certain nombre de cas, dans lesquels ces conditions ne sont pas réalisées, seront justiciables d'un traitement psychothérapique simple.

Il est clair que la nature des symptômes en cause ayant été démontrée par l'interrogatoire et par l'examen, l'œuvre première du psychothérapeute sera de rassurer le malade par une explication précise des accidents qu'il présente. Il faudra ensuite confirmer expérimentalement la conviction que l'on aura fait acquérir au malade, de la nature psychique des phénomènes par lui éprouvés. Le meilleur procédé consiste encore à assister au repas du malade, de telle façon qu'il ait la sécurité absolue que, même si quelque accident lui arrivait il serait immédiatement secouru. Mais ici il faut prendre garde, et ne pas s'imaginer que l'on doive presser le malade, l'encourager d'une façon subcontinue. On n'obtiendrait de la sorte le plus souvent que le rappel des phénomènes émotifs et une hésitation plus grande avant que la déglutition s'accomplisse. Les encouragements, la recherche de l'élément émotif capable de mobiliser le malade, doivent être antérieurs et postérieurs au repas expérimental. Si au cours de ce repas on peut, au contraire, distraire l'attention de son malade de telle façon qu'il avale *sans y penser*, ce sera encore la meilleure manière de le rassurer complètement. Ce ne sera pas toujours commode et à défaut de la réussite de cette manière de faire, on pourra se contenter d'imposer au malade l'absorption d'une quantité déterminée d'aliments dans un temps donné. Les jours suivants et d'une façon progressive, on augmentera le taux de l'alimentation en même temps qu'on diminuera le temps accordé.

Dans quelques cas on pourra dans la rééducation employer une alimentation variée qualitativement. Il est en effet un certain nombre de ces malades qui déglutissent aisément les aliments liquides ou demi-liquides et qui n'ont de difficulté qu'en présence des aliments solides. Il en est d'autres chez lesquels existent des phénomènes inverses. On pourra pendant quelques jours, au cours desquels une action psychothérapique énergique sera poursuivie, ne donner au malade que le genre d'alimentation qui ne crée chez lui aucun phénomène phobique. On laissera ainsi à l'état émotif le temps de se calmer ; on permettra de la sorte au malade d'*oublier* pour ainsi dire ses phénomènes fonctionnels. L'alimentation normale pourra ensuite être reprise sans transition et sera souvent aisément supportée.

De toute façon, le traitement ne pourra être considéré comme terminé que lorsque soit par conviction psychothérapique, soit par conviction expérimentale, la déglutition se fera d'une façon absolument spontanée.

En ce qui concerne les *spasmes de l'œsophage* une distinction fort importante est à faire. Tous ne sont pas immédiatement et exclusivement justiciables de la psychothérapie. Il est des spasmes graves (Guisez), dans lesquels des modifications organiques consistant essentiellement en dilatation de l'hypopharynx ou de l'œsophage avec un état inflammatoire plus ou moins accusé, succèdent au trouble fonctionnel et l'entretiennent. Dans ces cas, tant que les modifications organiques effectives n'auront pas cédé à un traitement approprié, qui celui-là est du domaine du spécialiste, il est inutile de tenter un traitement psychique qui isolément resterait inefficace. La dilatation progressive peut alors se trouver indiquée et la psychothérapie n'intervient que pour rassurer secondairement le malade et éviter les rechutes.

Dans les cas récents ou bénins, la psychothérapie et les méthodes de rééducation suffisent au contraire à assurer la disparition du trouble fonctionnel. Ici encore, suivant les circonstances qui ont présidé à l'apparition des troubles et celles qui paraissent assurer leur persistance, l'isolement est ou non indiqué.

Il est assez rare que chez ces malades tous les aliments provoquent le spasme. Alors que dans les spasmes graves, le spasme, entretenu par des phénomènes locaux, est devenu permanent, ici il ne se produit que consécutivement à une impression psychique. Quand un malade absorbe un aliment vis-à-vis duquel il est en état de sécurité mentale, nul phénomène ne se produit. On peut se servir de cette donnée pour régler la rééducation. On laisse au malade le temps de subir l'influence psychothérapique générale en ne l'alimentant tout d'abord qu'avec ce qu'il tolère, pour mettre ensuite progressivement en jeu une susceptibilité qui sous l'influence psychothérapique générale va s'atténuant.

Il est même des sujets dont l'atteinte est si légère, que par une seule conversation psychothérapique tous les troubles peuvent disparaître et le malade rentré chez lui s'alimente comme tout le monde.

C. — *Manifestations gastriques des nerveux.*

La conduite à tenir varie, suivant que l'on se trouve en présence de troubles dyspeptiques simples chez des neurasthéniques, de phobies gastriques, de pseudo-gastropathies caractérisées ou de vomissements névropathiques.

Les *troubles dyspeptiques simples des neurasthéniques* ne réclament aucune thérapeutique spéciale. Ils ne constituent d'ailleurs très généralement qu'un accessoire dans l'ensemble symptomatique. Tout ce que nous avons dit de la psychothérapie générale du neurasthénique et de la psychothérapie générale des manifestations fonctionnelles s'applique, sans commentaires, à ces troubles.

Aux *phobiques de l'estomac* peuvent, suivant les circonstances, s'appliquer deux thérapeutiques différentes. Si un médecin a suffisamment d'autorité sur son malade, il peut d'emblée et par une seule conversation, le mobiliser et obtenir de lui qu'il abandonne toutes ses craintes purement subjectives. Mais il arrive que l'influence du médecin ne soit pas immédiatement suffisante ou que la systématisation du malade soit trop ancienne, et riche en associations de tout ordre. On procédera alors plus lentement et l'on fera progressivement la rééducation alimentaire du malade. Au début l'on sera prudent, on commencera par le régime que seul le malade croit pouvoir supporter et on n'y fera que des additions minimes. Au fur et à mesure, que, devant le résultat expérimental, la mentalité du sujet changera, on sera plus hardi. Déjà le malade qui tout d'abord devant une modification légère de son régime alimentaire s'écriait : « Jamais mon estomac ne pourra supporter tout cela », ne s'étonne plus de se voir proposer des transformations presque radicales de ses habitudes alimentaires. Il est même nombre de sujets qui, après un essai que l'action psychothérapique générale a rendu heureux, se mettent d'eux-mêmes à une alimentation banale.

Soit d'emblée, soit après un temps qui dépasse rarement quinze jours à trois semaines, ces malades guérissent.

L'action thérapeutique est beaucoup plus malaisée dans les *pseudo-gastropathies caractérisées*. La systématisation du malade en général d'ailleurs renforcée par des actions thérapeutiques antérieures, est extrêmement vigoureuse. La symptomatologie s'encombre de phénomènes qui, ainsi que nous l'avons vu, ont une réalité objective et impressionnent le malade. Toute une série d'associations de toutes espèces se sont formées et l'idée pathologique s'accroche, pour ainsi dire, à tous les éléments constitutifs de l'ambiance du malade. Le plus souvent l'isolement et l'isolement rigoureux est nettement indiqué ; il l'est d'autant plus que ce sont des malades souvent fort déprimés moralement et physiquement, en état d'émotivité subcontinue et qui ont réellement besoin de ce repos absolu que seul l'isolement permet d'assurer.

Pour de tels malades la part de la rééducation — qui cependant est effective — ne nous en paraît pas moins que presque secondaire. Leur état moral et mental est généralement si mauvais et un si grand nombre des symptômes présentés par eux peuvent être considérés comme des localisations gastriques émotives, que, dans leur traitement, le rôle de la psychothérapie générale est tout à fait prépondérant. Au fur et à mesure que chez ces malades l'état moral s'améliore, il y a une sédation marquée des troubles gastriques. Si l'on s'attaque simultanément aux convictions psychiques qui orientent le malade du côté de son estomac, il n'est pas rare que l'on puisse obtenir une guérison assez rapide. Il va sans dire qu'on verra persister pendant un certain temps encore les phénomènes qui comme l'atonie sont dus à un mauvais état général par alimentation insuffisante, ou les troubles qui dépendent, si l'on peut dire, des mauvaises habitudes sécrétoires ou motrices prises depuis des mois ou des années sous l'influence psychique. Au reste la persistance de ces manifestations se traduisant par quelques aigreurs, par de la pesanteur, du ballonnement, etc... n'est jamais très prolongée. Elle est d'autant moindre que par une alimentation suffisante on aura relevé l'état général du malade.

La reprise d'une alimentation normale par le patient ne va pas toujours sans heurts et c'est alors que doit intervenir la rééducation diététique. Celle-ci doit se baser sur la connaissance exacte du mécanisme qui a présidé à la constitution des élections et des suppressions dans leur régime alimentaire (voir Ire partie, chapitre 1, page 23).

Il est bien certain que, dans la très grande majorité des cas, il serait au moins imprudent, chez des faux gastropathes dont le psychisme est orienté depuis de longues années vers leur estomac, d'essayer d'obtenir un abandon brusque et absolu de la diététique poursuivie jusqu'à ce jour. Il ne serait pas plus raisonnable de demander à un hémiplégique hystérique ou à un astasique-abasique, de recouvrer instantanément ses mouvements ou son équilibre. Il faut modifier progressivement le régime alimentaire du malade. Il faut que les conquêtes soient journalières, les progrès lents, mais réguliers. A cette condition seulement, les résultats obtenus seront définitifs. Et si, dans quelques cas, des médecins exerçant une influence considérable sur leurs malades, ont pu obtenir d'eux une modification subite de leur hygiène alimentaire, nous avons pu constater par nous-mêmes que, pour quelques brillants résultats obtenus, on n'en allait pas moins parfois au-devant d'échecs, dont la plus grave conséquence est de fixer davantage le psychisme du malade, de l'ancrer dans la conviction de sa gastropathie, et de rendre plus pénible le retour définitif à une vie normale.

Ajoutons que, d'ailleurs, pour ces malades qui souffrent parfois depuis des années, — nous en avons vu dont l'affection remontait jusqu'à vingt-cinq et trente ans, — il importe peu que le traitement prenne quelques semaines de plus ou de moins. Bien plus, nous dirions volontiers que plus la guérison a été lente et difficile à obtenir, plus elle a de chances de se maintenir. Le tout est que le malade soit préalablement prévenu du temps que l'on mettra à le rendre à son état primitif et qu'on lui évite de ce chef toute espèce de désillusion.

Il est bien certain que c'est l'*insuffisance* même du régime alimentaire, en dehors de toutes questions de qualité, qu'il faudra d'abord combattre. Obtenir du malade qu'il se mette à un régime tel, que son poids loin de diminuer progressivement comme il l'a fait jusque-là, augmente dans des proportions sensibles, tel est le but qu'il faut avant tout poursuivre.

Mais pour ne pas multiplier à plaisir les difficultés, il sera absolument inutile de donner au malade beaucoup d'aliments à la fois. A cette période de début du traitement, dans le plus grand nombre des cas, c'est encore le lait pris par petites doses répétées qui répondra à la majeure partie des indications. Partant d'une dose de 3 litres, on arrivera en quelques jours à 4 et 5 litres par vingt-quatre heures.

Ce régime lacté exclusif à hautes doses devra être poursuivi de huit jours à un mois, parfois plus longtemps, suivant la façon dont il aura été toléré par le malade et suivant la modification psychique que la psychothérapie, parallèlement poursuivie, aura obtenue.

Le résultat pratique, à notre point de vue, de toute cette période, c'est de montrer au malade qu'il peut tolérer une grande quantité d'aliments, une quantité, en tous cas, suffisante pour lui faire reprendre du poids (de 5 à 9 kilogrammes en moyenne en trois à quatre semaines).

Il ne se gardera pas de vous objecter que cette alimentation est par lui tolérée parce qu'il s'agit de lait et d'alimentation liquide. A la rééducation quantitative, dirions-nous volontiers, doit succéder la rééducation qualitative. Et c'est maintenant contre toutes les préventions concernant la *qualité* de l'alimentation qu'il va falloir lutter, avec plus ou moins de circonspection d'ailleurs, car c'est souvent à ce moment que l'on rencontrera le plus de difficultés.

En égard aux variations individuelles que l'on peut observer et dont il faudra tenir le plus grand compte, la conduite à suivre dans la reconstitution qualitative de l'alimentation normale devra se baser sur la connaissance exacte du mécanisme psychique, suivant lequel, dans le cas particulier, la restriction progressive du régime s'est accomplie. Il n'en reste pas moins vrai que, dans la règle, les notions qui découlent de ce que nous disions dans la première partie de notre exposé, sont largement suffisantes. C'est dire, en d'autres termes, qu'il faudra éviter que le malade prenne conscience d'un effort alimentaire à fournir. Or, les éléments constitutifs de la sensation psychique de l'effort alimentaire, nous les avons énumérés : ce sont toutes les impressions sensorielles un peu vives, toutes les difficultés mécaniques de la mastication ou de la déglutition.

C'est donc, dans cette rééducation progressive systématiquement poursuivie, par des aliments semi-liquides, peu gras, peu sapides, qu'il faudra commencer. A cet égard, les œufs, les bouillies, les légumes, les viandes hachées non assaisonnées répondent à l'indication cherchée. C'est affaire de quelques jours pour en arriver au bifteck ou à la côtelette bi-quotidienne. Huit ou quinze jours plus tard, vous aurez progressivement réhabitué votre malade au régime ordinaire. Il mangera, *sans appréhension, partant sans souffrances,* absolument de tout. Il est même des cas — et ils ne sont pas rares — où l'on peut du jour au lendemain et sans transition aucune, faire passer le malade du régime lacté intégral au régime ordinaire.

Et, si vous avez eu soin de faire saisir au malade la nature et le pourquoi des progrès réalisés dès le début du traitement ou seulement plus tard, quand les premiers succès l'auront mis en confiance, vous pourrez considérer la guérison comme complètement établie, comme absolument définitive, dans l'immense majorité des cas.

Au cours de cette rééducation de l'estomac, il arrive parfois que des rechutes se produisent et que tel aliment, à nouveau bien toléré, soit à nouveau encore refusé. Il faudra alors chercher quelles sont les raisons psychiques qui déterminent ce refus, quelle est la nature exacte de l'accident qui s'est produit. Souvent il s'agit d'idées préconçues sur la digestibilité de tel ou tel aliment, contre lesquelles il faudra parfois entrer en lutte. Parfois on pourra tourner la difficulté, en faisant absorber au malade le même aliment sous une forme différente, pour se servir ensuite de la tolérance obtenue comme d'un argument psychothérapique.

Nous pourrions rapporter de très nombreuses guérisons obtenues en suivant une telle méthode et maintenues depuis de longues années. Pour fixer simplement les idées, nous ne citerons que le cas d'un homme de cinquante-deux ans, souffrant de l'estomac depuis quinze ans, amaigri à l'excès, chez lequel le diagnostic de néoplasme avait été posé.

Voici les régimes successifs que nous lui avons ordonnés :

Première semaine : 4 litres de lait ;

Deuxième semaine : 5 litres de lait ;

Troisième semaine : 4 litres de lait, quatre œufs. Matin et soir, 100 grammes de viande crue dans du bouillon ;

Quatrième semaine : 3 litres de lait. Reconstitution des repas de midi et du soir avec viandes rôties, légumes en purée, pâtes alimentaires, œufs, compotes ;

Cinquième semaine : régime habituel.

Au bout de deux mois, ce malade pouvait reprendre le travail qui le faisait vivre, lui et sa famille. Il y avait quatre ans que, pour une gastropathie qui n'existait pas, il l'avait complètement abandonné.

Ainsi que nous l'avons déjà dit précédemment, il ne faudrait pas croire cependant qu'il soit toujours nécessaire de procéder graduellement à la rééducation de l'estomac, une fois le régime lacté supprimé. Il est des cas, et ils sont encore assez fréquents, où dans les vingt-quatre heures, on peut faire passer le malade et sans transition, du régime lacté au régime ordinaire.

Nous voulons insister encore sur un point à savoir que cette constitution de régimes alimentaires progressifs ou ce retour brusque à la nourriture ordinaire, ne sont qu'une des parties du traitement de tels malades. La psychothérapie faite, d'autre part, sous le couvert de l'isolement et s'appuyant sur les résultats mêmes de la rééducation, en constitue une autre partie tout aussi importante, sinon plus. Il n'en reste pas moins vrai que nous avons été amenés à nous demander, si bien des résultats qui avaient pu être obtenus à l'aide des régimes dans le traitement de malades considérés comme atteints d'affections organiques de l'estomac, alors qu'ils n'avaient en réalité que des troubles fonctionnels, ne ressortissaient pas purement et simplement à une sorte de rééducation inconsciente pratiquée à l'insu du malade, et aussi, il faut bien le dire, à l'insu du médecin. Et si les résultats immédiats de tels traitements peuvent paraître bons, leur grand défaut est de ne point modifier le terrain psychique qui reste propre à cultiver une nouvelle et énergique gastropathie, pour peu que viennent à se reproduire les mêmes causes d'ordre moral qui avaient créé l'état initial.

Pour ce qui concerne les vomissements névropathiques il est bien certain qu'en ce qui a trait à ceux d'entre eux qui sont la conséquence de réactions émotives particulières à certains sujets, la psychothérapie est à peu près impuissante en tant qu'action directe. Toutefois elle peut empêcher la plus grande fréquence de ces manifestations par action surajoutée de phénomènes de suggestibilité. Mais ici la vraie thérapeutique c'est celle du fonds psychologique même du malade. C'est une véritable thérapeutique prophylactique.

La classe de malades dont les vomissements sont dus à une *exagération des sensibilités périphériques* est susceptible d'éducation. Mais, dans le fait, ces malades ne se soignent pas, parce qu'atteints de manifestations accidentelles qui ne les gênent que dans une très petite mesure, ils ne s'en occupent pas. Il arrive cependant que par des interventions thérapeutiques fâcheuses, par l'addition de phénomènes de tout ordre ils puissent et secondairement, devenir des faux gastropathes avec le vomissement comme phénomène le plus marquant. Ils ressortiront alors du traitement même qui s'applique aux fausses gastropathies.

Quant aux *vomissements incoercibles, vomissements d'habitude,* associés ou non à l'anurie ils rentrent dans la classe des accidents hystériques auxquels nous réservons une étude thérapeutique commune.

Il nous reste à envisager dans cette première série de manifestations fonctionnelles, deux troubles : le *mérycisme* et l'*aérophagie* qui présentent des indications un peu particulières et assez analogues. Alors en effet que dans tous les cas précédents nous avons vu que le rôle du médecin consistait surtout à *distraire* le malade de sa manifestation fonctionnelle, ici il n'en va plus de même, car ce sont là des troubles névropathiques acquis par habitude et dont souvent le malade ne s'aperçoit pas ou auxquels du moins il ne prête qu'une minime attention, se préoccupant plutôt des phénomènes secondaires qui peuvent les suivre. Un malade atteint de mérycisme ou d'aérophagie *ne guérit pas par oubli, il guérit par attention.*

C'est qu'en effet, s'il existe un bien plus grand nombre de manifestations fonctionnelles qui résultent de l'intervention du psychisme dans l'automatisme et qu'il est logique de guérir par distraction du psychisme, il en est d'autres qui, véritables habitudes devenues inconscientes, involontaires et *automatiques*, ne peuvent disparaître que si, par l'intervention de son attention, le patient en rend d'abord le mécanisme conscient. Bien mieux, nous dirions volontiers que sous la seule action de l'attention, l'habitude tend à disparaître, à se modifier, et se comporte en somme comme un phénomène d'automatisme normal que troublerait l'action du psychisme.

Si donc un sujet atteint de mérycisme veut bien après son repas prendre garde à ses régurgitations, et s'efforçer d'exerçer sur elles l'action inhibitrice de sa volonté, il arrivera à les éloigner d'abord, à les faire disparaître ensuite.

Quant à l'aérophage, il faut lui faire comprendre quand et comment il avale de l'air et lui demander d'éviter tous les actes qui peuvent aboutir à un tel résultat. Il existe des procédés classiques qui forcent l'attention des malades. Tel celui qui consiste à leur mettre un ruban serré autour du cou, ruban qui, gênant la déglutition, rappelle à ces sujets ce qu'ils doivent éviter. ou à leur placer un bouchon entre les dents maintenant la bouche légèrement entr'ouverte et partant empêchant tout mouvement de déglutition.

D. — *Manifestations intestinales, diarrhée, constipation des névropathes.*

Nous ne dirons que quelques mots du traitement *des phobiques de la diarrhée ou de la constipation* qui relève à peu près exclusivement des méthodes psychothérapiques générales. Il suffira de rassurer ces malades, de leur montrer combien les entraves apportées à leur existence sont disproportionnées à l'accident même qu'ils redoutent. Il faut leur demander de se mettre en état d'indifférence psychique même vis-à-vis de la production possible d'une diarrhée impérieuse ou d'une constipation opiniâtre. « Vous en serez quitte, leur dit-on, pour changer de linge ou pour prendre un purgatif, mais avouez qu'il n'y a vraiment pas là de quoi mener la vie d'un cénobite. » On ne risque au reste rien de se porter garant que l'accident ne se renouvellera plus, car c'est l'expression même de la réalité. Ici encore il faut en somme procéder par *distraction*, ce mot étant pris dans son sens étymologique.

Pour toute la classe *des constipés et des diarrhéïques d'éducation* il est évident que ce que l'éducation et l'habitude ont fait, la rééducation pourra le défaire. Contraindre ceux-ci à espacer progressivement leurs présentations à la selle, obliger ceux-là à des « méditations » régulières et prolongées jusqu'à résultat, constitue toute la thérapeutique de ces malades. Mais il serait illégitime pour le médecin comme pour le malade, d'espérer faire disparaître en quelques jours une symptomatologie qui remonte parfois à des années. Il n'empêche qu'avec un peu de patience et de bonne volonté on arrive d'une façon constante à de bons résultats.

La *constipation atonique* des grands épuisés par insuffisance alimentaire et fatigue émotive, ne comporte d'indications psychothérapiques qu'en ce qui concerne sa persistance possible même alors que les malades ont retrouvé un bon état général. Ce phénomène n'est pas rare surtout si on laisse de tels sujets prendre à ce point de vue de mauvaises habitudes, pendant que par l'isolement, le repos, la suralimentation on s'efforce de relever leur état général. Il suffit d'en être prévenu.

Nous en arrivons aux *constipations spasmodiques par représentation mentale* et à l'*entérocolite muco-membraneuse* qui en dérive très directement. Cette dernière affection comporte des éléments si divers, qu'il n'est point étonnant que nombre de médecins se refusent à admettre qu'elle soit d'origine purement névropathique. Ils ne la jugent pas susceptible de guérir par les seules ressources de la psychothérapie et de la rééducation. C'est qu'à notre sens, trop souvent, si tant est même qu'on se soit adressé à une telle thérapeutique, elle reste inefficace, *parce que incomplète,* et parce que le médecin n'a pris qu'une connaissance insuffisante des divers éléments qui assurent et entretiennent la fixation psychique.

Le psychisme du malade en effet est entièrement orienté du côté de son intestin et nombreux sont les phénomènes qui rappellent, d'une façon continue ou subcontinue, cette orientation. Il faut ici tenir une grand compte de l'état moral du sujet, généralement très mauvais. Toute idée dépressive entraîne par la force des choses un retour de l'esprit du malade vers son intestin. Puis très souvent, soumis à des régimes extraordinaires dont la valeur alimentaire est des plus insuffisante, ces malades sont de grands amaigris sinon des cachectiques. Leurs forces sont chancelantes et chaque fois qu'ils ont un travail quelconque à accomplir, l'impuissance générale où ils se trouvent dirige leurs conceptions du côté de l'affection intestinale rendue responsable.

D'autre part, longuement éduqué par cette psychothérapie à rebours qui consiste à apprendre au malade à dénombrer et à cataloguer ses symptômes, un tel patient a pris l'habitude de s'observer, d'observer en particulier ses phénomènes intestinaux. Il se palpe le ventre, recherche « des cordes », examine — et avec quels soins minutieux — ses selles pour y dépister un paquet de glaires ou jusqu'à l'apparence d'une fausse membrane.

Ayant sur leur diététique des conceptions fixes, de tels sujets ont de plus des phobies alimentaires. Tout aliment réputé dangereux ou mal préparé réoriente l'esprit du patient vers son intestin.

Enfin, malades depuis des mois et souvent des années, leur état se complique de toute une série de phénomènes d'habitude : constipation d'éducation, fausse diarrhée avec épreintes par présentations multiples à la selle, etc...

Tous ces phénomènes doivent être envisagés et fournissent tous des indications thérapeutiques particulières. De négliger l'une ou l'autre d'entre elles on risque des échecs dont la fréquence, pour qui n'est pas suffisamment averti, nous paraît, à présent, nettement compréhensible.

Relever l'état moral et l'état général des sujets par les moyens appropriés, ne pas hésiter, le cas échéant, à pratiquer un isolement relatif ou absolu d'une part, expliquer au malade, la nature précise de toutes ses manifestations, obtenir de lui qu'il ne s'observe à aucun moment ou de quelque façon que ce soit ; d'autre part, pratiquer la rééducation alimentaire dont nous avons défini les termes à propos du traitement des faux gastropathes ; enfin assurer la disparition des phénomènes d'habitude ou d'éducation ; tels sont les divers éléments du traitement. La guérison ne sera obtenue qu'autant que le malade, remonté physiquement et moralement, *ne songera plus à son intestin et n'aura plus aucune raison d'y songer.*

Il serait excessif de penser que pour des cas anciens comportant une systématisation extrêmement forte et à origine multiple, la guérison s'obtienne en quelques jours. La psychothérapie peut faire bien des choses. Au contraire de la suggestion directe elle ne prétend pas faire des miracles et il ne sera pas rare que pour aboutir à la guérison absolue et définitive, le médecin ait à demander à son malade de lui accorder des semaines et parfois jusqu'à trois ou quatre mois. Le tout est que le malade soit averti de la durée du traitement et qu'il sache, ce qui n'est que la vérité, que la guérison est au bout.

Il est des sujets très légèrement atteints que quelques explications et quelques affirmations faites par un médecin en qui ils ont mis leur confiance, suffisent à guérir. Mais il serait vraiment trop simpliste de dire à un vieil entéro-colitique : « Votre intestin n'a rien, ne vous en occupez plus », pour s'étonner ensuite de ne pas le voir guérir, proclamer la faillite de la psychothérapie, et affirmer la nature organique vraie des entérocolites muco-membraneuses.

*
* *

Nous en avons ainsi terminé avec la thérapeutique particulière des manifestations fonctionnelles à localisation digestive. Il est bien certain qu'un assez grand nombre de cas particuliers ont échappé à nos descriptions nécessairement un peu schématiques; c'est qu'en matière de psychonévrose la variabilité symptomatique individuelle est considérable. Nous pensons néanmoins avoir suffisamment fait comprendre dans cette première série d'études thérapeutiques, quels sont les éléments habituels du traitement des psychonévroses et de leurs manifestations fonctionnelles. Ils peuvent se résumer de la façon suivante : *Psychothérapie générale de l'état moral du sujet, psychothérapie des fixations psychiques par rééducation ou par distraction*[1], *Psychothérapie des troubles d'habitude par rééducation volontaire du malade, par ce que nous appellerions volontiers l'auto-rééducation. Relèvement s'il y a lieu de l'état général.*

Ces quatre éléments qui supposent d'autre part l'intervention fréquente des adjuvants de la psychothérapie, nous les retrouverons constamment dans les études thérapeutiques qui vont suivre.

*
* *

II. — MANIFESTATIONS FONCTIONNELLES DANS L'APPAREIL URINAIRE

Le *rein mobile* que l'on trouve si souvent au cours des psychonévroses comme conséquence directe de l'amaigrissement

1. Le mot distraction qui revient souvent sous notre plume au cours de cet ouvrage doit toujours être pris dans son vrai sens étymologique à savoir : « toute diversion qui détourne l'âme ou l'esprit » (Littré).

ne fournirait d'autres indications thérapeutiques que celle du réengraissement, si bien souvent il ne devenait le point de départ de phénomènes phobiques et d'algies persistantes. Ces derniers troubles ne disparaissent que quand, sous l'action psychothérapique, le malade s'est rendu compte de la nature des symptômes dont il se plaint et que quand, ainsi averti, il consent à s'en distraire. Nous renvoyons l'étude des procédés qui permettent de « *se distraire* » d'un phénomène douloureux, au paragraphe consacré au traitement des algies et nous en arrivons *aux modifications de la sécrétion urinaire.*

A. — *Troubles de la secrétion urinaire.*

Nous avons vu qu'il existait, en dehors de la polyurie émotive accidentelle, phénomène banal sans portée thérapeutique, deux classes de polyuries persistantes. Il y a des *polyuries* trouvant leur explication, légitime jusqu'à un certain point, dans des phénomènes d'habitude et par exagération de la quotité des liquides absorbés. Une telle polyurie est justiciable des procédés d'auto-rééducation. Les malades réduiront progressivement le taux de leurs boissons jusqu'à ce qu'il redevienne normal. Si leur habitude est un peu ancienne, ils éprouveront parfois des difficultés assez considérables surtout si cette réduction est pratiquée un peu hâtivement. Il leur arrivera de ressentir des soifs impérieuses auxquelles, s'ils veulent guérir et guérir vite, il ne faudra pas qu'ils cèdent. Dans certains cas et surtout en présence de malades pusillanimes, il vaut mieux procéder à une réduction très lente de la quantité de liquide ingérée et mettre des semaines et des mois pour obtenir la guérison plutôt que de courir à un échec. Un très mauvais système consiste à tromper la soif du malade par des bonbons, des gorgées de liquide rafraîchissant, etc... On fixe de la sorte davantage l'idée psychique du besoin de boire, idée à laquelle dans ces conditions le malade finit presque toujours par céder.

Il va sans dire qu'il faudra toujours expliquer au malade la nature de son état et que si l'on peut arriver, par les procédés les plus divers, à détourner son attention pour un temps plus ou moins long et à lui faire *oublier* pour un moment son besoin de boire, on obtiendra souvent une mobilisation psychique des plus favorables,

Nous étudierons le traitement des *polyuries hystériques*, deuxième classe de polyuries persistantes, en même temps que celui des manifestations qui appartiennent en propre à cette psychonévrose, A ce chapitre aussi nous renvoyons l'étude thérapeutique de l'*anurie hystérique.*

L'*ischurie par adypsie* ne demande pas de longs commentaires. C'est une anorexie mentale élective pour les boissons. Son traitement, qui souvent ne peut être fait que sous le couvert de l'isolement, consiste à faire prendre au sujet, au besoin d'autorité, la quantité de boisson qu'exige la normale. Si on explique en même temps au malade l'origine de sa sitiophobie, on le guérira rapidement et définitivement.

B. — *Troubles de la miction. — Faux urinaires.*

Lorsqu'on se trouve en présence d'un malade présentant au grand complet la symptomatologie du *faux urinaire,* la situation est sensiblement la même que celle offerte par un grand entérocolitique. État moral lamentable, dépression physique souvent très marquée avec exagération considérable de l'émotivité, phénomènes spasmodiques localisés ici au sphincter de l'urètre membraneux, phénomènes d'habitude tels que la pollakiurie en particulier avec ou sans polyurie consécutive, tous les éléments en somme, *mutando mutandis,* que nous avons trouvés dans l'état de l'entérocolitique, nous les retrouvons ici.

A symptomatologie semblable, thérapeutique analogue. Et il faudra s'occuper de l'état moral du faux urinaire, remonter son état physique, détruire les fixations psychiques qui sont le point de départ de son spasme et lui faire perdre par rééducation, toutes les mauvaises habitudes qu'il a pu prendre. Mais avant tout il faudra s'assurer que la fixation psychique n'est entretenue par aucun élément organique. Pour cela l'examen direct préalable sera absolument nécessaire. Lui seul permet d'ailleurs d'affirmer en connaissance de cause, la nature fonctionnelle des accidents présentés. Si l'on n'est pas outillé pour cet examen, ou que l'on ne soit pas suffisamment compétent en ce genre d'exploration, il faut avant tout traitement psychique, envoyer son malade à un spécialiste en indiquant à celui-ci, mais à celui-ci seulement, qu'on soupçonne fort le malade d'être un pur névropathe. Le patient admettrait en effet assez difficilement qu'avant tout examen local, on se croie en droit de le traiter comme le nerveux que si souvent il se refuse à être. Avec une telle manière de faire on perdrait sa confiance et partant la psychothérapie serait sans action. Et ceci d'autant plus, que bien souvent le malade s'est antérieurement adressé à des médecins qui, bien que l'ayant examiné, ont cru devoir le soigner comme un organique ou du moins ont institué une thérapeutique locale suffisante pour confirmer sa systématisation. Nous n'avons vu que trop de cas de ce genre.

Il va sans dire que, la nature névropathique des troubles étant démontrée, toute thérapeutique locale perd ses droits et doit être rigoureusement proscrite. Seules les actions psychiques générales, sont susceptibles d'exercer une action favorable.

Il arrivera parfois que l'action persuasive du médecin soit suffisante, pour que le malade convaincu abandonne dans une seule conversation, toutes ses convictions pathologiques. Il peut arriver aussi que la thérapeutique soit beaucoup plus pénible et que pour éviter des réorientations pathologiques, des rappels et des souvenirs de tout ordre, on soit amené à prescrire l'isolement.

On peut rencontrer tous les degrés entre le faux urinaire le plus caractérisé, déprimé, épuisé, et le malade qui ne présente que quelques troubles fonctionnels auxquels il attache une plus ou moins grande importance.

C'est ainsi que l'on voit des sujets atteints de *pollakiurie simple*, que quelques explications accompagnées du conseil d'espacer progressivement leurs mictions, guériront rapidement.

Avec une seule conversation aussi, on pourra guérir des femmes qu'impressionne *une incontinence vraie partielle*. Il suffira de leur expliquer la banalité de leur accident et le tort qu'elles ont de s'en impressionner.

C'est affaire de simple rééducation d'autre part que la guérison des malades qui, pour une raison ou une autre, ont progressivement et plus ou moins complètement inhibé leur sensation de besoin d'uriner et qui font de la *rétention* relative.

Il en va tout autrement en présence des *algies* de tout ordre, *urétrales, vésicales, périnéales,* que l'on peut rencontrer chez certains malades et qui nécessitent une psychothérapie intensive avec le secours parfois de l'isolement. Nous retrouverons ces phénomènes à l'étude thérapeutique des algies.

Associée à la pollakiurie, l'algie constitue *la fausse cystite* et le traitement de celle-ci doit tenir compte de ces deux éléments qui subjectivement sont étroitement associés l'un à l'autre. Il est impossible de réduire complètement la pollakiurie tant que l'algie vésicale n'a pas cédé et le traitement par rééducation de la pollakiurie ne peut se faire, que si on obtient simultanément la disparition des troubles douloureux.

Les *faux prostatiques* qui ne sont en somme que des phobiques de la prostate, dont le psychisme a trop souvent été cultivé par une thérapeutique locale malencontreuse, n'ont besoin que d'être rassurés. Il faut que l'action psychothérapique soit suffisante pour que le malade renonce à s'occuper de sa prostate. C'est affaire de psychothérapie générale, de mise en jeu de l'énergie du malade, de ses sentiments, etc.... C'est là d'ailleurs la thérapeutique générale de toutes les manifestations fonctionnelles, sans qu'il y ait en ce qui concerne ces malades particuliers, d'indications spéciales.

*
* *

III. — MANIFESTATIONS FONCTIONNELLES DANS L'APPAREIL GÉNITAL

A. — *Troubles génitaux de l'homme.*

Les manifestations fonctionnelles de l'appareil génital sont, entre toutes, celles dont le traitement psychothérapique offre le plus de difficultés. Autant de malades, autant de cas particuliers dont chacun nécessite une thérapeutique appropriée et exige de la part du médecin toute l'ingéniosité dont il est capable. C'est qu'en effet, fonction instinctive s'il en est, et que toute intervention de l'attention et de l'émotion est susceptible d'altérer, la fonction génitale une fois qu'elle est troublée ne peut plus s'exercer pratiquement que dans des conditions telles, qu'à priori le rappel des phénomènes d'émotivité ou d'attention existants antérieurement a toutes chances de se reproduire. L'organisation du *silence* autour d'une manifestation génitale est rendue de la sorte à peu près impossible, comme aussi, de fait, et la chose se comprend d'elle-même, il est matériellement d'une extrême difficulté, hors quelques cas particuliers, de plier un malade à quelque rééducation que ce soit.

Aussi bien n'avons-nous l'intention ici que d'indiquer les règles générales susceptibles de guider les médecins dans les cas particuliers.

Tout d'abord chez de tels malades dont l'état moral est généralement déplorable, plus peut-être que pour n'importe quelle autre manifestation fonctionnelle, la psychothérapie générale de l'état moral et mental trouve sa très précise indication. Si, d'autre part, on explique au malade la nature exacte des phénomènes qui l'inquiètent, et si on arrive de ce chef, à le *rassurer*, on aura évidemment accompli une besogne fort utile. Mais il est infiniment rare que par ces seuls procédés on arrive à vaincre les *appréhensions* du malade, les phénomènes émotifs qui en découlent et partant les inhibitions locales qui suivent.

Un certain nombre de catégories de malades nous paraissent devoir être établies, chacune présentant quelques indications plus spéciales.

Une première catégorie est constituée par *les chastes,* qui par un des mécanismes que nous avons envisagés, sont devenus des phobiques génitaux et s'imaginent être atteints d'une impuissance qu'ils n'ont jamais expérimentée. Ces malades, si illogique que soit leur situation, sont infiniment nombreux. Leur état provient habituellement du conflit qui existe chez eux entre l'instinct génital qui se manifeste et les scrupules qui leur font considérer non seulement la chose mais encore l'idée, comme coupable et honteuse. Obsédés et phobiques génitaux d'une part, ces malades sont d'autre part, par la multiplicité des représentations mentales génitales qui s'emparent de leur esprit, fréquemment atteints de pertes séminales répétées.

Si le sujet auquel on a affaire est d'un âge suffisant, après l'avoir rassuré, il faudra lui conseiller le mariage. Dans le mariage, en effet, l'excitation génitale peut se satisfaire... et se calmer sans qu'aucun scrupule s'élève. D'autre part il est singulièrement réconfortant pour un phobique génital de se savoir en présence d'une partenaire qu'il sait ou que tout au moins il croit, être très mal instruite des choses de la vie sexuelle et incapable de juger des défaillances qui, dans ces conditions d'ailleurs, ne se produisent pour ainsi dire jamais.

Si, pour des raisons de situation ou de jeunesse encore trop grande, le mariage est impossible dans des délais suffisamment rapprochés, la tâche du médecin devient beaucoup plus délicate. La question pourrait se poser de savoir si l'on est en droit, dans de telles conditions, de conseiller l'usage des amours professionnelles. Au point de vue de la moralité pure il est bien certain qu'une telle conduite ne saurait être défendue. Mais ce que nous croyons aussi, c'est que, même en restant dans le domaine médical, de semblables indications ne seraient pas sans offrir des dangers de divers ordres. Supposons même écartés l'un ou l'autre « risque », il n'en resterait pas moins l'éventualité redoutable de voir le malade, inquiet et scrupuleux par définition, se faire des reproches sur l'acte commis par lui et qu'il considère comme dégradant et immoral. Il redeviendrait un chaste, mais un chaste par dégoût et non plus par principes. Sa situation morale n'en serait pas améliorée, bien au contraire. D'autre part, s'il est classique que l'imagination sexuelle des chastes soit singulièrement exagérée, il est vrai aussi que plus particulièrement encore et parce que capable d'images plus précises, celle des chastes « *avertis* » soit excessive et furibonde.

Que faire alors ? Il nous paraît encore que la meilleure conduite à tenir en présence d'un tel malade, c'est de le mettre exactement au courant de tous les phénomènes qui concernent la vie génitale, de lui faire comprendre que les troubles qu'il présente résultent d'erreurs d'interprétation, que seuls, dans la réalité, sont en jeu des phénomènes physiologiques dont il n'y a pas lieu de s'inquiéter et sur lesquels il n'est pas en droit de se faire des reproches. Il faut faire saisir au patient que ses rêves, que ses imaginations tourmentent moralement et qui y a puisé ses obsessions et phobies génitales, il faut lui faire saisir, disons-nous, que si l'homme est à peu près toujours maître de ses actions, il ne l'est à aucun degré des idées qui peuvent franchir le champ de la conscience et qui proviennent de l'automatisme psychologique. Il faut donc en somme s'adresser surtout à l'état moral, rassurer, tranquilliser, détourner de la sphère génitale l'attention que les scrupules, les reproches et les inquiétudes y retiennent. Le sujet a-t-il des pertes séminales, il faut lui prouver que c'est là un phénomène normal chez les continents, dont l'exagération peut tenir exclusivement à l'introduction dans sa conscience de représentations mentales d'ordre génital trop nombreuses, celles-ci relevant elles-mêmes de l'état de scrupule qu'il entretient en lui-même.

Pour le reste, il vaudra mieux lui conseiller de rester encore chaste, jusqu'au jour où il pourra fournir à ses besoins une dérivation légitime.

Dans la même classe de sujets on trouve encore des malades qui sont atteints d'une façon assez particulière et qui se plaignent au contraire d'être des frigides et de n'éprouver aucune des manifestations physiques de l'instinct génital. Cette frigidité physique se complique assez souvent d'une excitation psychique des plus marquées. Dans cette catégorie de malades il en est qui ne sont chastes que de fait et parce que leurs premières, voire leurs ultérieures tentatives n'ont donné qu'un résultat entièrement négatif. Ici encore une distinction est à faire. C'est qu'il existe toute une série de malades dont l'atteinte génitale est en somme constitutionnelle, qui sont de grands psychasthéniques, des pervertis génitaux qui peuvent ou non, au moment où on les voit, s'ignorer encore. Ces malades-là sont des mentaux et s'ils sont capables de psychonévroses secondaires, un trouble mental effectif, trouble de dégénérescence quasi organique, est à l'origine des choses. Le pronostic en est singulièrement assombri et la thérapeutique trop souvent est déficiente. C'est toute l'éducation psychique et morale du sujet qu'il faut reprendre, c'est tout un domaine psychologique qui manque et qu'il faut s'efforcer de récréer. Il arrive qu'on soit parfois obligé de demander à ces malades de prendre le parti de leur frigidité et de renoncer complètement et définitivement à toute vie génitale. Conseiller à ceux-ci de se marier serait courir à un désastre. Si même à la suite d'une très longue rééducation psychique et morale, dont les effets se traduisent par l'apparition des phénomènes physiques et psycho-physiques que l'on conçoit, on les estime guéris, pour ces sujets et pour ces sujets seulement, nous pensons qu'avant le mariage « l'*expérience* » doit être tentée.

A côté de ces frigides de fait il est des frigides par persuasion. Ce sont des sujets qui, par conviction religieuse, morale ou philososophique, se sont détournés d'une façon excessive de la vie génitale, ce sont des lecteurs trop assidus de la sonate à Kreutzer qui sont devenus si l'on peut dire de véritables *anorexiques génitaux*. Que pour un cas particulier ou pour une raison générale ils éprouvent le désir de renaître à la vie génitale, force leur est de constater qu'il est un peu tard et que les associations psycho-physiques sont rompues. Des obsessions intenses naissent alors. Le malade court de professionnelle en professionnelle, risque les plus hasardeuses des pratiques, sans autre résultat que de se déprimer moralement.

Il est rare que quelques raisonnements, que le repos moral, que la suppression de toutes tentatives nouvelles, n'aboutissent pas à la guérison. Pour ces malades le mariage est encore la solution, mais à une échéance un peu plus éloignée que pour les sujets que nous envisagions tout à l'heure.

Une deuxième grande catégorie de faits se rapporte à tous les cas d'*impuissance accidentelle*. Par un des mécanismes que nous avons envisagés dans la première partie de notre ouvrage, des sujets jusque-là normaux deviennent d'une façon absolue ou simplement, si l'on peut dire, quantitative, incapables de pratiquer l'acte sexuel. C'est qu'alors que dans la règle tous les phénomènes psychiques qui interviennent au cours de l'acte sexuel ont une action excitatrice, chez eux s'intercalent des troubles psychologiques ou émotifs qui exercent une action inhibitrice. D'habitude, en effet, toutes les idées qui peuvent s'associer à l'acte génital ne se rapportent pas à cet acte en lui-même, mais à ses fins, à ses causes, à sa meilleure utilisation. L'homme dans le coït songera à son plaisir ou à celui qu'il est capable de procurer, s'il pense à son érection ce sera d'une façon purement objective et non pas, comme le malade, d'une façon interrogative. L'individu en effet qui est un obsédable et dont accidentellement pour une cause émotive « les aiguillettes ne sûrent un beau jour se dénouer », l'homme qui fut impuissant en quelque sorte par distraction, chaque fois que dans l'avenir il pratiquera le coït, réveillera en lui, accompagnée d'un état émotif marqué, une interrogation dubitative sur la possibilité même de ce coït. La peur subjective de mal faire se traduit rapidement par une faiblesse objective. Il aura de nouveau un « raté d'allumage ».

Au point de vue thérapeutique, trois cas peuvent se présenter qui rendent très différents les procédés suivant lesquels pourra être pratiquée, ce qui est la condition à la fois nécessaire et suffisante de la guérison, à savoir *la rééducation par distraction*. Il faut d'une façon ou d'une autre, arriver à ce que le malade pratique le coït en détournant son attention de la façon même dont il se comporte ou en ne s'en inquiétant pas autrement.

Premier cas. — Le sujet est célibataire et mariable. — Ici la conduite à tenir est extrêmement simple. Il faut conseiller le mariage hâtif, où l'ignorance de la partenaire deviendra comme pour nos chastes de tout à l'heure le meilleur élément de sécurité. Il pourra se faire parfois que les débuts du malade ne soient pas autrement triomphants. Mais comme en somme rien ne presse, et que devant une vierge pudique et innocente l'orgueil masculin n'a pas à souffrir d'une défaite qui, si elle se produit, restera secrète, les choses finissent toujours par s'arranger. Mais par contre le mariage avec une veuve sera déconseillé.

Deuxième cas. — Le sujet est marié et le déficit est conjugal. Il convient tout d'abord de s'enquérir des conditions qui président au rappel psychique ou émotif inhibiteur, puis on rassure le malade et on le prie, avant tout traitement, d'amener sa femme. C'est celle-ci qui, dans la thérapeutique, va jouer le rôle principal. Il faut qu'elle s'arrange à provoquer un rapprochement sexuel dans des conditions telles, qu'il soit complètement inattendu et que par conséquent toute appréhension antérieure à l'acte lui-même disparaisse. Pour que la chose soit possible, il faudra prescrire une période d'abstinence complète au cours de laquelle l'obsession aura grandes chances, n'étant point entretenue par des insuccès répétés, de s'apaiser. Ce n'est qu'à ce compte, naturellement, que le coït par surprise, pourra s'accomplir. D'autre part, et dans la mesure du possible, toutes les circonstances extérieures capables de rappeler l'idée émotive, devront être modifiées. Un coït qui, par exemple, ne peut s'amorcer ou ne peut aboutir dans la chambre conjugale et à la lumière, pourra réussir s'il est tenté dans l'obscurité, dans une autre pièce ou dans un autre appartement.

On conçoit que la clef du succès thérapeutique réside donc tout entière dans l'analyse complète des causes du phénomène fonctionnel, et qu'avec le secours de la partenaire on puisse arriver à supprimer la plupart des causes, partant la plupart des effets.

Un résultat favorable, une fois obtenu, la sécurité, la confiance et l'orgueil étant rendus au mari, la guérison peut être considérée comme définitive.

Troisième cas. — Il s'agit d'*un célibataire, d'un homme marié qui trompe sa femme, et la partenaire n'est pas présentable.*

On peut user alors de divers procédés que parfois l'on est amené à utiliser successivement chez un même sujet. Suivant le degré de la phobie et des obsessions génitales il conviendra tout d'abord, car c'est le moyen le plus simple, de tenter de l'abstinence simple pendant un temps plus ou moins long. Si le sujet est très pris, la durée de cette abstinence absolue pourra être portée parfois jusqu'à deux ou trois mois. Il est fréquent qu'au cours d'une période aussi longue, l'*oubli* se fasse et que le malade récupère l'intégrité de ses fonctions génitales.

Il arrivera, par ailleurs, que l'on puisse guérir le malade par action psychique en le convaincant, par exemple, de la réalité de la conception que l'impuissance peut être une preuve d'amour. Armé de cette doctrine qu'au besoin il développera à qui de droit, il pourra, ayant pris de son impuissance une notion réconfortante et flatteuse pour son amour-propre, arriver presque immédiatement à des résultats favorables. Et qu'on se rassure, il sera suffisamment illogique pour n'en pas tirer cette conclusion cependant impeccable, que son amour en est diminué.

Dans d'autres circonstances on pourra être amené à donner au patient des conseils d'une moralité discutable, mais qu'impose parfois la situation. On lui demandera de changer de partenaire et de se munir si possible d'une conjointe transitoire. Il n'est pas rare que la sécurité renaisse au contact d'une professionnelle pour laquelle le malade se trouve en état d'indifférence sentimentale et qui d'autre part — ce dont au besoin il faut l'instruire — est capable de ne pas réveiller maladroitement l'orgueil masculin. Le malade, remis en confiance, pourra ensuite retourner à ses occupations habituelles.

Enfin et quoi qu'en principe la méthode nous paraisse fâcheuse, il est cependant des cas où il faudra revenir à la suggestibilité indirecte. On pourra même être conduit à ordonner au malade des cures variées dont l'action suggestive pourra être suffisante à une condition toutefois, c'est qu'au cours de la cure l'abstinence soit réalisée.

Nous avons envisagé quelques-uns des cas en présence desquels le médecin peut se trouver. Nous sommes loin de les avoir vus tous. Voici par exemple un homme âgé dont les défaillances génitales s'interprètent aisément par l'involution sénile. Il est bien évident que des indications particulières résulteront de cette situation. Il s'imposera de faire comprendre au malade qu'à son âge la continence est de règle. Mais si au moment où on voit le sujet pour la première fois il est fortement obsédé, ce ne sera pas toujours très prudent de lui demander un renoncement définitif. Pour l'instant sa personnalité est fortement exorbitée dans le sens de la génitalité. On risquerait d'amener chez lui une dépression profonde si on lui faisait envisager l'abandon nécessaire et complet de ce qui lui paraît être un élément capital de son existence. Le psychothérapeute adroit prendra des dispositions telles que, conseillant d'abord une abstinence passagère, il profitera de cette période pour modifier progressivement la mentalité de son malade. Il lui parlera des dangers physiques, moraux, matériels des amours séniles, si bien qu'insensiblement la notion d'une continence définitive aux lieux et places de l'abstinence transitoire, finira par être admise.

Supposons encore le cas du sujet chez lequel une impuissance partielle, trop tardive éjaculation par exemple, a succédé a des pratiques malthusiennes. Il est bien certain qu'avant tout traitement il faudra saper fortement les convictions théoriques du malade qui, conservées, assureraient aussi la permanence du trouble fonctionnel.

Puis il est des malades qui sans être des impuissants, — et le cas est fréquent chez les neurasthéniques à manifestations par ailleurs diffuses — ont des éjaculations trop rapides. On sera amené à pratiquer chez eux une véritable auto-rééducation, à leur conseiller des coïts à reprise, dont la prolongation effective constituera la *surprise*.

Enfin il existe des malades dont l'état est particulièrement lamentable. Ce sont des dégénérés à manifestations tardives et chez lesquels, accompagnée ou non de perversions génitales l'impuissance s'installe. Devant ces malades, le médecin est à peu près désarmé. Il ne peut guère que leur prodiguer des consolations et les engager à prendre leur parti de ce qui ne saurait guérir. Il est rare d'ailleurs que chez de tels sujets, des manifestations mentales de tout ordre ne viennent pas compliquer la situation. Et ces malades mentaux, mais non pas atteints de psychonévrose, ne rentrent pas, au reste, dans le cadre que nous nous sommes fixés.

D'une façon générale, la psychothérapie des manifestations génitales chez l'homme est hérissée de difficultés dans ses applications particulières. Mais il nous a toujours paru que la meilleure chance que l'on avait d'obtenir un bon résultat consistait à s'occuper surtout de l'état mental et plus encore de l'état moral des malades. Quelque subtibilité que l'on déploie dans la recherche des indications propres à chaque cas, on n'arrivera à rien sans le secours de la psychothérapie générale de l'état moral du sujet. C'est principalement à l'insuffisance de cette partie du traitement que l'on doit attribuer des échecs qui ne surviennent somme toute, que rarement, quand on sait voir ces manifestations à la fois sous leurs aspects très particuliers et dans leurs conditions très générales.

B. — *Manifestations génitales de la femme.*

Ici les mécanismes sont moins divers. En outre les manifestations génitales de la femme ne se traduisant par aucun phénomène objectif, sont beaucoup plus capables que celles de l'homme de céder aux actions psychothérapiques générales. Il n'en est pas moins vrai que pour la claire compréhension des procédés thérapeutiques à appliquer, nous serons encore obligés ici d'envisager un certain nombre de cas particuliers.

Qu'il existe d'abord un certain nombre de jeunes filles que hante l'idée de l'acte sexuel, qu'il y en ait d'autres qui se reprochent d'une façon excessive et obsédante les satisfactions voluptueuses qu'elles ont pu obtenir artificiellement, la chose n'est pas douteuse. Mais ces troubles sont soignés beaucoup plus habituellement par le directeur de conscience que par le médecin. Cependant on a parfois recours au médecin qui dans de telles circonstances n'a qu'une seule conduite à tenir, à savoir de conseiller le mariage dans le plus bref délai possible.

La chose pour laquelle le médecin est beaucoup plus souvent consulté ce sont tous les phénomènes qui, de près ou de loin, se rapportent au *vaginisme*. Ici les indications thérapeutiques tout en étant assez précises, sont d'ordres assez divers. Il convient, tout d'abord, par action psychothérapique directe, de lutter contre toutes les appréhensions dont la malade est atteinte. Sans craindre de froisser sa pudeur il faut, clairement, anatomiquement au besoin, expliquer à sa malade ce qu'est l'acte génital et lui faire comprendre qu'il n'y a aucune raison pour que, plutôt que toute autre femme, elle ne puisse s'y prêter. D'autre part, selon l'état mental particulier de la malade, il y aura lieu d'éveiller en elle le désir sexuel, ne serait-ce qu'en se basant sur ce fait que l'acte sexuel est la condition même de la maternité ; au contraire dans quelques circonstances où le vaginisme tient à la peur même de la fécondation, c'est à ce phénomène qu'il faudra s'attaquer en faisant comprendre à une femme, combien la maternité aussi bien au point de son avenir physique que de son avenir matériel et moral, lui est utile, voire nécessaire. Enfin, comme il est des cas où le vaginisme tient à une excitation sexuelle trop marquée et à des représentations mentales trop vives, le rôle du psychothérapeute sera parfois d'inhiber moralement et psychiquement une génitalité excessive.

Une deuxième série d'indications concernent le conjoint, dont la maladresse ou la brutalité ont pu être le point de départ des manifestations fonctionnelles observées. Parfois il arrivera que le meilleur traitement du vaginisme consiste encore à éduquer le partenaire et à l'engager à être plus patient. La femme sachant alors qu'elle n'a plus à redouter dans l'acte sexuel les procédés un peu cavaliers qui la faisaient souffrir, perdra ses appréhensions et avec elles son vaginisme même. Bien des femmes n'ont dû leur vaginisme qu'à une nuit de noces trop brutale.

Dans le cas où la malade serait extrêmement phobique et nettement systématisée sur ses organes génitaux, il peut être utile de lui conseiller une continence absolue aussi prolongée parfois, que celle que l'on ordonne aux hommes atteints de manifestations génitales fonctionnelles. Avant que de lui permettre de se livrer à de nouvelles expériences, il faut la laisser se remettre de celles qui antérieurement ont eu de si fâcheuses conséquences.

D'autres fois enfin et l'un de nous en a observé de nombreux exemples, le vaginisme est la conséquence du « coït incomplet ». Soit dès le début du mariage, ce qui du reste est fort rare, soit d'ordinaire, après la naissance du nombre d'enfants que le ménage a désiré avoir, les époux se livrent au coït incomplet. Il n'y a plus de synchronisme dans la sensation voluptueuse, la femme obsédée par la crainte de la fécondation, ne se livre plus au plaisir comme autrefois, elle attend, elle surveille le moment... suprême chez son mari. Ce dernier de son côté en fait autant et se retire d'ordinaire avant que sa femme et lui-même aient éprouvé de jouissance et l'éjaculation a lieu en dehors des voies génitales. La seule thérapeutique effective ici, est de faire suspendre de telles pratiques qui pour l'homme lui-même sont loin d'être exemptes de danger. Tant il est vrai qu'il ne faut jamais transgresser les lois de la nature.

Enfin il est des cas où il faudra pratiquer une rééducation véritablement objective de la malade, où il faudra lui dilater le vagin en lui faisant introduire *à elle-même,* dans ses voies génitales des bougies ou des sondes de dimension croissante, jusqu'à ce qu'elle soit pleinement convaincue que ses voies génitales offrent une réceptivité suffisante pour l'acte auquel elles sont destinées. Cette méthode nous a donné des succès dans des cas souvent très anciens.

Il est cependant des femmes chez lesquelles tout échoue, — action psychothérapique directe, abstinence prolongée, dilatation progressive. C'est qu'alors il s'agit d'algies vaginales entièrement subjectives et profondément fixées, dont la thérapeutique ressort du traitement général de toutes les algies.

Mais ces cas sont exceptionnels et, isolés ou associés, les différents procédés que nous venons de mentionner suffisent à rétablir pour ainsi dire toujours, le cours régulier des choses.

La *contracture des adducteurs,* si elle existe d'une façon permanente, constitue une manifestation hystérique justiciable du traitement général de ce genre très particulier de troubles fonctionnels. Si au contraire elle n'est qu'une diffusion accidentelle du vaginisme, elle cède en même temps que celui-ci aux mêmes interventions thérapeutiques.

Nous en arrivons au trouble très spécial qui est constitué par la *frigidité féminine.* Un certain nombre de causes peuvent la créer. Il peut arriver qu'elle soit purement relative et que seul le partenaire soit coupable. Et si dans ces conditions le synchronisme des sensations génitales voluptueuses est troublé ce n'est pas que la femme retarde ou soit arrêtée, c'est que l'homme avance, que l'on nous passe cette comparaison. Il est bien évident que dans ces conditions c'est au coupable qu'il faudra s'adresser en même temps qu'on rassurera l'innocente.

Plus souvent la frigidité féminine résulte d'inhibitions de toutes sortes, scrupules moraux ou religieux, peur de la fécondation, etc... Le rôle du médecin dans ces cas-là se bornera à s'efforcer de calmer des craintes que rien ne justifie ou des peurs inavouables.

D'autre part il faut savoir que chez la femme, les phénomènes voluptueux sont susceptibles d'un bien plus grand entraînement que chez l'homme. Il est des femmes — en fort petit nombre du reste — dont l'éducation à cet égard ne se fait jamais, qui passent leur vie sans connaître les plaisirs sexuels et sans d'ailleurs s'en inquiéter autrement. Il en est beaucoup d'autres chez lesquelles les douleurs de la défloration empêchent et inhibent toute sensation voluptueuse. Ce n'est alors qu'au bout d'un temps plus ou moins long de libre pratique que, pour la femme, les joies sexuelles deviennent des joies partagées. Un tel phénomène, en somme subnormal, ne doit pas être pris pour un phénomène pathologique. En présence de tels cas le médecin doit se contenter de rassurer un mari qui s'inquiète, ou une femme qui d'ailleurs n'est touchée que par la triste figure que fait son époux à la voir subir passivement des expansions qu'elle ne partage pas. C'est d'ailleurs, comme nous l'avons vu, par un mécanisme de ce genre que s'installe très souvent une frigidité durable. C'est la recherche même de voluptés jusque-là non éprouvées qui empêche cet ordre de sensations de se produire. La femme, subissant les reproches du mari, s'en veut d'être insensible, s'imagine qu'elle est anormale ou mal conformée et fait à chaque nouveau rapport sexuel un nouvel état émotif singulièrement inhibiteur. Si le médecin est intervenu à temps, par une plus saine vue des choses il rétablit une harmonie conjugale qui un peu plus tôt ou un peu plus tard, finit par s'étendre jusqu'aux rapprochements sexuels, leurs manifestations voluptueuses y comprises. Ici l'intervention médicale est plus prophylactique que curative, puisqu'on demande au médecin de faire apparaître un phénomène dont l'absence est à ce moment quasi normale. Mais la non-intervention du médecin ou une intervention maladroite de sa part, rendrait durable ce qui n'a qu'une destinée provisoire. Lorsque le trouble est anciennement constitué, sa thérapeutique est bien plus pénible. Et ici encore, comme chez l'homme, il peut arriver que la suggestion indirecte soit capable de donner des résultats, là où l'action psychothérapique la plus persuasive resterait complètement inefficace.

Dans le fait et à bien analyser les choses, la femme fait beaucoup moins souvent que l'homme des localisations à proprement parler génitales. Mais ce qu'elle fait plus souvent que lui, ce sont des états de dépression morale, de grande neurasthénie, dont le point de départ est d'*origine* génitale. Reproches, remords, regrets, impressions d'insuffisance spéciale, atteintes par l'intermédiaire de la génitalité du vaste domaine de la sentimentatilé si souvent exacerbée chez la femme et c'en est assez pour que par le mécanisme de la préoccupation continue, de graves états neurasthéniques puissent naître dont il faut savoir dépister l'origine. Mais alors la thérapeutique est d'ordre général et ne tire pas d'indications très particulières de l'origine très spéciale des troubles présentés.

Il arrive d'une façon assez banale que les troubles fonctionnels de l'ordre génital se gagnent d'un époux à l'autre. Que la stérilité soit en cause, que la dysharmonie des actes sexuels devienne pour les conjoints l'occasion de reproches réciproques, et il peut se faire que chacun d'eux s'attribuant ou non une responsabilité entière, toute la vie sexuelle conjugale, encombrée d'auto et d'hétéro-observations en soit singulièrement troublée. L'intervention du médecin pourra être favorable lorsqu'il expliquera, dirigera, arrangera, si la chose est possible. Il n'est nul besoin d'insister.

Toute cette thérapeutique des troubles fonctionnels génitaux peut paraître bien scabreuse. Elle est cependant indispensable à connaître, tant à cause même de la fréquence de tels accidents que de la difficulté que l'on a à les guérir si l'on n'est qu'insuffisamment averti. Nous ne pensons avoir donné que les fils qui permettront de se diriger dans les voies à suivre pour le traitement de ces malades, souvent si malheureux, si obsédés, si diminués et si déprimés, que plus d'un n'hésite pas à fuir, dans le suicide, une existence que de tels troubles les empêchent de supporter. Il n'y a donc pas de place dans le traitement des troubles fonctionnels génitaux, si rabelaisiens qu'ils soient parfois, pour le ridicule ou pour l'ironie. Il faut les envisager comme choses extrêmement sérieuses et souvent fort graves, puisque de leur persistance ou de leur disparition peut parfois dépendre la vie même du malade. Pour traiter un faux génital, il est essentiel, pour si matériel que soit l'ordre de phénomènes envisagés, de savoir ne pas faire de l'esprit. Si, dans une description théorique, on est en droit d'user de circonlocutions, avec le malade il faut employer le mot propre, le mot physiologique ou anatomique. Il faut lui faire comprendre que les fonctions génitales, pour un médecin tout au moins, n'ont rien de honteux ni rien de spécialement plaisant. Et s'il arrive parfois que le malade ridiculise lui-même ses manifestations, ne le suivez pas dans cette voie. Il rit, peut-être, parce que « le rire est le propre de l'homme » ...quand au contraire il a bien envie de pleurer.

C. — *Les pseudo-manifestations gynécologiques* n'offrent au psychothérapeute aucune indication particulière. Affirmer à la malade après un examen suffisant qu'elle est parfaitement saine, la rassurer sur chacune des manifestations particulières qu'elle présente, détourner son attention de ses organes génitaux, exiger d'elle qu'elle abandonne tout traitement et qu'elle cesse de s'observer, c'est là toute l'œuvre du médecin. Très simple théoriquement, elle se heurte parfois à des systématisations invétérées qu'une longue thérapeutique locale a d'ailleurs entretenues et développées. Il n'est pas rare que, dans ces conditions, le médecin neurologiste soit obligé de recourir à l'aide d'un gynécologue, qui affirme à son tour à la malade l'inanité de ses craintes et l'inutilité de tout traitement. Les convictions successives qu'on a ainsi essayé d'implanter en son esprit ne s'additionnent pas, mais se multiplient, assurant à la malade une sécurité parfaite qui lui permet, ce qui est ici le seul but cherché, *d'oublier* les manifestations fonctionnelles dont elle était atteinte et les phobies qui l'assiégeaient.

A franchement parler ces manifestations comportent bien une thérapeutique, mais cette thérapeutique est prophylactique et s'adresse aux médecins et non pas aux malades. Ce n'est pas que nous voulions nier l'utilité dans bien des circonstances des pratiques de la gynécologie conservatrice. Mais pour un certain nombre de cas où la pince, le tampon, la glycérine, l'ichtyol, etc... trouvent de précieuses applications, combien en est-il d'autres, où le médecin sachant parfaitement que sa malade est saine, se croit en droit, *pour la satisfaire,* de lui faire subir un traitement plus ou moins long. Il pense la calmer, il l'exaspère. Elle n'était qu'une nerveuse, elle devient une névropathe, fixée, obsédée sur ses organes génitaux. Le médecin est responsable qui a eu la faiblesse d'entrer dans les vues de sa malade et qui n'a pas eu l'énergie suffisante pour lui refuser nettement les soins inutiles qu'elle réclamait. Nous ne saurions compter le nombre de femmes que tant à l'hôpital qu'en ville nous avons pu voir, victimes de ces pratiques gynécologiques locales. Ce dont il faut convaincre ces malades, c'est que si elles continuent à s'occuper illégitimement de leurs organes génitaux, elles deviendront de grandes névropathes dont la vie sera aussi insupportable pour elles-mêmes que pour les leurs.

IV. — MANIFESTATIONS FONCTIONNELLES DANS L'APPAREIL RESPIRATOIRE.

Parmi les manifestations fonctionnelles fort nombreuses qui peuvent se localiser sur l'appareil respiratoire, il en est de nature purement phobique et qui ne nous paraissent pas exiger de longs commentaires, leur traitement ne différant en rien de celui de toutes les autres localisations qui de nature purement subjective et sans projections périphériques, ne demandent pour disparaître que quelques entretiens psychothérapiques.

D'autres troubles rentrant dans le cadre des phénomènes hystériques, ou étant constitués par des algies, seront étudiés avec l'un ou l'autre de ces groupements pathologiques.

Seules présentent un certain nombre d'indications particulières les manifestations qui consécutives ou non à des localisations de nature primitivement phobique, entraînent toute une série de troubles objectifs dont la thérapeutique peut parfois être assez malaisée.

De tous ces troubles, le plus important est à coup sûr la *diminution effective de la ventilation pulmonaire* que l'on rencontre chez un si grand nombre de névropathes. Nous avons vu ses causes, généralement d'ordre émotif. Nous avons eu occasion aussi de noter ses multiples conséquences, sensations d'oppression, essoufflement rapide pouvant intervenir dans la production de certaines asthénies, etc.

Ce phénomène qui passe souvent complètement inaperçu ne saurait être négligé. Il est un nombre considérable de sujets chez lesquels toute une série de troubles secondaires, résultent plus ou moins directement des mauvaises habitudes respiratoires qu'une étreinte émotive subcontinue a le plus souvent créées. Or ici la psychothérapie est évidemment insuffisante. Si même on s'est rendu compte de l'existence effective d'une telle manifestation ce n'est pas tout que d'en affirmer l'existence au malade, de lui en expliquer l'origine et les conséquences. Il ne suffit pas de dire à un névropathe : « si vous vous essoufflez rapidement, et si vous en éprouvez une impression d'épuisement, c'est que vous respirez mal » ; encore faut-il lui apprendre à respirer d'un façon normale et lui faire faire de la *rééducation respiratoire*. Celle-ci doit se faire le malade étant au repos et aussi le malade étant en marche. Sur la technique même de la rééducation respiratoire nous n'insisterons pas. Comme il ne s'agit pas ici d'accroître une capacité pulmonaire qui est normale, mais qui est mal utilisée, les procédés de force ne seront pas indiqués. Il suffira d'expliquer au sujet en quoi et par où il pêche, brièveté de l'inspiration, pauses respirations trop longues, etc... et, en lui montrant ce que doit être une respiration normale, de lui demander de s'y exercer un certain nombre de fois par jour. Si des phénomènes asthéniques d'origine respiratoire existent, il faudra que, quand le malade sera en mouvement, il s'astreigne *toujours* à surveiller sa respiration. Est-ce la conversation qui produit un essoufflement rapide dtuo s'impressionne et se déprime le malade, il conviendra qu'il s'exerce à reprendre son souffle d'une façon normale. Cet exercice de rééducation pourra se faire par la lecture à haute voix.

Si cette thérapeutique est méthodiquement suivie et, si ni le médecin ni le malade ne se lassent de répéter les mêmes choses, on obtiendra d'excellents résultats ainsi que la disparition parfois inattendue de toute une série de phénomènes, dont la relation avec le trouble respiratoire avait passé primitivement inaperçue.

Une thérapeutique du même genre s'appliquera aux individus qui à la suite de douleurs effectives ou d'algies thoraciques, *immobilisent une portion de leur cage thoracique*. Mais ici le malade devra se déshabiller pour faire ses exercices respiratoires, se mettre devant une glace et se contraindre à mobiliser la région qui ne se déplace pas suffisamment dans les mouvements respiratoires. On pourra au besoin, au début, mobiliser cette région par des mouvements de force, mouvements de flexion ou d'extension, mouvements des épaules ou des bras, choisis suivant le type d'immobilisation en présence duquel on se trouve. Cette *rééducation* sera généralement très facile et couronnée souvent en très peu de temps d'un succès très complet.

C'est encore par une thérapeutique de rééducation que l'on se rendra maître des troubles qui comme le *pseudo-asthme nerveux,* ne constituent en somme qu'une crise émotive à localisation respiratoire particulière. La polypnée de ces sujets est en effet le plus souvent consécutive à une période d'apnée d'origine émotive. Le simple conseil de respirer largement et profondément aussitôt qu'il est pris de l'espèce d'angoisse respiratoire qui prélude à ses accidents, suffit quelquefois pour permettre au malade de se rendre entièrement maître de son trouble, si surtout, cela va sans dire, il en a clairement compris le mécanisme. Mais chez ces sujets il faut tenir compte qu'en dehors des crises aiguës, il existe d'ordinaire un état d'oppression subcontinue dont la rééducation respiratoire pourra directement venir à bout.

Rééducation encore que le traitement des *toux* consécutives à une phobie pulmonaire ou à une localisation laryngée, rééducation aussi la thérapeutique des *aphonies, de la voix blanche,* que l'on peut trouver au cours de ces dernières localisations. Mais ici les indications deviennent plus complexes. Il faudra s'efforcer de détourner l'attention du malade de ses localisations fonctionnelles. C'est l'œuvre de la psychothérapie générale qui en rassurant le sujet, en lui expliquant le trouble qu'il présente, le rendra évidemment moins attentif à ces manifestations. Il faudra, d'autre part, que l'attention ayant été attirée sur un symptôme pour une raison ou pour une autre, ou un phénomène acquis par l'habitude ayant tendance à se reproduire, le malade sache dominer en quelque sorte sa manifestation. Il faudra, même s'il en a envie, qu'il se contraigne à ne pas tousser. Il faudra si sa voix a tendance à s'éteindre qu'il se force à parler hautement et intelligiblement. A ce résultat on n'arrivera pas toujours du premier coup et la volonté du malade que soutient la conviction de la nature névropathique des phénomènes qu'il présente, pourra être insuffisante à s'en rendre maîtresse. Toute une série de procédés pourront intervenir qui aideront le malade, ou assureront sa rééducation progressive. Une large inspiration, le fait d'avaler de la salive, de prendre un livre et de lire à haute voix, suffiront souvent à inhiber le réflexe d'habitude que constitue la toux nerveuse.

Pour les aphoniques on pourra leur demander dans le silence du cabinet ou en pleine campagne, de se livrer à l'exercice qui consiste à prononcer à haute voix les différentes voyelles qui mettent en action les cordes vocales. Pour ces derniers malades, si leur systématisation date de longtemps, il pourra être utile de leur imposer pendant quelques jours un repos vocal absolu. Au cours de cette période de repos, nombre de leurs appréhensions pourront disparaître et la rééducation en devenir extrêmement aisée.

Nous avons noté au cours de notre étude des localisations respiratoires, la fréquence relative d'une manifestation qui ne tient à l'appareil respiratoire que par son origine. C'est à la *phobie du froid* que nous faisons allusion, à ces malades qui de peur d'attraper un rhume ou de réveiller une lésion pulmonaire depuis longtemps éteinte, en sont arrivés à ne plus pouvoir supporter sans phénomènes émotifs intenses, le moindre changement de température. Il arrivera que par simple action psychothérapique et d'autorité, le médecin amène son patient à renoncer à toutes ses mauvaises habitudes. Mais l'action persuasive a beau être intensive, il arrivera aussi que le malade, convaincu dans sa raison, ne puisse point cependant dominer ses appréhensions. C'est alors qu'interviendra, avec plus de chances de succès durable, la rééducation. Celle-ci pourra consister à demander au malade l'abandon progressif de ses préoccupations phobiques par des expériences successives. Elle pourra aussi se faire d'une façon beaucoup moins directe. C'est ainsi que nous avons pu guérir un malade d'une phobie du froid, en lui ordonnant des douches avec deux jets successifs dont la température allait tous les jours en s'éloignant progressivement. Le jour où sans réactions émotives le malade put supporter d'être mouillé d'abord par un jet très chaud, puis ensuite par un jet très froid, il se considéra comme guéri.

L'étude des indications thérapeutiques spéciales des localisations respiratoires a ceci de particulièrement intéressant, c'est qu'on y trouve assez nettement isolés les différents mécanismes suivant lesquels agit la rééducation. Il y a tout d'abord toute la catégorie des phénomènes dysharmoniques qui se sont installés à l'insu du malade, et qui sont des résultats proches ou lointains des troubles que le psychisme ou l'émotion a créés. Pour ces manifestations la rééducation est la seule thérapeutique qui permette d'en assurer la disparition. Il y a ensuite toute la série des troubles qu'engendre directement l'émotion ou l'attention. Il est certain qu'une thérapeutique purement psychothérapique peut les faire disparaître. Il est évident qu'un malade énergique et suffisamment averti peut arriver par l'action seule de sa volonté, à négliger ces troubles d'abord et partant peut finir par les oublier. Mais, outre que cette thérapeutique n'est à la disposition que des médecins qui jouissent d'une grande autorité, elle peut assez souvent échouer. Or si l'on veut bien y prendre garde, les procédés dits de rééducation ne sont en ce qui concerne cette sorte de manifestations, que des moyens commodes de détourner l'attention des malades ou d'interrompre la diffusion des phénomènes émotifs. Ils ont de plus l'avantage de supprimer toute appréhension de la part du sujet et si celui-ci, malgré l'action psychothérapique générale, n'est pas en état de sécurité immédiate, la rééducation lui permet d'arriver à se constituer une sécurité qui pour être simplement progressive n'en est pas moins pour cela, solidement établie. C'est ainsi que si, après explications, nous disions à un malade de se moquer de sa toux, de son aphonie, de son pseudo-asthme, nous arriverions peut-être à faire disparaître immédiatement ces phénomènes, qui sous une influence psychothérapique suffisante, auront perdu le substratum psychique ou émotif nécessaire à leur apparition. Mais il se pourra aussi que le sujet, en état d'appréhension, se dise : « Jamais je n'arriverai à me rendre maître de mon aphonie, de ma toux ou de mon oppression » et qu'il en fasse un état émotif surajouté. Les méthodes de rééducation, en demandant au malade une action volontaire plus répétée mais moins intensive, n'auront pas cet inconvénient. Au reste, comme nous le verrons plus loin, le choix entre la thérapeutique de douceur que constituent les méthodes de rééducation, et les thérapeutiques d'autorité mettant en jeu d'une façon immédiate toute la volonté du malade, doit se faire suivant des considérations diverses se rapportant au malade et au médecin.

Il n'empêche qu'il est intéressant de montrer que là, substituant à une habitude mauvaise une habitude nouvelle qui n'est qu'un retour à la normale, la rééducation est nécessaire et qu'ici elle est en somme beaucoup plus contingente.

* * *

V. — THÉRAPEUTIQUE SPÉCIALE DES MANIFESTATIONS CARDIO-VASCULAIRES.

Les *localisations cardiaques* des psychonévroses ne nous arrêteront pas. Si pratiquement, le nombre des phobiques du cœur, des *faux cardiopathes* est considérable, ces malades n'offrent pas d'indications thérapeutiques particulières.

Si d'autre part toute une série de troubles que nous avons assez longtemps décrits peuvent résulter de l'action de l'émotion sur le cœur, ici il n'y a évidemment pas de rééducation possible s'attaquant directement au trouble fonctionnel. C'est l'émotivité même et les convictions psychiques qui l'entretiennent et contribuent peut-être à canaliser les actions émotives dans un domaine physique déterminé, qu'il faut combattre. La psychothérapie seule peut jouer un rôle thérapeutique effectif. Expliquer, rassurer, remettre en confiance, détourner l'attention du malade en réorientant son existence, lui défendre d'une façon absolue de s'observer, de tâter son pouls ou de palper son cœur, telles seront entre autres les actions, somme toute banales, que le médecin aura à exercer. Dans l'immense majorité des cas on obtient un résultat favorable, une fois l'idée « décrochée ».

Quant aux malades qui sont atteints de troubles vasculaires, qui sont des phobiques de l'angine de poitrine, de l'artériosclérose ou dont l'émotivité a des traductions vaso-motrices, ils ne présentent pas davantage d'indications thérapeutiques particulières et seront traités par les mêmes méthodes que les faux cardiopathes.

VI. — MANIFESTATIONS FONCTIONNELLES CUTANÉES

Les manifestations cutanées ne prêtent point non plus à de longs commentaires thérapeutiques. Les phobiques de la peau sont curables par les procédés ordinaires et la seule localisation qui mérite quelque développement, nous paraît être constituée par les *prurits névropathiques*. Ceux-ci sont parfois d'une thérapeutique extrêmement pénible. Les malades sont obsédés à un point qu'on ne saurait imaginer et l'isolement absolu est souvent de rigueur. L'action psychothérapique générale aura quelquefois des résultats immédiats. Mais c'est assez rare et très habituellement la guérison de ces sujets demandera un temps prolongé. Les règles thérapeutiques qui s'imposent sont les suivantes : Tout d'abord et dans la mesure du possible il faudra s'efforcer de détourner l'attention du malade de sa localisation. Ce n'est pas en général chose commode. Cependant en entrant avec lui dans des conversations prolongées ou en chargeant quelqu'un de cette besogne, on arrivera momentanément à lui faire oublier son mal. Le fait, que sous l'influence du changement du cours de ses idées le malade aura pu rester un temps plus ou moins long sans ressentir son prurit, servira d'argument psychothérapique capital pour mettre en jeu son action volontaire directe. Suivant les circonstances d'autres procédés de distraction que la conversation pourront être employés, tels la lecture ou le travail, manuel ou intellectuel. L'ingéniosité du médecin dans la recherche du meilleur moyen à employer pour détourner l'attention du malade de son prurit, aura à se déployer.

Il faut ensuite demander au sujet de résister à la démangeaison, même s'il éprouve le besoin de se gratter. Comme souvent chez des malades très pris, le grattage est presque impulsif, il faudra s'arranger à mettre des obstacles de tout ordre au grattage du malade, de telle façon que, avant de céder à l'impulsion, le temps matériel de réfléchir lui soit laissé. C'est ainsi par exemple qu'en le mettant dans un lit bien bordé ou dont les couvertures sont attachées, pendant le temps qu'il mettra pour enlever tout ce qui le recouvre, il aura la faculté de se ressaisir et pourra résister à son envie.

On pourrait aussi procéder à une sorte de rééducation dans le temps, en demandant au malade d'espacer progressivement ses grattages. Le procédé nous paraît dangereux car pendant tout l'intervalle où il est défendu au malade de se gratter, il ne songerait vraisemblablement qu'au moment où cela lui sera permis et quelle que soit sa maîtrise de lui-même et la puissance d'action de sa volonté, il y aurait toutes chances pour que l'état d'obsession s'en trouve augmenté.

En somme, montrer au malade, expérimentalement et par distraction, qu'il peut rester un temps relativement considérable sans que le besoin de grattage survienne, interposer d'autre part des obstacles mécaniques entre l'idée de grattage et sa réalisation, tels sont les deux termes essentiels du traitement. La psychothérapie générale naturellement ne perd pas ici plus qu'ailleurs ses droits.

Ce que nous avons dit des malades atteints de phobies du froid nous épargne de revenir sur le traitement particulier de ces grands éduqués de la sensibilité thermique, que l'on rencontre d'une façon assez fréquente et dont les troubles sont soit primitifs, soit secondaires à un état phobique concernant l'appareil respiratoire.

CHAPITRE VII

THÉRAPEUTIQUE SPÉCIALE DES MANIFESTATIONS FONCTIONNELLES (*Suite*).

Toutes les manifestations fonctionnelles qu'il nous reste à étudier au point de vue thérapeutique, appartiennent à des degrés divers au domaine du système nerveux central ou de ses projections périphériques. Ces manifestations sont innombrables. Mais les unes de nature hystérique trouveront plus loin la place de leur étude thérapeutique. Quelques manifestations sont de nature purement phobique et ne présentent pas d'indications particulières. Il n'en est pas de même de bien d'autres de ces troubles, qui fournissent au contraire à la thérapeutique des indications assez spéciales et très précises, sur lesquelles il nous paraît utile d'entrer dans quelques développements.

Abandonnant pour un instant la classification fonctionnelle que nous avions adoptée dans la première partie de notre ouvrage, c'est tout d'abord un ensemble de symptômes que nous voudrions envisager et qui peuvent être réunis sous le nom de *symptômes de fatigue*. Les neurasthéniques, à l'égard de la fatigue qu'ils éprouvent à peu près tous, peuvent se diviser en trois classes. Il y a des sujets qui sont de simples *phobiques* et qui n'ont jamais eu quelque raison positive que ce soit d'éprouver ou de craindre plus particulièrement la fatigue. Il y a d'autre part des malades qui, originellement *vrais fatigués,* restent, mais *subjectivement alors, des épuisés* de nature purement psychique. Il y a enfin — et c'est cette classe de malades que nous avons pour le moment seule en vue — de *vrais fatigués*. Que l'émotion donne naissance à une fatigue effective à la fois psychique et physique la chose est bien connue. Et il n'est pas douteux que l'action répétée, continue, de la préoccupation émotive aboutisse également à ce résultat. Si d'autre part on tient compte de ce fait que nombre de neurasthéniques sont de grands amaigris qui, depuis des semaines, des mois, des années parfois, ne se sont nourris qu'insuffisamment, on conçoit qu'il existe tels malades pour lesquels il serait tout à fait excessif, de prêter une origine purement subjective aux phénomènes de fatigue dont ils se plaignent.

L'erreur thérapeutique est souvent commise qui consiste à prescrire à de tels affaiblis des exercices physiques plus ou moins violents, destinés à briser leur émotivité, destinés à calmer leur irritabilité, ou même dont le but est simplement de les entraîner. On n'arrive, en procédant de la sorte, qu'à obtenir des dépressions physiques, morales et intellectuelles encore plus accusées.

Si comme nous estimons l'avoir démontré toutes les neurasthénies sont d'origine émotive, tous les résultats des états émotifs ne sont pas nécessairement des phénomènes psychiques, des phénomènes de suggestion ou d'inhibition par conviction pathologique. Il nous paraît donc qu'en présence de malades à la fois physiquement et psychiquement déprimés par des causes émotives continues, des indications thérapeutiques précises sont constituées *par le repos*, la *suralimentation* et au besoin si la dépression est marquée et l'irritabilité excessive, par l'*isolement* qui ici est la condition même d'un repos suffisant.

Poser de telles indications en présence de malades qui objectivement apparaissent comme de grands épuisés, c'est chose en somme aisée. Ce qui est beaucoup plus difficile, c'est de déterminer le moment précis où il convient de considérer comme terminée cette période préalable mais nécessaire du traitement et de remettre progressivement le sujet en route suivant les procédés que nous aurons tout à l'heure à indiquer. Il arrivera, si l'œuvre psychothérapique a été normalement poursuivie pendant cette première phase du traitement et si le malade a été débarrassé de toutes les complications morales et psychiques de son état, qu'il pourra lui-même vous donner de précieux renseignements et que tout naturellement quand le repos aura été suffisant pour faire disparaître la fatigue, il ressentira le besoin de la vie, du mouvement et d'une activité nouvelle.

Le médecin sera en droit alors de céder à de si légitimes désirs, en tenant compte toutefois de ce fait qu'il se trouve en présence d'un sujet qui par le repos a perdu tout entraînement, et se trouve à peu près exactement dans la situation d'un convalescent qui fait sa première sortie. Le rôle du médecin sera donc alors de modérer, de retenir son malade, de ne lui permettre que des efforts régulièrement progressifs. Au reste de tels malades, emballés, réorientés par l'action psychothérapique générale, ne présentent que rarement de bien grandes difficultés thérapeutiques, pour peu cependant qu'on soit arrivé à ne laisser subsister chez eux aucune *appréhension de la fatigue.*

Dans le fait, il arrivera tout aussi, sinon plus souvent, que même après un repos largement suffisant, le malade se considère encore comme un fatigué et que tout effort chez lui s'accompagne d'une plus ou moins grande appréhension. C'était un fatigué, il est devenu un phobique, ou du moins les éléments effectifs de fatigue ayant disparu, les éléments subjectifs ont persisté.

Existe-t-il donc une notion objective quelconque, qui permette au médecin de fixer d'une façon précise quand le moment est venu d'obliger ses malades à se remettre en route, quelles que soient leurs craintes ou leurs convictions persistantes à cet égard ? L'aspect clinique peut renseigner, qui montre un malade ayant peur de poser un pied à terre, mais s'agitant dans son lit ; mais ce qui constitue, à coup sûr, la donnée encore la plus positive, c'est l'augmentation de poids du sujet. *Tout malade qui ayant perdu un nombre plus ou moins considérable de kilogrammes se trouve avoir à peu près repris son poids normal moyen peut, sans inconvénients, être rendu progressivement à l'activité physique.*

Nous ne serions pas éloignés de croire que ce soit le même terme qui permette de préciser le moment du retour à l'activité intellectuelle. Encore ici faut-il tenir compte de l'état clinique des malades au moment où ils ont commencé à se soigner. C'est qu'en effet les dépressions psychique et physique pour à peu près constamment associées qu'elles soient, n'ont pas nécessairement une marche strictement parallèle. Il y a beaucoup de sujets que la fatigue émotive a atteints davantage dans le domaine des facultés psychiques et moins dans leur activité physique. Il y a un petit nombre de malades d'autre part qui, très amaigris, conservent néanmoins une possibilité de travail intellectuel suffisante. La disparition des phénomènes d'irritabilité au bruit aura son importance. Mais ce qui pourra peut-être encore mieux guider le praticien et lui permettre d'écarter tous les éléments subjectifs de la persistance de la fatigue intellectuelle, c'est la façon dont le malade se comportera au cours des conversations psychothérapiques. Le sujet dont le cerveau est vraiment fatigué ne raisonne que peu ou prou. Dès qu'un malade commence à discuter, à répondre, dès que vous voyez que dans l'intervalle des entretiens psychothérapiques il a spontanément réfléchi, vous pouvez sans crainte le rendre à un travail intellectuel dont vous mesurerez les doses.

En d'autres termes, *retour au poids normal, retour spontané d'une activité intellectuelle en quelque sorte irréfléchie,* tels sont les éléments qui permettent de juger suffisante la cure préalable par les divers adjuvants de la psychothérapie.

Le temps qui dans le fait sera consacré à un tel traitement sera variable évidemment suivant le degré des atteintes particulières. Dans la majorité des cas six semaines à deux mois suffisent et les cas sont moins fréquents où il faut porter la durée de cette partie du traitement jusqu'à plusieurs mois. Le plus souvent ce temps sera d'autant moins du temps perdu qu'il aura permis la très large intervention de la psychothérapie.

Hâtons-nous d'ajouter que les cas de neurasthénie avec ou sans manifestations fonctionnelles surajoutées qui exigent un repos prolongé sont rares et que l'important est de ne pas confondre *fatigue effective* et *fatigue subjective*.

Après nous être expliqués sur des faits que nous aurions plutôt tendance à considérer comme des faits d'exception, nous pouvons poursuivre l'étude thérapeutique des manifestations fonctionnelles auxquelles, ce qui n'était pas le cas tout à l'heure, manque tout substratum physique.

*
* *

I. — THÉRAPEUTIQUE DES TROUBLES FONCTIONNELS DANS L'APPAREIL NEURO-MUSCULAIRE

Laissant de côté pour l'instant les manifestations hystériques, contractures, paralysies, chorées, tremblements, nous n'envisagerons que l'asthénie physique d'une part et les troubles de l'équilibre d'autre part.

A. — *Asthénie physique.*

Toutes réserves étant faites sur les cas que nous avons considérés dans le paragraphe précédent, nous ne nous trouvons plus ici qu'en présence de sujets dont la fatigue est purement subjective ou qui, vrais fatigués originellement, restent des fatigués, semblent ne pas récupérer par le repos leurs forces anciennes et ne sont, en somme, que des phobiques secondaires.

Toute l'asthénie du malade se compose à ce moment de phénomènes de deux ordres, phénomènes psychiques d'une part consistant en convictions d'impuissance et en appréhensions pour toutes espèces de fatigue, phénomènes dysharmoniques d'autre part, qui résultent plus ou moins directement de l'état même d'appréhension où se trouve le patient. Nous nous sommes longuement étendu sur ces points dans la première partie de notre travail. Il nous paraît inutile d'y revenir.

Quelle thérapeutique opposer à ces manifestations? La psychothérapie, c'est entendu, fera son œuvre; encore faut-il démontrer expérimentalement au malade qu'il est capable d'efforts physiques. C'est évidemment à l'*entraînement* que l'on va s'adresser. Mais ici on se heurte à une série de petites difficultés pratiques qu'il faut connaître. Ce n'est pas tout que de dire à un malade « vous marcherez aujourd'hui deux, trois, quatre ou cinq minutes. Vous augmenterez tous les jours d'un temps donné la durée de votre marche ou de tel autre exercice qui aura pu être prescrit ». Les conseils d'entraînement ainsi donnés ont toutes chances de n'aboutir qu'à de médiocres résultats et d'arriver à renforcer chez un malade la conviction psychique de son impuissance physique.

Tout ce qui, dans un entraînement quelconque, est susceptible de fixer l'attention du malade sur l'apparition éventuelle de la fatigue, est dangereux. Parce que, en effet, qui dit attention, dit apparition plus hâtive de la fatigue subjective et partant des divers phénomènes dysharmoniques qui rendront la fatigue effective.

Dès lors, dans les *débuts* de l'entraînement un certain nombre de précautions vont s'imposer. Plus tard quand le malade ayant réalisé d'assez grands progrès sera convaincu qu'il peut de la sorte retrouver son activité physique ancienne, elles deviendront inutiles et le sujet confiant et rassuré, fera son entraînement tout seul.

Ces précautions sont d'ordres divers. Tout d'abord il est évident qu'il faut éviter que des phénomènes dysharmoniques qui ont pu devenir des phénomènes d'habitude se produisent, tels l'essoufflement rapide par respiration insuffisante, telle la marche raide qui amène une fatigue rapide. Il faudra donc ordonner la marche du malade de telle façon qu'elle se fasse lentement « à pas comptés » avons-nous l'habitude de dire et le malade s'arrêtant fréquemment pour respirer largement. Il n'est pas non plus toujours prudent — et cela dépend des cas particuliers — de fixer au malade des périodes de temps précises au cours desquelles il doit marcher pour se reposer ensuite un temps déterminé. Il arriverait en effet que le malade, sa montre à la main, fixerait son attention sur sa marche et ressentirait une fatigue subjective hâtive. Le mieux serait certainement que cet entraînement se fit avec le médecin. Ce serait celui-ci qui, prenant toutes responsabilités, fixerait suivant l'état d'âme du malade, les pauses de repos et les moments de marche, en même temps que par la conversation il détournerait le malade de toute auto-observation. Mais il est évident que c'est loin d'être toujours chose possible. Il faut alors s'arranger autrement et le procédé le plus sûr nous paraît être le suivant. Il consiste à ne pas fixer au malade un minimum de marche, mais un maximum. « Aujourd'hui lui direz vous, vous marcherez au plus une demi-heure dans la journée. » Par ce procédé le malade n'est pas poursuivi par l'anxiété de ne pas arriver au bout de sa tâche. D'autre part, pour le calcul même de la marche, ce ne sont pas les temps consacrés à la marche, mais ceux consacrés au repos qu'il faut demander au malade de compter. Il part à une heure déterminée, armé de son pliant, si l'endroit où il se trouve manque de bancs. Il fait un bout de chemin, n'importe lequel, pourvu que ce soit celui qu'il croit pouvoir faire sans fatigue et qui ne lui donnera aucune appréhension. Il s'assied, regarde sa montre et se repose aussi longtemps que cela lui paraît utile. Au moment de repartir il note l'heure et calcule la durée de son repos. Et ainsi de suite... Par une simple soustraction il arrivera à savoir le temps exact qu'il aura marché. A aucun moment par ce procédé son attention n'aura été fixée sur sa marche pendant le temps même où elle s'accomplit.

On sera étonné, si l'on procède de cette manière, de la rapidité avec laquelle le plus souvent, le malade perdra toute appréhension et arrivera subjectivement et pratiquement à se comporter comme un individu normal.

Il est bien certain que la marche n'est pas le seul mode d'entraînement que le médecin sera appelé à régler. Toutes les modalités de l'activité physique peuvent être simultanément ou, ce qui est beaucoup plus curieux, isolément atteintes. On voit des sujets qui se déclarent capables de marcher une heure et incapables de rester cinq minutes debout.

Et l'entraînement pour la station debout est un de ceux qui offrent le plus de difficultés. Ici encore les phénomènes dysharmoniques interviennent. Il faudra en tenir le plus grand compte, faire comprendre par exemple au malade, que stationner debout, ça ne veut pas dire se fixer dans une immobilité absolue, se figer dans une attitude qu'on ne modifie même pas pour respirer. Il conviendra souvent de lui donner la preuve directe de la possibilité où il se trouve de rester debout un temps beaucoup plus long qu'il ne le pense. Pour cela il suffira de changer le cours de ses idées par la conversation, et de surprendre, pour ainsi dire, ses convictions pathologiques. Vous chargerez de cette besogne un ami du malade ou quelqu'un de son entourage. Devant vous il pourrait arriver que le malade se défie et qu'il cherche au contraire à vous donner la preuve objective de ses incapacités subjectives. C'est de la même façon que, dans quelques circonstances, pour la marche, aussi bien que pour la station debout, aussi bien que pour toute autre des incapacités physiques notées, on sera amené à forcer par surprise l'enceinte de convictions pathologiques en laquelle se renferme le sujet. Et vous devez agir ainsi qu'il s'agisse d'asthénie générale ou de l'une ou l'autre des asthénies localisées que nous avons étudiées.

Mais d'une façon générale toute cette thérapeutique doit, au début, se résumer en ces mots : *rééducation sans réveiller l'attention*.

Il arrivera cependant dans bien des cas que tant de précautions soient complètement inutiles et qu'ayant largement pénétré dans le psychisme de votre malade, vous ayiez pu faire entrer en lui un suffisant désir d'activité nouvelle et une suffisante conviction de la possibilité de cette activité pour que son entraînement se fasse, comme se ferait celui de n'importe quel convalescent, de n'importe quel individu qui, immobilisé longtemps pour une raison indépendante de son psychisme et de sa volonté, chercherait à retrouver son activité coutumière.

B. — *Troubles de l'équilibre.*

Beaucoup de ces troubles appartiennent pour une grande part à l'hystérie. Mais ils sont loin d'être rares chez les neurasthéniques comme suite de phénomènes phobiques. Ce sont des sujets qui, se croyant ou craignant d'être atteints d'une maladie du cerveau ou de la moelle épinière, ou souffrant de vertiges variés, pensent que leur équilibre cinétique ou statique n'est plus assuré. Faisant toute une série de fausses manœuvres pour conserver un équilibre qui n'est nullement menacé, ils arrivent, par troubles dysharmoniques, à le rendre parfois des plus incertains. Expliquer, convaincre, rééduquer sont les trois termes du traitement de ces manifestations. La rééducation consistera simplement à faire marcher le malade avec quelqu'un près de lui — il est très rarement nécessaire de le soutenir — de telle façon qu'il se sente en sécurité, puis à lui demander de progresser en ayant simplement en mains un bâton pour conserver son équilibre au cas où il viendrait à le perdre et enfin à le faire marcher seul, sans appui.

D'une façon générale la thérapeutique de ces troubles chez les neurasthéniques est extrêmement aisée et ne prête pas par conséquent à de longues considérations. Ici naturellement il faudra en même temps refaire l'état mental.

*
* *

II. — THÉRAPEUTIQUE SPÉCIALE DES TROUBLES DE LA SENSIBILITÉ. ALGIES.

Nous n'insisterons pas sur les troubles objectifs de la sensibilité qui pour la plupart ressortent de l'hystérie. Le seul phénomène que l'on puisse rencontrer aussi chez les neurasthéniques est constitué par l'*hyperesthésie généralisée* dûe à l'hyperirritabilité psychique. Ce trouble est en rapport avec l'état d'émotion subcontinue où se trouve le sujet. Il est passible comme tel de la psychothérapie générale. Très marqué, il peut devenir une indication d'isolement pour le malade qui, lorsqu'il n'aura plus qu'un minimum de sensations et d'excitations, oubliera assez rapidement, de la sorte, l'hyperexcitabilité qui le préoccupe.

Beaucoup plus intéressantes sont les *algies* au point de vue spécial qui nous occupe ici. En effet ce sont là des manifestations nerveuses extrêmement difficiles à guérir dans bien des circonstances. Certains malades sont si systématisés, les douleurs qu'ils éprouvent leur créent des impressions si violentes, que dans certains cas il est à peu près impossible de les en distraire par quelque procédé que ce soit. L'algie se présente quelquefois comme un type de *douleur obsédante* et on rencontre presque autant de difficultés à obtenir sa sédation, qu'on en éprouverait à faire fuir une obsession vraie chez un grand mental. Il ne faudrait pas cependant lui donner un brevet d'incurabilité. Si les phénomènes algiques qui s'associent aux manifestations fonctionnelles de divers organes et qui ne sont généralement que d'une intensité moyenne ou médiocre guérissent souvent très vite, il n'est pas jusqu'aux grandes algies dont le point de départ est dans un phénomène cœnesthésique, qui ne puissent disparaître avec une thérapeutique bien réglée.

Tout ici est dans la mise en jeu de l'énergie, de la volonté du malade par une action psychothérapique générale suffisante. Il faut que le sujet, prévenu et convaincu de la nature névropathique de sa douleur, prenne sur lui de la *dominer*. Quel que soit le médecin et quel que soit le malade, la règle ici est générale et nous ne connaissons pas d'autres procédés thérapeutiques.

Voici par exemple un malade qui est atteint de phénomènes algiques que caractérise une douleur térébrante localisée au creux épigastrique. Cette douleur est à peu près continue, mais à côté de périodes où elle est en somme supportable, elle a dans la journée des heures d'exacerbation où elle devient, au dire du malade, parfaitement intolérable. Qu'il soit assis, qu'il soit couché, il se dresse et arpente sa chambre en se tenant le ventre à pleines mains et en étouffant des gémissements. La sueur lui coule du front. Il fait un état émotif intense, trouve la vie insupportable et songe à la quitter... Eh bien, parfois en quelques jours ce malade pourra être guéri qui souvent est atteint depuis des mois et des années. Nous pourrions citer de nombreux exemples de telles guérisons.

Le plus souvent l'isolement est nettement indiqué. Il n'est pas toujours absolument inéluctable. Mais ce qui est indispensable c'est que le malade déploie une formidable énergie. Les symptômes douloureux viennent-ils à apparaître, il lui faudra se forcer à rester sans bouger ; il prendra un livre et se contraindra à lire à haute voix, ou plus simplement il se rappellera ce qu'on lui aura dit, à savoir que son algie disparaîtra sûrement s'il sait s'en rendre maître. Il attendra donc dans le calme et dans une héroïque tranquilité *que ça se passe*. De ce premier effort il sera déjà récompensé parce que, d'emblée la durée de l'exacerbation douloureuse sera considérablement diminuée. Au bout de quelques semaines, parfois seulement de quelques jours, il ne restera plus des manifestations qui ont troublé la vie du patient pendant des mois ou des années, qu'un souvenir franchement désagréable que le malade emballé par sa guérison évoquera, d'ailleurs, le moins souvent possible.

L'algie est le type de la manifestation fonctionnelle dont on ne guérit que par un stoïque mépris. Encore faut-il qu'une action psychothérapique vigoureuse ait donné au malade suffisamment de foi et d'espérance, pour qu'il se contraigne à faire un effort qui demande toute sa volonté, toute son énergie, tendues vers la guérison. Vouloir guérir une algie par des procédés lents et de douceur, c'est courir à un échec à peu près certain dont souvent le malade sortirait complètement désespéré. C'est à peu près la seule manifestation fonctionnelle dont la thérapeutique soit aussi tranchée, la seule où les procédés de rééducation, de distraction par surprise, etc... soient incapables de suppléer à une volonté déficiente chez le malade ou à une autorité insuffisante chez le médecin. Ceci ne s'applique, bien entendu, qu'aux grandes algies centrales, existant le plus souvent chez des neurasthéniques à titre de manifestation fonctionnelle monosymptomatique.

Pour toutes les algies d'origine phobique par fixation de l'attention du malade sur un point de son organisme, par évocation subcontinue d'une douleur dont la cause a depuis longtemps disparu, une thérapeutique semblable peut aussi s'appliquer. Mais d'autres procédés, distraction, détournement de l'attention, action psychothérapique simple par explication, peuvent suffire aussi à faire disparaître des phénomènes qui ne tiennent en somme, qu'une place minime dans un ensemble symptomatique. Des points de côté, des algies précordiales, abdominales, génitales ou périgénitales, pourront disparaître d'emblée si le malade est rassuré sur leur cause, si l'on arrive à le distraire de l'affection théorique dont il se croit atteint et à obtenir par rééducation la disparition de tel ou tel trouble fonctionnel présenté. Dans ces cas-là, pour le malade la douleur n'est ou ne devient en somme qu'une justification psychique d'une conviction pathologique. La disparition de la conviction pathologique entraîne la disparition de la douleur, même si celle-ci a été à l'origine de tous les accidents.

* * *

III. — THÉRAPEUTIQUE DES MANIFESTATIONS FONCTIONNELLES DES ORGANES DES SENS

Ces localisations nous arrêteront à peine. Tantôt constituées par des manifestations phobiques pures, tantôt résultant, comme l'irritabilité au bruit, de l'état de fatigue ou de l'état d'émotivité, tantôt enfin faites de troubles dysharmoniques comme la surdité d'attention de ces malades qui n'entendent pas, parce qu'ils ne cherchent point à écouter, elles ne fournissent aucune indication thérapeutique spéciale. Et le malade confiant, qui aura compris la cause précise des troubles qu'il présente, causes sur lesquelles nous avons suffisamment insisté, s'en débarrassera aisément.

*
* *

IV. — THÉRAPEUTIQUE DES MANIFESTATIONS NERVEUSES ET PSYCHIQUES PROPREMENT DITES

Ici au contraire les indications thérapeutiques particulières sont nombreuses et tout en distrayant de notre étude actuelle tous les troubles qui se rapportent à l'hystérie, nous aurons encore beaucoup à faire pour mentionner tous les procédés, toutes les précautions thérapeutiques qui conviennent à ces localisations très spéciales.

A. — *Troubles du sommeil*

On a vu dans la première partie de cet ouvrage quelle était notre façon de comprendre les troubles du sommeil. Nous avons montré qu'il existait des insomnies *par éducation* chez des sujets qui professionnellement ou accidentellement avaient pris l'habitude de réduire leur sommeil ; des insomnies d'*origine phobique* chez des malades qui par peur de ne pas dormir s'agitent et chassent le sommeil ; des insomnies par *l'action obsédante* d'une cause émotive qui persiste spontanément dans la conscience du malade ou que celui-ci y rappelle volontairement.

Enfin nous rappelons pour mémoire qu'il existe toute une série de troubles du sommeil résultant d'un état de préoccupation moins marqué ou qui sont de pures auto-suggestions. Ceux-ci ne se traduisent pas objectivement par de l'insomnie, mais sont rapportés par les malades sous forme d'impressions simplement subjectives.

De toutes ces manifestations celle dont la cure offre à coup sûr le plus de difficultés, c'est *l'insomnie par éducation*. Chez des sujets qui ont pris l'habitude de ne dormir qu'une ou deux heures par nuit, avec début du sommeil et réveil à des heures déterminées, il est souvent extrêmement pénible d'arriver à la reconstitution d'un sommeil normal. Nous avons vu des malades qui avaient été, à vrai dire, de grands neurasthéniques, mais chez lesquels, de toute une symptomatologie physique et morale parfois fort complexe, seule l'insomnie persistait au bout d'un certain temps et se refusait à céder à toute action psychothérapique. Nous n'hésitons pas à avouer qu'en ce qui concerne cette manifestation nous avons eu quelques échecs thérapeutiques. Nous avons eu aussi un certain nombre de succès, qui nous permettent de fixer les conditions grâce auxquelles on a chance d'obtenir un résultat thérapeutique favorable.

Il est d'abord un assez grand nombre de ces sujets qui se sont faits à leur insomnie et qui ont organisé leur vie en conséquence. Sachant que quoi qu'ils fassent leur sommeil est rythmé, sur un rythme à vrai dire insuffisant mais néanmoins parfaitement régulier, ces sujets occupent leur temps jusqu'à ce que s'approche l'heure habituelle du sommeil. Ils lisent, ils font un ouvrage manuel. Si c'est le réveil qui est trop précoce, et non pas le début du sommeil qui est trop tardif, ils s'arrangent à remplir les heures qui les séparent de leur lever. En soi cette façon de faire est légitime et l'on se rend compte que parfaitement éveillés, ne ressentant nul besoin de sommeil, une inactivité absolue leur paraisse singulièrement pénible et qu'ils cherchent à s'y soustraire. Mais on comprend aussi que, de la sorte, l'habitude est entretenue et renforcée et que la première indication thérapeutique à donner à ces malades, c'est de renoncer à toute occupation pendant les heures qui normalement devraient être consacrées au sommeil. Non seulement ils ne doivent pas s'occuper, mais encore ils doivent s'efforcer de fuir toute pensée, ils doivent procéder comme s'ils devaient se rendormir naturellement et surtout ils ne doivent pas penser à leur sommeil.

Ce seul conseil est rarement suivi d'un résultat immédiat, mais si le malade a le courage de se contraindre aux indications données pendant un temps suffisamment long et pouvant atteindre des semaines, il peut donner un résultat favorable. Il arrivera aussi qu'il reste inefficace.

On devra alors tenter, qu'on nous pardonne l'expression, de « détraquer », les habitudes du malade. Pour cela on le fera se coucher à des heures extrêmement variables et empiétant à des degrés divers sur ses heures habituelles de sommeil. S'endort-il par exemple à onze heures du soir pour se réveiller à une heure du matin, on lui demandera de se coucher à des heures comprises entre les limites de son sommeil habituel.

Si au contraire c'est un malade qui ne dort que très avant dans la nuit on pourra procéder autrement, par exemple si le patient dort entre quatre et six heures, on le réveillera après une demi-heure ou une heure de sommeil, il pourra alors arriver qu'il se rendormira pour un temps parfois fort long.

Même avec de tels moyens on n'arrivera pas toujours au succès. Certains médecins dans ce cas ont recours aux hypnotiques dont on calculera l'action de telle façon qu'elle se produira avant l'heure du sommeil habituel ou bien que celui-ci soit prolongé par elle. On prescrit alors au malade du véronal, du trional, du sulfonal. Mais le tout n'est pas de donner l'hypnotique à une dose une fois déterminée et à une heure donnée. Encore faut-il que le malade ne s'habitue pas à ne dormir que sous une influence artificielle et que l'on ne soit pas obligé de prolonger indéfiniment l'usage d'un médicament qui finirait d'ailleurs par perdre toute action. C'est là le danger de ce procédé et c'est pour cela que nous ne le recommandons pas, ayant vu trop souvent dans notre pratique des sujets qui depuis des années, ne pouvaient dormir qu'à l'aide de médicaments dont naturellement ils avaient progressivement augmenté la dose. Nous conseillons volontiers dans ces cas d'insomnie rebelle l'hydrothérapie tiède, les bains tièdes prolongés, procédés qui plus d'une fois nous ont donné de très bons résultats.

De toutes façons en présence de telles insomnies, nous jugeons tout à fait dangereuses, les pratiques qui consistent à obliger les sujets à des exercices physiques violents et prolongés et dont le but est de les terrasser, pour ainsi dire, dans le sommeil, par de la fatigue. Il se produira en effet le plus souvent qu'à la fatigue le malade réagira par l'insomnie absolue et qu'à de telles pratiques il perdra le sommeil insuffisant dans sa durée, mais en somme relativement reposant, qu'il possédait encore.

Bien au contraire, dans les cas tout à fait rebelles, nous pensons qu'il vaut encore mieux recourir au repos absolu, voire à l'isolement qui jugulera parfois une insomnie jusque-là résistante à tous les procédés thérapeutiques employés.

Le traitement des malades dont l'*insomnie est d'origine phobique* n'est pas lui non plus sans présenter quelques difficultés. S'il est des sujets qui, par peur de ne pas dormir assez, en arrivent à dormir plus que de raison et dont l'insomnie est en somme purement subjective, il en est d'autres dont l'insomnie est tout à fait effective. Par l'agitation, par l'état d'attente crispée vis-à-vis du sommeil où ils se mettent, ils refoulent constamment un sommeil qui ne demanderait qu'à venir. Le rôle du médecin doit être évidemment de rassurer son malade, de lui expliquer les causes, extérieures mêmes au sommeil, de son insomnie. Mais cela ne suffit pas toujours et souvent le malade conserve une telle appréhension de l'insomnie, que les mauvaises habitudes prises sont souvent conservées en dépit de toutes les interventions psychothérapiques.

Les procédés qui consistent à exiger du patient qu'il reste complètement immobile dans son lit et qu'il attende le sommeil sans bouger, ou à lui demander de se livrer à une besogne machinale qui permette au sommeil de le gagner, comme par exemple de compter à voix basse indéfiniment, etc..., nous paraissent mauvais, car ils entretiennent l'esprit du sujet soit dans le désir de dormir, soit, et cela revient au même, dans la crainte de ne pouvoir y arriver.

Il faut dans la thérapeutique de cette manifestation déployer plus de subtilité. Si l'action psychothérapique simple n'a pas donné de résultats, si, en d'autres termes et quoiqu'on lui ait dit, le malade n'arrive pas « *à se moquer* » de sa théorique ou de sa réelle insomnie, il convient d'user de moyens détournés.

Un procédé nous a quelquefois réussi. Après avoir fait comprendre à notre malade que l'état d'agitation où il se mettait était la seule cause de son insomnie, nous lui demandions avant que n'arrive l'heure habituelle de son coucher, de se mettre au lit, non pas lui disions-nous pour rechercher le sommeil, mais pour laisser à l'excitation causée par la journée le temps de se calmer. Il en serait quitte, ajoutions-nous, pour se relever une demi-heure après et ne se recoucher ensuite qu'à son heure accoutumée. Or au cours de cette période où le malade croyant se reposer simplement, ne cherchait pas le sommeil, il arrivait fréquemment qu'il s'endormît pour ne se réveiller qu'au matin. Dès lors, rassuré, il retrouvait les nuits suivantes son sommeil normal.

En somme, ce sont ici les procédés de *distraction* qui réussissent. Toute l'ingéniosité du médecin se déploiera pour les varier suivant les circonstances particulières. Mais ici encore ce serait une erreur thérapeutique complète, que de penser qu'en fatigant physiquement son malade, qu'en lui ordonnant un traitement hydrothérapique sévère, on arriverait à un bon résultat. L'insomnie généralement n'en deviendrait que plus accusée et aurait cette fois une explication naturelle, puisqu'on sait qu'une fatigue excessive est capable, chez nombre de sujets sains, de chasser le sommeil.

Si nous en arrivons maintenant aux insomnies qui résultent de ce fait que le malade, quoi qu'il fasse, est poursuivi par des *préoccupations obsédantes*, ou à celles qu'entretient la persistance *voulue* dans la conscience de ces mêmes préoccupations, la thérapeutique devient toute autre. L'insomnie n'est plus qu'un phénomène secondaire et sa disparition est entraînée par la disparition même des causes qui l'ont créée.

Le repos, l'isolement, la suralimentation, qui permettent au sujet de se reprendre plus aisément et qui font disparaître tous les troubles que la fatigue émotive, cause elle-même d'insomnie a pu amener, et d'autre part la psychothérapie par ses actions reconstituantes et libératrices, suffisent, sans l'emploi de procédés indirects à faire retrouver le sommeil à des malades qui parfois l'avaient perdu depuis longtemps. Tous ces sujets *qui ne dorment pas parce qu'ils pensent*, sont beaucoup plus préoccupés de leurs pensées elles-mêmes que de l'insomnie qui leur est consécutive.

Dans l'immense majorité des cas, ces sujets ne sont point des phobiques du sommeil. Cependant il peut arriver que les mécanismes se combinent et que même dans ces cas les procédés de distraction, voire ceux de rééducation trouvent à être employés. C'est en somme fort rare. Il fallait cependant signaler l'existence possible de telles associations.

Quant aux *troubles qualitatifs du sommeil*, sommeil agité, sommeil non reposant, etc..., qui peuvent résulter soit d'une pure suggestion, soit, chez un malade préoccupé, des incursions répétées de l'automatisme psychologique dans le domaine de la conscience, leur traitement ressort évidemment des méthodes générales de la psychothérapie et ne présente pas d'indications particulières.

B. — *Céphalée.*

La *céphalée* des neurasthéniques reconnaît une double origine.

Souvent il s'agit d'un mal de tête vrai, mal de tête de fatigue qui disparaît spontanément sous l'influence du repos dans l'isolement, ou même parfois sous la seule action du repos simple, à la condition, il s'entend, que la fatigue émotive ne soit pas entretenue par des préoccupations persistantes. C'est dire que cette première forme de céphalée neurasthénique cède sous l'action combinée de la psychothérapie et de ses adjuvants.

Dans d'autres circonstances la céphalée n'est qu'un phénomène subjectif, que par une sorte de logique instinctive le malade associe à toutes ses impuissances psychiques, effectives ou théoriques. Il traduira sous la forme de douleur de tête l'impossibilité où il se trouve par exemple de travailler. C'est par un raisonnement analogue mais plus conscient, que tant de petits jeunes gens ou de jeunes filles prétextent un mal de tête pour excuser un devoir qui n'a pas été fait ou qui est resté inachevé. Entre une impression d'impuissance et une impression de douleur, la marge subjective n'est pas très grande, pas assez grande en tout cas pour que bien des neurasthéniques ne la franchissent rapidement.

Il va donc sans dire que, thérapeutiquement parlant, le sort de cette forme de céphalée est directement lié à la diminution ou à la disparition de l'asthénie psychique qui s'y trouve associée.

L'intervention psychothérapique est seule nécessaire ici, et à elle seule suffisante.

C. — *Troubles psychiques.*

Les troubles des fonctions psychologiques que l'on peut observer chez le neurasthénique tiennent, comme nous l'avons vu, à un certain nombre de mécanismes différents.

Asthénie psychique vraie par fatigue émotive ; *asthénie psychique fausse* se produisant le plus souvent chez des malades préoccupés qui ne réussissent pas à extérioriser leur attention ou qui, pour arriver à ce résultat, sont astreints à se dépenser considérablement ; *manifestations phobiques ou obsédantes* enfin, constituent les troubles les plus fréquemment observés.

L'*asthénie psychique vraie* par fatigue cède au repos associé ou non à l'isolement. Elle doit céder dans un temps relativemen court et nous avons plus haut (voir page 506) indiqué les procédés qui permettaient de fixer le terme d'un repos suffisamment réparateur.

L'*asthénie psychique fausse* peut succéder à l'asthénie vraie. Il s'agit de malades qui, au cours de leur période de fatigue, ont acquis la conviction absolue de leur impuissance psychique et qui sont si convaincus de leur incapacité qu'ils se refusent à tenter des efforts qu'à priori, ils jugent devoir être inutiles. L'asthénie fausse peut aussi s'installer isolément, exprimer ce fait que le malade éprouve effectivement des difficultés dans son travail intellectuel. Ces difficultés ne tiennent pas à une insuffisance, à un déficit psychique quelconque, mais sont en relation le plus habituellement avec l'impossibilité où se trouve un malade préoccupé, de fixer son attention sur autre chose que ce qui le préoccupe.

Évidemment en présence de pareils troubles, la psychothérapie générale sera toute puissante. Les préoccupations disparaissant, les phénomènes qui leur sont secondaires auront toutes chances de disparaître. Il n'en est pas moins vrai que l'attention est une fonction psychologique qui s'éduque et qui, dans une certaine mesure, lorsqu'elle n'est pas employée, peut n'être plus tard exercée qu'avec quelques difficultés. C'est là une notion dont il faudra que le médecin tienne compte et il sera souvent nécessaire qu'il *rééduque* progressivement l'attention de son malade.

Les moyens ne manquent pas pour cela. Depuis les opérations arithmétiques simples jusqu'aux problèmes les plus complexes, il existe toute une série de gradations dans l'attention nécessaire. On pourra les utiliser si le malade à rééduquer possède toutefois quelques notions mathématiques,

Le résumé de lectures de plus en plus prolongées et de plus en plus difficiles, peut constituer un procédé commode à la portée de tous les malades. On peut, de la sorte, trouver mille manières d'exercer d'une façon de plus en plus soutenue l'attention des sujets et cela jusqu'à ce qu'ils se reconnaissent capables d'un travail normal. Quelques précautions sont à prendre. C'est ainsi qu'il n'est pas prudent, au début, de demander à un sujet encore convaincu de son impuissance et n'ayant sur son avenir qu'une vue pessimiste, d'exercer son attention sur un travail intellectuel se rapprochant qualitativement de celui qu'il accomplissait en son état normal. Il y aurait dans ces conditions trop de chances pour que, par comparaison avec sa facilité ancienne, le malade exagère ses incapacités actuelles. Dans la détermination aussi de la quotité du travail intellectuel à faire, il faut faire attention à doser ce travail et à l'organiser de telle façon, que l'impression de fatigue ne naisse pas et avec elle toute une série de notions dépressives. Il nous paraît que le mieux encore est de se comporter exactement comme dans la cure de l'asthénie physique, à laquelle « mutando mutandis », et pour éviter trop de redites, nous renvoyons le lecteur.

Comment faut-il enfin se comporter en présence d'un malade atteint de *manifestations phobiques* diverses? Celles-ci, au point de vue thérapeutique, sont de deux ordres. Tantôt la phobie se rapporte à quelque chose d'objectif et est par conséquent, telle l'agoraphobie — nous parlons ici de celle du neurasthénique et non pas de celle du grand psychasthénique — susceptible de rééducation. Rassurer le malade, expérimentalement lui montrer qu'il peut être maître de sa phobie, en le mettant en accoutumance progressive avec les éléments divers qui la constituent, telle est la règle en pareil cas. C'est en somme l'organisation thérapeutique de la lutte du malade contre sa phobie.

Mais quand il s'agit de phobies purement idéatrices — phobie du suicide, peur de faire du mal à autrui — où évidemment toute rééducation objective est impossible, comment procéder? La chose est d'importance. Car ces manifestations phobiques se lient à des états émotifs intenses et il est indispensable pour qu'un neurasthénique guérisse, qu'elles disparaissent en même temps que l'émotion qui peut en être à la fois, comme nous l'avons vu, et la cause et la conséquence.

C'est déjà quelque chose que de rassurer le malade, que de lui exposer la nature du phénomène dont il souffre, d'établir la différence qu'il y a entre ce phénomène et l'impulsion qui seule pourrait mener au suicide ou au crime. Il arrive de la sorte à se convaincre qu'il ne risque rien, à s'affirmer à lui-même que jamais il ne se suicidera, que jamais il ne fera de mal à personne, autrement que volontairement et pour des raisons déterminées. Il prendra moins de précautions pour éviter par exemple les fenêtres ouvertes, la vue ou le contact des armes à feu. Il n'empêche qu'il subsistera une appréhension involontaire. Et ici nous sommes dans le domaine du subconscient et de l'automatisme psychologique. Il est évident que chaque fois que par association d'idées le souvenir de la manifestation phobique sera évoqué, il produira dans l'esprit du malade une impression fort désagréable, accompagnée de ce minimum d'état phobique qu'est l'appréhension, phénomène purement involontaire, tout à fait subconscient, contre lequel le malade peut lutter, mais dont l'apparition n'en est pas moins tout à fait indépendante de sa volonté.

Il nous semble qu'en présence de phénomènes qui mettent l'automatisme psychologique en jeu, il faille tenir compte des conditions qui président à sa plus fréquente, à sa plus intensive intervention. Il est certain qu'une notion quelconque a d'autant plus de chances de franchir le seuil de la conscience, qu'elle a été associée *récemment* à un plus grand nombre de faits ou de choses. En présence donc de manifestations phobiques du genre de celles que nous venons d'envisager, nous ne conseillerions donc pas toujours d'organiser d'emblée, expérimentalement en quelque sorte, la lutte contre la phobie. En face d'un malade qui a peur de se jeter par les fenêtres, ouvrir largement ses croisées pour lui prouver combien on est sûr qu'il ne risque rien et, tirer argument du fait qu'au lieu de se précipiter vers la fenêtre, il recule jusqu'au fond de la chambre, c'est évidemment, *pour une fois*, un excellent procédé. Néanmoins nous ne croyons pas prudent, surtout si une action psychothérapique *continue* ne s'exerce pas simultanément, de demander au malade d'*emblée*, de coucher les fenêtres ouvertes. Pas plus à celui qui craint les armes blanches ou les armes à feu nous ne conseillerions toujours d'avoir à ses côtés une demi-douzaine de rasoirs, un revolver à six coups et quelques fusils de chasse. De tels procédés *peuvent* donner d'excellents résultats, ils *peuvent* faire disparaître presque instantanément, par la sécurité où ils mettent les malades, des manifestations phobiques parfois anciennes. Mais ils peuvent aussi entretenir de l'émotivité subintrante et en multipliant le nombre des associations d'idées, constituer la phobie à l'état moins violent mais plus continu.

Il nous a paru, souvent, qu'il était plus prudent, de faire tout d'abord, autour de ces manifestations phobiques, et pendant un certain temps la conspiration du silence. Il nous a semblé que ce n'était pas toujours la lutte, mais bien plutôt l'*oubli* qu'il fallait organiser. Eloigner le malade du milieu — êtres et choses — où la phobie s'est constituée, éviter tout ce qui peut la rappeler, éviter même d'en causer, la fuir en somme, c'est le procédé lâche si l'on veut, mais qui souvent réussit fort bien, lorsque, préalablement, cela s'entend, le malade a été rassuré.

Lorsque des couches d'idées nouvelles, d'associations d'idées différentes seront venues si l'on peut dire, recouvrir et estomper les associations phobiques anciennes, celles-ci se reproduiront beaucoup moins vigoureusement. La lutte sera alors, mais alors seulement, relativement aisée pour le malade et se fera sans l'adjonction de phénomènes émotifs, souvent dangereux parce que déprimants.

Quant aux *troubles de la volonté* qui pour certains auteurs caractérisent la neurasthénie, on sait que nous n'y croyons pas. Evidemment chez les grands fatigués par l'émotion, la volonté est déficiente secondairement, comme elle peut l'être chez un malade ou un convalescent. Mais elle se retrouve virtuellement intacte, après un repos suffisant. Ce qui manque au neurasthénique ce n'est pas la volonté, nous l'avons dit et répété, c'est un point d'application pour que sa volonté soit persistante. Nous avons suffisamment insisté dans notre chapitre sur la psychothérapie générale de l'état moral et mental du neurasthénique, sur la nécessité où se trouvait le médecin de réorienter son malade, précisément pour fournir à sa volonté un point d'application. Il nous paraît inutile d'y revenir.

*
* *

V. — THÉRAPEUTIQUE SPÉCIALE DES ACCIDENTS HYSTÉRIQUES

Si, contrairement à l'ordre descriptif que nous avons adopté dans la première partie de notre ouvrage, nous avons pensé qu'il y avait intérêt, au point de vue de l'étude thérapeutique à faire un bloc de toutes les manifestations hystériques, c'est qu'en effet celles-ci présentent des indications qui sont à la fois et très particulières et très générales. Très particulières parce que ne s'appliquant qu'aux manifestations hystériques, très générales aussi parce qu'elles concernent *toutes* ces manifestations.

C'est qu'en effet, thérapeutiquement, l'hystérie se compose de deux choses, un état mental et moral d'une part, et des accidents d'autre part. Si l'état moral de l'hystérique, si son état mental relèvent très directement de la psychothérapie par persuasion, nous ne saurions étendre jusqu'aux accidents le rôle de ce procédé de traitement. On raisonne une préoccupation, une localisation phobique, phénomènes qui ont une consistance psychologique positive. Comment raisonnerait-on un trouble qui comme la manifestation hystérique, constitue une véritable soustraction, une réaction de désintéressement psychologique si l'on veut, vis-à-vis de la fonction ou de l'organe lésé. Ce n'est donc pas à proprement parler de persuasion qu'il peut s'agir ici, mais bien d'actions auxquelles conviendraient les noms d'*actions de rappel ou de rééducation*. Il est entendu cependant que tout ce que nous avons dit sur l'action des émotions sthéniques dans le traitement des psychonévroses, reste vrai pour les manifestations hystériques et que la meilleure action de rappel, la condition même de la possibilité de la réévocation, sera la disparition sous l'action d'émotions sthéniques, des idées, des souvenirs émotifs de tous genres dont l'action inhibitrice pourrait se continuer.

Mais en dehors du rôle très particulier de l'émotion sthénique — que du reste on ne peut pas toujours produire à volonté — la thérapeutique de tous les accidents hystériques nous a toujours paru devoir se résumer dans cette formule : *rééducation dans l'isolement*. Qu'il s'agisse de contractures, de paralysies, de troubles des sensibilités générale ou spéciales, il n'y a pas de traitement de l'accident hystérique *en dehors de l'isolement*. C'est là un fait expérimental, un fait de pratique qui doit être admis comme tel et dont la raison positive nous échappe souvent. L'isolement agit-il en supprimant toute cause émotive extérieure, agit-il en favorisant l'oubli de la cause émotive inhibitrice, ou bien son action n'est-elle pas plutôt une action de concentration du psychisme d'un malade qui sans l'isolement se disperserait volontiers, mais qui dans la solitude se concentre jusqu'au rappel des fonctions oubliées? Est-ce encore que l'isolement exerce une action de pure contrainte sur des malades dont les symptômes, non certes pas tous mais quelques-uns sont d'origine suggestive, et que pour voir cesser l'isolement ils consentent par auto-suggestion, à se débarrasser préalablement de leurs manifestations ?

Il est certain que chez les sujets à caractère difficile, que chez les enfants et les adolescents, ce mécanisme peut être invoqué dans beaucoup de cas. L'isolement agit alors à la manière d'une émotion plus ou moins forte, produisant chez le sujet une secousse morale, capable de le « déclencher ». Et, lorsque dans l'hystérie par exemple, on voit au bout de vingt-quatre ou de quarante-huit heures, disparaître des crises subintrantes, une contracture, une paralysie, il nous paraît évident qu'ici l'isolement a agi à la manière d'un choc moral.

D'autres fois il est possible que l'isolement ait sur l'esprit des sujets une influence convaincante, qu'il soit en quelque sorte la matérialisation de cette affirmation que le malade peut et doit guérir, puisqu'on ne doit lui rendre sa liberté que quand les troubles qu'il présente auront disparu. Ne retenons qu'une chose à savoir que l'isolement est ici une inéluctable nécessité et que, quel que soit son mode d'action, cette action est sinon suffisante du moins constamment favorable.

Le second terme du traitement sera réalisé par la *rééducation*. C'est dans la rééducation même que s'exercera toute l'action psychothérapique *spéciale*. Cette rééducation comporte deux termes, suivant qu'à la perte de l'action volontaire s'associe ou non la persistance d'une action automatique. Voici par exemple un sujet qui est atteint d'hémiplégie hystérique, c'est-à-dire qui est incapable d'une motricité volontaire dans une moitié de son corps. Le rééduquer cela consiste simplement à lui demander de tendre sa volonté jusqu'à la réapparition d'abord partielle, puis de plus en plus complète, des mouvements volontaires. Un autre malade est anesthésique. La rééducation aura pour but de fixer son attention sur sa sensibilité, jusqu'à restitution des représentations mentales correspondantes aux excitations.

La rééducation dans des cas de ce genre n'exerce qu'une action de rappel, qu'une action de reconstitution.

Voilà d'autre part un patient qui est atteint de contracture hystérique. En tant que phénomènes de conscience et de volonté, c'est en somme un paralytique puisqu'il a perdu toute capacité de mouvements volontaires. Sa contracture n'est due qu'à la persistance d'une action automatique qui, comme nous l'avons vu, continue en somme l'impulsion reçue au moment où la dislocation s'est établie. Ici l'action de la rééducation sera double. Elle sera passive dans une large mesure et consistera par des mouvements appropriés à rompre la contracture existante, tandis que d'autre part on demandera au malade d'exercer sa volonté à produire directement des mouvements dans le membre contracturé.

Quant aux actions sollicitatrices de la volonté rééducatrice, elles doivent se faire toutes en opposant aux convictions expérimentales d'impuissance des malades, une conviction inverse qui s'exprime par des affirmations et par des actes d'autorité. Il ne faut pas hésiter à donner aux résultats de ces sollicitations de la volonté des conséquences pratiques. Il faut en quelque sorte punir les malades qui ne progressent pas, pour récompenser ceux qui s'améliorent. Et la gamme des isolements plus ou moins complets et plus ou moins sévères, donne à cet égard toute une échelle de peines et de récompenses que l'on peut utiliser avantageusement. Les lettres remises, les visites autorisées, une promenade facultative, etc... constitueront, par exemple, tout autant de mobiles qui souvent, mieux que les actions persuasives les plus subtiles, détermineront les efforts des malades.

C'est à cela et à cela seulement que se borneront ce que nous appelons « les punitions ». Nous repoussons en effet absolument dans le traitement des accidents hystériques, tous les procédés d'intimidation plus ou moins brutaux. Une fermeté absolue sous laquelle le sujet peut voir cependant qu'on lui porte intérêt, ou si on le préfère, une main de fer sous un gant de velours, telle est la méthode que nous employons et qui pour nous est la seule vraiment logique, convaincus que nous sommes et depuis longtemps, que l'hystérique n'est pas un sujet qui est malade pour son plaisir et qu'il est tout aussi à plaindre que le neurasthénique.

Il n'y a pas d'accidents hystériques qui résistent à une telle thérapeutique sur les détails de laquelle nous n'insistons pas, ce que nous venons de dire nous paraissant suffire à guider la rééducation dans chaque cas particulier. Mais il ne faudrait pas s'imaginer que pour être encore assez fréquente, une guérison rapide soit toujours de règle. Dans bien des cas, la durée du traitement ne saurait être prévue. Il n'y a même aucun rapport certain entre l'ancienneté des manifestations et le temps qu'on mettra à les faire disparaître. Mais d'une façon assez générale ou bien l'accident guérit très vite ou bien il guérit très lentement, les cas intermédiaires étant, en somme, les plus rares.

Pendant que se poursuit la guérison de l'accident, il est clair que simultanément aussi doit s'exercer l'action pédagogique sur le fonds mental qui lui a permis de s'établir. Cette action doit toujours être prolongée alors même que l'accident a disparu. C'est là la thérapeutique prophylactique que nous retrouverons plus loin.

CHAPITRE VIII

LA PSYCHOTHÉRAPIE SUIVANT LES MÉDECINS ET SUIVANT LES MALADES

Nous venons de passer en revue la plupart des manifestations fonctionnelles qui nous paraissaient présenter des indications thérapeutiques particulières. Ici c'est la lutte, là c'est l'oubli psychologique, plus loin c'est la distraction au sens étymologique du mot, c'est-à-dire le changement du cours des idées, ailleurs c'est la rééducation tantôt volontaire, tantôt faite à l'insu du malade, que suivant les cas il faudra organiser. On voit combien l'œuvre du psychothérapeute peut être diverse. Quand on dit que la psychothérapie médicale a existé de tous temps, quand les médecins affirment, sous prétexte qu'ils réconfortent leurs malades et qu'ils leur tapent affectueusement sur les épaules, qu'ils en font d'une façon continue, c'est qu'ils l'envisagent sous un jour un peu simpliste. Certes c'est de la psychothérapie et c'est même la meilleure des psychothérapies que de s'occuper de l'état moral d'un malade. Mais ce n'est pas tout que de s'en occuper pour ainsi dire « *en gros* », il faut s'en occuper *en détail* et jusque dans les causes intimes et parfois fort lointaines, et aussi et surtout jusque dans les conséquences de tout ordre, qu'avec l'émotion cet état moral est capable de commander.

Nous en aurons terminé avec notre étude thérapeutique, quand nous aurons indiqué quelles indications particulières offre le traitement psychique suivant les médecins qui le pratiquent ou suivant les malades qui s'y prêtent.

Pour faire de la bonne psychothérapie, il est absolument indispensable de connaître à fond son malade et dans tous les termes constitutifs de sa personnalité. C'est la condition nécessaire, ce n'est pas la condition suffisante. Encore faut-il se connaître soi-même et apprécier avec assez de tact, l'autorité que l'on possède et le degré de confiance qu'on est susceptible d'inspirer immédiatement à un sujet.

C'est qu'en effet si le résultat psychothérapique recherché représente en somme une constante, les modalités de l'action psychique constituent des termes variables suivant les médecins et suivant les malades. Un ensemble symptomatique étant donné, tels procédés psychothérapiques conviendront lorsqu'ils seront exercés par tel médecin sur tel malade, qui ne s'indiqueront plus du tout s'ils sont pratiqués par un autre médecin sur un malade différent.

L'âge, la situation, le physique, même le timbre de la voix peuvent donner à un médecin une autorité qui manque à un autre médecin et lui permettre d'exercer une action psychothérapique assez différente de celle qui seule sera permise à celui-ci.

Tout le talent, en quelque sorte préalable du médecin, doit consister à gagner la confiance de son malade. Mais cette confiance, sous peine d'échec, ne doit pas être forcée.

Voici par exemple la confession sur l'action libératrice de laquelle nous nous sommes longuement étendus. Vouloir forcer la confiance d'un malade et obtenir de lui la confession totale et complète si de prime abord vous n'avez pas pu lui inspirer une sécurité suffisante, c'est risquer que le malade ne s'épanche que fort incomplètement. Plus tard, même si vous avez su gagner son entière confiance, il pourra arriver que, enfermé dans ses dénégations, dans ses réticences, dans ses mensonges antérieurs, il ne sache plus s'en évader. Toute l'œuvre thérapeutique, faute d'un peu de patience, aura pu de la sorte être compromise. Cette confiance, qu'un médecin jeune d'âge et d'expérience ne gagnera qu'à la longue, un médecin ayant plus de surface et d'autorité l'aura très souvent d'emblée.

Prenons d'autre part l'affirmation si réconfortante de la guérison. Il est bien certain que le médecin qui ne s'impose pas, ne saura pas non plus imposer à son malade cette façon de voir et qu'alors qu'une telle affirmation posée par un maître sera considérée comme une certitude par le malade, elle ne sera envisagée par lui que comme une possibilité si c'est un élève qui l'a émise.

Considérons encore un malade atteint d'un trouble fonctionnel quelconque. Un médecin pourra dire à un sujet de passer sur ce trouble, de le mépriser et en affirmer la valeur purement négative. Il sera cru, s'il dispose d'une autorité suffisante, et le malade guérira rapidement et sans autres procédés. Le même malade n'acceptera que beaucoup plus difficilement semblable conseil donné par un médecin qu'il juge moins averti. Souvent alors, pour éviter l'échec, on sera obligé dans le cas particulier, de recourir à des procédés plus lents et plus sûrs, procédés de rééducation ou de distraction par exemple.

Mais l'autorité dont on jouit, la confiance que l'on impose, sont des choses extrêmement personnelles et dont l'appréciation est plus que délicate. Existe-t-il pour un médecin un moyen quelconque de jauger en quelque sorte le pouvoir d'action dont, à cet égard il dispose, ce pouvoir étant d'ailleurs variable suivant les malades et les affinités individuelles. C'est simple question d'impression, pure question de tact. La manière dont se comporte le malade, le laisser aller de ses réponses, la façon dont il écoute, la nature des objections qu'il pose, la mise en doute par lui des affirmations médicales, sont tout autant d'éléments qui permettent, dans une assez large mesure, de fixer les termes de l'action qu'on est susceptible d'exercer sur un sujet donné. On arrive toujours à inspirer confiance à un malade et à acquérir sur lui une autorité suffisante — aux conditions que nous avons déjà données — mais on n'y arrive pas nécessairement tout de suite, et cette confiance est susceptible de s'ébranler sous des influences variées. Il faut savoir le sentir, le comprendre à l'attitude même du malade à votre égard. Des indications psychothérapiques particulières en ressortiront. Et pour reconquérir une confiance ou une autorité qui se disperse, ici il faudra une certaine délicatesse de touche et là plus de brutalité.

Tout ceci revient à dire que la psychothérapie ne peut s'exercer qu'autant qu'on est et qu'on reste en communion avec son malade. Qu'il s'agisse du traitement moral ou de la psychothérapie des manifestations fonctionnelles, c'est toujours l'indispensable condition. Cette communion il faut sentir à partir de quel moment elle existe, car ce n'est qu'à dater de cet instant qu'une confession complète sera obtenue et que partant une réorientation de la personnalité sera possible. Il faut savoir aussi jusqu'à quel point elle va et si le malade est capable d'accepter pour telle de ces manifestations fonctionnelles, la conception que vous en avez et qui généralement est toute différente de la sienne. Tact, mesure, observation, tout cela devrait entrer en jeu, mais, dans le fait, c'est simple question d'impression toujours assez aisément ressentie, quand entre le médecin et le malade s'est créé le lien indispensable de la sympathie.

Si, armé d'une autorité insuffisante le médecin est obligé à quelques précautions avec tous les malades, il est, d'autre part, des sujets dont le traitement impose à tous les médecins des règles de conduite assez particulières. Si l'action psychothérapique peut varier avec les médecins, elle varie encore bien plus suivant les malades, selon leur âge, leur sexe, leur caractère, leur éducation, voire leur religion.

C'est tout d'abord *l'âge* qui fournit un certain nombre d'indications particulières. On ne saurait en effet, employer avec le vieillard, le malade d'âge mûr, l'adolescent ou l'enfant, les mêmes méthodes psychothérapiques.

Que chez l'enfant, voire chez l'adolescent, l'action psychothérapique la plus profitable soit encore celle qui s'exercera sur les parents, responsables le plus souvent des accidents présentés par leur progéniture, la chose n'est pas douteuse. Il n'empêche que si l'action à exercer sur les ascendants doit être de persuasion par raisonnement, celle qui convient aux manifestations diverses présentées par les jeunes sujets doit, dans la majorité des cas, être une *action d'autorité*. L'enfant ni l'adolescent ne sont armés pour raisonner. Il est infiniment rare que l'éducation, qui n'est en somme qu'une longue suggestion, ait développé en eux l'esprit critique. Ce qu'on trouve, par contre, chez ces sujets, c'est l'esprit de contradiction, réaction banale des faibles et des jeunes aux suggestions d'autrui. De vouloir raisonner avec un enfant ou un adolescent on courrait grand risque de le voir exagérer ses symptômes et, loin de se guérir, s'enfoncer dans une symptomatologie plus complexe et plus intensive. Que l'on ait le devoir de profiter des sentimentalités enfantines la chose est entendue ; que l'on puisse demander à un enfant de se comporter d'une manière ou d'une autre, par exemple pour faire plaisir à ses parents, cela va de soi. Mais lui expliquer le pourquoi et le comment de ses manifestations ce serait souvent perdre un temps précieux. Une seule thérapeutique est ici de mise. C'est celle qui consiste, par des moyens appropriés, à *contraindre* l'enfant ou l'adolescent à se départir de ses accidents. L'isolement, à ce titre, s'indique souvent comme moyen en quelque sorte coercitif et qui ne doit être supprimé que quand le sujet consent à renoncer aux divers troubles qu'il peut présenter. L'affirmation, la suggestion à l'état de veille trouvent en somme ici, à notre sens, leur unique indication. Encore faut-il s'entendre et chez les jeunes enfants qui sont de grands émotifs, l'action de l'émotion sthénique est loin d'être négligeable. Mais il convient toujours de se méfier de la tendance à la simulation plus ou moins consciente, de l'auto et hétéro-suggestibilité plus ou moins marquée, qui caractérisent si fréquemment la mentalité infantile. Qu'on nous pardonne l'expression : beaucoup plus que les grandes personnes, les enfants chercheront à *faire marcher* leur médecin. Et si celui-ci ne s'en rend pas compte, le résultat thérapeutique s'en trouvera singulièrement compromis.

Des précautions en quelque sorte inverses, sont à prendre avec le vieillard misonéiste et figé dans ses systématisations. Des affirmations trop nettes, une conviction inverse des siennes trop brutalement affirmée, et c'en est quelquefois assez pour que toute action psychothérapique consécutive en devienne bien incertaine. Il faut pénétrer lentement et progressivement dans les systématisations du vieillard, à moins, bien entendu, qu'un peu débile, il ne soit, par le long chemin de la vie, revenu à l'étape infantile, auquel cas, crédule, suggestible, il restera assez insensible à des raisonnements qu'il ne comprendrait qu'assez vaguement, alors qu'au contraire il résistera difficilement à des affirmations catégoriquement posées.

Des indications thérapeutiques spéciales peuvent encore, d'une façon évidemment générale et hors les cas particuliers, être tirées du *sexe* des malades. L'esprit critique de la femme est assez rarement très développé. Sa sentimentalité, au contraire, est habituellement exagérée. Toutes les beautés d'un syllogisme, toutes les finesses d'un raisonnement subtil ou quelque peu spécieux la laisseront assez froide. Elle se laissera quelquefois prendre par l'harmonie des mots et rarement par l'harmonie des idées. En revanche, chez la femme toutes les cordes sentimentales sont susceptibles de vibrer et le médecin qui chez elle renoncerait à les faire jouer, perdrait le meilleur et le plus sûr de son action. La femme, plus que l'homme, a besoin d'actions psychothérapiques répétées, presque subintrantes. Par nature elle est plus variable. Ses états psychiques sont successifs et sans grande coordination. L'homme, séparé du médecin, réfléchit. La femme oublie plus rapidement ce qu'on lui a dit, à moins cependant qu'elle n'ait été touchée dans les œuvres vives de sa sentimentalité. Car alors que chez l'homme l'émotion sentimentale disparaît assez vite pour faire place à la pensée raisonnante, chez la femme, si l'action du raisonnement est assez fugitive, l'action du sentiment est prolongée. L'homme pense, la femme sent davantage et plus longtemps. Ce sont là des notions dont il faut que le psychothérapeute tienne le plus grand compte.

D'autres indications souvent fort importantes seront tirées du *caractère* du sujet, non point du caractère artificiel, du masque que lui a pour ainsi dire donné la maladie, mais de son caractère antérieur. Les procédés à employer avec un malade qui a toujours été un faible et un pusillanime, ne seront pas ceux qui conviendront à l'être jusque-là énergique, mais momentanément terrassé. L'effort de volonté que l'on pourra demander à celui-ci, il serait souvent imprudent de l'exiger de celui-là. A celui-ci il suffira souvent que vous lui montriez sa voie ; il faudra au contraire que vous guidiez tous les pas du faible, de l'hésitant qu'un rien arrête et qui, même engagé dans le bon chemin, perd de vue le but pour ne voir que les obstacles.

D'autres éléments du caractère sont encore tout à fait essentiels qui permettent d'orienter l'action psychothérapique. Nous avons insisté sur l'action libératrice de la confession. Mais celle-ci est plus ou moins difficile à obtenir, non pas seulement suivant la nature même de ce qu'un malade peut avoir sur le cœur, mais encore suivant l'habitude qu'il a prise ou non de se constituer une personnalité impénétrable et qu'il considère comme intangible. A cet égard, l'influence de l'éducation est prépondérante et tout en particulier, l'action de *l'éducation religieuse.*

Il est un fait certain, c'est que l'on garde toute sa vie la mentalité de la religion dans laquelle on a été élevé et cela que l'on soit ou non resté fidèle à cette religion. Cette mentalité a une importance considérable dans la formation, nous dirions volontiers dans la caractéristique des caractères et, chez l'individu qui plus tard est devenu libre penseur, moniste ou athée, il n'est pas besoin d'une longue conversation pour voir à quelle religion il a autrefois appartenu.

Notre intention n'est nullement de faire ici quelque profession de foi que ce soit. Il n'empêche, qu'en tant que médecins, nous sommes obligés de reconnaître que toute action psychothérapique est beaucoup plus pénible chez un protestant que chez un catholique, et cela nous le répétons que l'un et l'autre soient restés ou non fidèles aux conceptions religieuses de leur jeunesse. Le catholique, habitué par la confession à découvrir les plus secrets dessous de son intimité personnelle, se tient vis-à-vis du médecin dans une réserve incomparablement moins grande que le protestant. Il n'a pas vis-à-vis du psychothérapeute la défiance instinctive et irraisonnée de ce dernier, qui considère sa personnalité comme inviolable et qui offre à celui qui cherche à scruter le fond même de son être, un mur... et souvent quelques aspérités. Les malheureux, qu'une infirmité, que l'isolement, qu'un milieu insuffisamment affectif, ont contraints au culte solitaire de leur personnalité offrent une mentalité assez analogue. C'est une souffrance pour tous ces tempéraments que de faire l'aveu de leurs fautes, voire d'étaler simplement leurs convictions ou leurs aspirations profondes. Ils dressent en eux-mêmes un petit autel. L'examen de conscience est le sacrifice de ce culte. Mais de cet autel nul autre ne peut approcher, à ce sacrifice personne ne peut assister, sous peine d'être accusé de persécution ou de sacrilège. On conçoit que chez de tels sujets la psychothérapie soit souvent malaisée. Habitués à examiner, à raisonner ce qui ne se raisonne pas, à savoir leurs impressions et leurs sentiments, ils sont difficilement accessibles à toute la catégorie des émotions sthéniques. Quant au raisonnement même, dont l'action n'est en somme chez tous les individus qu'assez contingente, ils arrivent souvent à le considérer comme attentatoire à leur dignité personnelle. Que de précautions ne faut-il pas avec de semblables malades! Procéder par insinuations, par interrogations dubitatives, deviner ce qui n'est pas avoué, orienter le sujet de telle façon qu'il pense tirer de son propre fond des notions qui dans le fait ne lui parviennent que de seconde main, et ce n'en est souvent pas encore assez. Dans la règle, toutes ces personnalités « cloîtrées » mettent deux ou trois fois plus de temps à guérir que celles qui ayant bien aussi leur jardin secret, laissent plus volontiers y pénétrer le confesseur, l'ami, ou, le cas échéant, le médecin.

Il semble illogique d'admettre qu'il puisse y avoir des névropathes qui ne secondent pas le psychothérapeute et qui acceptent avec une mauvaise grâce peu ou point déguisée tous les efforts qu'il fait pour eux. Le fait est du reste très rarement observé. Lorsque l'on a affaire à des mineurs, isolés par l'autorité familiale, la chose n'a pas d'importance et l'isolement a vite raison de ces défauts de caractère. Lorsqu'il s'agit d'adultes la conduite à tenir est plus délicate. Il ne faut pas oublier que ce sont des malades et que par conséquent l'amour-propre du médecin n'a rien à voir ici. Il ne faudra se départir de sa mansuétude habituelle que lorsque décidément on se trouve en présence d'un sujet qui « se paie la tête de son médecin ». Ici deux solutions sont possibles. Ou bien renvoyer le malade et ne plus s'occuper de lui ce qui évidemment n'est pas toujours très humain, ou bien le secouer énergiquement, lui « laver vigoureusement la tête ». Ce dernier procédé est celui auquel nous avons généralement recours et il nous a toujours donné d'excellents résultats.

Enfin il peut arriver, la chose est toutefois très rare, qu'on se trouve en présence de sujets qui sont tellement convaincus de l'incurabilité de leur état que tout en n'y mettant aucune mauvaise volonté, tout en étant reconnaissants, même émus de tout le mal que l'on se donne pour eux, ils n'en restent pas moins « indécrochables ». Ici il faut tâcher de déterminer une émotion forte, un choc moral capable de les déclencher. Nous avons plusieurs fois réussi à guérir de tels malades en leur faisant donner, plus ou moins par force, leur parole d'honneur de se reprendre. Ce procédé réussit surtout dans les psychonévroses à forme monosymptomatique, et, nous le répétons, chez des sujets qui ont perdu complètement tout espoir de guérir. C'est ainsi que dans un cas d'aphonie complète datant de quatre ans, survenue chez une demoiselle de trente ans après une vive émotion, la mort subite de sa mère, et dans lequel tous les procédés psychothérapiques avaient échoué pendant quatre mois, le retour de la parole fut obtenu en faisant signer à la malade un engagement d'honneur de parler à une date fixée. Il est évident que dans le cas actuel si le procédé donna un si bon résultat, c'est que l'on s'était adressé et on le savait du reste, à une nature foncièrement droite et honnête et chez laquelle, la malade nous le raconta plus d'une fois par la suite, l'idée de manquer à la parole donnée avait produit une souffrance morale extrêmement intense.

Il n'est pas jusqu'aux considérations de milieu social, de degré d'instruction qui ne doivent, dans une assez large mesure, orienter le médecin dans le choix de ses interventions psychothérapiques. Tel grand asthénique qui se proclame incapable de tout travail intellectuel, aura lu, lorsqu'il viendra consulter le médecin, à peu près toute la littérature neurologique qui peut l'intéresser. Si fatigué qu'il soit, habitué à la discussion et à la critique, il établira dans son esprit un parallèle entre ce que l'on pourra lui dire et ce qu'il aura lu. Il aura des « *colles* » toutes prêtes qu'il servira au médecin. Et si celui-ci pris au dépourvu ne sait y répondre, bien faible deviendra son influence. Cependant lorsqu'il s'agit de malades ayant une instruction effectivement très développée et qui sont intelligents, ils se rendent assez volontiers à vos arguments. Toute autre est la situation quand on se trouve en présence de demi-instruits, de sujets intoxiqués par une instruction, étendue parfois, approfondie rarement. Orgueilleux de leurs connaissances, mais de compréhension souvent réduite, ils offrent au psychothérapeute une surface lisse sur laquelle souvent nulle prise n'est possible. Ce sont des systématisés, des intransigeants, ancrés dans leurs convictions pathologiques comme ils pourront être figés dans leurs conceptions politiques. Si « Monsieur Homais » avait été neurasthénique, il aurait été sans doute à peu près inguérissable.

De tels malades sont fort difficiles à prendre. Raisonner avec eux c'est perdre son temps. L'évidence même ne les convainc pas. D'autre part ils sont souvent atteints d'atrophie sentimentale et l'action des émotions sthéniques ne devient effective que quand elle s'exerce dans le domaine de l'orgueil, de l'ambition, du contentement de soi-même... C'est à ces malades qu'il faut dire, semblant être convaincu de la réalité de cette première proposition : « Vous qui êtes un homme intelligent. instruit,... vous comprendrez que... » On les touche par la flatterie alors que ce serait souvent vainement que l'on ferait appel à leur cœur.

Ces cas sont heureusement rares, car de tels sujets ne possèdent à peu près rien de ce qu'il faut pour devenir neurasthénique. On en rencontre cependant qui se sont émus et déprimés parce qu'ils se sont considérés comme de grands méconnus. Tels quels et au rebours de l'immense majorité, de la presque unanimité des malades qui nous occupent, ils sont assez rarement très intéressants, parce qu'assez rarement sympathiques. A vrai dire, la faute n'en est pas à eux seuls, mais encore et surtout au milieu dans lequel ils ont vécu. Ils sont des résultats de fâcheux principes d'éducation dont l'état social actuel ne tend que trop peut-être à multiplier les applications. Si chez de tels sujets le médecin ne trouve aucune corde sensible et qu'il se sente incapable de faire pénétrer chez eux quelque conviction que ce soit, une ressource lui reste, à savoir de leur *imposer* son autorité, en ordonnant, en commandant. On est souvent surpris de voir avec quelle facilité ces mentalités faussées acceptent une affirmation, consentent à une obéissance dont leur passivité est la condition. Si on les laisse argumenter, raisonner, tout est perdu.

Bien différents sont au contraire les malades du vrai peuple, ceux qui plus près de l'état de nature, ont, avec une éducation moindre, une sentimentalité développée, une large spontanéité de cœur et souvent ce qui ne gâte rien, un grand bon sens. Avec ceux-là le tout est de se mettre à leur portée, de leur parler simplement, de ne pas chercher à les éblouir par un jargon scientifique qu'ils ne sauraient comprendre. Il ne faut pas que le médecin leur donne cette instruction de surface, tout au moins en ce qui concerne leur situation pathologique, que nous venons de voir précisément constituer un écueil thérapeutique. Ils ont du cœur. Il faut leur parler sentiment. Ils ont du bon sens et l'argument grossier, palpable en quelque sorte, les frappera toujours plus que de subtiles déductions. A ce compte, le succès sera certain. En matière de traitement des psychonévroses c'est peut-être le cas plus que partout ailleurs de répéter : Heureux les simples d'esprit ! car ils guériront vite et complètement.

CHAPITRE IX

PROPHYLAXIE DES PSYCHONÉVROSES
ROLE MORAL DU MÉDECIN. — CONCLUSIONS

L'aphorisme est banal à savoir qu'il vaut mieux prévenir que guérir. Prévenir c'est faire de l'hygiène. Et si dans quelque cent ans un historien s'efforce à caractériser l'œuvre médicale contemporaine, il y a grandes chances pour que ce qui le frappe le plus dans l'évolution médicale de notre époque, ce soit le développement qu'y a pris la science de l'hygiène. Celle-ci s'intéresse aux collectivités, elle définit les mesures à prendre pour éviter l'épidémie ou l'endémie. Elle s'occupe aussi des individus et tenant compte des tares héréditaires, prescrit la manière de vivre et de s'alimenter qui combattra le mieux leur diathèse éventuelle. Mais le même historien qui définira notre siècle le siècle de l'hygiène, ne manquera pas de s'étonner que les médecins aient cru, d'une façon aussi rigoureuse, devoir borner leur action préventive au domaine exclusif de la vie physique. Est-il donc possible de dissocier dans l'être, un organisme physique d'une part qui fonctionnerait d'une façon autonome et en quelque sorte spontanée, et d'autre part, un organisme psychique qui penserait dans le vide et sentirait dans l'espace ? A vrai dire les médecins conçoivent volontiers l'action que le physique peut exercer sur le moral. Mais existe-t-il dans la matière vivante des relations qui soient ainsi unilatérales ? Nous ne le pensons pas et c'est le propre même de la vie, d'être faite de phénomènes qui sont à la fois cause et effet. Il ne serait même pas nécessaire de s'élever jusqu'aux abstractions métaphysiques pour montrer que c'est par là même que la vie s'entretient. On ne saurait à notre sens, affirmer l'action du physique sur le moral, sans affirmer du même coup l'action réciproque du moral sur le physique. Et si même, au cours des pages qui ont précédé nous avons fait clairement comprendre notre pensée, le lecteur a dû saisir que pour nous. toutes les manifestations fonctionnelles des psychonévroses résultaient directement des déviations pathologiques de cette action du moral sur le physique. Pourquoi donc dès lors puisqu'il y a une hygiène physique n'y aurait-il pas une hygiène morale, chargée de prévenir les maladies du psychisme, comme l'hygiène physique s'efforce de prévenir les maladies du physique ? Pourquoi puisque le médecin consent à soigner les maladies du moral, les déviations réalisées des relations psycho-physiques, laisserait-il exclusivement aux directeurs de conscience, aux pédagogues, le soin de corriger, d'éviter des tares dont ils ne peuvent préciser les causes, ou prévoir les conséquences ? Il ne serait pas plus logique de laisser aux seuls ingénieurs le soin d'assurer l'hygiène physique des collectivités ou des individus. Que certains grands éducateurs inspirés ou non par des considérations religieuses ou philosophiques, aient pu poser des principes capables de réaliser, empiriquement en quelque sorte, l'hygiène et la santé morale, nous serons certes les derniers à en disconvenir et à ne pas leur rendre justice. Il n'empêche que si nous voulions trouver quelque part la cause précise de l'étrange multiplication contemporaine des manifestations névropathiques, nous ne la chercherions nulle part ailleurs que dans la faillite moderne de l'éducation morale. Le rôle que d'autres se sont laissé arracher ou ont insuffisamment rempli, le médecin a le droit de s'efforcer à le jouer. Sachant l'importance des tares héréditaires, capable de démêler dans une situation psychique la part constitutionnelle, averti par une longue expérience de toutes les misères de la mentalité humaine, sachant comment celles-ci se sont constituées et quelles en ont été les suites, pourquoi n'aurait-il pas le droit, bien plus comment n'aurait-il pas *le devoir* de s'élever jusqu'à ces généralisations qui seraient les principes mêmes de la diététique morale? Pourtant de telles conceptions se heurtent aux railleries des uns, à l'indifférence des autres, au scepticisme de la plupart. L'hygiène morale ne s'enseigne pas encore sur les bancs des facultés de médecine et le médecin penserait déchoir qui consentirait à palper des sentimentalités, à ausculter des consciences. Il y a une orthopédie pour les déviations de la colonne vertébrale ou des membres, il n'y a pas, ou du moins il n'y a pas encore d'orthopédie pour les déviations du psychisme et du moral. Croit-on vraiment que le médecin sortirait de ses attributions s'il consentait à être un éducateur, si sachant pourquoi et comment on devient un malade du moral il s'essayait par des conseils avertis, à augmenter les résistances, à éviter les facteurs de plus grande prédisposition?

Cette fonction que nous réclamons pour le médecin ne saurait en tout cas lui être refusée quand il s'agit des malades qu'il a guéris. Conseillera-t-il au neurasthénique rétabli d'éviter les émotions, de mener une existence diminuée, de façon que supprimant les causes, il supprime les effets? L'émotion, nous l'avons vu, est le grand facteur des psychonévroses. Fuir les émotions ce serait le sûr garant contre la rechute. Mais tout d'abord le propre des émotions est précisément de survenir sans qu'on les cherche et le malade qui a eu assez de sentimentalité, assez de personnalité — et aussi assez d'émotivité — pour devenir un neurasthénique, ne saurait sans souffrir et sans s'en émouvoir, consentir à réduire le taux même de sa vie. Aussi bien n'est-ce point dans ce sens que doit s'exercer la thérapeutique prophylactique.

Il ne servirait de rien de fuir les émotions, le tout est d'apprendre à les juger. Encore faut-il que ce jugement soit possible et il ne le sera qu'autant que toute la personnalité du malade aura été orientée dans un sens monoidéïste, tendue vers un but pratique, philosophique ou religieux. Il semble élémentaire, qu'en présence de quelque événement que ce soit on le rapporte à l'ensemble même de la vie, à l'arrêt, au retard qu'il peut causer dans la marche vers un but déterminé. Cependant le nombre est bien petit des personnes qui jugent les choses d'après leur valeur absolue dans la vie prise d'une façon globale. A procéder ainsi on éviterait cependant beaucoup de grands effets qui résultent de petites causes. Si l'on peut apprendre de la sorte à un malade à juger la valeur de ses émotions, à ne point trop se laisser émouvoir par les événements qui se passent dans les campagnes voisines de son chemin, mais qui n'apportent en somme sur sa route ni une barrière, ni même une entrave, on lui aura rendu le plus signalé des services.

Mais ce ne sont pas seulement les faits extérieurs qui sont capables d'arrêter la marche générale de la vie de votre sujet ; il détient en son propre fonds, par son éducation antérieure, par toutes les mauvaises habitudes prises au cours de sa maladie, un nombre considérable de causes d'arrêt ou de retard. L'auto-examen physique et moral avec les inhibitions de la volonté que comporte nécessairement une telle habitude, nous paraît, à cet égard, jouer un rôle prépondérant. Il est entendu que cet auto-examen peut être le résultat du manque absolu de confiance en soi-même que le malade a contracté au cours de sa maladie. Mais, lorsque même et d'une façon plus ou moins relative cette confiance en soi a été restituée au malade, il ne lui en reste pas moins les habitudes acquises antérieurement. Il appartiendra au médecin de montrer au malade le danger et de lui indiquer le moyen de l'éviter ou de s'en protéger. Ici les conseils varieront suivant les personnalités et suivant aussi les circonstances. Il est des sujets à qui l'on sera amené à donner le conseil de prendre une direction extérieure à laquelle ils se rapporteront entièrement. Une telle pratique ne conviendra d'ailleurs guère qu'au scrupuleux constitutionnel. Aux autres il faudra demander de renoncer purement et simplement à tout examen physique, de refuser quelque importance que ce soit à tout symptôme qui n'est pas un symptôme grossier ou qui n'a pas une cause logique. Si d'autre part, on ne saurait guère dénier à quelqu'un le droit de pratiquer des examens de conscience et le droit de peser préalablement ses résolutions, tout au moins peut-on lui demander de mesurer le temps de l'examen à l'importance même de son objet.

Si, comme nous estimons l'avoir établi, l'on devient un neurasthénique parce que l'émotion l'emporte sur la raison, on restera indéfiniment un normal une fois guéri d'une première atteinte si l'on apprend à se servir de sa raison, à la faire intervenir d'une façon hâtive et précoce en présence de tous les événements de la vie, et si l'on sait aussi user de son intervention pour corriger les mauvaises habitudes prises.

Nous avons eu à soigner de très nombreux sujets qui étaient de grands neurasthéniques. Nous avons pu en suivre plusieurs pendant une bonne partie de leur vie. Il en est qui ont subi de gros chocs et d'autres nombre de petites atteintes émotives. Ils ont toujours su se défendre. Le propre d'une psychothérapie bien comprise est de donner à un malade un moral et un psychisme plus résistants que ceux qu'il avait avant la défaillance même qui l'a fait tomber entre vos mains.

Existe-t-il une thérapeutique prophylactique de l'hystérie et de ses accidents ? Elle nous paraît ressortir de l'explication donnée de la nature de ces accidents. Il faut organiser chez le malade un contrôle intellectuel plus résistant, lui apprendre à se méfier de ses impressions ou de ses sensations et ce surtout dans le domaine de sa spécificité émotive. Mais ici la réorientation de la personnalité nous paraît surtout capitale. Toute personne qui est tendue vers un but, dont les pensées et les actes sont par là même coordonnés, perd du même coup cette mentalité si particulière aux hystériques et qui est faite, comme nous l'avons vu, d'incoordinations de tous ordres. Quand on *veut* aller quelque part, aurait-on une grosse émotion en cours de route, que l'on ne serait pas arrêté par une paraplégie hystérique !

*
* *

Il est d'autres sujets encore que les malades confirmés et pour lesquels l'intervention prophylactique du médecin peut être singulièrement précieuse. Nous voulons parler des enfants dont l'émotivité constitutionnelle s'affirme dès les premières années et qui se posent dès lors en candidats à des troubles névropathiques éventuels, qu'une hygiène psychique et morale bien conduite peut prévenir. Petits êtres qui rougissent, pâlissent, sursautent, frissonnent pour un rien, tour à tour tristes ou exhubérants, craignant les figures nouvelles, mais s'accrochant désespérément à ceux en qui ils ont confiance, ils manifestent de la sorte et leur émotivité physique et leur émotivité morale. Que l'on se serve de leur émotivité comme d'un moyen d'éducation ce qui trop souvent est le cas, que des mères un peu sentimentales développent encore la sentimentalité de leurs enfants et dès lors ces sujets vont devenir des timides, des scrupuleux et des inquiets. Ils auront avec un manque absolu de confiance en eux-mêmes, un amour-propre considérable et une susceptibilité extrême. Ils auront des affections excessives et comprenant mal le partage. Ils n'oseront rien et souffriront de tout. Ils auraient besoin de trouver extérieurement à eux une direction raisonnée, ils ne supporteront que des interventions sentimentales. Indécis dans le choix d'une carrière ils les essaieront toutes et ne poursuivront rien. Leur agitation sera perpétuelle mais purement intérieure et sans application. L'éducateur le plus sensé, s'il ne les prend par l'amour-propre et par le sentiment, n'en fera que des aigris et des révoltés.

Et lorsqu'ils aborderont la vie pratique et qu'ils seront livrés à eux-mêmes, trop émotifs, et aussi trop mal armés pour la lutte, ils auront d'autant plus de chances de succomber que leurs infériorités mêmes multiplieront les occasions de chocs émotifs. Leur carrière, choisie ils ne savent pas trop pourquoi, ne les séduira qu'à moitié. Ils craindront les reproches et ne souffriront pas les observations. Que quelque événement survienne dans le domaine de leur vie sentimentale et promptement ils se déprimeront complètement : ils seront des neurasthéniques.

Avec une éducation mieux dirigée qui leur aurait appris à sentir moins et à juger plus, d'aussi fâcheuses conséquences auraient pu être évitées. Il aurait suffi qu'après chaque impression émotive on les contraignit à se rendre compte de la cause même de leur émotion, à se rassurer par l'examen en quelque sorte intellectuel des choses. Il aurait suffi que plus tard on leur fasse comprendre que le sentiment est dangereux quand il arrête l'action et que, d'autre part, en matière sentimentale, on ne saurait exiger de réciprocité absolue. Tout jeunes, ils auraient dû s'accoutumer aux décisions rapides. Et si l'on avait pu, enfin, par une compréhension avisée de leur personnalité, les orienter dans une voie déterminée, on aurait à coup sûr évité la faillite, autrement à peu près fatale, de leur existence.

*
* *

Parmi les hommes de science il en est peu qui, comme le médecin, soient par la nature même de leurs études, rendus rebelles à toute abstraction métaphysique. Le mathématicien raisonne sur le temps et sur l'espace, le physicien, le chimiste sont amenés à se faire sur la constitution de la matière des opinions qui sont supraphysiques ou suprachimiques. Le médecin qui ne manie que de la matière concrète, à formes complexes et déjà supérieures, n'a nulle tendance aux conceptions abstraites qui l'éloignent des réalités pratiques. Un grand mathématicien, un grand physicien se doublent presque constamment d'un philosophe et d'un métaphysicien. Médecine et métaphysique sont au contraire deux termes qui jurent presque d'être accolés. Positiviste, sceptique, indifférent et plus volontiers encore ignorant, le médecin se refuse à laisser errer son esprit dans le domaine de l'abstraction.

Mais si l'on conçoit que le médecin du corps manifeste pour tous les problèmes de la vie — dans le sens métaphysique du mot — la plus parfaite des indifférences, il n'en saurait être de même pour celui qui prétend à être le médecin de l'âme. C'est le cas du psychothérapeute.

Certes nous sommes entièrement opposés à une psychothérapie systématique qui, partant d'un système philosophique ou d'une éthique particulière, imposerait à des malades incapables encore de contrôle et de discussion, une façon de voir souvent opposée à leurs conceptions antérieures. Nous pensons que la psychothérapie est avant tout œuvre de sentiment. Nous ne voulons pas dire par là qu'elle doive s'exercer sur les fonctions psychiques automatiques ; bien au contraire elle doit d'emblée s'attaquer à la personnalité même des malades dans ce qu'elle a de plus secret et aussi de plus vibrant. Ce n'est cependant que très tardivement que le psychothérapeute aura le droit de manier l'idée pure, s'il ne veut pas risquer de faire à son malade plus de mal que de bien, en introduisant dans une mentalité déjà diffuse des éléments supplémentaires d'incertitude et de désorientation. Nous l'avons déjà dit et nous ne craignons pas de le répéter : l'œuvre première du psychothérapeute est de mettre à jour la mentalité, la moralité, la personnalité de son malade et d'user des arguments qui peuvent reconstituer la personnalité antérieure, quelque valeur intrinsèque que cette personnalité puisse avoir.

Mais il faudrait ne jamais avoir fait œuvre de psychothérapeute, pour ne pas savoir que le malade une fois guéri demandera à son médecin un appui moral et une direction générale de vie. Il le consultera comme s'il devait trouver en lui la règle qui le mettra désormais d'une façon définitive à l'abri de nouvelles défaillances morales. Il cherchera aussi à se rendre compte de quelle façon il est tombé malade et de quelle façon il a guéri. On lui a montré que ce qu'il devait s'efforcer de faire avant tout c'est de reprendre la maîtrise de soi-même, et d'assurer la prédominance de son moral sur son physique. Pour peu qu'il soit un peu intelligent et instruit, c'est le double problème du libre arbitre et de la responsabilité d'une part, des relations du physique et du moral d'autre part, que rapidement il va vous soulever.

Bien mal avisé à notre sens, serait le psychothérapeute qui refuserait à cet égard la discussion et qui, se retranchant dans un positivisme étroit, nierait les principes qui — métaphysiques ou non — justifient et légitiment sa méthode.

Il est un cas cependant où le médecin doit se taire. S'il se trouve en présence d'un malade ayant des convictions religieuses, qu'est-il besoin de métaphysique ? La foi suffit et vaut mieux que toutes les raisons. Le médecin, fût-il sceptique ou athée, n'a pas *le droit* d'entamer des croyances qui, expérimentalement, constituent le plus ferme des appuis et le plus sûr des soutiens. Allez-vous par une doctrine déterministe, des conceptions monistes, chez des sujets habitués depuis leur enfance à croire, sans raisons peut-être mais par foi et par sentiment, habitués à trouver dans leur foi un motif de vie et une ligne de direction, allez-vous remplacer ce qui constitue le cadre même de leur personnalité ? Il n'en est rien. De telles pratiques nous semblent même dangereuses et presque immorales. Il vaut encore mieux que le malade pense — et cela n'a rien de ridicule — que vous êtes un croyant comme lui, plutôt que de le priver de ce ciment moral que constitue une conviction idéaliste ancrée.

Est-ce à dire que nous pensions que par ailleurs le déterminisme et le monisme soient théories bonnes à soutenir auprès de malades chez lesquels la psychothérapie par persuasion a accompli son œuvre ? Il s'entend que nous ne discutons pas la valeur intrinsèque de ces doctrines philosophiques. Mais comment ne conçoit-on pas, que ces systèmes métaphysiques apportent avec eux la négation de toute possibilité de psychothérapie par persuasion ?

Si dans toutes les pages qui précèdent nous nous sommes bien fait comprendre, on a dû saisir qu'à notre sens toute l'œuvre du psychothérapeute devait être de rendre à un sujet qui l'avait perdue, la pleine puissance de son contrôle intellectuel, de lui restituer une possibilité de direction, une pleine conscience de sa responsabilité, comme aussi d'isoler chez lui les phénomènes de la vie physique de ceux de la vie morale. Or il est bien certain qu'une telle œuvre serait théoriquement impossible si l'on admettait un déterminisme étroit des choses, si l'on niait l'existence d'une responsabilité quelconque, si l'on refusait à l'homme la liberté — tout au moins partielle — de ses directions.

Comment, d'autre part, assurer chez un individu la prédominance des phénomènes de la vie morale et psychique sur ceux de la vie physique, si l'on n'admet pas préalablement qu'il existe une indépendance relative entre — pour employer les expressions banales — le corps et l'âme ?

Comment, en d'autres termes, être un psychothérapeute, si l'on est un déterministe ou un moniste ? — Si, à la rigueur, avec de telles conceptions, une thérapeutique, dans le fait purement suggestive, introduisant dans un esprit des facteurs nouveaux de détermination peut être conçue, comment saisir la possibilité, à l'aide de la persuasion, de la reconstitution, *par le sujet lui-même,* de sa personnalité ? Et c'est pourtant là ce que nous demandons à nos malades de faire. Les actions émotives que nous pouvons être amenés à mettre en jeu ne sont en somme pour nous que des moyens de réveil, de rappel de la conscience et de la volonté — entièrement personnelles — de nos sujets. *Nous leur donnons envie de se guérir, mais c'est par eux-mêmes qu'ils se guérissent.* C'est là même ce qui constitue pour nous la grande supériorité des méthodes de psychothérapie par persuasion. Elles développent chez les sujets le sentiment de leur personnalité et de leur responsabilité. Elles augmentent leur contrôle intellectuel, elles les habituent à s'orienter et à se diriger par eux-mêmes, à l'inverse de toutes les autres thérapeutiques psychiques, qui, d'une manière avouée ou non, sont des thérapeutiques suggestives agissant sur l'esprit humain comme sur une mécanique dont on modifierait les rouages.

Le psychothérapeute qui veut rester logique avec lui-même, doit donc affirmer à ses malades sa pleine conviction dans le libre arbitre de l'homme. — Il doit aussi dire, que si les fonctions psychiques automatiques sont étroitement liées à la vie physique pure, il n'admet pas cependant qu'il y ait identité d'espèces entre l'âme et le corps, que sa fonction à lui psychothérapeute est précisément de réveiller, d'exercer une action de rappel sur les fonctions psychologiques supérieures que l'émotion et la vie ont rendues diffuses, qu'elles ont pour ainsi dire décentrées

Il est nombre d'individus qui ne partagent pas une telle manière de voir. Ils discutent et avec une logique si serrée qu'elle en devient déconcertante, l'existence même de leur libre arbitre. Ils trouvent dans la négation même de leur responsabilité une excuse à leurs déchéances morales. Le médecin à court d'arguments et ne pouvant démontrer ce qui est indémontrable, ne pouvant aussi contraindre un sujet à accepter ce qui, pour lui médecin, peut être un article de foi, sera souvent obligé d'employer l'argument suivant qui nous a fréquemment servi :

Sans les notions de temps et d'espace — en soi peut-être contingentes — il ne saurait y avoir de connaissance possible. Le philosophe le plus convaincu de la relativité de la connaissance n'en utilisera pas moins ces notions élémentaires. Or si le temps et l'espace sont des cadres de la connaissance, la responsabilité et le libre arbitre sont des cadres de l'action. On ne peut pas agir si l'on n'a pas conscience de son libre arbitre et de sa responsabilité. Les interprétations déterministes ne sont que des interprétations à postériori. Elles peuvent succéder aux actes, mais elles ne peuvent les commander, tout comme les données sur le relativisme de la connaissance sont secondaires à la connaissance elle-même qui, en l'absence de ses cadres, serait impossible. De toutes façons et en tous cas nous devons donc agir *comme* si nous étions responsables, *comme* si nous jouissions de notre complet libre arbitre. De la même manière nous prenons connaissance des choses *comme* si le temps et l'espace constituaient des réalités extérieures à nous.

Cette manière de raisonner, en quelque sorte positiviste, ne constitue guère qu'un argument de désespoir. Telle quelle nous l'avons utilisée quand des sujets cherchaient dans des conceptions déterministes une excuse à leur chute... et éventuellement à leur rechute.

Par ailleurs comment demander à un sujet de contrôler les phénomènes de sa vie physique jusque dans ce que son psychisme a de physique, si l'on peut dire, s'il n'arrive pas à concevoir que, par delà les phénomènes de l'automatisme psychologique, il reste une place pour les facultés morales supérieures qui se servent à vrai dire de l'automatisme psychologique mais qui ne sont pas toutes entières, constituées ou formées par lui? Comment lui demander de chasser ou de négliger une préoccupation obsédante, s'il s'imagine que cette préoccupation est fournie par une mécanique que rien dans son individu ne saurait fréner? Comment lui demander de recouvrer par lui-même son jugement, si ce jugement n'est en somme qu'une question de nombre et de qualité d'associations d'idées purement passives? La claire explication de l'origine automatique et involontaire de tant de préoccupations et de petites obsessions ne peut servir de point de départ à une thérapeutique psychique, qu'autant qu'on admet par ailleurs l'indépendance des facultés psychiques supérieures.

Mais cette indépendance entre ce qui dans l'esprit est le corps et est par conséquent soumis à toutes les actions physiques et chimiques de l'organisme et l'âme proprement dite au sens des anciens philosophes idéalistes, est-elle démontrable? La démonstration théorique est évidemment du domaine de la haute métaphysique, et par conséquent complètement inabordable pour nous. Mais la démonstration pratique de cette indépendance résulte directement de ce fait que des malades ont pu par la seule action de leur volonté et de leur intelligence, retrouver leur pleine conscience et cette maîtrise d'eux-mêmes que menaçaient les incursions répétées de l'automatisme dans le domaine d'une conscience plus ou moins troublée par des actions émotives. Et l'argument se résume de la façon suivante en disant aux malades: « vous voyez bien que vous pouvez être maître de vous-même, puisque vous avez su vous guérir ».

Nous avons hâte de clore ce paragraphe qui nous a entraînés sur les sommets franchement nébuleux de la conception pure. Il nous a paru cependant que ces choses devaient être dites parce que nous avons la notion — très claire celle-là — qu'avec des doctrines déterministes ou monistes on a pu faire beaucoup de mal à beaucoup de malades.

On peut, inversement, faire beaucoup de bien à nombre de

sujets en leur montrant que le plus sûr garant contre toutes les petites, voire contre toutes les grandes causes émotives, c'est de se constituer soit une éthique, soit un idéal philosophique ou religieux. C'est là une donnée sur laquelle nous avons fréquemment insisté parce qu'elle nous paraît avoir une valeur en quelque sorte expérimentale. La vie montre tous les jours que ceux-là sont bien plus résistants aux soucis, aux chagrins, aux vicissitudes diverses, qui ont su objectiver en dehors d'eux-mêmes un idéal, d'ailleurs quelconque, mais dont la réalisation progressive fait l'unité de leur existence. Les hommes, au contraire, dont la vie, journalière pour ainsi dire et sans ligne de direction, semble s'arrêter à tout instant, se perd et se diffuse dans les allées et venues de toutes sortes, sont bien plus mal armés. Sans convictions définies, ils n'ont de raisons bien précises d'aller nulle part et le moindre obstacle qu'ils rencontrent sur leur chemin les immobilise.

S'il est vrai, comme nous le pensons, que la santé morale résulte du libre développement de la personnalité, comment ne conçoit-on pas l'intérêt qu'il y a à orienter celle-ci dans une voie qui, par sa nature même, présente un maximum de sécurité, et une garantie à peu près complète contre les traumatismes de l'existence ?

* * *

Arrivés au terme de notre étude il nous paraît utile d'en résumer en quelques lignes les données qui nous en paraissent les plus caractéristiques.

Et nous dirons :

1° *Toutes les fonctions peuvent être troublées par l'intervention illégitime du psychisme. Ainsi se créent les manifestations fonctionnelles ;*

2° *Cette intervention du psychisme a dans la presque unanimité des cas une cause émotive pour origine ;*

3° *L'émotion peut agir par actions répétées. Elle crée alors la neurasthénie, syndrome de préoccupation émotive ;*

4° *L'émotion peut agir par action brutale de dissociation. Elle a pour conséquence dans ces conditions l'accident hystérique ;*

5° *L'émotion n'agit pour créer les psychonévroses et leurs accidents que sur terrain émotif. Mais alors que l'éventuel neurasthénique est essentiellement un obsédable, l'hystérique, par définition, est un instable et un incoordonné ;*

6° *On a intégré à tort selon nous, dans la neurasthénie, affection d'origine psychique, des asthénies variées d'origine organique, qui n'ont de commun avec elle que les symptômes de fatigue ;*

7° *Si pour leurs phénomènes secondaires les psychonévroses peuvent admettre des thérapeutiques variées, elles ne reconnaissent qu'un seul traitement pathogénique à savoir la psychothérapie ;*

8° *Il n'y a qu'une seule psychothérapie légitime, à savoir la psychothérapie par persuasion qui doit s'adresser à la fois aux accidents et au fonds mental et moral qui leur a permis de s'établir.*

TABLE DES MATIERES

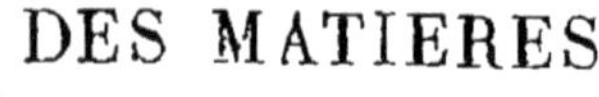

Pages.

Avant-propos. v
Introduction. 1

PREMIÈRE PARTIE

Étude analytique des manifestations fonctionnelles.

CHAPITRE PREMIER

Les manifestations fonctionnelles dans l'appareil digestif. 3
Les troubles de l'appétit.
A. — L'anorexie mentale. 6
B. — Les troubles quantitatifs de l'appétit par excès. 14
C. — Les anorexies électives. 17
Les manifestations fonctionnelles digestives proprement dites.
A. — Les troubles fonctionnels des trois premiers temps de la digestion. . 19
B. — Les manifestations gastriques chez les nerveux. 23
1° Troubles dyspeptiques simples des neurasthéniques. 26
2° Obsessions et phobies gastriques. 27
Mécanisme psychique de la constitution des régimes chez les faux gastropathes. 31
3° Pseudo-gastropathies constituées. 35
4° La dilatation de l'estomac chez les nerveux. 48
5° Le vomissement, manifestation névropathique. 50
C. — Les troubles fonctionnels de l'élimination des résidus de la digestion. Leurs conséquences. 55
La constipation névropathique. 59
Constipation et diarrhée névropathique. Leurs conséquences proches et lointaines. 61
D. — Les manifestations intestinales des névropathes. 62

CHAPITRE II

Les manifestations fonctionnelles dans l'appareil urinaire. . . . 68
A. — Le rein mobile au cours des psychonévroses. 68
B. — Les modifications de la sécrétion urinaire. 69
C. — Les troubles de la miction. 76

CHAPITRE III

LES MANIFESTATIONS FONCTIONNELLES D'ORDRE GÉNITAL. 85

A. — Les troubles génitaux de l'homme. 86
B. — Les manifestations génitales de la femme. 101
1° Localisations génitales proprement dites. 105
2° La frigidité féminine. 111
3° Les états neurasthéniques d'origine génitale. 113
C. — Les pseudo-manifestations gynécologiques. 115

CHAPITRE IV

LES MANIFESTATIONS FONCTIONNELLES DANS L'APPAREIL RESPIRATOIRE. . . 119

CHAPITRE V

LES MANIFESTATIONS FONCTIONNELLES DANS L'APPAREIL CARDIO-VASCULAIRE. 134

A. — Le cœur. 134
1° Action de l'émotion sur le cœur. 135
2° Manifestations phobiques et localisations péricardiaques. 136
B. — Les manifestations vasculaires. 143

CHAPITRE VI

LES MANIFESTATIONS FONCTIONNELLES CUTANÉES. 147

1° Action de l'émotion sur la peau et les fonctions cutanées. 147
2° Les manifestations vaso-motrices sécrétoires ou trophiques durables, diffuses ou localisées. 149
3° Manifestations phobiques. 155

CHAPITRE VII

LES MANIFESTATIONS FONCTIONNELLES DANS L'APPAREIL NEURO-MUSCULAIRE. 159

1° La fatigue, la fatigabilité, l'épuisement et leurs conséquences fonctionnelles. 159
2° Les troubles de l'équilibre. 182
3° Chorées, mouvements choréiformes et tremblements. 190
4° Contractures et paralysies. 198

CHAPITRE VIII

LES TROUBLES DIFFUS OU LOCALISÉS DE LA SENSIBILITÉ. 205

A. — Troubles objectifs de la sensibilité cutanée. . . . .
α. Anesthésie. 208
β. Les hyperesthésies. 221
B. — Troubles subjectifs de la sensibilité. 222

CHAPITRE IX

Les manifestations fonctionneltes dans les organes des sens. . . . 228.

CHAPITRE X

Les manifestations nerveuses et les manifestations psychiques proprement dites. . . . . 243.

A. — Troubles du sommeil. 243
B. — Céphalée. . . . . 260.
C. — Les troubles des réflexes.. 263
D. — Les troubles du langage.. . . . . 266.
E. — Les troubles acquis des fonctions psychologiques. 268
F. — Les manifestations phobiques. . . . . 280.

CHAPITRE XI

Les manifestations fonctionnelles et les états organiques. . . . 287.

CHAPITRE XII

Diagnostic général des manifestations fonctionnelles. . . . . . 295.

DEUXIÈME PARTIE

Étude synthétique des psychonévroses et de leurs manifestations fonctionnelles. . . . . . 307.

CHAPITRE PREMIER

La neurasthénie et les conceptions organicistes.. . . . . 309.

CHAPITRE II

L'émotion et l'émotivité. Leur rôle dans la genèse des psychonévroses. 316

Les excitations émotives d'origine extérieure. L'émotion-choc. 317
Les excitations émotives d'origine intérieure. . . . . 318.
Modifications psychologiques immédiates produites par l'excitation émotive. 319
Actions psychologiques tardives produites par l'émotion. La préoccupation. 322
Les phénomènes physiques produits par l'émotion. L'angoisse. La crise hystérique. 324
Rapports entre les troubles psychiques et les troubles physiques. . . . 328
L'émotion suivant les individus. 329
L'émotivité et ses facteurs. 331
Spécificité individuelle des réactions physiques d'origine émotive. . . . 335
Les émotions. L'hystérie et la neurasthénie.. 337
La nature des causes émotives qui engendrent les psychonévroses. . . . 340.
Les facteurs de la persistance de l'idée émotive dans la conscience.. . . 344

CHAPITRE III

Ce qui n'est pas de la neurasthénie. Ce qui n'est pas de l'hystérie. 348

CHAPITRE IV

Comment on devient neurasthénique. 360

CHAPITRE V

Conception générale des accidents hystériques. 378

CHAPITRE VI

Conception générale des manifestations fonctionnelles. 390

TROISIÈME PARTIE

Le traitement des psychonévroses. La psychothérapie et les procédés adjuvants.

CHAPITRE PREMIER

Étude critique du traitement des psychonévroses. 395

La suggestion directe. 400
La persuasion. 408

CHAPITRE II

Examen et interrogatoire d'un névropathe. 412

CHAPITRE III

Le fonds moral et mental. Sa psychothérapie. 420

CHAPITRE IV

Psychothérapie générale des manifestations fonctionnelles. . . . 438

CHAPITRE V

Les adjuvants de la psychothérapie. 446

CHAPITRE VI

Thérapeutique spéciale des diverses manifestations fonctionnelles. — Appareil digestif, appareil génito-urinaire. 458

I. — *Manifestations fonctionnelles de l'appareil digestif.* 458
A. — Troubles de l'appétit. 458
B. — Troubles des trois premiers temps de la digestion. 462
C. — Manifestations gastriques des nerveux. 464
D. — Manifestations intestinales, diarrhée, constipation des névropathes. . 473

II. — *Manifestations fonctionnelles dans l'appareil urinaire.* 476
A. — Troubles de la sécrétion urinaire. 477
B. — Troubles de la miction. — Faux urinaires. 478
III. — *Manifestations fonctionnelles de l'appareil génital.* 480
A. — Troubles génitaux de l'homme.. 480
B. — Manifestations génitales de la femme.. 489
C. — Les pseudo-manifestations gynécologiques. 495
IV. — *Manifestations fonctionnelles dans l'appareil respiratoire.* 496
V. — *Thérapeutique spéciale des manifestations cardio-vasculaires.* 501
VI. — *Thérapeutique spéciale des manifestations fonctionnelles cutanées..* . . 502

CHAPITRE VII

THÉRAPEUTIQUE SPÉCIALE DES MANIFESTATIONS FONCTIONNELLES (*Suite*). . 504
I. — *Thérapeutique des troubles fonctionnels dans l'appareil neuro-musculaire..* 508
A. — Asthénie physique. 508
B. — Troubles de l'équilibre. 512
II. — *Thérapeutique spéciale des troubles de la sensibilité. Algies.* 512
III. — *Thérapeutique des manifestations fonctionnelles dans les organes des sens.* 515
IV. — *Thérapeutique des manifestations nerveuses et psychiques proprement dites.* 516
A. — Troubles du sommeil. 516
B. — Céphalée. 521
C. — Troubles psychiques. 522
V. — *Thérapeutique spéciale des accidents hystériques.* 526

CHAPITRE VIII

LA PSYCHOTHÉRAPIE SUIVANT LES MÉDECINS ET SUIVANT LES MALADES. . 531

CHAPITRE IX

PROPHYLAXIE DES PSYCHONÉVROSES. RÔLE MORAL DU MÉDECIN. — CONCLUSIONS. 542

CHARTRES. — IMPRIMERIE DURAND, RUE FULBERT.

www.ingramcontent.com/pod-product-compliance
Ingram Content Group UK Ltd.
Pitfield, Milton Keynes, MK11 3LW, UK
UKHW020306200726
13857UKWH00001B/94

9 782012 897823